国家卫生健康委员会住院医师规范化培训规划教材

临床思维

Clinical Thinking

主　编　姚树坤　张抒扬

副主编　王拥军　毛　颖　匡　铭
　　　　刘晓光　赵明辉

人民卫生出版社
·北京·

图书在版编目（CIP）数据

临床思维 / 姚树坤，张抒扬主编 . —北京：人民
卫生出版社，2020.8（2024.9 重印）
国家卫生健康委员会住院医师规范化培训规划教材
ISBN 978-7-117-29387-7

Ⅰ.①临… Ⅱ.①姚…②张… Ⅲ.①临床医学 —思
维方法 —职业培训 —教材 Ⅳ.①R4-05

中国版本图书馆 CIP 数据核字（2020）第 149352 号

| 人卫智网 | www.ipmph.com | 医学教育、学术、考试、健康，购书智慧智能综合服务平台 |
| 人卫官网 | www.pmph.com | 人卫官方资讯发布平台 |

临 床 思 维
Linchuang Siwei

主　　编：姚树坤　　张抒扬
出版发行：人民卫生出版社（中继线 010-59780011）
地　　址：北京市朝阳区潘家园南里 19 号
邮　　编：100021
E - mail：pmph @ pmph.com
购书热线：010-59787592　　010-59787584　　010-65264830
印　　刷：三河市潮河印业有限公司
经　　销：新华书店
开　　本：850×1168　1/16　　印张：25
字　　数：846 千字
版　　次：2020 年 8 月第 1 版
印　　次：2024 年 9 月第 4 次印刷
标准书号：ISBN 978-7-117-29387-7
定　　价：88.00 元
打击盗版举报电话：010-59787491　　E-mail：WQ @ pmph.com
质量问题联系电话：010-59787234　　E-mail：zhiliang @ pmph.com

编者名单
（按姓氏笔画排序）

王　仲　北京清华长庚医院

王拥军　首都医科大学附属北京天坛医院

毛　颖　复旦大学附属华山医院

方　强　浙江大学医学院附属第一医院

左晓霞　中南大学湘雅医院

申昆玲　首都医科大学附属北京儿童医院

匡　铭　中山大学中山医学院/中山大学附属第一医院

朱惠娟　北京协和医院

刘　霆　四川大学华西医院

刘晓光　北京大学医学部/北京大学第三医院

李艳梅　中日友好医院

杨　清　中国医科大学附属盛京医院

杨志云　首都医科大学附属北京地坛医院

张抒扬　北京协和医院

赵明辉　北京大学第一医院

赵建平　华中科技大学同济医学院附属同济医院

姚树坤　中日友好医院

高　虹　复旦大学附属中山医院

蔡广研　中国人民解放军总医院

编写秘书　李艳梅　中日友好医院

出 版 说 明

为配合 2013 年 12 月 31 日国家卫生计生委等 7 部门颁布的《关于建立住院医师规范化培训制度的指导意见》，人民卫生出版社推出了住院医师规范化培训规划教材第 1 版，在建立院校教育、毕业后教育、继续教育三阶段有机衔接的具有中国特色的标准化、规范化临床医学人才培养体系中起到了重要作用。在全国各住院医师规范化培训基地四年多的使用期间，人民卫生出版社对教材使用情况开展了深入调研，全面征求基地带教老师和学员的意见与建议，有针对性地进行了研究与论证，并在此基础上全面启动第二轮修订。

第二轮教材依然秉承以下编写原则。①坚持"三个对接"：与 5 年制的院校教育对接，与执业医师考试和住培考核对接，与专科医师培养与准入对接；②强调"三个转化"：在院校教育强调"三基"的基础上，本阶段强调把基本理论转化为临床实践、基本知识转化为临床思维、基本技能转化为临床能力；③培养"三种素质"：职业素质、人文素质、综合素质；④实现"三医目标"：即医病、医身、医心；不仅要诊治单个疾病，而且要关注患者整体，更要关爱患者心理。最终全面提升我国住院医师"六大核心能力"，即职业素养、知识技能、患者照护、沟通合作、教学科研和终身学习的能力。

本轮教材的修订和编写特点如下：

1. 本轮教材共 46 种，包含临床学科的 26 个专业，并且经评审委员会审核，新增公共课程、交叉学科以及紧缺专业教材 6 种：模拟医学、老年医学、临床思维、睡眠医学、叙事医学及智能医学。各专业教材围绕国家卫生健康委员会颁布的《住院医师规范化培训内容与标准（试行）》及住院医师规范化培训结业考核大纲，充分考虑各学科内亚专科的培训特点，能够符合不同地区、不同层次的培训需求。

2. 强调"规范化"和"普适性"，实现培训过程与内容的统一标准和规范化。其中临床流程、思维与诊治均按照各学科临床诊疗指南、临床路径、专家共识及编写专家组一致认可的诊疗规范进行编写。在编写过程中反复征集带教老师和学员意见并不断完善，实现"从临床中来，到临床中去"。

3. 本轮教材不同于本科院校教材的传统模式，注重体现基于问题的学习（PBL）和基于案例的学习（CBL）的教学方法，符合毕业后教育特点，并为下一阶段专科医师培养打下坚实的基础。

4. 充分发挥富媒体的优势，配以数字内容，包括手术操作视频、住培实践考核模拟、病例拓展、习题等。通过随文或章节二维码形式与纸质内容紧密结合，打造优质适用的融合教材。

本轮教材是在全面实施以"5+3"为主体的临床医学人才培养体系，深化医学教育改革，培养和建设一支适应人民群众健康保障需要的临床医师队伍的背景下组织编写的，希望全国各住院医师规范化培训基地和广大师生在使用过程中提供宝贵意见。

融合教材使用说明

本套教材以融合教材形式出版,即融合纸书内容与数字服务的教材,读者阅读纸书的同时可以通过扫描书中二维码阅读线上数字内容。

获取数字资源的步骤

1 扫描封底红标二维码,获取图书"使用说明"。

2 揭开红标,扫描绿标激活码,注册/登录人卫账号获取数字资源。

3 扫描书内二维码或封底绿标激活码随时查看数字资源。

4 下载应用或登录zengzhi.ipmph.com体验更多功能和服务。

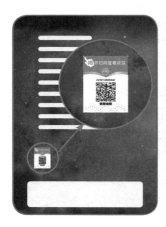
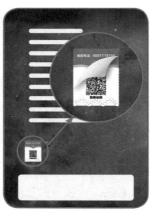
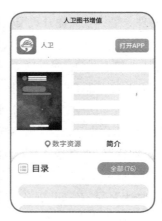

配 套 资 源

➢ **电子书:《临床思维》** 下载"人卫APP",搜索本书,购买后即可在APP中畅享阅读。

➢ **住院医师规范化培训题库** 中国医学教育题库——住院医师规范化培训题库以本套教材为蓝本,以住院医师规范化培训结业理论考核大纲为依据,知识点覆盖全面、试题优质。平台功能强大、使用便捷,服务于住培教学及测评,可有效提高基地考核管理效率。题库网址:tk.ipmph.com。

主编简介

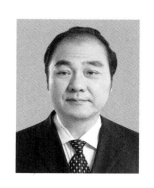

姚树坤

中日友好医院副院长，北京大学医学部中西医结合研究院院长，主任医师，教授，博士生导师。第十二届、十三届全国政协委员。现任中国中西医结合学会副会长、学术工作委员会主任委员、消化系统疾病专业委员会副主任委员；中国精准医学临床研究与应用联盟常务副主席；中国医师协会毕业后医学教育部副主任、毕业后医学模拟教育专家委员会副主任委员、消化医师分会副会长；中华中医药学会继续教育分会副主任委员、肝胆病分会副主任委员；教育部高等学校教学指导委员会——临床实践教学指导分委员会常务理事。

从事内科学临床教学工作 36 年，主攻消化系统疾病，擅长中西医结合诊治疑难疾病。承担"十二五"国家科技支撑计划项目、"十三五"国家重点研发计划项目、重大新药创制项目、国家自然科学基金等 20 余项。以第一作者及通讯作者发表学术论文 250 余篇，其中 SCI 论文 32 篇。主编 / 主译《内科学见习实习指南》《最新临床实习医师教程》《精准医学：药物治疗纲要》等著作 5 部，参编《神经胃肠病学与动力基础与临床》《临床消化病学》等著作 6 部。培养博士、硕士各 50 余名。曾获省部级科学技术进步一等奖 1 项、二等奖 3 项、三等奖 6 项；荣获"有突出贡献中青年专家"称号，享受国务院政府特殊津贴。

主 编 简 介

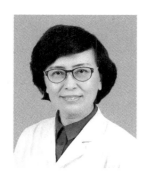

张抒扬

现任北京协和医院院长，中国医学科学院北京协和医学院副院校长。北京协和医院心内科主任医师，教授，博士生导师。世界医学会中国唯一理事代表；中华医学会常务理事；中华医学会内科学分会副主任委员、临床药学分会副主任委员、心血管病学分会常委兼秘书长；中国研究型医院学会副会长、罕见病分会会长；国家卫生健康委罕见病诊疗与保障专家委员会副主任委员兼办公室主任等。

从事临床教学工作30年，擅长内科及心血管系统常见病、疑难罕见病及危重病症的诊断与治疗，尤其擅长多重危险因素的综合管理和心血管疾病介入诊断与治疗。牵头国家"十三五"重点研发计划精准医学专项、公益性卫生行业专项、国家自然科学基金等重大研究课题20余项。发表学术论文150余篇，主编/主译专著12部。常年承担协和医学院八年制医学生授课和研究生教学工作，培养硕士和博士生近百人。中国医学科学院和北京协和医学院领军人才，荣获中华医学科技奖三等奖、北京市科学技术奖三等奖，荣获国家"有突出贡献中青年专家""国之名医·优秀风范"等荣誉称号，享受国务院政府特殊津贴。

副主编简介

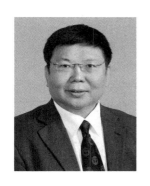

王拥军

主任医师，教授，博士研究生导师，首都医科大学附属北京天坛医院常务副院长。国家神经系统疾病医疗质量控制中心主任，国家神经系统疾病临床医学研究中心副主任。中国卒中学会副会长，中华医学会神经病学分会候任主任委员。*Stroke and Vascular Neurology*、《中国卒中杂志》主编。

从事专业工作37年，擅长脑血管病的诊治与预防，获国家科学技术进步奖二等奖、北京市科技成果奖一等奖、教育部科技成果奖一等奖和中华预防医学会科技成果奖一等奖。以第一作者/通讯作者发表SCI论文160篇，累计影响因子超过1 000分。入选北京学者，享受国务院政府特殊津贴。

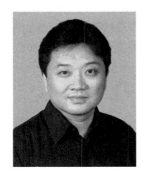

毛 颖

教育部特聘长江学者。复旦大学上海医学院副院长，复旦大学附属华山医院副院长、神经外科常务副主任，教授。

现担任中华医学会神经外科学分会候任主任委员，中国医师协会神经外科学分会副会长，上海市医师协会神经外科医师分会会长，上海市神经科学学会副理事长。主持国家杰出青年科学基金项目（优秀结题）。入选国家"万人计划"科技创新领军人才。荣获"上海医学发展杰出贡献奖"和首届"上海市青年科技杰出贡献奖"。先后获得"有突出贡献中青年专家""全国优秀科技工作者"入选"新世纪百千万人才工程"、上海市"领军人才""十大科技精英"等。

主要从事脑肿瘤、脑血管病临床和应用基础研究。发表论文200余篇，其中SCI收录100余篇，担任主编或副主编出版专著5部。以第一、第二和第三完成人获国家科学技术进步奖二等奖3项，获吴阶平"医学创新奖"。

副主编简介

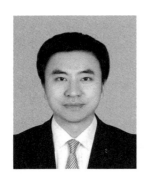

匡 铭

中山大学中山医学院常务副院长,中山大学附属第一医院副院长、肿瘤中心主任。教育部高等学校教学指导委员会——临床实践教学指导分委员会副理事长,教育部临床医学专业认证工作委员会委员,中国医师协会外科医师分会肝脏外科医师委员会委员,广东省医学会精准医学与分子诊断学分会主任委员,广东省医师协会毕业后医学教育工作委员会主任委员。

从事医教研工作 21 年。国家杰出青年科学基金获得者,南粤优秀教师。发表 SCI 论文 90 余篇,国家卫生健康委员会"十三五"住院医师规范化培训规划教材《外科学 普通外科分册》编委。获国家科学技术进步奖二等奖等多个奖项。

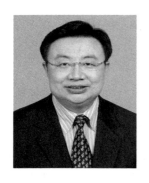

刘晓光

北京大学医学部副主任、第三医院骨科副主任,教授,主任医师,博士生导师,博士后导师。中国康复医学会常务理事、颈椎病专业委员会主任委员、脊柱脊髓专业委员会副主任委员,中华医学会骨科学分会委员,北京医学会骨科学分会副主任委员。SPINE 杂志中文版编委,《中国骨与关节杂志》常务编委,《中国微创外科杂志》副主编等。

从事脊柱外科工作近 30 年。主持国家重点研发计划、自然科学基金、科技部"十五攻关"等多项国家课题,发表 SCI 和中文核心期刊论文 110 余篇,主编和翻译专著 7 部。荣获教育部科技创新奖二等奖两项,北京市科学技术奖一等奖、二等奖各一项。

副主编简介

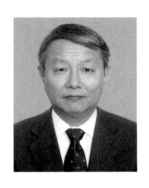

赵明辉

现任北京大学第一医院肾内科主任。亚太肾脏病学会常务理事,中华医学会内科学分会副主任委员、肾脏病学分会副主任委员,北京免疫学会理事长。

从事医学教育 30 年。国家自然科学基金委员会创新研究群体首席专家,国家重点研发计划重点专项首席专家。发表 SCI 论文 325 篇,H 指数 42,连续5 年入选爱思唯尔(Elsevier)中国高被引学者榜单。培养博士 55 人,硕士 11 人。两次获国家科学技术进步奖,获中国青年科技奖、吴杨奖和法国国家医学科学院赛维雅奖。入选"新世纪百千万人才工程"和科技北京百名领军人才培养工程。

前　言

住院医师规范化培训（住培）的目标是培养知识扎实、技能娴熟、临床思维完整的临床医师，以胜任常见病、多发病及部分疑难危重症的临床工作。正确的临床思维尤为重要，其是连接理论知识与临床实践的桥梁与纽带，贯穿于医疗行为全过程，而临床思维的形成需要经过严格规范的培训。

目前青年医师普遍存在四大问题：一是缺乏逻辑思维，擅长分析、弱于综合；二是缺少系统医学观，惯于线性思维；三是临床基本功欠扎实，过分依赖辅助检查；四是临床思维和基础知识割裂。因此，培养临床思维的核心理念与方法是培养合格临床医师的当务之急，对强化住院医师核心能力具有重要而深远的意义。

临床思维是指运用逻辑学、系统医学、人文知识与循证医学、转化医学、精准医学模式，分析、综合临床资料，形成诊断、治疗、康复和预防的个性化方案，予以实施并修正的思维过程。针对青年医师临床实践中普遍存在的问题，提出三方面临床思维的培养方法：第一，在临床思维中掌握并应用逻辑思维方法，运用逻辑规律；第二，以系统生物学与系统医学理念指导临床实践；第三，全面掌握临床资料，分析、归纳、综合形成有效的预防诊治方案。

基于现代医学教育的特点与临床思维的方法与规律，本教材编写遵循三项原则：①将临床思维能力培养与院校教育、执业医师考试、住院医师与专科医师规范化培训紧密衔接；②将临床思维能力培养贯穿于职业素养培训的始终；③将临床思维能力培养贯穿于疾病预防及健康教育、诊断、治疗、临床研究等各环节，并应用于患者全生命周期的照护中。

本教材体现了四大特点：①定位明确，特色鲜明。以提高住培效果为目标，以临床思维模式培养为宗旨，明确读者定位、内容定位；将逻辑学与系统医学及新的医学模式贯穿于各章节中。②注重对接，完善体系。充分把握内容广度及专业深度，确保院校教育与毕业后教育的连续性、完整性。③突出思维模式，强调思辨能力，是对住培体系的凝练、提升与扩展。④设计合理、实用性强。本书从三个层面布局，一是临床思维的基本方法、规律与原则；二是临床思维在疾病诊断、治疗、预防与健康教育中的应用；三是经典案例与误诊误治分析，提升学员的学习主动性及教材的可读性、实用性。

本教材共十章，第一章、第二章阐述了临床思维的方法、规律和基本原则；第三章至第五章介绍循证医学、转化医学、精准医学在临床思维中的应用；第六章至第八章分别论述了诊断、治疗及预防思维；第九章为典型案例解析及误诊误治剖析，模拟临床实践，提高思维能力；第十章为临床思维中的医学人文，有利于建立良好医患关系，创建和谐的执业环境。

本教材的编写主要是满足住培体系中临床思维培养的需求，适用于临床各专业执业医师，教材适用范围广泛。编委汇集了全国著名医学院校的临床教学专家，在多次商讨、反复论证的基础上，形成了本书创新的学术思想及写作模式，敬请读者提出宝贵意见，以便不断完善，更好地发挥本教材的指导作用。

姚树坤　张抒扬

2020 年 6 月

目　录

实战篇

基础篇

第一章 逻辑学与临床思维

逻辑学(logic)是研究人的思维规律及思维形式(方法)的学科。"逻辑"是英语 logic 的音译词,源自古希腊文 λογοσ(逻各斯),本意是思维、推理、论证。逻辑学最早由古希腊哲学家亚里士多德创立,它是在哲学发展过程中建立的学科。作为一门方法论的基础学科,逻辑学在任何学科中都具有重要作用,它可以帮助人们进行正确、清晰、高效地思考。医学学科也是建立在逻辑学基础上,其英文词尾多数为 -ology,如 cardiology、gastroenterology、neurology 等,逻辑学是临床医生掌握与运用临床思维的基础。

逻辑学包括形式逻辑、辩证逻辑和数理逻辑等。"形式逻辑让人明辨是非,辩证逻辑使人深刻睿智。"其中,形式逻辑要求思维必须具备确定性、无矛盾性、一贯性和论证性,这在医学临床思维的建立过程中必不可少。辩证逻辑不但要求思维形式正确、符合思维规律,而且要求思维内容要真实反映事物的本质和规律。本章将着重介绍形式逻辑的思维形式和思维规律,并简单介绍辩证逻辑的方法和规律,旨在帮助临床医生正确使用概念、准确作出判断、有效地进行推理论证,从而提高临床思维能力。通过学习逻辑知识和掌握逻辑方法,并经过逻辑训练,可以提高读者的临床思维能力。

第一节 形 式 逻 辑

形式逻辑是认识客观世界的辅助工具,它是从真假值的角度来研究思维形式及其规律。形式逻辑虽然是研究思维而不是客观事物的规律,但它是以客观事物的一些最简单的规律与确实性作为基础的。

形式逻辑的思维形式包括概念、判断、推理;思维规律包括同一律、排中律、矛盾律和充足理由律。

一、思维形式

(一) 概念

1. 概念的特征 概念(concept)是反映事物的特有属性(固有属性或本质属性)的思维形式。"特有属性"即该事物本身具有,而其他事物不具有的性质。事物的本质属性就是某类事物有决定性的特有属性,而固有属性是某类事物派生的特有属性。概念是思维形式最基本的组成单位,是判断和推理的基础,也是构成判断和推理的要素。

如疾病的概念(定义)是:在一定病因作用下,机体自稳调节紊乱而发生的异常生命活动过程,并引发一系列代谢、功能和结构的变化,表现为症状、体征和行为的异常。其特有属性是异常生命活动过程(不同于健康状态),其本质属性是自稳调节紊乱,即物质代谢异常,因为一切生命活动都是发生在物质代谢(生物分子相互作用)基础上,所以是决定性属性。其固有属性为症状、体征和行为的异常,由决定性属性派生(物质代谢异常导致)的特有属性。

2. 概念的内涵与外延 内涵和外延是概念的两个基本特征:内涵是指概念的含义、性质,是概念所反映的事物的特有属性;外延是指概念包含事物的范围大小,是具有概念所反映的特有属性的事物。概念的内涵与外延存在反比规律:如果一个概念 a 的内涵比另一个概念 b 的内涵多,那么 a 的外延就比 b 的外延少,反之亦然。我们可以通过增加概念的内涵来减少概念的外延,也可以通过减少概念的内涵来增加概念的外延。例如医生对患者的病情作出如下判断:"这是一种感染性疾病。"感染性疾病的范围很大,致病微生物包括病毒、细菌、真菌、衣原体、寄生虫等。此时若我们增加概念的内涵———"这是一种真菌感染性疾病",外延便减少了,指仅限于真菌感染的疾病。

3. 概念的分类 概念包括单独概念(外延是独一无二的)和普遍概念(外延包含许多事物),例如"糖尿病"和"代谢性疾病";总体概念和非总体概念,例如"医院的全体员工(含医药护技等所有人)"和"医技人员";相对概念(反映事物某种关系、程度、因果关系)和绝对概念(反映事物某种性质),例如重症肺炎(包含疾病程度的属性)属于相对概念,而肺炎球菌肺炎属于绝对概念。

一些基本概念在临床上常常被误用和混淆。例如:在某临床科室的晨间交班中,收治一位细菌性肺炎患者,开具了抗生素医嘱,这本是一种抗感染治疗,却报告为采取了"抗炎治疗"。这里的"感染"和"炎症","抗感染治疗"和"抗炎治疗"的具体概念如下:

感染(infection)是病原生物侵入宿主并在宿主体内生存和/或繁殖的过程,当对宿主造成损伤或引起功能异常时称为感染性疾病。例如:正常情况下肠道菌群不致病,当肠黏膜屏障破坏后,其侵入组织器官并引起损伤时才能称之为"感染"。

炎症(inflammation)是由外源性和内源性损伤因子引起的机体局部和/或全身的一系列复杂的防御性反应。从病因学划分,包括生物因素、化学因素、物理因素(高温、低温等)和机械因素(外伤等)等;从发病机制划分,包括感染性、风湿免疫性、代谢性(起源于过氧化损伤的全身性慢性低度炎症);从病理学划分,包括变质性(变性、坏死)、渗出性(液体成分渗出、细胞成分渗出)、增生性(纤维组织增生、细胞增生)等。临床上表现为局部的红、肿、热、痛和功能障碍。符合上述基本概念的才能称之为"炎症",抑制或减轻炎症反应的治疗才能叫作"抗炎治疗"。常用抗炎药物包括甾体抗炎药(糖皮质激素)和非甾体抗炎药(NSAIDs)。

抗感染指杀灭或抑制各种病原生物的作用。其中抗菌治疗是最常用的抗感染治疗,所使用的药物包括抗生素和抗菌药。抗生素指某些微生物(真菌、细菌、放线菌等)所产生的能杀灭或抑制其他病原微生物及肿瘤细胞等的化学物质,如青霉素、丝裂霉素等。抗菌药是指一类对细菌有抑制或杀灭作用的药物,多指人工合成的化学物质,如喹诺酮类等。

概念是思维的细胞,正确使用概念是思维的基础,这就要求定义要清晰、内涵要确定、语境要明确。在医学上,对概念的使用关系到对疾病的认识,进一步影响诊断与治疗。临床工作中,错误使用概念的现象普遍存在,如对概念的含义不清楚、混淆概念甚至偷换概念、随意改变概念语境等。消除思维混乱,应从消除概念混乱做起。例如:常被大家忽视的一个概念"条件致病菌"(conditional pathogen):正常菌群与宿主间维持平衡状态,当其集聚部位改变、机体免疫力降低或菌群比例失调时则可致病,这种菌群被称为条件致病菌(或机会致病菌)。基于此概念,针对条件致病菌感染,最重要的治疗是祛除致病条件,而非抗菌治疗。

4. 概念间的关系

(1)全同关系:如果所有a都是b,同时所有b都是a,那么a和b就是全同关系,也称之为重合关系或同一关系。例如:慢性病专指不构成传染、致病因素长期作用下损害积累所形成疾病的总称。那么慢性病和不构成传染、致病因素长期作用下损害积累所形成疾病就是全同关系。

(2)上属关系:如果所有b都是a,但是所有a不是b,那么a就是b的上属关系。例如:疾病就是感染型疾病的上属关系。

(3)下属关系:如果所有b都是a,但是所有a不是b,那么b就是a的下属关系。例如:肺炎球菌肺炎就是感染性疾病的下属关系。

(4)全异关系:如果所有a都不是b,a与b就是全异关系,也称之为排斥关系。例如:交感神经与副交感神经对内脏的调节功能相反,两者就属于全异关系。

(5)交叉关系:如果有的a是b,有的a不是b,而且有的b又不是a,那么a和b就是交叉关系。例如:感染和炎症,感染性疾病可有炎症表现,而有的炎症由感染引起。

5. 定义与划分 定义是揭示概念内涵(事物的特有属性)的逻辑方法。当用语言或文字为某个概念确定了内涵时,这个概念就被定义了。没有被定义的名词,不能称其为概念,也不可能靠它来组成命题和推理。最有代表性的定义是"属+种差"定义,即把某一概念包含在它的属概念中,并揭示它与同一个属概念下的其他种概念之间的差别。例如:"人"在"动物"这一属概念下,人和其他动物的差别是"能制造和使用生产工具",从而得出"人是能制造和使用生产工具的动物"这一定义。定义由被定义项(人)、定义项(能制造和使用生产工具的动物)和定义联项(是)三部分组成。

概念与定义的关系是:①概念抽象普遍,定义具体确切;②定义可包含概念,是概念的细化和引申/延伸。如"炎症"定义:炎症是由外源性和内源性损伤因子引起的机体局部和/或全身的一系列复杂的防御性反应。这是对炎症的定义,也是对概念内涵的界定。

划分是明确概念外延的逻辑方法,是把一个概念的外延分成几个小类或把一个属分为几个种的逻辑方法。当把一个母项划分为几个子项时,必须遵循以下规则:①划分的各个子项应当互不相容;②各子项之和必须穷尽母项;③每次划分必须按同一划分标准进行。临床上经常用到划分,如根据一定标准对疾病进行分型。例如:原发性肝癌的临床分型包括硬化型、炎症性、单纯型,大体形态分型包括巨块型、结节型、弥漫型,组织病理学分型包括肝细胞型、胆管细胞型、混合细胞型。

(二)判断

判断是对事物情况进行判定的一种思维形式,反映了思维对象的情况和特征。准确的判断陈述是正确认识事物的基本要求。

形式逻辑主要是从逻辑结构来研究判断,判断的真实性首先取决于判断形式恰当与否。医学上常用的判断类型:从质划分,包括肯定判断和否定判断;从量划分,包括全称判断(所有)、特称判断(个别)、单称判断(只有);从内部结构特征划分,包括联言判断、选言判断、假言判断等。以下用"S"表示判断的主项,"P"表示判断的谓项。在以内部结构特征划分的复合命题中,用 p、q 表示支命题。

1. **肯定判断** 肯定对象具有某种性质的判断,反映思维对象与属性之间是肯定的逻辑关系,主项与谓项通过联项"是"联结起来。逻辑形式为"S 是 P",如"急性胰腺炎是胰酶消化自身组织引起的化学性炎症"。

2. **否定判断** 断定对象不具有某种属性的判断,反映思想对象与性质之间是否定关系,通过联项"不是"联结起来。逻辑形式为"S 不是 P",如"急性胰腺炎不是感染性炎症"。

3. **全称判断** 断定某类全部对象具有或不具有某种性质的性质判断。全称判断的主项是一个普遍概念。主项概念外延全部被断定后,由量项加以标志。全称判断量项的语言标志有"所有""一切""凡""任何"等。其逻辑形式为"所有的 S 是(不是)P",如"所有病原生物引起的疾病都是感染性疾病"。

4. **特称判断** 对某一类对象中的一部分加以断定的判断,是断定主项至少有一个具有或不具有某种性质的判断。逻辑形式为"有的 S 是 P",如"有的肺炎是由真菌引起的"。

5. **单称判断** 对某一个特定的个别事物做出断定的判断。判断的主项是一个单独概念,在语言表达上多用专有名词,不使用量项。逻辑形式为"只有 S 才是 P",如"只有能在人群中传播的感染性疾病才是传染病"。

6. **联言判断** 对多个真实判断同时并存的情况做出判断,反映同一种事物的多种属性共存,或者是多种事物的同一种属性共存,或者是多种事物的多种情况并存。逻辑形式为"p 并且 q",如"肝硬化造成肝功能减退,并且引起门静脉高压"。

7. **选言判断** 断定若干种情况中至少有一种情况存在的复合判断,所反映的几种情况之间是可选择的关系。选言判断所包括的判断叫作选言支。根据选言支之间的关系,分为相容性选言支和不相容选言支,所组成的判断即为相容性选言判断和不相容选言判断。相容性选言判断指两个或者两个以上的情况可以同时存在,其逻辑形式为"或者 p,或者 q",如"根据 ^{13}C 呼气试验阳性,或者快速尿素酶试验阳性,或者胃黏膜活检发现幽门螺杆菌,可以诊断幽门螺杆菌感染"。不相容选言判断指两种或两种以上的情况不能同时存在,其逻辑形式为"要么 p,要么 q",即"二者必居其一",如患者发热,要么是由感染引起,要么由非感染引起。

选言判断在做诊断和鉴别诊断时经常用到。相容选言判断主要适用于综合诊断法,如风湿免疫性疾病常有共同的发病机制,疾病之间多为相容性,表现为重叠现象。不相容选言判断适用于排除诊断法,如良性疾病和恶性疾病之间,感染性和非感染性疾病之间,因治疗原则有较大差异,需要做出选择。

8. **假言判断** 又称条件判断,是断定事物情况之间条件关系的复合判断,反映客观事物之间存在着条件与结果的关系。假言判断由前件(p)、后件(q)和联结项("如果……那么……""只有……才……"等)三个部分组成。按照条件性质的不同,可分为充分条件假言判断、必要条件假言判断、充分必要条件假言判断三种。

充分条件假言判断是断定某种情况存在则另一种情况必然存在的假言判断,但前件不是其后件成立的唯一条件。逻辑形式是"如果 p,那么 q"。

举例:"如果长期大量酗酒,那么就会引起肝功能损害。"

必要条件假言判断是断定只有一种情况存在,另一种情况才会存在;或者说一种情况不存在,则另一种情况一定不存在的假言判断。逻辑形式是"只有 p,才 q"。

举例:"只有病理组织学证实,才能诊断腹膜间皮瘤。"

充分必要条件假言判断就是断定一个事物情况是另一个事物情况的充分必要条件的判断。逻辑形式是"如果而且只有 p，那么 q"。

举例：如果而且只有足够量的人类免疫缺陷病毒（HIV）病毒进入人体体液，才会造成 HIV 感染。

由于医学的复杂性，尤其是病因学方面，多数疾病由多基因遗传因素和多种环境因素决定，充分必要条件假言判断要慎用。

在思维活动中，准确运用判断陈述形式，才能正确反映事物的情况和特征。一要准确反映事物的性质，不能似是而非；二要准确反映事物量的特征，不能把"有些"说成"所有"，更不能把"个别"夸大成"一切"；三要准确反映事物内部结构特征，并列关系要用联言陈述，选择关系要用选言陈述，它们反映了事物之间不同的条件因果关系，决不能混淆。

（三）推理

推理（inference）是思维的最高形式，概念构成判断，判断构成推理。推理是根据一个或一些判断得出另一个判断的思维过程，是探索感官所不能直接认识到的事物真实情况的手段。在推理过程中，已知的判断称"前提"，推出的新判断称"结论"，真实的前提和结论之间的必然联系称"推理依据"。一切推理都是由前提、结论和推理依据三个部分组成。

推理的形式分为两种：归纳与演绎、分析与综合。其中归纳与演绎属于形式逻辑领域，分析与综合属于辩证逻辑范畴。

1. **归纳法**　归纳法（induction）是前提与结论之间有或然性联系的推理，是由个别事物或现象推出该类事物或现象普遍性规律的推理，是从个别事实走向一般结论的思维方法。通过对感性材料进行认识与概括，发现事物或现象的真正原因或本质，找到规律，揭示最普遍的公理。归纳法分为归纳推理和其他归纳方法，归纳推理分为简单枚举法、类比法、统计推理与求因果五法，其他归纳方法包括观察、实验、比较、分类和统计中的选样、求平均数，以及假说。

（1）简单枚举法：观察到某类事物中具有某种属性，且从未发现与此相矛盾的情况，从而推断出该类的所有事物都有该属性。例如："凡人皆有一死"，是人们观察到人会死，且从未举出过反例。简单枚举法有时会以偏概全，一旦出现反例，结论即被推翻。但作为一个初步的探索方法，其意义在于提出假说。

（2）类比法：由一类事物所具有的某种属性而推测与其类似的事物也应具有这种属性。例如：中医学以五行来类比人体五脏，故有学者认为中医学是一种基于隐喻认知的语言，即"援物比类"或"取象比类"。现代医学中把心脏说成是血液循环的"泵"，这种对心脏功能的类比恰如其分。类比法的意义在于发现跨范畴事物的相似性。

（3）统计推理：通过对总体抽样进行研究，从样本具有某属性推出总体也具有某属性的一般性结论，结论的可靠程度与样本代表性有关，在医学研究中广泛应用。例如：横断面调查研究某疾病的患病率。

（4）求因果五法（Mill's five methods of searching causal connections）：又称穆勒五法，是探求客观事物因果联系的重要方法，包括求同法、求异法、求同求异并用法、共变法和剩余法。例如：著名的"科赫法则（Koch postulates）"即为穆勒五法在病原微生物领域的具体应用。

2. **演绎法**　演绎法（deduction）是前提与结论之间有必然性联系的推理，是从一般原理、概念走向个别结论的思维方法。演绎推理中简单判断的推理有直接推理（换质法、换位法、换质位法、附性法）与间接推理（三段论），复合判断的推理有假言推理、选言推理、连言推理、二难推理等。

三段论是演绎推理的经典，是由两个直言命题作为前提、另一个直言命题作为结论的直言命题间接推理。例如：逻辑学中著名的苏格拉底三段论：

凡人终有一死，

苏格拉底是人，

所以苏格拉底是要死的。

在这个例子中，我们把结论中作为主项的概念（即"苏格拉底"）称为"小项"，用 S 来表示，结论中作为谓项的概念（即"终有一死"）称为"大项"，用 P 来表示。在前提中出现两次的概念（即"人"）称为"中项"，用 M 来表示，三段论实际上就是通过中项的中介作用将大项与小项联系起来的推理。

举例：

大前提：代谢性疾病都是由于机体内物质、能量代谢异常引起的疾病。

小前提:2 型糖尿病属于代谢性疾病。

结论:2 型糖尿病是由于物质、能量代谢异常引起的疾病。

归纳与演绎是对立统一的。具体表现在:第一,归纳是演绎的基础,演绎以归纳得出的结论作为前提。演绎法是一种从普遍到特殊、从一般到个别的思维方法,它只能揭示共性与个性、一般与个别的统一关系,不能揭示共性与个性的对立关系。单纯用演绎法不能揭示个别事物多样化的属性。而要做到这一点,就必须运用归纳法。第二,归纳法必须以演绎法为指导。演绎法为归纳法提供一般性的理论原则,规定归纳活动的方向与目标。同时,归纳所得到的结论不一定可靠,它必须靠演绎来修正与补充。

3. 分析与综合 分析与综合是更高层次的推理。分析(analysis)是在思维中把认识的对象分解为不同的组成部分、方面、特性等,对它们分别加以研究,认识事物的各个方面,从中找到事物的本质。综合(synthesis)则是把分解出来的不同部分、方面按其客观的次序、结构组成一个整体,从而达到对事物全面的认识。一元论原则即为综合法在临床思维中的体现。例如:当一个患者同时出现肾小球肾炎、皮肤损害、心脏损伤、肝脏损伤等表现时,首先要考虑系统性红斑狼疮。

分析与综合是辩证统一的关系,是两种相反的思维方法,相互联系、相互转化、相互促成。分析是综合的基础,为了在思维中把握事物客观存在的统一性,必须先对该事物进行分析,没有分析就没有综合;综合是分析的完成,在对事物进行分析后必须形成整体认识。完整、科学的思维方法要求二者有机结合。

(四)论证

论证(argumentation)是由一个或一些已知为真的判断,去断定另一个判断的真实性的思维过程,论证中包含了概念、判断和推理,是逻辑学知识的综合运用。论证的三大要素是:论点(论题)、论据和论证方式。

论点也叫作论题,即表示某个观点的命题。论点是开端也是终结,通常在开始时提出论点,随后通过论据和论证方式,正确地推出这个论点。在论证过程中,论点必须明确,不能转移或偷换命题,否则可能出现答非所问的情况。

论据是引用一些定义、公理、定理等客观原理、事实和数据来支持论点的依据。一个论证中可以有多个论据,有不需推导的基本论据,也有由其他论据推断出来的非基本论据。论据的真实性不能通过论点的真实性来证明,否则会陷入循环论证中。论据的真实性是论点真实性的依据,但论点的真实性也不能因为论据的虚假而被推翻。要正确推出论点,就必须保证论据的可靠性、真实性和确定性。例如:美国风湿病学会1982 年修订的系统性红斑狼疮诊断标准,患者必须要符合 11 条诊断标准中的 4 条或以上才可诊断,在列举诊断依据时,每一条都必须是确定的、充足的,这样"实打实"的诊断依据才能最终确诊系统性红斑狼疮。

需要注意的是"真实的判断"与"判定为真的判断"有所区别,受人类目前认识水平的限制,我们无法一劳永逸地掌握真知,有些判断只是目前判定为真,有些过去作为论据的判断现在不再适用。

论证方法是将论点和论据联系起来的方式,是由论据到论点的推理形式。但论证并不等于推理,推理只是断定前提与结论之间的关系,并不涉及判断的真实性,而论证则是由论据的真实性推出论点的真实性。论证方法最常用的是演绎和归纳,演绎论证是论据与论点之间有必然关系的论证,即从一般到特殊的论证;而归纳论证是论据与论点之间有或然关系的论证,即从特殊到一般的论证。

此外,论证分为直接论证与间接论证,直接论证是直接论证论点的真实性,而间接论证则类似归谬法,是通过论证矛盾论题的虚假性来确立论点的真实性,它运用了排中律中两个互相矛盾的判断之间"非此即彼"的关系。在实际论证过程中,往往几种论证方法联合使用。

二、思维规律

(一)同一律

同一律(law of identity)可以用公式表示为"A=A",单纯字面意思仿佛是一句同语反复的空话。首先,我们要将同一律作形而上学和逻辑学上的区分:形而上学的"同一"是绝对地看待事物的同一,排斥差异与矛盾,否认运动与变化,这是看待客观事物的一种世界观。而逻辑上的"同一"则是指在同一思维过程中,事物只能是其本身,这是思维的确定性问题。本章所论述的是逻辑上的同一律,莱布尼兹律这样揭示 X 和 Y在何种条件下同一:

1. X 和 Y 是同一的,当且仅当 X 的所有属性都是 Y 的属性,且 Y 的所有属性都是 X 的属性(同一者的不可辨别性)。

2. X 和 Y 之间不可辨别,当且仅当 X 和 Y 是同一的(不可辨别者的同一性)。

这是两种不同的角度,前者是从客观事物的属性上来规定同一,而后者是从人们认知事物的角度来把握同一。

在使用概念时,内涵和外延必须是确定的,而且在同一思维过程中保持其确定性。如果违反同一律,则可能会犯偷换概念、转移论题等错误。

举例:

医生甲:肺炎链球菌肺炎会咳出铁锈色痰。

医学生乙:哦,细菌性肺炎都会咳出铁锈色痰。

这里,医学生乙就违背了同一律,因为肺炎链球菌肺炎与细菌性肺炎是从属关系,而不是等同关系,医学生乙扩大了肺炎链球菌肺炎这个概念的内涵。

举例:某医生在书写病历时,体格检查仅描述"腹部可触及一包块",未按腹部分区来确定具体部位,因为概念的不确定性,难以为诊断提供有价值的线索。

(二) 排中律

排中律(law of excluded middle)是指在同一思维过程中,两个相互矛盾的事物不能同时为假,必有一真。公式表示为"A 或者非 A"。对于某些事物在一定条件下的判断都要有明确的"是"或"非",不存在中间状态。

举例:男性 X 染色体上的凝血因子Ⅷ(FⅧ)基因发生突变,则必然患血友病 A,否则不患病。医学中排中律使用范围较为狭窄,这是因为人体和疾病都是极其复杂的,少有真正意义上的"全"或"无"。

(三) 矛盾律

矛盾律(law of contradiction)是指同一思维过程中,两个相互矛盾或相互反对的事物不能同时为真,必有一假。公式表示为"A 必不非 A"。即某事物在同一方面不能既是又不是。这个原理可以被看作是同一律的延伸,如果 A 是 A(同一律),那么在同一时刻,它就不能是非 A(矛盾律)。

举例:一个严重急性呼吸综合征(SARS)患者的胸片不可能是典型的常见肺炎表现。

排中律和矛盾律都是针对相互矛盾的判断,从判断特点来说,排中律强调了"不能同假",二者必有一真,如腹泻要么是器质性疾病,要么是功能性疾病。而矛盾律强调"不能同真",其中至少有一假,如自然流产可能是先兆流产,可能是难免流产,这二者不能共存,但可能还有第三种情况,如不全流产等。从两者的定义来看,排中律的应用对象是"相互矛盾"的两个命题,其命题合起来构成全集;而矛盾律的应用对象是"相互反对"的两个命题,其命题是全集中的一部分,可不包含所有情况。

(四) 充足理由律

充足理由律(law of sufficient reason)所体现的内容是宇宙万物的存在都有其充足根据(原因、基础或条件)。充足理由律用公式表示为:A 真,是因为 B 真,并且 B 能推出 A(B 解释了 A 存在的原因和存在方式)。从公式中看出,充足理由律需要满足两个条件:理由为真,且论断与理由之间存在必然的逻辑联系。

在医学上,存在这样几类因果关系:

(1)一因一果:如男性 X 染色体上的 FⅧ基因发生突变而引起血友病 A。

(2)一因多果:如营养过剩可引起 2 型糖尿病、高血压病、高脂血症等一系列代谢性疾病。

(3)多因一果:如高血压病的发病与多种因素有关,如遗传因素、高盐饮食、体重超标、吸烟饮酒、精神紧张等。

(4)有果必有其因:只要出现一种疾病,肯定存在其病因(高危因素)。

(5)有因未必即见其果:慢性疾病与致病因素的强度、频率、持续暴露时间有关,类似于药物研究中的时效关系与量效关系,只有致病因素积累到一定时间、一定程度才会发病。

第二节　辩　证　逻　辑

辩证逻辑(dialectical logic)作为逻辑学的辩证法,研究客观世界发展过程中的人类思维形态,即关于辩证思维形式、规律和方法的学说。辩证逻辑通过形式与内容的有机结合,研究概念、判断、推理等思维形式在推演、变化中的规律、特点及其在思维方法上体现的辩证关系。辩证思维的逻辑方法可以简要概括为:归纳与演绎的统一,分析与综合的统一,抽象与具体的统一,逻辑与历史的统一等。本文主要介绍辩证逻辑的三大规律和五个维度。

一、三大规律

辩证逻辑有三大规律：对立统一、否定之否定、质量互变。

对立统一规律即矛盾规律。《易经·系辞上》讲"一阴一阳之谓道"，是指事物矛盾双方的统一与斗争，推动着事物的运动、变化和发展。如人体内的交感神经与副交感神经共同组成自主神经，相互制约，调节各系统、各器官的功能。我们常说要"辩证地看待问题"，即指尽量消除主观上的偏见，全面客观地认识问题。例如：砒霜是有毒之品，但其中提取出的三氧化二砷却可以用于治疗急性早幼粒细胞白血病。

否定之否定规律也称为肯定否定规律，指事物发展的三个阶段——肯定阶段、否定阶段、否定之否定阶段（新的肯定阶段），反映了事物发展过程的曲折性和前进性。在临床诊断中，根据病历资料，初步考虑几个可能的诊断，再结合辅助检查，排除一些可能性小的诊断，剩下少数难以鉴别的诊断后，采取进一步检查或观察针对性治疗的反应，进而明确诊断。医学的发展也是经历了否定之否定的过程，没有否定，医学就难以进步。因此，"否定"是我们探索真理的不竭动力。

质量互变规律是指量变超过一定限度必然引起质变，继而又开始新的量变，如此循环反复，推动事物向前发展。量变是质变的必然准备，质变是量变的必然结果。例如：营养过剩导致肥胖，肥胖进一步引发一系列代谢性疾病（糖尿病、高血压病、高脂血症等），如不及时干预，就会发生心、脑、肾等重要脏器损伤而威胁生命。

二、五个维度

即原因维度（内因、外因，根本原因，主要原因、次要原因）、主次维度（主次矛盾、矛盾主次方面）、一般与特殊、相对与绝对、整体与局部。临床医生在认识疾病和处理临床问题时需要掌握辩证逻辑的五个维度。

（一）原因维度

对于疾病原因，内因即遗传因素（如慢性病的遗传易感性），外因一般指环境因素（包括饮食、运动等生活方式，自然环境、社会环境与心理因素等）。根本原因是导致疾病发生变化的本质原因。主要原因是诸多病因中最重要的，常与根本原因一致。在治疗上要分清主次，把握疾病的轻重缓急。"急则治其标，缓则治其本"，有时则需"标本兼治"。例如：代谢性疾病发病的根本原因是遗传易感性加能量代谢失衡（内外因联动），主要原因是营养过剩（能量摄入过多），次要原因是体力活动不足（能量消耗过少）。面对这类患者，目前的医学水平不可改变其遗传易感性，但可通过改变其饮食、运动等生活方式来改善病情。

此外，还应注意现象与本质之间的关系，本质可以是引起现象的原因。在临床上症状体征是现象，疾病本身被认为是本质。例如：患者主诉上腹与两季肋区胀痛，伴嗳气、早饱（现象），有些医生便考虑是胃肠疾病引起，即建议行胃肠镜检查，但常无阳性发现。在进行全面细致地体格检查时，会发现患者面色晦暗、面部颈部小血管扩张、肝掌等体征，结合系统医学观点，引起上述症状最常见的疾病是脂肪性肝病（本质）。

（二）主次维度

矛盾分主要矛盾和次要矛盾，同一矛盾又分主要方面和次要方面。主要矛盾决定着事物发展的方向和结局。对于多器官功能衰竭，一定要先抓住最影响生命的主要脏器积极救治。例如：慢性肺源性心脏病患者急性加重期，常出现呼吸衰竭和心力衰竭。这时主要矛盾是呼吸衰竭，控制呼吸衰竭（纠正缺氧、二氧化碳潴留）可缓解心力衰竭。而呼吸衰竭的促发因素中，呼吸道感染往往是始动因素（可认为是矛盾主要方面），控制感染成为治疗的重中之重。

（三）一般与特殊

临床上遇到的多数是常见病、多发病，但也会有罕见病。例如：上消化道出血，常见病因有胃十二指肠溃疡、食管胃底静脉曲张破裂、急性胃黏膜病变等，但如果胃镜没有发现相应病变时，要想到少见的黏膜下恒径小动脉破裂出血，即胃恒径动脉综合征（Dieulafoy病），即诊断原则中的"其他可能性"原则。

另外，教科书上介绍的临床表现都是最常见的，但少数患者表现不典型。例如：冠心病心绞痛典型部位为胸骨体中上段，常放射到左肩或左上肢内侧，但极少人放射到下颌部，被误诊为口腔科疾病。

（四）相对与绝对

医学上指标发生异常时，可能存在相对和绝对两种情况。例如：因剧烈腹泻、呕吐或大汗造成钠离子大量丢失可导致失钠性低钠血症(绝对低钠),而急性肾衰竭的少尿无尿期,肾脏的稀释和浓缩功能都发生障碍,可出现稀释性低钠血症(相对低钠)。

人体是非常复杂的系统,疾病表现也会有个体差异,医学上有较多不确定性,相对性事物多,绝对的事物很少。因此在掌握普遍规律的基础上,要通过实践不断加深对复杂性的认识,临床诊断是需要不断验证、不断完善的过程,在治疗上也是如此。

(五)整体与局部

整体与局部的关系也是系统论的观点和方法(详见第二章)。在疾病诊治中,要处理好两者的关系,看到局部病变应想到全身性疾病可能。例如:当出现肝掌、蜘蛛痣、肝病面容时,应考虑肝脏损害。当下肢出现迁延不愈或多次复发的丘疹、脓疱时,需考虑是否由全身性疾病导致,如糖尿病患者容易合并疖痈,两者互相影响,糖尿病易发感染,感染又加重糖尿病,因此必须同步抗感染(针对局部)和控制血糖(针对整体),才能取得理想疗效。

三大规律与五个维度集中体现了"矛盾"的观点及分析方法。在方法上,辩证逻辑要求用全面的、发展的、联系的、对立统一的观点看待问题;要求具体问题具体分析;要求明确讨论问题的前提,在确定的范畴下,找到正确的结论。

总　结

形式逻辑不产生新的知识,但通过对思维形式和思维规律的认识,有助于更好地学习已有的知识,并确保了获取新知识时思维结构的正确性。辩证逻辑以客观现实的矛盾运动为前提和出发点,逻辑证明和实践证明相互统一,实践是逻辑思维的基础,也是检验结论真实性的标准。医学不是停留于理论的学科,只有理论与实践相结合,不断验证、改进,才能使医学不断进步,更好地服务于人类健康。学习逻辑学,正确使用概念,准确作出判断,有效进行推理论证,善于思考,勤于实践,是提高临床思维能力的必由之路。

思　考　题

1. 如何理解概念、判断、推理?
2. 思维规律有哪些? 如何将它们应用于临床?
3. 如何将辩证思维的三大规律和五个维度应用于临床思维?

(姚树坤)

推 荐 阅 读

[1] 陈波.逻辑学十五讲.2版.北京:北京大学出版社,2016.
[2] 金岳霖.形式逻辑.北京:人民出版社,2005.

第二章　系统生物学与系统医学

在 20 世纪,科学界形成了三大方法论,即控制论、信息论和系统论,对各学科的发展产生了重要的推动作用,尤其对生命科学与医学产生了重要影响。在三大方法论的基础上产生了系统生物学,而当系统生物学应用于临床实践时,系统医学应运而生。

系统论的基本思想方法,就是把所研究和处理的对象当作一个系统,分析系统的结构和功能,研究系统、要素、环境三者的相互关系和变化规律。人体是一个复杂的自组织、自调节、自稳定的生物系统(整体),持续不断地与外界环境进行物质、能量和信息的交换(系统与环境),同时各子系统(要素)在神经 - 体液调节下相互依存、相互影响,维持机体处于健康状态(要素与系统)。

在临床实践和科研工作中,我们需要掌握三大科学方法论和系统生物学的基本理论,充分运用基于系统生物学的系统医学思维方法、原则和规律,重视整体观念和分层理论,善于多维度地思考,基于"生物 - 心理 - 社会"综合医学模式多方位思考问题,从结构、功能、代谢三个维度全面认识疾病,诊治患者。

第一节　信息论、控制论与系统论及其在医学中的应用

一、信息论

信息论(information theory)创始人为美国贝尔电话研究所的数学家香农(C.E.Shannon),研究信息的产生、获取、变换、传输、存贮、处理识别及利用。在信息论基础上建立的信息科学,主要研究以计算机处理为中心的信息处理的基本理论,包括文字的处理、图像识别、学习理论及其应用等。信息并非事物本身,可以界定为由信息源(如自然界、人类社会、人体等)发出的被使用者接受和理解的消息、情报、指令、数据或信号,以再现事物之间的联系,往往以文字、图像、图形、语言、声音等形式出现。

信息的产生、存在和流通依赖于物质和能量的能动作用,并可控制和支配物质与能量的流动。物质是基础,蕴含着能量,承载着信息。下文控制论中提到的人体系统和环境所交换的信息,主要存在于我们摄入的食物里面,依靠不同的食物分子及其进入人体后的次生物质来调节、影响机体健康。

信息论与医学密切相关,信息论所提出的信息、信息量、信息通道(信号通路)、信息传输、信息变换等,为研究生命过程和人体生理、病理变化开辟了新的途径和领域。从信息论的观点来看,"生物全息律从本质上揭示了生物机体的部分与整体间的全息关系,部分可以反映整体。从潜在信息的角度来看,细胞、枝节、叶片都包含着与整体相同的信息"。人体每个体细胞核内的 DNA 是该个体全部生命信息的储存库。用动物的任意一个体细胞就可复制一个完整生物体的克隆技术,即是成功利用生物全息技术的范例。而中医学通过舌象、脉象等来辨证论治实际上就是中国古代对生物全息论的发现和成功应用。

二、控制论

控制论(cybernetics)创始人是诺伯特·维纳(Norbert Wiener),研究生物体、机器以及各种不同基质系统的调节、控制过程和规律,探讨它们共同具有的信息交换、反馈调节、自组织、自适应的原理和改善系统行为的机制。

人体是一个开放的自组织、自调节、自稳定的生物系统,不断地与外界环境(自然系统和社会系统)进行物质、能量和信息的交换,依靠体内多系统之间的调节、适应达到一种自稳定的健康状态(图 2-1-1)。人体摄入的食物、吸入的氧气作为从外界获得蕴藏能量、携带信息的物质,进入机体后通过代谢产生能量。

人体中的生物信息蕴藏于各种分子生物学和生物化学反应等生命过程中,需要通过医学研究去认识并解读它们。

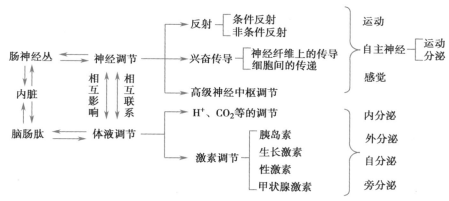

图 2-1-1　人体生命活动的调节

控制论和医学的关系非常密切,常用的理论和方法包括黑箱理论、白箱理论和灰箱理论。通过输入输出信息来研究控制系统的行为和内部结构,并可用数学模型来表示,即系统辨识。中医学是"整体医学时代"的产物,是运用黑箱理论的代表学科。虽然看不到体内的器官,但可以通过外在的表现以"司外揣内",比如通过观察舌象、脉象推测体内的脏腑功能变化,通过分析"输入-输出"的对应关系,加以信号(如中药、针灸)干预,然后根据反馈的信号(如症状的变化)推测黑箱内脏腑的结构和功能。现代医学是"分析科学时代"的产物,致力于将"黑箱"变成"白箱",从人体到器官、组织、细胞、分子、量子纵深剖析,从结构、功能、代谢三个维度以认识疾病。然而,医学中白箱理论有其局限性,虽然影像学已经达到分子影像学水平,但疾病在不同个体、不同阶段发生的改变不同,所以实际上现代医学运用更多的是灰箱理论。

三、系统论

系统论(system theory)创始人是生物学家贝塔朗菲(L.Von.Bertalanffy)。系统一词来源于古希腊语 systεmα,是"部分构成整体"的意思。系统是相互联系、相互作用、相互制约的要素组成的具有一定结构和功能的整体。其功能取决于它的组成部分以及这些部分之间的相互关系。一个系统具备五大优势,即非加总性(non-summativity)、稳定(steady state)、均衡(homoeostasis of equilibrium)、分化(differentiation)和交互性(interaction)。系统论指出复杂事物功能远大于其组成因果链中各环节的简单总和,有机体能够保持动态稳定均衡是系统向环境充分开放并获得物质、能量、信息交换的结果。系统论强调整体与局部、局部与局部、系统本身与外部环境之间互为依存、相互影响和制约的关系,整体性、关联性、等级结构性、动态平衡性、时序性是所有系统共同的基本特征。这既是系统论的基本观点,也是系统论的基本原则,更是系统论作为科学方法论的主要含义。

系统论的核心是整体观念。"整体大于部分之和"这一名言就强调了系统的整体性,反对机械论中以局部说明整体的观点。同时系统中各要素不是孤立存在的,每个要素在系统中都处于一定的位置(层级),并起着特定的作用。要素之间相互关联,构成不可分割的整体,如果将要素从整体中剥离出来,它将失去原有的作用。人体的任何一个器官若脱离人体,将完全失去原有器官的功能。

系统论的基本思想方法是把所研究和处理的对象当作一个系统,分析系统的结构和功能,研究系统、要素、环境三者的相互关系和变化的规律性。

第二节　系统生物学

一、系统生物学概述

系统生物学(systems biology)诞生于三大科学方法论的基础上,是研究一个生物系统中所有组成成分

（DNA、mRNA、蛋白质等）的构成以及在特定空间、时间条件下这些组分间的相互关系，并分析生物系统在一定时间内动力学过程的学科。

人体是一个复杂的自组织、自调节、自稳定的生物系统，该系统（整体）又分成若干个子系统（要素），比如呼吸系统、循环系统、消化系统等，每个子系统由不同的器官组成，器官由组织组成，组织由细胞组成（层级关系），各子系统之间在神经、体液调节下相互联系、相互影响而协调工作（交互作用），各子系统、器官的结构不同，执行各自的功能（分化），使机体维持健康状态（稳定性、均衡性），一旦内外环境变化超过系统自调节、自稳定（阈值）能力，就会发生结构和功能的异常，进入疾病状态，而这些变化的本质是核酸、蛋白质、脂质、糖类及其代谢产物等生物分子的代谢发生紊乱，而在健康与疾病的不同阶段，系统的结构、功能会在物质代谢的基础上发生规律性变化（动态性），系统生物学的目的就是对这些信息进行整合与干预。

二、系统生物学的灵魂——整合

系统生物学的灵魂是整合。系统生物学与各种"组学"的不同之处在于，它是一门整合型科学。首先，它要对系统内不同功能的构成要素（DNA、mRNA、蛋白质、生物小分子等）进行整合；其次，对于多细胞生物而言，需要进行从基因到细胞、到组织、到器官、到系统，个体（全身）的各个层级的整合；第三层面是研究思路和方法的整合；第四层面是学科的整合（"湿"——实验室内的研究；"干"——计算机模拟和理论分析）。

以经典的分子生物学为例，首先在 DNA 水平上寻找特定的基因，然后通过发现或人为诱导基因突变、进行基因敲减等手段研究该基因的功能；在基因研究的基础上，研究蛋白质的空间结构、蛋白质的修饰以及蛋白质间的相互作用等。基因组学、蛋白质组学和其他"组学"属于水平型研究，即以单一的手段同时研究成千上万个基因或蛋白质。而系统生物学的特点，则是要把水平型研究和垂直型研究（多组学、多层级）整合起来，并进行动态观察，成为一种"三维"的研究。

系统生物学还需要生命科学、信息科学、数学等各种学科交叉、共同参与。其中，计算机建模是系统生物学重要部分。一个细胞内有多个信号通路，信号通路内有多个信号分子，信号通路之间相互交叉，形成了复杂的网络关系，可以把已知的这些关系输入到计算机去建立生物系统模型。网络药理学是典型的系统生物学研究成果，它是基于系统生物学的理论，选取特定信号节点，通过计算机建模，对已知信息进行分析整合，进行靶点药物分子设计的新学科。

我们开展的绝大多数科研工作是假设驱动性的科学，即在较多已知基础上对未知做出假设，再通过研究验证假设。生命组学是一门发现的科学，通过基因组学、蛋白组学、代谢组学技术检测出疾病状态下几乎所有生物分子的异常变化。系统生物学就是把假设驱动的科学和发现的科学两者整合起来，形成一个研究闭环，包括基于数据和假设驱动的计算机造模、在此基础上进行"干"的模拟实验，再进行系统分析和理论构建，在此基础上做出预测和实验设计，开展组学技术为主的"湿"的实验室研究，应用生物信息学知识进行实验数据分析，获得的新发现再用来完善和丰富计算机模型，如此循环使系统生物学不断向前发展。

三、系统生物学的基础——信息

系统生物学的基础是信息。在前分子生物学时代，人们把生命看作是具有特殊"活力"的有机体；在分子生物学时代，人们把生命看作是精密机器；而在后基因组时代，生命则被看作是信息的载体。

根据系统论的观点，构成系统的关键不是其组成的物质，而是组成要素间的关系和／或相互作用。这些关系或者相互作用，本质上就是信息。生命系统为了维持其有序性及稳定性，必须不断地与外部环境交换物质、能量与信息。以分子生物学的中心法则来解释，基因激活后被转录成 mRNA，然后在 tRNA 和核糖体的共同作用下，在粗面内质网上合成蛋白质，作为信号通路中分子、酶、受体、激素、离子通道等执行特定功能，蛋白质相互作用组成信号通路网络，这些网络调控细胞功能，细胞再组成组织、器官以及系统，然后再由多系统构成人体，所有生命活动都贯穿着信息流。

四、系统生物学的钥匙——干涉

系统生物学是一门实验科学，一方面要了解生物系统的结构组成，另一方面要揭示系统的行为方式，后者更为重要。系统生物学的钥匙是干涉（perturbation），即所研究对象并非一种静态的结构，而是要在控制的状态下，揭示特定的生命系统在不同的条件和时间里的动力学特征。控制论中提到的黑箱理论主要依靠干

涉来分析其输入 - 输出信息。基础研究中常通过增强或阻断某条信号通路,或者敲除某个基因从而对正常信号通路进行干涉,以验证某个因素对该通路的影响。而在医学研究中,往往是系统的、定向的、高通量的干涉和分析,因为即使只有一个药物进入人体,也会影响多个信号通路的活动。

五、系统生物学的基本方法——组学

系统生物学最基本的方法是组学,大发现时代的生命组学(life omics)是以组学的策略、技术和思路来研究生命体发育、组成、代谢和疾病等规律的一门综合性学科,以基因组学、转录组学和蛋白质组学为基础,囊括了包括脂质组学、糖组学、代谢组学、微生物组学等组学范畴。组学是有时序性的,首先基因激活后转录,随后翻译成蛋白质,蛋白质调控机体的代谢,在代谢基础上影响功能。同时,组学是“分层”的,在组学相关研究中不同的状态其组学变化不同,因此“过程和环节”至关重要。如同一疾病的不同阶段——潜伏期、前驱期、临床期、恢复期,组学结果均有差异。

第三节　系统医学

一、系统医学的概念

系统医学(systems medicine)起源于 20 世纪 90 年代,在系统生物学的基础上,逐渐形成其基本概念和模型。神经 - 内分泌 - 免疫调控与器官系统稳态模型构成了系统医学的理论基础;组学芯片技术、生物信息技术及基因操作技术等构成了系统医学的技术基础;转化医学与精准医学等构成了系统医学的体系。在医学的不同领域和医学研究的不同层面,分别形成了相应的系统医学体系,包括系统病理学、系统药物学、系统诊断与综合治疗等。简而言之,当系统生物学用于疾病的预防、诊断、治疗及健康照护时,就产生了系统医学。

在大发现时代,生命组学使人类更加深入了解人体的结构、功能与代谢;材料学、信息科学等先进技术的推广应用,形成多种研究疾病的技术手段。近年来表型组学和临床跨组学研究受到广泛关注。表型组学源于基因和环境不断相互作用的生物系统,是指可测量的物理、化学、生理和临床特征的综合体,这些特征即人群或患者的生物学分类和个体差异。临床跨组学研究是通过整合分子水平多组学(如基因组学、蛋白质组学、代谢组学等)与临床表型组学,并将其应用于探索新的生物标志物及药物作用靶点。这就需要不断推进表型资料的结构化、格式化、定量化进程,建立规范的生物样本库,应用系统生物学理论,整合基础与临床知识,全面而深入地认识疾病。

二、认识疾病的三个维度

需要从三个维度去认识疾病,即形态结构、功能状态和物质代谢。解剖学、组织胚胎学、病理学主要描述形态结构,生理学、病理生理学主要论述功能,生物化学、分子生物学、药理学主要阐述物质代谢及其调节。结构是功能的基础,物质代谢是本质,功能异常引起临床症状。三者相互联系,各反映疾病的一个侧面,不可分割。

临床医生可以通过 X 线、超声、计算机断层扫描(CT)、磁共振成像(MRI)和内镜等影像学手段和病理组织学来认识疾病的结构变化;通过心电图、超声心动图、胃肠动力检查等检查了解机体功能变化;通过实验室检查及组学技术了解机体代谢变化。综合分析以上资料,才能全面、系统地诊断疾病,及指导疾病的预防、治疗与康复。

三、重视分层理论

系统医学重视“过程与环节”在整个诊疗过程中的关键地位,也就是分层理论:在同一个体的不同状态(健康状态、亚健康状态以及疾病状态),或同一疾病的不同类型、程度、阶段,其基因组、代谢组、蛋白组学变化都是有差异的。

分层理论在表型资料的收集过程中发挥着重要作用。表型资料即五大类基本临床资料,包括病史资料、体格检查资料、影像学资料、实验室资料以及功能检查资料。表型资料的格式化、结构化分层对于临床诊治

和医学科学的发展都具有重大的意义(详见第五章精准医学第一节)。

四、综合医学模式

系统医学需要重视综合医学模式。1977 年美国医学家 George Engel 提出了生物 - 心理 - 社会医学模式(bio-psycho-social medical model)。心理医学是从心理与躯体关系的角度来研究人类健康和疾病的学科,主要研究心身疾病。社会医学是以人和人群作为对象,以医学理论为基础,运用社会学的观点和方法,研究社会各种因素与人群健康和疾病之间的双向性作用及规律,制定社会健康措施,保护和增强人群身心健康水平及社会活动能力,提高人们的生活质量。目前的生物 - 心理 - 社会医学模式不仅从生物学因素角度研究疾病的诊断和治疗,而且关注心理状态和社会支持系统对生命和疾病的影响。这种以系统论为基础的临床医学模式坚持"在健康和疾病中,心与身不可分离"的观点,强调社会环境、心理因素等在疾病的发生发展中起着重要作用。以功能性胃肠病为例,许多焦虑、抑郁患者常伴有消化不良、慢性便秘、肠易激综合征等疾病,当通过药物或心理治疗缓解焦虑、抑郁状态后,其相关的胃肠道症状会一定程度上改善。社会因素如职场竞争、工作压力等亦是导致疾病发生的重要原因。同时,功能性或器质性疾病伴随的病痛也会影响心理状态,引起心理障碍,心理 - 躯体疾病互为因果,相互影响。

从系统生物学角度思考,人体之所以会受心理、社会因素影响,主要归因于人体不断地接受外界的信息。与饮食(物质基础)直接承载的信息不同,这里的信息主要指的是经视觉、听觉、触觉等感官接收的信息,传输至中枢神经系统,通过大脑皮层的活动,影响下丘脑和自主神经系统,进而对机体产生影响。人体通过神经、体液、免疫等方式进行自身调节,在一定阈值内保持动态平衡,当超过阈值时,疾病即可发生。

五、系统医学的临床思维

系统医学临床思维应该注重以下四个方面:第一,宏观和微观的结合;第二,整体、系统、器官、细胞、生物分子的层级理念与结合;第三,健康和疾病状态的比较,以发现疾病状态下的结构、功能和代谢方面发生的异常变化;第四,疾病不同阶段、不同类型的差异。

在宏观方面,要特别强调整体观,系统生物学的观点认为人体内系统之间是相互联系、相互影响的,如消化道的症状除与消化系统的器官相关外,还与神经、内分泌等多系统、多器官相关,尤其是与近年来发病率越来越高的甲状腺疾病、2 型糖尿病等密切相关。在微观方面,随着实验室检测指标越来越丰富,影像学技术越来越精细,我们需要将宏观和微观密切结合,以达到优势互补、全面准确认识疾病的目的。

如上所述,人体作为一个系统,各子系统、器官、组织结构不同(分化),执行着各自的功能,使机体处于健康状态(稳定性、均衡性),一旦内外环境变化超过系统自调节、自稳定(阈值)能力,就会发生结构和功能的异常,进入疾病状态,而这些变化的本质是生物分子(核酸、蛋白质、脂质、糖类及其代谢产物)的代谢(物质代谢)发生紊乱。另外,在健康与疾病的不同阶段,系统的结构、功能在物质代谢的基础上会发生不同的规律性变化(动态性)。系统论强调整体与局部、局部与局部、系统本身与外部环境之间相互依存、相互影响和相互制约的关系,因而在系统医学中,我们也必须从多个维度来思考人体健康与疾病之间的种种关系,以切实提高我们的临床思维能力。

总　　结

通过学习本章内容,我们需要了解控制论、信息论、系统论三大科学方法论的基本内容,掌握系统论的核心思想、基本方法和基本特征。在此基础上,充分体会基于系统生物学的系统医学思维方法、原则和规律,并将其灵活运用于临床实践中。牢记整体观念和分层理论,善于多维度思考,基于"生物 - 心理 - 社会"这一临床综合医学模式多方位思考问题,从结构、功能、代谢三个维度全面认识疾病。

思　考　题

1. 三大方法论的基本内容是什么?
2. 系统论的核心思想是什么?

3. 系统生物学的基本特征是什么？

4. 如何将系统生物学和系统医学的核心理念应用于临床？

（姚树坤）

推荐阅读

［1］李恩．系统论、控制论、信息论与整体医学（一）．疑难病杂志，2007 (04): 253-255.

［2］李恩．系统论、控制论、信息论与整体医学（二）．疑难病杂志，2007 (05): 318-319.

［3］吴家睿．后基因组时代的思考—系统生物学面面观．科学，2002, 54 (06): 22-24.

［4］吴家睿．建立在系统生物学基础上的精准医学．生命科学，2015, 27 (05): 558-563.

［5］姚树坤．对精准医疗的系统生物学思考．生物产业技术，2018 (02): 50-55.

第三章 循 证 医 学

在传统医学中,疾病的诊断及诊治的决策,主要以医师的个人经验为依据,患者不参与治疗的选择。随着医学和信息技术等的飞速发展,可以从浩瀚的医学信息海洋中提炼出最佳科学证据,用于患者的诊治。贯彻循证医学的理念和方法将大大提高临床水平,将其融入临床思维和日常医疗实践,改变医生的临床决策方式,也为医学生和医师的成长提供有效的临床思维训练途径。

第一节 循证医学概述

循证医学(evidence-based medicine,EBM),即遵循证据的医学。其核心思想是医务人员应认真明智地运用临床研究中最新、最有力的科学研究证据诊治患者。

循证医学以问题为导向进行探究,遵循证据进行决策,关注实践的结果,进行后效评价。循证医学重视证据,包括证据的采集、评价和应用,但更重视将最好的研究证据与医师的专业知识及患者的价值观和环境相整合用于疾病的防治,对多种方案进行分析比较,选择最适当的方法治疗最适当的患者,以最小的风险获得最大的效益。

循证医学实践中获取文献是一种间接实践,也是提升临床思维的过程。而正确的临床思维是循证医学实践的基础,只有批判性地对文献资料进行科学分析,才能将患者信息、医师经验、可获取的证据进行有机整合,获得准确的诊断,选择合适的诊治方案。

第二节 循证医学的证据质量等级的原则

证据质量评价是循证医学实践的基础,证据等级(hierarchy of evidence)能有效地帮助临床医生认识证据质量。近 20 年来,世界多个组织机构对证据质量与推荐强度进行了规范,但方法各异,标准不同。主要来说,循证医学的证据质量分级方法先后经历了"老五级""新五级""新九级"和"GRADE"四个阶段。

2000 年,包括 WHO 在内的国家和国际组织共同创立了 GRADE 工作组,于 2004 年正式推出了国际统一的证据质量分级与推荐强度系统。表 3-2-1 显示了 GRADE 证据质量分级的定义。在判定证据质量等级时需要考虑四个关键要素:研究设计、研究质量、一致性和直接性。根据研究的类型初步将其定位为高质量、中等质量、低质量、极低质量,随机对照试验初定义为高质量证据,观察性研究初定为低质量证据,再根据研究本身是否存在降低或提高证据质量的因素,详见表 3-2-2。

表 3-2-1 GRADE 证据质量分级

证据质量分级	定义
高质量	进一步研究也不可能改变该疗效评估结果的可信度
中等质量	进一步研究很可能影响该疗效评估结果的可信度,且可能改变该评估结果
低质量	进一步研究极有可能影响该疗效评估结果的可信度,且很可能改变该评估结果
极低质量	任何疗效评估结果都很不确定

表 3-2-2 判定证据等级的标准

标准	因素
可能降低证据质量	研究的局限性;研究结果不一致;是间接证据;精确度不够;发表偏倚
可能提高证据质量	效应值很大;可能的混杂因素会降低疗效;剂量 - 效应关系

需要注意的是较高质量证据更可能对应强推荐,但某特定质量等级的证据并不意味着特定强度的推荐。有时低或极低质量的证据仍可得到强推荐。例如:观察性研究发现使用沙利度胺与婴儿畸形的关联,此低质量证据并未妨碍限制沙利度胺在妊娠妇女中的使用这一措施的强推荐。反之,高质量证据并不一定意味着强推荐。如随机对照试验已经证实使用华法林能够预防深静脉血栓,但考虑出血风险,推荐级别可能是低级别。

第三节 循证医学实践的方法和步骤

循证医学实践伴随临床诊疗全过程,是一个不断提出问题、寻找方法、解决问题的过程,对一个患者的诊治可能需要把这个过程循环多次。本章节我们主要阐述应用当前证据解决临床问题,不涉及临床科研设计。

有些临床问题凭借医生的知识和经验可以解决;有些问题查证指南可发现答案;还有一些问题无现成答案,需要针对具体问题采用循证医学的探究方式来解决。图 3-3-1 显示了循证医学实践过程。

在应用过程中具体包括以下步骤:

(一)确定要解决的医学问题,转化为科学问题

将关于预防、诊断、治疗、预后等问题转化为可回答的科学问题。患者就诊过程中可能会问:"我为什么得这个病?"(病因问题)、"我得了什么病?"(诊断问题)、"得了这个病要吃药吗?"(治疗问题)、"得了这个病有什么影响?能活多久?"(预后问题),这些问题要么不能直接作为关键词进行检索,要么检索出太多文献,无法归纳得出答案。因此需要进行转化,使其更具体。

科学问题的提出,建议采用 PICO 方法。P 指特定的患病人群(population/participants),I 指干预措施(intervention/exposure),C 指对照措施(comparator/control),O 指结局(outcome)。

例如:一腹泻型肠易激综合征患者服益生菌后好转来就诊,询问是否还需服药。该问题医生可能不确定,指南中也无答案,就需要查找文献来解决。查找文献之前,需确定要解决的科学问题是什么,且要进行一定的限制,不能太泛。如该问题可以转化为:维持益生菌治疗比停药观察是否可以减少腹泻型肠易激综合征的复发。在这个问题中,患病人群是腹泻型肠易激综合征患者,干预措施指益生菌治疗,对照指停药观察,结局是复发。

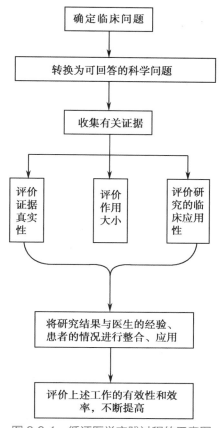

图 3-3-1 循证医学实践过程的示意图

(二)收集有关证据的资料

这一步骤指追踪最佳证据,用以回答上述科学问题。证据的来源有很多,包括教材、专著、论文等,包括原始的和被评价过的证据。循证医学提倡定期更新的、网络来源的、预先评估的证据。关于证据的检索策略请参阅循证医学相关专著。

(三)检索结果的判读

第 3 步是批判性评估证据的真实性(veracity,即是否接近事实)、重要性(magnitude,即影响大小)、实用性(practicality,临床实践中的有用性)。研究设计方案的论证强度从随机对照研究、前瞻性队列研究、回顾性队列研究、病例 - 对照研究、横断面研究、病例报告,依次递减。

针对病因、诊断、治疗、预后的证据,评价的要求有所不同,如病因学研究中要考虑是否符合因果关系推断原则,诊断试验研究要考虑是否与金标准进行了独立、"盲法"的比较,治疗研究则要注意是否采用了随机化分组等。表 3-3-1 和表 3-3-2 分别以诊断试验研究和治疗研究为例列出了证据评估的要点。另外,还可以在 Critical Appraisal Skills Programme 网站找到关于系统综述、随机对照试验、病例报告、诊断试验、队列研究、经济学评价等研究的评价要点清单,用以系统地评估已发表论文的可信度。

表 3-3-1 诊断试验研究评价的要点

评价内容	评价要求	说明
科学性	1. 患者的代表性	所研究病例是否纳入了该疾病的所有类型
	2. 有无纳入非病例组	非病例组应该选择明确无该病的其他患者或者健康人,尤其是易混淆的其他病
	3. 是否每个被测者都采用金标准进行评价	金标准的使用是否合理,是否每个被测者都检测了
	4. 两种检测方法的比较	待评价试验是否与金标准试验进行了独立、"盲法"的比较
结果如何	5. 准确度	是否报道了灵敏度、特异度、似然比
	6. 精确性(可靠性)	有无报道反映重复操作稳定程度的变异系数、约登指数、Kappa 值
实用性	7. 是否合理估计疾病的验前概率	是否报告验前概率的来源(本地区患病率统计、临床经验、数据库或是预实验)
	8. 研究是否适用于我的患者	文中的患者与临床上遇到的患者是否具有相似的病情、年龄及其他重要因素,如果一致,结论可以外推,反之则否
	9. 采取行动的利弊衡量	假阳性和假阴性的最后结局如何,验后概率的改变是否跨越治疗阈值,费用如何

表 3-3-2 治疗研究评价的要点

评价内容	评价要求	说明
真实性(结果可靠吗?)	1. 证据是否来自论证强度高的研究设计方案	随机对照研究、前瞻性队列研究、回顾性队列研究、病例 - 对照研究、横断面研究、病例报告论证强度依次递减
	2. 在基线时各组研究对象的情况是否相似	分组的方式是否可靠,有无比较各组重要指标的情况,分析可比性
	3. 治疗组和对照组的干预措施、结局的测量方法是否一致	诊断标准、测量方法应该一致,尽量客观,患者、医务人员和研究人员是否被"盲"
	4. 是否所有的研究对象都完成了随访时间,随访时间是否足够长	失访率应该控制在 10% 以内,随访时间应该长于暴露后致病的潜伏期;有无进行意向性治疗(ITT)分析
重要性(结果如何?)	5. 效果有多大	根据相对危险度(RR)、绝对危险度减少、需要治疗的人数(NNT)等来估计治疗效果的大小
	6. 精确度如何	95% 可信区间越窄说明研究精确性越大,95% 可信区间越宽说明抽样误差越大,样本量不够
实用性(结果有用吗?)	7. 研究是否适用于我的患者	文中的患者与临床上遇到的患者是否具有相似的病情、年龄及其他重要因素?如果一致,结论可以外推,反之则否
	8. 是否考虑了所有临床重要结果	治疗措施对某一指标发挥作用,但对其他重要的临床结果是否有不良作用
	9. 是否要采取行动	综合考虑治疗措施的获益和不良反应、费用情况以及不改变治疗方案的后果,判断是否值得应用

（四）证据的临床应用

评价了研究的真实性和重要性，就要考虑如何将结果应用到对患者的医疗中，这实际包括两部分，一是这些结果可否推广到自己的患者，如果你的患者与文献中的患者非常不同，就需考虑是否应用该治疗；二是如果这些结果可以推广到你的患者，对你的患者来说意义何在。一项干预措施的影响包括获益和风险两个方面，此外还要考虑费用问题，要将获得的证据与专业知识以及患者的生物学特点、价值观和环境相结合才能形成正确的临床决策。

诊断方法或者治疗措施在临床工作中的应用是一个需要根据患者情况谨慎衡量利弊的过程。

在评价诊断试验研究中选取的研究对象的代表性决定了该研究结果的推广范围。例如：在某项研究中发现癌胚抗原（CEA）在晚期结直肠癌患者中的阳性率显著高于非结直肠癌的患者，认为其有良好的诊断意义。但当推广应用时发现在早期结直肠癌患者中有较高的假阴性率，在正常人群中有较高的假阳性率，这与研究的患者和对照者没有纳入所有可能应用的人群有关。因此，在阅读这方面文献时需要特别注意。

评价治疗效果的方法包括相对危险度减少（RRR）、绝对危险度减少、需要治疗的人数（NNT，指避免 1 例不良结局的发生或得到 1 例有益结果需要治疗的病例数）。这些指标需要结合起来看，RRR 是相对数，有时看上去很大，但危险度下降的绝对值不一定如此。某研究治疗组危险度为 0.6%，对照组危险度为 0.9%，相对危险度下降为（0.9% － 0.6%）/0.9%=33.3%，而绝对危险度减少仅 0.3%（即 0.9% － 0.6%），临床价值有限。因此单独使用 RRR 容易引起误导，需要注意。干预措施，包括治疗和预防措施，在应用过程中还要考虑风险和费用。一项创伤性措施，如食管胃静脉曲张的套扎治疗，对操作医生的技术有较高的要求，每 2 个月要进行一次，需要住院治疗，有较高费用，NNT 可能要 2 左右才会为医生和患者接受；乙型肝炎病毒的疫苗注射方便、副作用小、费用不高，预防慢性乙型肝炎病毒感染的 NNT 为 12，但为社会所接受。

（五）后效评价

根据循证医学原则，对患者制订方案并实施后，需要对患者病情变化进行随访，不仅能促进新证据的产生，更重要的是对循证医疗的过程进行总体评价，以提高后续循证医疗的水平。需思考的问题包括提出的问题是否准确、是否找到证据、证据是否高质量、是否有临床意义、这次循证实践过程是否改变对患者评价等。

第四节　如何学习和实践循证医学

循证医学的方法是临床思维和临床决策的重要途径，临床医生应追踪、评鉴和阅读医学文献以保持知识的不断充实和更新，才能适应现代医学的发展。学习和实践循证医学，培养严谨科学的临床思维应遵循以下基本原则：

1. **在临床决策过程中完全依赖检索到的证据是不够的（Evidence is never enough）**　证据，无论强还是弱，都不能单依此做出临床决定。循证医学不能取代临床技能、临床经验和临床资料。所获得的证据必须在全面获取临床资料的基础上，结合患者价值观，分析利弊，以实现最佳的共享决策。

2. **以患者为中心、医患共同决策**　一方面，患者是临床信息来源，要应用系统医学的理论，全面收集信息；另一方面，循证医学强调要将最佳证据、医生经验和患者具体情况进行整合。患者的获益是首要考虑的因素，医生和患者（及其家庭）都是决策的参与者，是伙伴和同盟关系。在诊治过程中，医生要和患者充分沟通，解释目前的情况、已采取的措施及下一步对策的利弊，共同商讨决策。

3. **个体化、可行性原则**　临床医生应根据患者人口学特征、病例特点、医疗条件、支付能力等多方面因素，个性化地选择诊断和治疗方案。

4. **后效评价原则**　证据和指南都是具有时效性的，对患者进行随访可促进新证据产生，改进临床实践，不断提高临床水平。

总　　结

临床决策中应用循证医学的方法是将临床经验与最佳证据有机结合，目的是使患者得到最佳的决策。住院医师一方面应用循证医学为临床诊疗提供更好的证据，另一方面可以充分调动其主观能动性，从"被动接受"状态转变为"主动求索"，在临床思维培训中提高临床决策能力。

思 考 题

1. 循证医学实践的步骤有哪些？
2. 如何评价证据质量？
3. 在循证医学实践中应遵循的原则有哪些？

（高　虹）

推 荐 阅 读

［1］王吉耀 . 循证医学与临床实践 . 4 版 . 北京 : 科学出版社 , 2019: 3.

［2］吴一龙 . 循证医学的几个主要概念和实践 . 新医学 , 2003, 21 (6): 17-18.

［3］BALSHEM H, HELFANDA M, SCHUNEMANN HJ et al. GRADE 指南 : Ⅲ . 证据质量分级 . 中国循证医学杂志 , 2011, 11(4):451-455.

［4］GUYATT GH, OXMAN AD, VIST GE, et al. GRADE: 证据质量和推荐强度分级的共识 . 中国循证医学杂志 , 2009,9 (1): 8-11.

［5］STRAUS SE, GLASZIOU P, RICHARDSON WS, et al. Evidence-based medicine: How to practice and teach EBM. 5th ed. Edinburgh: Elsevier, 2018 :1.

第四章 转化医学与临床决策分析

第一节 转化医学概述

转化医学(translational medicine)是将基础医学研究和临床应用连接起来的一种新的医学模式,将基础研究的成果转化为疾病预防、诊断和治疗的手段。1992年 *Science* 杂志首次提出"从实验室到病床"(bench to bedside,B to B)的概念,1994年开始出现转化型研究,1996年 *The Lancet* 杂志首现"转化医学"这一名词,之后很快成为国际生物医学及健康领域的新概念。

一、转化医学的目的

转化医学的目的是打破基础医学与临床医学、预防医学、药物研发和健康之间的屏障,建立直接联系,缩短从实验室到病床的距离,将基础研究成果快速转化为临床应用,使民众更直接地、更快地受益于科技发展,推动医学学科全面、可持续地发展。转化医学的目标首先是将实验室、临床研究成果用于提高疾病防治效果,其次是用于制定预防、保健决策,最后是作为制定卫生法规的依据。实现以上目标的关键是在从事基础科学的研究者与临床工作者之间建立有效的联系,重点聚焦在生物医学研究如何最有效、最合适地向疾病诊断、治疗和预防模式转化。

二、转化医学的核心内容与特点

转化医学的核心内容是以患者为中心,将基础研究成果迅速有效地转化为可在临床实际应用的理论、技术、方法和药物。研究原则是以科学问题和假设为驱动,研究新的预防、诊断和治疗方法。运作特色是"临床—实验室—临床—实验室"的循环模式,即从实验室到临床研究的双向转化模式。转化医学的最大特点是聚焦具体某一疾病,即以人的健康为本,以临床重大疾病、疑难复杂问题为研究出发点,促进科学成果转化为医疗实践。

转化医学是生物医学(特别是基因组学、蛋白质组学)及生物信息学发展的时代产物,其具体研究内容主要包括:①基因诊断。基于各种组学方法筛选生物标志物,用于疾病早期诊断等。②基于分子分型的个体化治疗。以遗传学、分子生物学特征为基础,对恶性肿瘤、心脑血管病及糖尿病等实施个体化的治疗。③疾病治疗反应和预后的评估与预测。筛选并评估有效的生物标志物,根据患者基因分型、生化指标进行预后、药物敏感性和疗效的预测。④新型药物研发。整合分子生物学和生物信息学数据,通过筛选药物作用靶点,有助于针对性地探索新的药物和治疗方法,提高药物筛选的成功率。⑤干细胞与再生医学研究等(详见第五章精准医学部分)。

第二节 临床医生在转化医学中的任务与角色

临床医生在转化医学中的任务与角色是提出临床所要解决的问题,及时反馈给基础研究者,引导并参与研究,最终使患者受益。

一、融合基础知识于临床实践

作为临床医生,要在系统生物学与系统医学的理论与方法指导下,在临床实践中,做到基础知识与临床思维的融合,从而培养把基本理论转化为临床实践、基本知识转化为临床思维、基本技能转化为临床能力的核心思维模式。

目前住院医师普遍存在临床思维和基础知识割裂的问题,多数医学生在学习基础课时,仅仅满足于通过课程考试,而进入临床课学习后,只关注每个疾病的临床表现、辅助检查、诊断与鉴别诊断和治疗等内容,而不关注病因、发病机制、病理生理学变化、解剖结构及组织病理、药理学等基础医学内容。年轻医生往往以指南指导临床工作,而遇到疑难复杂、病情顽固的患者则束手无策,主要原因就是基础知识不牢固,不能从"结构、功能、代谢"三个维度去深刻认识疾病。因此在临床工作中,不但要掌握疾病的诊断治疗规范,遵循临床指南去诊治常见病、多发病,更要结合基础知识,应用解剖学、组织胚胎学、病理学去解读 X 线、超声、CT、MRI、内镜等影像资料下的结构改变,应用生理学、病理生理学去解读功能学检查结果,应用生物化学、分子生物学去解读实验室检测及生命组学资料所反映的代谢变化,从而全面把握和认识疾病,更有效地解决诊断治疗的难题。

转化医学的实质是理论与实践的结合,是基础与临床的整合,是微观与宏观、静态与动态、结构与功能、生理与病理、预防与治疗、人文与科学的多学科、多层次交叉融合。临床医生要从分子、细胞、组织、器官、系统到整体,从生命组学到临床表型组学,从病因、发病机制、生理病理、环境遗传、医学信息到系统分析,逐步做到结构、功能、代谢的整合,推动转化医学的深入发展。

二、在临床工作中善于提出科学与技术问题

在诊断、治疗、预防等临床工作中将疑难复杂问题凝练成科学与技术问题,并提出解决策略。面对科学问题,通过个人申报科研课题或与基础研究者合作解决,做到理论创新;面对技术问题,与跨学科跨专业的工程技术人员共同研究开发新药物、新试剂、新器械、新技术、新方法,实现技术创新。

三、做好临床试验研究,成为转化医学的桥梁和纽带

临床医师掌握着大量珍贵的一线临床资料和资源,适合参与或发起规范性的临床试验,去验证新药物、新技术、新器械的安全性和有效性;建立标准化的临床生物样本库,为创新研究提供可靠的临床资料和合格样本;通过临床实践将基础研究成果转化为临床医疗技术,促进基础与临床的学术交流、信息沟通与通力合作。

第三节　应用转化医学成果,做好临床决策分析

一、临床决策分析的基本概念

临床中医生随时会面对诊断和治疗的决策问题。例如:是否需要使用昂贵的或对患者有损伤的诊断技术以明确诊断;对于实体肿瘤患者,是手术切除、放疗、还是化疗,是立即手术,还是先保守治疗并进一步观察;哪一种诊断或治疗方案更符合成本 - 效益(效果)原则。通常医生会基于自己的经验做出决策,但实际情况常比较复杂。一方面,实施某种方案后可能产生不同的结局。例如:手术治疗可能彻底治愈疾病,也可能无法达到预期效果;某种诊断技术虽然有助于医生明确诊断,但也因假阳性和假阴性存在而导致误诊漏诊。另一方面,各种方案利弊,需要权衡决断。例如:就脂肪肝诊断而言肝穿虽然准确可靠,但有出血风险、费用高等不足;有些手术治疗虽能延长患者的寿命,但可能影响生活质量。因此,面对危及患者生命等重大决策问题时,仅凭惯性思维或经验性决策难以全面衡量各因素对决策的影响,而建立在定量分析基础上的决策可以帮助医生更全面、更系统、更科学地分析解决问题。

临床决策分析(clinical decision analysis,CDA)是指以循证医学为依据,采用综合计算方法,在充分分析不同方案的风险和获益基础上甄选出最佳诊疗方案,充分利用有限资源以达到最佳治疗目标的过程。常用的方法有决策树分析法、阈值分析法和综合分析法等。准确的诊断是为了获得好的治疗效果,而治疗效果包含寿命和生活质量的影响,因此决策目标应全面和长远考虑,同时要结合卫生经济学的观点和方法,应用最小成本法、成本 - 效果分析法、成本 - 效用分析法和成本 - 效益分析法去评价备选方案。临床决策分析过程也需要患者参与,使患者理解临床诊疗方案获益和可能出现的风险,增加患者依从性。

评价 CDA 正确与否需要 3 个前提条件：备选方案是否齐备；各事件的概率估计是否准确；结局的定量是否合情合理。

二、常用的临床决策分析方法

(一)决策树分析法

利用决策树(decision tree)进行临床决策分析是一种简单明了的方法。在考虑和分析临床诊断、治疗决策中，可将备选方案、情况和转归结局进行分层，对选择后的各种可能情况和结局用循证医学研究报告所提供的数据(各相关事件发生的概率)标出，以便分析比较。整个抉择过程由多层分支构成，故称决策树(图 4-3-1)。在决策树中，可选择的方案用一级分支表示，可能出现的状态或结局用次级分支表示，按发生发展的顺序进行编排，以求条理化和一目了然。

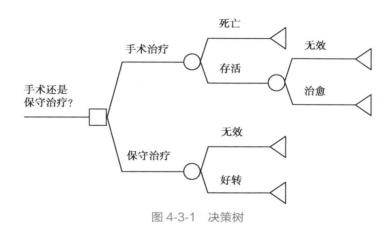

图 4-3-1 决策树

决策树由结节(nodes)和分支(branches)构成，一般决策结节用小方形表示，状态结节用小圆形表示。为标明状态的差别，可在分支上标明状态性质及该状态出现的概率。各种状态结局是医生无法直接控制或选择的，但医生可以通过在决策点的不同选择，或根据患者具体特点对某些状态的概率做出调整，从而间接影响状态结局的走向。

决策树分析法基本步骤如下：

(1)根据临床问题(如诊断或治疗)、可供选择的行动方案、可能的状态和结局，绘出决策树图解。

(2)根据文献资料(证据)、结合患者实际情况，标出决策树各分支的可能发生概率。

(3)根据对患者健康的利弊得失，人为且合理地确定各种结局的效用值(utility)。效用值是一种表述疾病或健康结局相对优劣的数量化指标。疾病经某种治疗后其结局优劣不等，在决策分析中，半客观地规定各种结局中患者的健康数量(如生存年数)和质量(如可自理或病残)的效用值，其与相应概率的乘积、相加值作为不同决策的总效用值，以使复杂临床问题数量化，便于做出最佳选择。

(4)依据概率论的原理，采用回乘法(folding backward)计算各种决策的总效用值或预期效用值。

(5)依据决策论的原理，以预期效用值最大的行动方案或决策作为首选方案或最佳决策。

(6)基于估计参数(概率、效用值)的误差或不稳定性，调整有关参数，观察其对决策分析结果的影响，即进行敏感性试验。为了观察概率、效用值变动对决策的影响，可变动一至多个变量值，重新计算，如对最终结果影响不大，则决策分析的稳定性、可靠性高。

概率与效用值的估计：CDA 属于定量分析，需对临床问题进行量化处理，主要应用概率来表达临床事件发生的不确定性，结局的定量——生存率、生存质量、效用值。

(二)Markov 模型

Markov 模型是通过模拟疾病随时间出现的各种状态(Markov state)，并结合各种状态在一定时间内相互转换的概率，评价在每一单位时间里这些不同状态的风险性，并赋予相应的效用值或医疗成本，以一个事先定义好的结束事件为终点(如死亡或一定的时间界限)，通过循环运算，模拟疾病的演进过程，估计出疾病的结局及医疗成本。Markov 模型多用于临床干预措施的评价、临床试验结果的外推、药物经济学评价和疾病筛查措施的评价等。

以上两种经典临床决策方法均基于流行病学,有助于提高临床医师的决策能力。

三、临床决策分析的影响因素

决策分析的结果需慎重解释,因为一个决策的正确与否,在很大程度上取决于数据的充分性和精确性,包括基本概率和效用值。这也是决策分析的局限性。

(一)转化医学与精准医学对临床决策分析的影响

转化医学与精准医学正在改变流行病学的学科理念,有可能部分替代传统的临床决策模式,流行病学将从"黑箱"流行病学演进成系统流行病学,其特征之一是通过与系统生物学相结合,广泛应用组学技术以进一步阐明暴露因素的致病机制。

精准医学所提供的资源和研究工具可以提高疾病风险预测的精度,筛查出疾病高危人群进行针对性的预防和干预。尤其是药物基因组学技术,既可精准预测其疗效及毒副作用,又可推荐个体化剂量,使临床决策更为准确高效。

但是转化医学、精准医学并不能完全取代传统的决策方法,仍需要结合传统流行病学方法和基于概率与效用值的临床决策进行分析。临床医生需要熟练应用转化医学成果,做到与传统临床决策分析方法优势互补,使患者利益最大化。

(二)人工智能正在改变临床决策模式

人工智能(artificial intelligence,AI)技术已经进入医学领域,目前主要应用于影像学领域,如肺部结节的CT影像辨识及视网膜病变、病理学、内镜下病变的辨识分析等,并逐渐形成临床决策辅助支持系统。其基本原理是采用人工神经网络和计算机深度学习算法,通过学习高质量的影像数据,建立智能诊断模型,实现对疾病的辅助诊断。人工智能依托于医疗数据的深度挖掘、学习,并不断迭代优化以提高诊断精度。

人工智能的应用正在对医疗模式进行重塑,通过整合五种临床表型资料(病史、体格检查、实验室、影像、功能检查)与生命组学资料,即临床跨组学研究,开发新一代AI临床决策辅助支持系统,分析和预测人体的健康状态,提供准确的处方信息,帮助医生迅速有效做出判断与决策。随着多种疾病的临床决策辅助支持系统的开发与应用,未来有希望由人工智能来提供常见病的诊疗方案,把医生从大量重复性劳动中解放出来,将更多精力投入到疑难复杂危重疾病的诊治中。

循证医学、转化医学和精准医学是医学模式的不同层面,各有侧重,相辅相成但互不替代。循证医学应用流行病学方法,以来自"小人群"(样本)的资料建立"大人群"(总体)的临床指南,主要关注群体的共同特征,忽略个体间差异;转化医学以临床科学问题与技术问题作为出发点与落脚点,是医学研究的总体指导思想,是基础研究与临床实践的桥梁;精准医学以个体基因组差异为根本依据,基于个体"内型"(基因型)制订个体化预防、诊断与治疗方案。三者互相补充、互为依托,共同推动医学的进步。

总　　结

转化医学以解决临床问题为目标,将基础研究成果迅速有效地转化为可在临床实际应用的理论、技术、方法和药物。作为临床医生,要善于将新知识、新理论、新技术和新方法灵活应用于临床实践,善于提出科学问题与技术问题,做好临床试验研究,成为转化医学的桥梁和纽带。同时要善于应用临床决策分析方法,并融合循证医学、转化医学与精准医学成果,更全面、更系统、更科学地分析解决问题。

思　考　题

1. 作为临床医生,应做好哪些工作促进转化医学的发展?
2. 临床决策分析的主要方法和原则有哪些?
3. 如何将循证医学、转化医学和精准医学成果应用于临床实践?

(姚树坤)

第五章 精准医学

第一节 概　述

一、精准医学的背景

临床医学虽然已经取得巨大成就,但是仍面临重大挑战,如肿瘤死亡率未显著下降;药物治疗效果整体欠佳;用药失当和不良反应触目惊心,我国每年有 250 万例药物不良反应事件发生,且尚未形成完备的药物精准治疗知识体系。随着疾病防治需求的迫切性和现有疾病诊治手段有限性之间的矛盾涌现,精准医学应运而生。

目前临床上主要存在早诊率低、盲目治疗和被动治疗等问题。按照 WHO 公布的调查数据,疾病的决定因素中遗传因素占 15%,医疗条件和环境因素占 25%,个人生活方式占 60%。这些内因外因共同促使了疾病的发生。因此,针对同种疾病的不同患者采用相同的治疗手段常会出现不同的效果,疾病治疗需要"个体化",所以亟须建立疾病的精准分型及不同分型的精准治疗模式。

随着基因组测序技术、大数据存储与分析技术、分子影像技术、生物组学数据库以及数据处理工具的建立及发展,针对多种疾病的精准研究进入了一个新阶段,为精准医学的实施奠定了坚实的基础。2015 年美国率先提出"精确医学"计划,随着"精准医学研究"纳入我国科技重点研发计划,多种疾病的精准医学防诊治研究与实践在国内陆续开展。

二、精准医学的基本概念

精准医学(precision medicine)是在基因特征、环境、生活方式等个体差异的基础上,制订个性化的疾病预防、诊断与治疗策略的医学。其核心是在全基因组测序以及详细的病历资料基础上,针对个体遗传特征以及生活方式,量体裁衣式地制订医疗方案。"精准"并不意味着每位患者都会得到独特设计的治疗方法、独一无二的药物或医疗器械等,而是指将个体分类到不同疾病亚群(组)中的能力,这些亚群(组)生物学特征不同,对特定疾病的易感性不同,对特定的治疗反应和预后也不同。有的放矢地将预防性或治疗性干预集中在那些将获益的人群中,不仅能够提高疾病的防治效率,也能够为无法获益的人群节省医疗费用和避免不良反应。

三、分层理念的引入

在临床实践中,当需要把患有相同疾病的不同个体分类到亚群(组)时,应引入一个系统医学的层级理念与策略——分层(stratification)。以原发性肝癌为例,按临床分型(硬化型、炎症性、单纯型)、大体形态分型(巨块型、结节型、弥漫型)、组织病理学分型(肝细胞型、胆管细胞型、混合细胞型)、生长方式(膨胀式、浸润式)、是否转移等可分为 108 个亚型。以上不同亚组肿瘤生物学行为,均由相关基因控制。而不同的亚群(组)被激活的基因不同,所以在区分开这些亚群(组)的基础上,通过基因组学分析去寻找其中规律,就可能发现不同亚群(组)的诊断标志物或治疗靶点。这才是精准医学的"精准"所在。

第二节　精准医学的应用

精准医学研究的目的是应用于临床,即精准医疗,其核心内容包括精准筛查(疾病的预防及预测)、精准诊断及精准治疗。传统的精准医疗一般是指精准治疗——通过基因测序等方法检测出患者的基因突变,根据突变结果指导临床选择敏感药物,尤其是肿瘤患者的个体化用药。随着精准医学的发展,精准医疗在精准筛查与精准诊断等领域得到了广泛应用,如孕前筛查、产前筛查及诊断、新生儿疾病筛查、肿瘤的分子病理诊断、罕见病诊断、遗传病家族成员的临床前检测、疾病易感人群的预测等。

一、精准筛查与精准预防

通过各种技术筛查出遗传性疾病倾向、肿瘤易感基因及有缺陷的个体,进行预防及早期干预。

1. **胚胎植入前遗传学筛查**　胚胎植入前遗传学筛查(pre-implantation genetic screening,PGS)是指在胚胎植入前,对早期胚胎染色体的数目和结构进行检测,适用于夫妇自身健康但后代具有较高患病风险的胚胎进行检查。

2. **孕期筛查**　染色体结构及数目异常是导致流产和出生缺陷的主要原因之一,包括染色体非整倍体性、数目异常、微缺失和微重复。孕妇外周血胎儿游离 DNA(cffDNA)的无创产前检测方法对唐氏综合征、18 三体综合征、13 三体综合征的筛查具有高度准确性,在遗传性耳聋、神经肌肉病以及线粒体疾病等遗传病筛查中也有很高的敏感性和特异性。

3. **筛查疾病高危人群**　通过肿瘤的易感基因检测可进行预防性外科干预,如 *BRCA1/2* 突变的携带者患乳腺癌概率约为 87%,患卵巢癌的概率为 40%~60%,有专家建议实施双侧预防性乳房切除术和卵巢切除术,但是美国国家综合癌症网络(National Comprehensive Cancer Network,NCCN)指南对预防性手术切除尚无明确定论。

4. **慢性病的精准预测与精准干预**　精准医学的理念和工具延伸到公共卫生领域,产生了精准公共卫生的概念,主要着眼于早期检测和预防,包括个体化营养干预和疾病预防。一些与疾病风险相关的生物学通路以及代谢产物的分子网络,如位于神经酰胺代谢通路上的血清代谢产物浓度与心血管疾病的发病风险呈极强的正相关,可用来预测心血管疾病发生,而地中海膳食可明显缓解这些代谢产物对心血管系统的不良影响。靶向、个体化预防的一个发展领域是个体化膳食营养干预,即根据与营养素代谢有关的基因型制订相应的膳食营养方案。例如:具有酒精代谢缓慢基因型的个体应该限制酒精的摄入;具有叶酸代谢障碍基因型的个体应该补充叶酸;通过预测个体对血糖反应来进行个体化饮食干预,用于预防餐后血糖过高。

二、精准诊断

精准诊断应用现代分子生物学、分子病理学、分子遗传学、分子影像技术、生物信息技术以及大数据技术、人工智能技术等,结合患者生活环境和临床数据,实现精准的疾病分类和诊断。目前常用的精准诊断技术主要是分子病理诊断。

分子诊断是利用患者某些基因的突变、基因表达水平以及蛋白结构改变等特性从分子水平对疾病进行分型,从而制订精准的治疗策略。例如:乳癌的分子分型是制订治疗方案的基础,根据免疫组化雌激素受体(ER)、孕激素受体(PR)、人表皮生长因子受体 2(HER2)和增殖细胞核抗原(Ki-67)表达,将乳癌分为 4 个亚型,包括 Luminal A 型、Luminal B 型、HER2 阳性型和三阴性乳癌(TNBC)。根据不同亚型选择手术、化疗、内分泌治疗的不同治疗组合。其中,HER2 阳性表达的乳癌患者约占 20%,靶向药物治疗效果良好。

恶性肿瘤的液体活检技术是精准医学在疾病早期诊断方面的代表性应用,使过去外周血中难以检测的肿瘤 DNA、RNA 等标志性分子可被检出。其代表性方法有循环肿瘤细胞(circulating tumor cell,CTC)检测、循环肿瘤 DNA(ctDNA)检测和外泌体检测。与传统的组织活检相比,液体活检具备无创检测、实时动态监测肿瘤进展、预测肿瘤转移行为等优势,在癌症的早期筛查、靶向药物用药指导、耐药性监测以及术后复发检测等领域均有较好的应用前景。

三、精准治疗

1. **恶性肿瘤的精准治疗**　恶性肿瘤精准治疗的核心是分子靶向治疗,即将药物、抗体等有效成分定向作用于肿瘤相关分子靶点以治疗肿瘤。精准医学在恶性肿瘤治疗中的任务是通过对基因组与转录组测序分析，预测肿瘤对不同治疗方法的反应，为患者选择效果最好、副作用最小、成本最低的治疗方法。例如：非小细胞肺癌（NSCLC）有 EGFR、ALK、ROSl、RET 和 BRAF 等多个分子靶点，研究发现 ALK 阳性患者一线使用克唑替尼治疗，中位无进展生存期为 11.1 个月，4 年总生存率达 56.6%，而其他类型的患者则获益较少。

在肿瘤分子分型的基础上，有学者提出了"功能精准肿瘤学"的新概念。肿瘤分子分型关注的是肿瘤基线的、静态的基因组结构，而"功能精准肿瘤学"是通过药物向肿瘤细胞施加刺激，通过肿瘤对药物的反应模式进行分类，以匹配最佳的治疗方法。它观察的是高度可操作的功能性信息，更贴近实际治疗情况，并能动态的对诊疗方案进行调整，为肿瘤的精准治疗开拓了更广阔的应用前景。

2. 慢性病的精准治疗　糖尿病、高血压病、高脂血症及心脑血管病等慢性病是多病因疾病，发病机制复杂、疾病异质性大，因此应对患者的分子生物学特征和临床表型进行分型，合理选择药物（包括剂量）等治疗方法，达到安全、有效、经济的目的。虽然有许多有效的降压药物，但由于耐药性和依从性差，高血压病控制率仍不理想。研究发现，*NEDD4L* 基因多态性 rs4149601（G>A）与上皮钠通道（epithelial sodium channel, EnaC）表达降低，引起水钠潴留，这类患者对噻嗪类利尿剂的敏感性更高。

四、精准用药

由于遗传、营养、免疫等因素的差异，同种疾病的患者对相同治疗的效果和预后有较大差异。通过评估基因分型、生物标志物进行药物敏感性和预后的预测，选择敏感的药物和适当的剂量，以提高疗效和改善预后。精准用药根据个体基因的特征和差异确定某种药物的适应证、适宜剂量、疗效差异、不良反应风险及干预措施等，从而针对个体进行精确的药物治疗。其核心目的是实现疗效最大化、损害最小化、资源最优化。

近年来，精准用药在极大提高治疗安全性和有效性的同时，显著降低了医疗费用。截至 2019 年 6 月，由美国国立卫生研究院（NIH）资助斯坦福大学遗传学系建立的药物基因组学知识库（PharmGKB）中已经收载的各国药物管理机构的药物说明书有 310 种，均标明了与疗效或不良反应有关的靶点基因或代谢酶基因，其中已有 144 种在中国上市。我国已经运用精准用药理念的药物主要包括：抗凝及抗血小板药物、降脂药、一般抗肿瘤药、靶向抗肿瘤药、抗风湿药、镇静催眠药、抗抑郁药、抗癫痫药、支气管扩张药、止吐药、口服降糖药、解热镇痛药等。

根据基因信息的证据等级、基因对药物疗效或不良反应的影响，各个国家药品管理机构对药物是否要求基因检测进行分级。A 类药物：必须在使用前进行基因检测，否则会导致严重的不良反应，其中 A1 为肿瘤靶向药物（23 种），A2 为与严重不良反应相关的药物（4 种）。如华裔人群中卡马西平不良反应的发生和患者体内的 *HLA-B1502* 等位基因之间存在很强的相关性，在治疗前必须检测患者是否携带 *HLA-B1502* 等位基因，否则会有出现史蒂文斯 - 约翰逊综合征和中毒性表皮坏死松解症的严重风险。B 类药物：强烈建议进行检测的药物共 12 种，包括氯吡格雷、西酞普兰、顺铂等药物。C 类药物：指使用前建议检测的药物（共 127 种），其中 C1 为医院应具备相关检测技术和平台，C2 为使用较少，可采用区域实验室开展集中检测的药物。

另外精准用药不仅指导药物选择，同时精确了某些药物的用药剂量，如塞来昔布是非甾体抗炎药，通过特异性抑制环氧合酶 -2 发挥解热、镇痛和抗炎作用，其不良反应涉及心血管系统、胃肠道等多系统。塞来昔布在肝脏中主要由 CYP2C9 代谢。建议携带 CYP2C9 低酶活性基因型的患者降低塞来昔布的用药剂量，从而减少不良反应的发生风险（具体内容详见《精准医学：药物治疗纲要》）。

第三节　精准医学面临的问题与对策

遗传有较强的变异性，即使同卵双胞胎，其基因组特点也未必完全一致。在面对基因组发生的变异时，精准医学能否真正做到精准，这就给我们提出了一系列的问题。

一、如何面对生物的复杂性和生态变化的挑战

慢性病的发病取决于遗传因素和外界环境的共同作用，而表观遗传学主要聚焦于遗传因素在外界环境的作用下产生的可遗传的变化。随着我国生态和人们生活方式发生的巨大变化，近三十年来糖尿病、高血压病等慢性病的患病率飙升，肺癌、甲状腺癌等肿瘤也越来越高发，且有年轻化趋势。所以，能否紧跟时代的发

展和变化,能否根据人类生存环境与生活方式的变化对治疗策略做出调整,能否运用表观遗传学等先进理念指导治疗手段的革新,是精准医学面临的巨大挑战。

二、基因测序如何解决临床实际问题

基因测序结果和临床表型资料有无生物学对应关系,需要我们深入研究。近年来,临床跨组学(clinical trans-omics)的概念应运而生。临床跨组学研究整合基因组学等分子多组学研究结果,并与临床表型资料进行关联分析,挖掘潜在的疾病特异性生物标志物与药物作用靶点,揭示药物作用的分子机制,将其应用于患者个体化治疗策略的设计、选择及预后的判断。然而,将组学大数据与临床表型资料的进一步整合与关联仍需临床医生与科学家的进一步努力。

三、基因测序结果如何解释与应用

虽然精准医学依托的基因检测技术日益成熟,而我们尚不能完全掌握每个基因的功能、其对疾病或健康的影响,尤其是基因之间、细胞信号通路之间的相互影响和作用。近年来出现了生物信息学(bioinformatics)这一新兴学科,而我国这方面人才短缺,所以基因测序的结果及蛋白组学、转录组学、代谢组学等资料该如何解释、如何应用是我们面临的一大问题。

四、精准医学对医学大数据的要求

医学大数据的五大特征包括 volume(巨大容量)、variety(多样性、变异性)、value(低价值密度)、velocity(高增长和高处理速度)和 veracity(真实性、正确性)。在数据的结构设计、提取、挖掘和利用上,医学研究数据需要结构化、格式化、定量化,精准医学研究的表型资料数据应精确、真实、可靠,这样才能找到和基因检测结果及其他组学资料之间的相关关系,去发现疾病亚群(组)的规律与特点。

五、如何建立研究队列

目前国家科技重点研发专项已开展精准医学队列研究,包括不同地区、不同人群的健康队列,同时针对重大疾病的专病队列也在开展研究。需要注意的是,这些队列中的疾病资料需要进行分层,数据需要结构化、格式化和定量化,决不能盲目追求所谓的"大数据"。例如:肺癌的研究,如果仅用生物样本进行精准医学基因检测,没有对临床、影像和病理分型、分期等数据资料进行分层,就很难找到疾病发生发展的规律,也难以体现研究结果价值。

基于对以上问题的思考,不难看出,精准医学一定要引入系统生物学以及系统医学的观点和方法。

六、用于精准医学研究的生物样本库

生物样本库的数据采集过程中,临床表型资料至关重要。没有格式化、结构化与定量化的资料将会误导后续研究,很难找到基因测序结果与疾病亚型之间的对应规律。

七、伦理问题

精准医学作为新的医学模式尚存在诸多伦理问题。首先是隐私权,即如何保护个体基因组信息不被泄露和滥用;其次是知情权,即如何使患者理解个体基因差异的临床意义,了解精准医疗的疗效和潜在风险,获得有效的信息并做出理性判断等。这些问题的解决均需要相关技术和制度的完善。

第四节　精准医学的基本原则

精准医学的四项基本原则是精确、准时、共享和个体化。

一、精确

"对合适的患者,在合适的时间,给予合适的治疗。"这是目前肿瘤靶向药物治疗领域中遵循的"精确"原则。在针对乳癌患者的治疗中,如 HER2 基因过度表达,可使用曲妥珠单抗进行靶向治疗。针对 EGFR 发生敏感突变的肺癌患者使用酪氨酸激酶抑制剂吉非替尼可获得良好疗效,生存期延长,而 EGFR 未发生突变的肺癌患者服用此类药物则不能从中获益,同时延误治疗时机,且引发许多不良反应。

二、准时

"准时"原则不仅要求诊断出疾病类型,更要精准地判定疾病阶段,即对疾病进行分期,对不同分期给予相应的诊疗方案。按照疾病不同阶段进行分层,可分为潜伏期、疾病前期、临床期和恢复期,其中临床期又可分为轻、中、重三型。利用不同的诊断标志物或者病理组织学特性可将其精确分期,进而采用不同的治疗策略,否则将会导致治疗不足或治疗过度。

三、共享

精准医学的要旨是使"我们自己和所有人都更加健康",这一"共享"原则鼓励科学家将科研仪器、研究平台、研究数据与科研成果与学术界共享。目前,人类基因组数据库、肿瘤基因表达谱数据库等医学大数据均已网上共享,可以随时获取并用于进一步研究。与此同时,精准医学也提倡医学与其他学科开展交叉学科及跨领域协作。

四、个体化

精准医学也称个体化医学。精准治疗安全性和有效性的差异是疾病发生的内因(遗传因素)和外因(生活方式和环境因素)共同作用的结果,这是个体化诊疗的科学依据。随着检测技术的发展及检测成本的降低,遗传特征和表型资料已经不再是制约诊断的瓶颈,个体化诊治则需要引入分层的理念,全面收集患者临床资料,并根据其生活方式及遗传因素的差异将患者纳入不同的亚组中,给予个体化方案。

展　　望

精准医学的战略目标是实现个体化健康维护和精确诊疗,构建以"个体为中心"的生物学数据库必然成为其核心任务。在此基础上,逐步建立基于分子分型的疾病分类新标准。"不仅能将目前生物医学研究的能力提高到一个崭新的水平,而且在未来相当长的时间里,将给临床医学水平带来难以估量的改进",这一战略目标的实现,对医学和健康领域的影响将是巨大而又深远的。

总　　结

精准医学将基因特征、环境、生活方式等个体差异纳入考虑,制订个性化疾病预防与治疗策略,使我们在合适的时间为合适的个体提供最合理的预防或治疗方案,使个体获益最大,副作用最小。通过精准筛查与预防、精准诊断、精准治疗及精准用药将精准医学应用于临床。通过发展精准医学技术,建设精准医疗体系,使精准医疗可推广、可普及。精准医疗模式下的个体化治疗将是未来医学的发展方向。

思　考　题

1. 精准医学的基本概念是什么？主要应用在哪些方面？
2. 精准用药主要应用于哪些领域？
3. 精准医学的发展对现有的疾病诊疗模式会产生什么样的影响？

(姚树坤)

推　荐　阅　读

[1] 2017 年中国最新癌症数据 . 中国肿瘤临床与康复 , 2017, 24 (06): 760.

［2］陈璇，秦娜，邓艳春.基于美国医学遗传学和基因组学会指南的基因检测报告解读.癫痫杂志，2017, 3 (05): 395-400.

［3］李海欣，何娜，陈可欣.生物样本库信息化建设的现状分析与展望.中国肿瘤，2015, 24 (04): 262-267.

［4］刘雷.中国精准医学的发展.医学信息学杂志，2017, 38 (09): 2-7.

［5］刘爽，弓孟春，朱卫国，等.精准医学信息学的关键技术及应用发展方向.医学信息学杂志，2017, 38 (09): 8-16.

［6］王辰，姚树坤.精准医学：药物治疗纲要.北京：人民卫生出版社，2016: 12.

［7］王冬，Frank B. Hu.从精准医学到精准公共卫生.中华内分泌代谢杂志，2016, 32 (09): 711-715.

［8］徐书贤，詹启敏.精准医学带给中国医学发展弯道超车的机会.中国医院院长，2016 (05): 58-63.

［9］姚树坤.对精准医疗的系统生物学思考.生物产业技术，2018 (02): 50-55.

［10］袁征，陈晓婷.原发性肝癌超声表现与中医分型的关系.中华中医药学刊，2016, 34 (06): 1534-1536.

［11］周荣易，王娇娇，韩新民.精准医学与中医学.中华中医药学刊，2017 (12): 3058-3061.

［12］LIPPERT C, SABATINI R, MAHER MC, et al. Identification of individuals by trait prediction using whole-genome sequencing data. Proc Natl Acad Sci U S A. 2017; 114 (38): 10166-71.

第六章 诊断学思维

第一节 概　论

诊断,是医生通过对人体的诊查,对疾病提出的概括性的判断,正确的诊断是有效治疗的前提。诊断思维(diagnostic thinking),则是医生在诊断过程中的思维活动。年轻医师尤其应重视培养诊断思维和诊断能力,无论是住院医师的阶段还是专科医师的阶段,诊断学都是一项非常重要的培训内容。

一、误诊的常见原因

临床工作中医生所做的诊断不可能百分之百正确。国内曾有一项历时 10 年 30 位专家参加、统计了 46 万份病例的大型研究,发现误诊率达 27.8%。误诊的原因主要有:临床经验不足(占 25%),问诊、体格检查不到位(占 17.3%),未选择针对性的检查(占 17%),过分依赖辅助检查的结果(占 14.7%),以及先入为主、主观臆断等。为了提高诊断的正确率,避免误诊、漏诊,需要注意加强诊断思维训练。

二、诊断思维中的问题与误区

(一)分析能力与综合能力

很多医生分析能力较好,综合能力不足。虽然对实验室指标的分析能深入到分子层面,但是往往不能归纳推理出繁杂临床资料的意义,总结病例特点时只是复制粘贴原始资料,不能归纳出这些资料代表的临床意义。写研究论文时,只会精简研究结果作为结论,而不会推理论证得出结论。多学科会诊多器官衰竭患者时更是如此,每个专家都能提出各自专科的诊疗意见,不同专科会诊意见却常无法整合。例如:面对感染性休克致多器官衰竭的患者,感染科的医生可能认为液体入量不足,需要补液,而心内科的医生可能认为液体入量已经超负荷了。面对矛盾的治疗意见,无法整合为最佳方案。

(二)线性思维和系统思维

很多医生善于线性思维,而缺乏系统思维。例如:遇到心慌患者只想到心脏病(线性思维),去做心电图、超声心动图而忽略其他系统疾病,或看到某个影像检查结果就直接诊断为某个疾病,从而发生误诊和漏诊。而人体是一个复杂的、对外开放的整体(系统),在复杂的层级、交互的关系中,必须用建立在系统论、信息论和控制论基础上的系统医学观点去认识疾病、诊治患者。

面对某个症状时,一定要思考是本系统(专科)疾病,还是其他系统疾病引起的本系统症状。即使是本系统的疾病,还要考虑是不是与症状直接相关的脏器的疾病。近年来我国大型医院科室设置过度专科化,如多数医院没有大内科建制的病房和门诊,只能让内科专业住院医师去不同专科(呼吸、心血管、消化等)轮转,但轮转时一定注重养成系统思维,而不是专科思维。否则造成医生临床思维缺陷,不利于疑难复杂病例诊治。

例如:患者表现为消化不良的症状,包括上腹胀、上腹痛、早饱、嗳气等,胃镜检查仅发现慢性浅表性胃炎。首先,从消化系统看,即使是"胃的"症状,也不一定由胃的疾病引起,而可能是肝脏、胰腺等消化系统其他脏器的疾病。事实上腹胀、嗳气等胃肠动力障碍症状,多数情况下由患病率非常高的脂肪性肝病引起。同时,其他系统疾病如甲状腺功能减退、糖尿病等内分泌代谢病也可引起胃肠动力障碍。近年来,内分泌代谢病的患病率越来越高,当糖尿病影响到自主神经损伤时,就可能发生糖尿病相关的胃轻瘫、便秘、腹泻,且症状顽固。再如甲状腺功能亢进的胃肠高动力状态常常造成腹泻,而甲状腺功能减低则会造成腹胀、便秘。

（三）过分依赖辅助检查资料

任何一个科室或专业，临床基本功都至关重要。基本功过硬的医生通过问诊和体格检查就能得出初步诊断，或找到进一步检查的方向，从而通过辅助检查去明确诊断或排除某些疾病。但有些医生过分依赖辅助检查，而忽略了详细地询问病史和系统准确的体格检查，只能广撒网式地行辅助检查而缺乏针对性，所以仍找不到疾病线索。

（四）临床思维和基础知识割裂

多数医学生在学习基础课时，仅满足于通过课程考试，进入临床后主要根据指南诊治疾病，遇到疑难复杂病例则束手无策。其主要原因是没有把基础和临床知识融会贯通，而不能从结构、功能、代谢的角度去深刻认识疾病。

三、读懂患者

每一个患者就如同一本书，每一个症状、体征、辅助检查资料，则如同一个个的"字符"。只有了解每个"字符"的意义，才能把这本"书"读下来。而要真正读懂这本"书"，则需要联系"字符"，将"上下文"综合起来。本章的目的在于充分运用逻辑学、系统医学和综合医学模式，从不同的层面读懂患者这本"书"。

诊断思维内容具体包括：诊断资料，诊断过程与步骤，诊断方法，诊断内容，诊断原则，诊断思维中的注意事项，提高诊断思维能力的途径。

第二节　诊　断　资　料

诊断资料（diagnostic data）主要指临床表型资料（表型即表现型，相对于基因型而言），包括五大方面，即病史资料、体格检查资料、影像学资料、实验室资料和功能检查资料。

一、病史资料

（一）病史资料的要素

病史资料主要来源于问诊，包含主诉、现病史、既往史、个人史、月经婚育史、家族史等，多数情况下来自患者本人，特殊情况下由家属或知情人代述。病史资料要求准确、完整、系统、详细。其中现病史是最核心的内容，包含如下：

1. 起病情况　发病时间，起病特点（急骤、缓慢、隐匿），原因与诱因（发病原因较难判断，多数情况下能了解到的是诱因）。

2. 主要症状的特点。

3. 病情的发展演变。

4. 伴随症状　阳性症状和有鉴别意义的阴性症状。

5. 诊疗经过　包括就诊地点，所做过的检查及结果，考虑的诊断，具体治疗措施（尤其药物治疗需问及具体药名、剂量）及疗效。

6. 发病以来的基本情况　精神状态，饮食，睡眠，大小便及体重变化。

最核心的内容是主要症状的特点和变化，主要症状是指最突出、最痛苦、最困扰患者的症状，也是就诊的主要原因。患者就诊时可能有多个症状，临床医生需要进行甄选。对于任一症状，问诊都要掌握相应要点，才不会遗漏重要内容。若对主要症状的描述过于简单，缺乏关键要素，则直接影响临床思维，甚至影响最后的诊断。

以最常见的症状"疼痛"为例，问诊要点包括以下几点。①部位与范围；②性质：胀痛、绞痛、刺痛、刀割样痛、烧灼痛等；③程度：轻微、不影响日常生活，或是难以忍受，甚至需用止痛药；④持续时间与规律性或节律性；⑤加重或缓解因素；⑥有无放射痛；⑦伴随症状。以上每个要点对病情的不同方面均有提示意义，如腹部的疼痛，空腔脏器常引起胀痛、绞痛，胀痛多呈持续性，而绞痛多为间歇性或持续性阵发性加重；实质脏器常引起刀割样痛、隐痛、刺痛等。例如：持续性上腹部剧烈的刀割样疼痛，向后背放射，躯体伸直位加重，蜷曲位稍减轻，是急性胰腺炎特征性的症状。

（二）问诊技巧

问诊时应使用通俗易懂的语言,尽量避免医学术语,还需注意艺术性。以腹泻的问诊为例,患者直接的主诉往往是"拉肚子"。当问及大便的性状,患者回答"没注意"。而问及大便的次数,患者回答"没准,或好多次"。很多医生听到这种回答,就不再深入询问,导致病史资料缺失。这时应当有技巧、有策略地进行询问,把开放式的问题转化为选择性问题。如大便性状可以追问"大便像稀粥一样,还是像水一样?"对于大便次数应该明确地问"最多的时候一天几次,最少的时候一天几次?"患者若答"最少一天3次,多的时候一天有6次",转化成病史资料就是"每天3到6次"。

二、体格检查资料

（一）体格检查的要点

体格检查一定要正确、全面、细致,注意阳性体征和有鉴别意义的阴性体征。以腹部肿块为例,体格检查要点包含:①部位;②形状,如圆形、卵圆形、不规则形等;③大小或范围;④质地（软、硬）、表面情况（光滑或粗糙、平坦或不平）、边缘（是否清楚）和周围组织脏器的关系（有无粘连、界限是否清晰、活动度等）;⑤有无压痛;⑥有无搏动。这些要素有利于肿块的基本定位（脏器来源）、定性（炎症、肿瘤等）,以进一步针对性地安排辅助检查。

（二）体格检查的技巧

掌握体格检查必须多实践、多动脑。熟能生巧,技巧需要在实践中发现;熟,指多做、反复做,但不是单纯地重复,而是在做中思考,寻找技巧。如肝脏触诊,很多年轻医生手法不正确,由于用力时触觉会减弱,触摸时手指用力时重时轻,易将腹直肌腱划当成肝脏下缘。触诊时,应将手放在肝脏下缘之下,保持手部姿势和按压的力量不变,让患者深吸气,肝脏向下移动时便可触及;或用同等力度按下腹壁,逐渐向上移动,保持按压力度一致,即可触及肝脏。

三、影像学资料

影像学资料主要包括X线、超声、CT、MRI、PET-CT等,可间接反映器官结构变化,而内镜（胃镜、肠镜、支气管镜等）可直接观察黏膜变化。近年来检查技术的进步,如超声内镜技术、分子影像学等,提高了影像学在疾病诊断中的价值。另外,不能孤立地、静止地去看待影像学资料,需要结合病史、体格检查与实验室资料,综合分析、动态观察才能做出正确判断。

临床医生至少应掌握本专业影像学基本知识和技能,而不能完全依赖影像科医师的报告,需要结合临床,思考患者的病情与检查报告是否一致,有时仍需反复阅片判断影像报告是否遗漏或误报。

四、实验室资料

实验室资料主要包括临床血液学、生物化学、免疫学、病原学、遗传学、体液与排泄物相关检查等。选择检查项目时,需从疾病诊断的需要出发,遵循针对、有效、经济、及时的原则。检验结果的解释需要与其他临床资料相结合,只根据实验室资料很难对疾病做出准确诊断。临床上常看到中重度脂肪肝患者,其肝功能检查正常,即使发展到肝硬化,在代偿期肝功能仍可在正常范围,因此肝功能化验单正常不能说明肝脏无损伤。而体格检查时发现肝病面容、蜘蛛痣、肝掌,结合腹部CT示肝脏变形、肝叶比例失常、肝裂增宽等变化,对肝硬化有非常强的诊断价值。

五、功能检查资料

功能障碍是导致症状出现的直接原因,功能检查资料可以反映脏器或系统的功能状态。目前临床上功能检查主要包括电生理检测（如心电图、脑电图）、机械生理检测（肺功能、食管测压、全胃肠传输时间等）、内脏敏感性检测（如食管、肛门直肠的测压）等。这些检查可以比较客观地测量与评价脏器功能,为功能性疾病（如功能性胃肠病等）、动力障碍性疾病（如胃肠动力障碍）的诊断提供可靠依据,对器质性疾病诊断中的功能评价（如心功能衰竭时的左心射血分数）也很重要,此外还可用于药物和其他治疗方法的疗效评价。

六、（试验性）治疗的反应

有些病例十分复杂,即使在充分问诊、体格检查、完善辅助检查后,诊断依然难以确定,这时可进行试验性或经验性治疗,根据治疗的反应增加诊断证据,验证或排除某诊断。在疑诊胃食管反流引起慢性咳嗽时,如患者不能耐受食管或胃镜相关检查,医生可给予质子泵抑制剂试验性治疗2周,若患者咳嗽明显减轻,则诊断指向胃食管反流。

分析治疗反应的资料时应注意药物的时效关系与量效关系。如疑诊结核性腹膜炎需要规范抗结核治疗至少2周才能起效。使用美沙拉嗪治疗溃疡性结肠炎时,在用足剂量(1g/次,4次/d)时,也需要2到3周才能见效,如果不规范用药,或者用药四五天无效即换药,不仅不能判断对药物的反应,而且不利于规范治疗。

第三节 诊 断 过 程

诊断过程(diagnostic process)包括①收集资料:资料的收集就是把诊断的资料(临床表型资料)收集起来并进行整理的过程;②综合分析,提出初步诊断;③通过进一步检查、试验性治疗验证诊断:进一步检查主要指有创的检查,如疑诊腹膜转移癌,可通过腹腔镜、开腹探查等方式取得病理学资料以验证诊断;④做出最后诊断。

在诊断过程中还需注意两点:①凡有此理必有误:当初步诊断和新的临床资料(新出现的症状,对治疗的反应等)相悖,或有悖于逻辑及医学常识、医学原理时,首先应当怀疑初步诊断是否有错,其次应当反思治疗方案诸如用药的选择、用药的方式、方法是否出错。青霉素治疗肺炎球菌肺炎3~4天后仍然高热不退,在考虑耐药的同时,也需考虑诊断是否正确。②病理学诊断并非绝对可靠:病理学检查被认为是疾病诊断的金标准,但受多个因素影响。首先疾病不同阶段病理学变化会有差异,其次病理组织取材的部位也会对其产生影响,再者即使是同一张病理切片,不同医师的判断也会有差异。

第四节 诊 断 步 骤

诊断步骤即分析病例的步骤,在参加病例讨论、查房、会诊以及书写首次病程记录或全面叙述个人意见时一般采用以下步骤。首先根据病例资料提炼出最重要、最核心、最有价值的内容即病历摘要,接着进行归纳、总结形成病例特点,最后根据病例特点进行鉴别诊断得出结论即初步诊断或最可能的诊断。具体步骤如下:

一、汇报病例摘要

简明扼要,但要包括有鉴别意义的阴性症状体征、既往治疗的经过。

二、总结病例特点

(一)内容

1. 基本情况(年龄、性别、病程、发病特点等)。

2. 最突出的症状(主诉)。

3. 重要的阳性体征及有鉴别意义的阴性体征。

4. 凝练总结后的辅助检查资料。

5. 对治疗的反应。

(二)要求

1. 高度概括,采用归纳法或综合法。通常每条一句话,一般不超过30个字,整个病例特点一般不超过100个字。不一定完全按以上病例特点格式,可将能引向一个诊断或排除一个诊断的临床资料归纳为一条。如有乏力、食欲缺乏、肝掌、蜘蛛痣、白蛋白和球蛋白比值倒置等肝功能减退表现,即融合了症状、体征和实验室资料。

2. 抓主要矛盾,每一条均有诊断或鉴别诊断价值。病例特点(case characteristics)是高度综合的、非常凝练的表达,通过归纳或综合的逻辑学思维,把临床资料转化为可以进行判断推理的形式。描述这些结果说明了什么问题,或代表什么意义,而不是罗列具体检查结果。在书写病例特点时,多数医生直接复制病例资料中的检查结果,多达几百字,但这只是临床资料的堆积,而不是真正的病例特点,不能产生思维引导的作用。

例如:"麦氏点出现局限性的压痛、反跳痛、肌紧张"可描述成"麦氏点有局限性腹膜刺激征";"尿频、尿急、尿痛、尿不尽感"应当描述为"膀胱刺激征";"里急后重、排便不尽感"应当简要描述为"直肠刺激征";短期内出现的血清丙氨酸氨基转移酶(ALT)、天冬氨酸氨基转移酶(AST)、总胆红素(TBil)等显著升高,可以描述为"急性肝功能损伤";短期内出现的碱性磷酸酶(ALP)、γ-谷氨酰转移酶(GGT)、总胆汁酸(TBA)、TBil和直接胆红素(DBil)均升高,同时超声和CT发现肝内外胆管扩张,可以描述为"梗阻性黄疸"。因此,归纳、综合病例特点可以帮我们建立清晰的临床诊断思路,对理解病例资料及做出诊断具有重要价值。

病例特点举例:①中年肥胖男性,急性起病;②饮酒后突发持续性上腹部刀割样疼痛,伴大汗、恶心呕吐;③上腹部腹膜刺激征;④血尿淀粉酶显著增高,影像学检查提示胰腺渗出性炎症。

根据该病例特点,可拟诊"急性胰腺炎"。需要注意的是,辅助检查资料不是简单描述具体表现,同样需要总结。例如:胰腺炎CT表现"胰腺肿大,密度不均,周边有渗出"可概括为"胰腺渗出性炎症"。

三、找出主线索

主线索(main clue)来源于病例特点的一项或多项组合,可以是最突出、最有价值的症状,可以是症状、体征、辅助检查的组合,也可以是无症状患者异常的辅助检查结果。仍以胰腺炎为例,"上腹部持续性剧烈疼痛伴上腹部腹膜刺激征"(症状 + 体征)就可作为主线索。

早期学习阶段的住院医师往往仅关注一个症状,难以综合考虑复杂的病史、体征和辅助检查结果。在积累了一些临床经验后,住院医生可以做到将相关症状、体征融合成临床综合征,如意识到气短、夜间阵发性呼吸困难和下肢水肿指向充血性心力衰竭,这有助于识别常见病的典型表现,但是面对常见病的不典型表现及少见病可能导致漏诊。随着知识和临床经验的积累,可以逐渐做到综合全部临床资料,提炼出病例特点,总结主线索。这是住院医生临床诊断思维发展的过程。

四、列出鉴别诊断疾病名单

根据主线索,可以罗列出主线索涉及的相关疾病,进行鉴别诊断。主线索要素越少,涉及鉴别诊断的疾病越多;主线索要素越多,涉及鉴别诊断的疾病范围越小。例如:仅把"发热"作为主线索,可涉及几十种甚至上百种疾病;如把"高热伴寒战"作为主线索,主要涉及实质脏器的急性化脓性细菌感染、肠道侵袭性细菌感染或细菌血行性感染等疾病;如果把"高热伴寒战、咳脓性痰"作为主线索,则主要考虑肺部化脓性感染,需要鉴别的仅有细菌性肺炎、肺脓肿、支气管扩张伴急性感染等少数几个疾病。

鉴别诊断时,根据主线索围绕3~5个疾病展开为宜。涉及疾病过少,可能造成漏诊;涉及疾病过多,鉴别诊断则过于繁杂(图6-4-1)。鉴别诊断的疾病主要包括以下几类:①与患者的临床表现和疾病典型症状非常吻合的诊断;指下列两类中具有致死性的或不能忽视的诊断;②指患者的表现符合诊断疾病的一些典型症状,但一些关键特征缺失的情况;③患者的表现只有1~2个符合诊断疾病的症状,或该诊断属于罕见病。

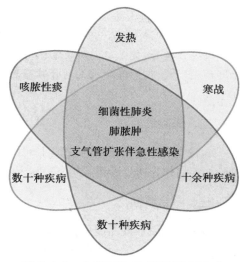

图 6-4-1 主线索组成对鉴别诊断疾病范围的影响示意图

五、结合病例资料,进行鉴别诊断

根据病例特点与诊断符合程度,把可能性小的诊断放在前面,可能性大的诊断放在后面,要提出的初步诊断放在最后,并指出为了验证或排除某些诊断,下一步还需收集哪些信息。例如:上述"上腹部疼痛伴有上腹的腹膜刺激征"的病例,鉴别诊断的顺序为:①肝脾破裂,无外伤史与贫血表现,可以除外;②胃十二指肠穿孔,肝浊音界消失,立位腹平片可见膈下游离气体,无该表现可基本排除;③急性化脓性胆囊炎、胆管炎,典型表现为右上腹剧烈的疼痛,向右肩背部放射,伴有寒战、高热和黄疸的查科三联征(Charcot triad),若无寒战、高热和黄疸,影像学检查未见到胆囊、胆管的异常,则可排除;④伴随淀粉酶成倍增高,疾病的范围就缩小到急性胰腺炎。在此基础上选择上腹部CT检查,证实胰腺炎症改变,就可以明确诊断。该例急性胰腺炎可能性最大,作为初步诊断放在最后。

随着诊断过程中新的重要临床信息的出现,如对于病史的追问、新的辅助检查结果的回报,鉴别诊断的范围会逐渐缩小。对于复杂的病例,在这一过程中也可能出现新的需要鉴别诊断的疾病,但思维过程是类似的,都需要考虑鉴别的疾病在多大程度上解释患者的病情,还需要寻找什么证据。

六、提出初步诊断

在鉴别诊断的基础上,提出初步诊断。如上例,初步诊断为急性胰腺炎。

七、提出诊断依据

需要比病例特点更为凝练,分条列举。例如:肝硬化的诊断依据:①有慢性乙肝和酗酒病史;②有肝掌、蜘蛛痣、白蛋白和球蛋白比值倒置等肝功能减退表现;③有食管下段静脉曲张、腹水等门静脉高压证据。需要注意的是,在提出诊断依据的过程中需要注意充分性和一致性,充分性是指诊断能解释患者所有的临床表现,一致性是指临床表现与患者的病理生理变化状态相符合。充分掌握诊断标准,在此基础上进行规范的临床思维培训,做出的诊断才能更准确、合理、严谨。

八、提出进一步检查和治疗的意见

包括初步诊断后开具的医嘱和上级医生查房后提出的诊治意见,需要记录在病程中。

第五节　诊　断　方　法

一、直接诊断法

也叫"单刀直入法",可直接诊断,几乎不需要进行鉴别诊断。此方法极少应用,因为要求诊断依据的敏感度、特异性均是100%,这种理想化状态几乎是不存在的。但是有些证据相对特异。例如:在心尖部听见舒张期隆隆样杂音,提示二尖瓣狭窄,多见于风湿性心脏病,也见于少见的心房黏液瘤;AFP>400ng/ml[①] 高度提示肝细胞肝癌,但影像学未见到肝肿瘤表现时,需要考虑生殖系统胚胎癌,如男性的睾丸癌、女性的胚胎性的卵巢癌。

二、排除诊断法

在没有一举落实诊断的依据时,可应用排除诊断法依次排除主线索涉及的可能性小的疾病,把最后不能排除的疾病作为初步诊断。此方法临床应用最多。

三、综合诊断法

根据病历资料既不能用直接诊断法,又不能用排除诊断法时,可运用综合诊断法。多数风湿免疫性疾病采用综合诊断法。例如:系统性红斑狼疮(SLE)可累及全身多器官多系统,很难用一个脏器疾病解释全部临床表现,也难排除某个疾病。根据美国风湿病协会的SLE分类标准11条诊断条件中满足4条及以上,并除外感染、肿瘤后,可诊断SLE(特异性98%,敏感性97%),此为综合诊断法。

四、经验诊断法

经验判断是人们识别和归类事物的一种简洁、快速、非逻辑的思考方式。经验诊断法根据临床经验做出诊断,是一种经常在简单疾病诊断中应用的模式识别方法。应用经验诊断法可能会忽视以下原则而出现失误:①常见疾病的不典型表现与少见病的典型表现相比,前者的可能性更大;②临床医生更习惯于相信支持诊断的信息,而容易忽略那些排除诊断的信息;③临床医生潜意识里更重视阳性结果,而轻视阴性结果。恰当运用经验诊断法,使临床思维过程简洁、快速,更要强调逻辑思维,全面、缜密地考虑问题。

---

① 　1ng/ml=1μg/L。

第六节　诊　断　内　容

一、主要疾病

全面、准确的诊断是治疗的前提和基础。诊断内容包括病因学、病理解剖学、病理生理学、临床分型分期等。完整的诊断除病因外，需要包括三个维度：结构、功能、代谢。例如：冠状动脉粥样硬化性心脏病，需要明确病变血管范围及狭窄程度，心房、心室是否扩张、肥厚等病理解剖学改变，是否有心力衰竭、心律失常等病理生理学改变，以及心功能的分级。再如肝癌的诊断，原发性肝癌（肝细胞型，硬化型，BCLC B 期），乙肝相关性，肝功能 Child-Pugh C 级。

二、伴发病

即在病因、发病机理等方面与主要疾病没有必然关系，但就诊时同时发现的疾病，也称作共患病（comorbidity）。临床医生在填写病历首页时，经常分不清某些诊断与入院先后顺序的关系，有些疾病患者入院前可能就有，却填成了院内获得，这个问题需要被重视起来。

三、合并症

与基础疾病有关，但不是由基础疾病直接引起的疾病。例如：糖尿病患者免疫力低下，容易发生细菌感染和真菌感染，如糖尿病合并疖病、真菌性肺炎等。

四、并发症

发生在基础疾病的基础上，并由基础疾病直接引起。例如：糖尿病并发酮症酸中毒、高渗性昏迷。合并症与并发症在临床上常被混淆，但严格来讲，并发症与基础疾病具有明确的因果关系，而合并症则无明显因果关系。

第七节　排列诊断顺序的方法

一、重轻排列法

即把最主要、最威胁生命的疾病放在首位，其余非本次就诊原因但同时存在的疾病依次放在第二、三位等。举例如下：

初步诊断：①冠状动脉粥样硬化性心脏病，急性广泛前壁心肌梗死，并发室性期前收缩三联律；②高血压病（3 级，极高危）；③2 型糖尿病；④龋齿。

二、因果排列法

是根据疾病之间确切的因果关系排列诊断的方式。举例如下：
慢性支气管炎（分期：急性发作期、慢性迁延期、临床缓解期）；
慢性阻塞性肺疾病（分期：稳定期、急性加重期）；
慢性肺源性心脏病（肺、心功能代偿期、失代偿期：呼吸衰竭，心力衰竭）。

第八节　诊　断　原　则

诊断原则（diagnostic principles）包括一元论原则，常见病、多发病优先原则，器质性疾病优先原则，可治性疾病优先原则，及其他可能性。

一、一元论原则

尽可能用一个主要疾病的诊断来解释全部临床表现。例如：系统性红斑狼疮的患者常同时出现皮损、蛋白尿、关节炎、胸膜炎等。此时对于疾病的诊断，切忌从一开始就把发现的临床资料进行分门别类，而要优先以一元论原则对其进行诊断。但同时需避免牵强，一项疾病诊断不能解释患者全部病历资料时仍应考虑其他疾病。

二、常见病、多发病优先原则

即在常见病、多发病与少见病鉴别时，应优先考虑常见病、多发病，这种选择符合概率分布的基本原理，可以减少误诊。美国医师协会教学中采用的贝叶斯（Bayes）理论，就是对诊断与鉴别诊断的疾病赋予各自的概率值（将可能性大小具体化），医生根据初步获得的临床信息列出所有可能的诊断，根据疾病的患病率得出这些诊断的验前概率，然后依据这些可能诊断选择相关检查，并通过对该检查的敏感性、特异性和似然比等进行分析得出验后概率。倘若常见多发病均无法解释，而又有特殊病历资料直接指向罕见病时，方可考虑后者。

三、器质性疾病优先原则

由于功能性疾病常常与患者精神心理因素有关，器质性疾病也会引起精神心理障碍，在鉴别功能性与器质性疾病时，需优先考虑器质性疾病，在通过完善相关检查后排除器质性疾病的基础上，才能考虑功能性疾病。

四、可治性疾病优先原则

在近期无法落实诊断的前提下，优先按照可治性疾病的治疗方案，实施试验性治疗，在此基础上进一步排除难治性疾病（如恶性肿瘤），以便早期、及时予以恰当的处理。例如：高龄患者出现咳嗽、咳痰带血，胸部影像学检查显示肺部有团块影伴边缘渗出，难以明确为炎症或恶性肿瘤时，常先予抗感染治疗，随访肺部病变的变化，同时完善相关检查，而不可先断定为恶性肿瘤，更不可贸然行创伤性、风险性治疗，如外科手术切除等。

五、其他可能性

当以上原则均无法适用时即应考虑其他可能性，此时仍应牢牢把握系统医学思维的原则，杜绝主观臆断，避免失治误治。

第九节　诊断思维注意事项

一、现象与本质

科学旨在揭示事物的本质与规律，临床医生面对临床问题时应透过现象（临床表现）看本质（疾病），在此基础上做出正确的疾病诊断（详见第一章逻辑学中辩证逻辑部分）。

二、主要表现与次要表现

临床医生需要对于疾病临床特点进行总结，明确各种临床资料的主次关系，抓住主线索。例如：患者同时出现咳嗽、咳痰（呼吸道症状）、胃灼热、反酸（消化道）、胸骨后疼痛（疑似心脏）、睡眠差、疲倦乏力（神经系统症状），患者认为睡眠障碍最为痛苦。如果以睡眠障碍作为主线索去进行诊断和鉴别诊断，就容易走向误区。根据系统医学理论，应该首先考虑胃食管反流病，胃灼热、反酸、胸骨后痛为本位症状，咳嗽、咳痰为食管外症状，两者影响睡眠，而睡眠不足造成疲倦乏力。

三、共性与个性

不同的疾病可有相同或类似的症状，但又有其鉴别点，此即共性与个性的关系。例如：全身性水肿可由心源性、肝源性、肾源性、内分泌代谢性等多种因素导致,此时需对水钠潴留所致水肿与低蛋白水肿等的差异性表现有详细的认知。

四、局部与整体

对于局部病灶应首先排除全身性疾病。例如:下肢出现丘疹、脓疱,如果单纯从皮肤科角度考虑可能诊断为化脓性毛囊炎,而如果迁延不愈或多次复发,需考虑是否由全身性疾病例如糖尿病所致。临床医生在诊疗时只有把握好局部与整体的关系,才能更早地从原发病上对疾病进行治疗和控制。

五、典型与不典型

随着人们生活方式的改变,疾病谱发生改变,疾病的临床表现谱也随之发生了相应变化。此时要求临床医生善于思考、勤于总结,对于疾病的典型症状,应有较为深刻的认知和把握,同时也应注意识别不典型症状,这样才能更好地诊断与治疗。

总 结

清晰的临床诊断思维是临床医生必备的能力,在临床工作过程中必须有意识地培养并加以训练。在收集临床资料基础上,运用逻辑思维与系统思维,强化归纳与综合能力,应用排除诊断法或综合诊断法思考可能的诊断并进行鉴别,充分把握一元论、常见病和多发病优先、器质性疾病优先、可治性疾病优先的原则。除主要疾病诊断以外,还需注意伴发病、合并症、并发症的诊断,注意现象和本质、主要表现和次要表现、共性与个性、局部与整体的关系。

思 考 题

1. 如何总结病例特点?
2. 诊断的步骤是什么?
3. 诊断的方法包含哪些?
4. 诊断的原则是什么?

(姚树坤)

第七章 治疗学思维

治疗是指通过药物、手术、健康教育等方式来消除或者缓解疾病的过程,研究此过程的学科即为治疗学(therapeutics)。作为一名医生,临床思维的培养不能局限于诊断过程,还包括寻找病因和发病机制、制订治疗方案和预防措施、判断预后等,因此治疗学思维是临床思维的重要组成部分。

人体是一个统一的整体,不能孤立地考虑某一种疾病或某一个症状的治疗。疾病的发展和转归是一个动态变化的过程,因此治疗方案也不能一成不变。这就需要我们将逻辑学和系统论应用在治疗学思维中。

治疗方法包括药物治疗、手术治疗、放射治疗、介入治疗、核素治疗、心理行为治疗等。不同疾病在治疗方法的选择上各有侧重。例如:外科疾病多采用手术治疗,内科疾病多采用药物治疗,肿瘤等一些复杂疾病需要采用手术、药物、放疗、心理行为等综合治疗方法。然而,这种治疗方法分类并不能很好地体现临床思维。本章将依据治疗目的或治疗原则进行分类,即针对病因的治疗(对因治疗)、针对发病机制的治疗、针对病理学的治疗、针对症状的治疗(对症治疗)、针对精神心理的治疗、替代治疗以及健康教育,以便对治疗学进行全面的思考。

第一节 对 因 治 疗

病因是疾病发生、发展的基础,疾病诊治过程的实质是一个"觅果"(疾病诊断)"寻根"(寻找病因)的过程,因此对因治疗(etiological therapy)是最根本、最重要的治疗。只有找到病因、祛除病因,才有可能真正逆转或者治愈疾病。

一、病因学分类

将疾病根据常见的病因进行以下分类。

(一)感染性疾病

病原生物侵入人体,引起机体结构、功能、代谢改变所产生的疾病称为感染性疾病。常见的病原生物包括寄生虫(原虫、蠕虫、血吸虫、钩虫、丝虫、蛔虫、绦虫等)、真菌、细菌、螺旋体、支原体、立克次体、衣原体、病毒等。除了要重视外源性病原体引起的感染外,还要特别重视条件致病源(conditioned pathogen)或机会致病源(opportunistic pathogen)感染。在后者治疗过程中,宿主因素应该引起足够重视。只有当宿主局部或全身免疫功能降低、抗感染屏障破坏、菌群易位或结构失调的情况下(致病条件),病原生物才会致病。例如:临床工作中经常遇到的超级细菌(superbug),又称"多重耐药菌",如耐甲氧西林金黄色葡萄球菌(MRSA)、耐万古霉素肠球菌(VRE)等,给临床治疗造成了很大的困难。在治疗超级细菌相关感染时,除关注细菌培养和药物敏感实验外,更为重要的是提高宿主的免疫功能、恢复免疫屏障,即祛除致病条件。

(二)慢性非感染性疾病

糖尿病、高血压病、高脂血症、高尿酸血症、痛风及心脑血管疾病等高患病率的慢性病,其致病因素包括内因(遗传因素)和外因(环境因素)。WHO专家委员会认为,对于这些慢性疾病的决定要素中,遗传因素占15%,社会与自然环境因素及医疗条件占25%,以上40%不易改变。最需要关注的是占到60%的个人生活方式,包括饮食、运动、心理、生活习惯,也被称为"健康四大支柱",因此这些慢性病也被称为生活方式病或行为方式病。

1. 饮食因素 饮食因素在代谢相关性疾病的发生发展中起到举足轻重的作用。人体是自组织、自调节、自稳定的复杂生物系统,向环境充分开放并不断获得物质、能量、信息交换以维持动态稳定。从控制论出发,物质是基础,蕴含着能量,承载着信息。进入体内的食物承载着能量和信息,对人体的代谢、功能产生直接或间接影响。通过调整饮食结构,可使糖尿病、高血压病、高脂血症、痛风等慢性代谢相关性疾病得到一定程度的控制。

2. 精神心理因素与社会因素 现代临床医学的模式是生物-心理-社会医学模式,躯体因素和心理因素相互作用、相互影响,社会环境(如职场竞争、工作压力等)、心理因素等在疾病的发生发展中起到重要作用。

3. 运动 体力活动过少会导致一些慢性代谢性疾病的发生发展,但过量的运动也会给人体运动系统带来损伤。

4. 自然环境因素 如空气、水源、土壤等污染物直接或间接进入人体,给人体带来危害。

5. 不良行为习惯 吸烟、饮酒、过度熬夜等。

6. 机械性因素 由外力如交通事故造成的组织损伤、肿胀、出血。

7. 物理性因素 如高温、低温、电击、放射性物质及紫外线等引起的损伤。

8. 化学性因素 外源性化学物质如强酸、强碱引起的组织灼伤,有害的化学物质经过皮肤、黏膜吸收进入人体引发中毒;内源性化学物质如胃酸反流造成的食管损伤等。

二、对因治疗的策略

对因治疗的策略可概括为消除、剔除、抑制、减轻、对抗、增加。①消除:即将致病因素全部祛除,这是最理想的治疗方式,如针对病原生物使用抗生素、抗病毒药、抗真菌药杀灭病原体。②剔除:指选择性祛除致病因素,如油炸、干炒、烧烤等高温加工食物进入人体会引起机体过氧化损伤,进而引起慢性全身性和局部炎症,和糖尿病、脂肪性肝病、动脉粥样硬化、消化道肿瘤密切相关,应该教育与指导患者在饮食中剔除这些食物。③抑制:功能亢进状态的疾病可通过抑制策略来缓解疾病,如在原发性甲亢的治疗中可通过抗甲状腺药物抑制甲状腺素合成。④减轻或减少高危因素:如对高血压病患者,除了降压药治疗外,还应针对高危因素(高盐饮食、体重超重、精神紧张、吸烟饮酒等)进行相应干预。⑤对抗:如烫伤时立即用冷水冲洗,冻伤时用温水浸泡进行复温。⑥增加:可用于营养要素缺乏性疾病,如缺铁性贫血时补充铁剂,巨幼细胞贫血补充维生素 B_{12} 及叶酸。

三、对因治疗的地位

对因治疗在治疗学中占有首要的(primary)、基础的(fundamental)、根本的(essential)、最优的(optimal)地位。一些疾病尤其是感染性疾病在病因祛除后便可治愈;但当病因给机体造成不可逆损伤时,祛除病因不能使疾病完全愈复,如病毒性肝炎导致的肝硬化,清除病毒可改善预后但病理学改变不能逆转。

任何疾病最理想的治疗均为对因治疗。根据逻辑学的充足理由律(因果关系),有其果必有其因。面对越来越多的慢性代谢性疾病患者,除提高治疗强度外(如加大药物剂量、升级药物、使用多种药物联合治疗等),并且会告诉患者终生服药,患者的依从性及服用过程中产生的副作用都不可控,而且给患者、家庭、社会带来沉重的经济负担。

我们更应该关注的是这些疾病的致病因素,通过祛除高危因素进行干预,可使多数患者逆转。例如:高血压病高危因素包括超重、钠盐摄入过多、吸烟饮酒、精神紧张焦虑等;糖尿病高危因素包括营养过剩、体力活动不足等,在靶器官损伤之前祛除这些高危因素,多数患者血糖、血压可以恢复正常,不再需要药物治疗。但高危因素再出现,疾病就会复发。目前临床上过分强调遗传因素,实际上高血压病、糖尿病等慢性疾病的遗传易感性是由多基因决定的,这些慢病只有在不良生活方式等高危因素促发易感基因表观遗传学改变的基础上才会发病。

"有其因未必即见其果",慢性疾病是一个致病因素逐渐积累发病的过程。如冠心病,粥样硬化造成冠状动脉管腔狭窄是一个渐进的过程,有的患者冠状动脉管腔狭窄到 90% 以上才发生心血管事件。致病因素与疾病的发生具有时效关系和量效关系,当其积累到足够的程度并持续足够长的时间才会发病。早发现、早干预可阻断或延缓疾病的进展。如病因无针对性治疗方法时,则选择其他治疗。

第二节　针对发病机制的治疗

需要从三个维度去认识疾病,即结构、功能和代谢。临床上,常通过影像学检查和病理组织学等方法认识机体结构变化;通过功能检查了解机体功能变化;通过实验室检查及组学技术了解机体代谢变化。研究发病机制时需要关注:①生理机制,即病理生理学变化,如心电图反映电生理、超声心动图反映心脏机械活动;②分子机制,即生物化学与分子生物学,反映疾病状态下的物质代谢。结构是功能的基础,物质代谢是本质,功能异常引起症状,三者为一个整体,如果仅关注某一个方面,片面思维则可导致误诊误治。临床工作中可以遇到因上腹胀痛、反复发生胃息肉行胃大部切除术,或因顽固性便秘行结肠切除术,但手术后症状并不能缓解。这就是将结构、功能、代谢割裂看待的结果,反映了部分医生切除靶器官就没有了患病基础的错误观念。针对发病机制的治疗包括针对功能的治疗和针对物质代谢的治疗。

（一）针对功能的治疗策略

临床常用兴奋剂(stimulants)、抑制剂(inhibitors)、阻断剂(blockers)、拮抗剂(antagonists)类的药物,后三者最主要的区别是作用的底物不同:抑制剂用来降低化学反应速度,作用底物多是酶,如血管紧张素转化酶抑制剂(ACEI);阻断剂作用于离子通道,如钙通道阻滞剂、钾通道阻滞剂等;拮抗剂作用于受体,其分子结构类似于该受体的兴奋剂,可以和受体竞争性结合但不引起生物学效应,如血管紧张素 II 受体拮抗剂(ARB)。

（二）针对物质代谢的治疗策略

人体绝大多数的代谢活动都在酶的作用下进行,一方面应用酶类物质可改变机体代谢。例如:胰蛋白酶、糜蛋白酶能催化蛋白质分解,可用于外科扩创及胸、腹腔浆膜粘连的治疗;在急性心肌梗死及弥散性血管内凝血等的治疗中,应用纤溶酶、尿激酶等进行溶栓治疗。另一方面应用影响酶活性的药物,间接调控机体代谢。例如:部分抗肿瘤药物通过抑制细胞内与核酸或蛋白质合成有关的酶,进而抑制肿瘤细胞的增殖。对同一种疾病进行分型治疗也体现了针对发病机制治疗的思维方式。例如:在高血压病的治疗中,对发病机制以水钠潴留为主的患者给予氢氯噻嗪作为基础治疗,对以交感神经功能亢进为主的患者给予 α 受体阻滞剂或 β 受体阻滞剂作为基础治疗,对以肾素-血管紧张素-醛固酮(RAAS)系统激活为主的患者给予 ACEI 或 ARB 药物为基础治疗。

第三节　针对病理学的治疗

一、临床病理学概念

临床病理学是在临床送检标本(手术、活检、细胞学等)的基础上作出疾病诊断的过程。除传统的病理组织染色方法以外,还包括免疫组化染色、超微病理、分子病理等,这些技术手段使我们能够从组织或细胞的层面认识疾病,从而对疾病做出准确诊断。

器质性疾病即器官、组织在结构上发生了病理学改变的一类疾病。传统意义上功能性疾病通常提示为"没有组织结构的改变",但在高倍光学显微镜或电镜下则可能发现病变。如非糜烂性胃食管反流病内镜下无明显食管黏膜损伤,但在透射电镜下可以观察到食管上皮细胞间隙增加、细胞桥粒数目减少;透射电镜下可见肠易激综合征患者的空肠黏膜顶端连接复合体结构异常、细胞间隙增大。因此,根据结构、功能、代谢一体理论,不应认为功能性疾病不存在组织结构的变化。

二、针对病理学治疗的意义

针对病理学的治疗比针对病因和发病机制的治疗适用范围更窄,但在疾病治疗学中也具有重要的价值和地位,因为针对病因或发病机制治疗疾病不能完全改变疾病已发生的组织学异常。例如:酒精性肝病伴纤维化的患者即使经过戒酒、营养支持、保肝治疗,也难以逆转肝纤维化;在伴有幽门螺杆菌感染的慢性萎缩性胃炎出现癌前病变时,即使根除幽门螺杆菌,癌前病变也难以逆转,因此需要采取预防癌变的措施,包括使用 COX-2 抑制剂,补充叶酸、维生素 C、维生素 A 衍生物等,对于高级别上皮内瘤变者还需考虑手术治疗。

三、病理学治疗的主要适用范围

(一)抗炎治疗

1. 糖皮质激素 是最有效的抗炎治疗药物。在急性炎症的早期,可减轻变质、渗出等,改善红、肿、热、痛等临床表现;在炎症后期,可抑制细胞与细胞间质增生,防止粘连和瘢痕形成。

2. 非甾体抗炎药(non-steroidal anti-inflammatory drugs,NSAIDs) 在临床上主要用于类风湿关节炎、骨性关节炎等,常用药物包括布洛芬、双氯芬酸、塞来昔布等。

(二)抗纤维化治疗

目前主要用于肝纤维化、肺纤维化。针对肝纤维化的不同环节进行治疗可改善患者预后,包括抑制肝星状细胞活化或促进其凋亡、抑制细胞外基质合成、促进细胞外基质的降解等。

(三)抗肿瘤治疗

外科手术、放射治疗、介入治疗、化学治疗以清除或减小实体肿瘤体积为目标,属于直接针对肿瘤组织的治疗,即针对病理学的治疗。

第四节 对 症 治 疗

一、对症治疗的意义

To cure sometimes,to relieve often,to comfort always(有时是治愈,常常是缓解,总是去安慰),祛除病因可能治愈疾病,而对症治疗可以缓解症状。症状是因疾病引起的机体异常感觉或痛苦,对于难以治愈或其他治疗方法受到限制的疾病,减轻痛苦、改善生活质量就具有重要意义,如肿瘤晚期的姑息治疗。

二、对症治疗的适用范围

(一)止痛治疗

疼痛是常见的临床症状,止痛药物主要包括三类:阿片类镇痛药、非阿片类中枢性镇痛药及 NSAIDs,三者的镇痛强度依次递减。此外,对于内脏绞痛,可以采用 M 胆碱受体阻断药如阿托品、山莨菪碱等,达到解痉止痛的效果。需要注意的是,在一些急重症明确诊断之前,盲目的对症治疗可能会掩盖病情,甚至延误治疗。对于顽固性疼痛,可以通过神经根阻断等技术控制疼痛。

(二)退热治疗

退热治疗主要包括物理降温和药物治疗。物理降温方法包括四肢大动脉处放置冰袋、温水擦浴、酒精擦浴等,退热药物主要为 NSAIDs。

(三)止泻治疗

对于腹泻,重要的是针对病因治疗,但严重腹泻可导致水电解质酸碱平衡紊乱,可短期使用止泻药。轻症患者可选用吸附药,如蒙脱石散、活性炭,重者可使用复方地芬诺酯或洛哌丁胺。

(四)通便治疗

通便药物主要有容积性、渗透性、润滑性、刺激性泻药。容积性泻药可增加粪便含水量和粪便体积,主要用于轻度便秘患者,常用药物有麦麸等。渗透性泻药可在肠腔内形成高渗状态,并刺激肠道蠕动,可用于轻、中度便秘患者,药物包括聚乙二醇、乳果糖、硫酸镁等。润滑性泻药主要通过肛内给药,润滑并刺激肠壁,软化粪便,常用液体石蜡、甘油。刺激性泻药主要通过刺激肠平滑肌蠕动,促进排便,药物包括酚酞、蒽醌类制剂(如大黄、芦荟、番泻叶)等。这些药物只可短期应用,不可长期依赖,对于慢性便秘患者,必须找到致病因素予以祛除,或通过饮食结构调整,从根本上缓解便秘。

第五节 替 代 治 疗

当脏器功能障碍时,可采用药物或人工技术替代脏器功能。药物替代如甲状腺全切或功能减退后口服甲状腺素片,胰腺切除或重症胰腺炎后胰酶外分泌功能障碍可口服胰酶片,胰岛功能障碍者应用胰岛素泵。

人工技术替代包括心脏起搏器、人工关节置换等。

器官衰竭后的替代医疗是现代医学的一个重要成果,拓宽了救治范围。替代医疗主要包括两部分,一是体外生命支持,包括持续肾脏替代治疗、人工肝支持系统、呼吸机、体外膜氧合器(ECMO);二是器官移植,包括角膜、血管、肾脏、肝脏、肺脏等器官的移植。

第六节 心 理 治 疗

心理治疗指应用心理学原理与方法,通过语言或非语言因素,对患者进行训练、教育和治疗,以减轻或消除症状,改善心理精神状态。心理障碍在躯体疾病中并不少见,既可以是某些中枢神经系统疾病的临床表现,也可以与严重的躯体疾病伴随发生并相互影响。不同疾病、疾病的不同时期患者也会表现出不同的心理特征。因此,在疾病的治疗过程中,应关注患者心理状态有无异常,加强与心理医学科或精神科医生的合作,给予恰当的干预。此外,在很多躯体疾病的发生、发展过程中均有心理、社会因素的参与,如肠易激综合征、过度换气综合征、肌紧张性头痛等,这一类疾病称为心身疾病,应注意对心理、社会因素的干预,以达到更理想的疗效。

第七节 健 康 教 育

"上医治未病",健康教育对于慢性病的预防有重大意义,对于慢性代谢性疾病的治疗也必须以健康教育作为基础,通过行为干预,让患者远离疾病的高危因素。例如:高血压病患者应注意戒烟戒酒、减轻或控制体重、低盐低脂膳食、适度运动、减轻精神压力;糖尿病患者应调整饮食、规律运动、控制体重;痛风患者应低嘌呤饮食、增加新鲜蔬菜摄入等(详见第八章)。

总 结

通过学习治疗学思维,在治疗疾病时应进行以下思考:首先考虑是否可以祛除病因,其次是否可以针对发病机制和病理学治疗,然后再考虑其他治疗,如是否需要对症治疗、是否存在需要干预精神心理因素、如何帮助患者养成健康的生活方式。只有形成完整的治疗学思维,才能在治疗时考虑得更加全面,更好地帮助患者解除病痛。

思 考 题

1. 疾病的治疗有哪些策略?
2. 对因治疗在治疗学中有怎样的地位?
3. 对于慢性病的对因治疗,应该如何进行健康教育?

(姚树坤)

第八章　疾病预防与健康教育的理论和方法

随着生活水平的不断提高,高血压病、糖尿病、高脂血症、痛风、肥胖等慢性病的患病率不断上升,已严重威胁我国广大居民的健康,造成医疗费用不断增加。据世界卫生组织(WHO)调查,导致疾病的因素中,遗传因素占15%,社会环境占10%,自然环境占7%,医疗条件因素占8%,个人生活方式因素却占据了60%。因此,保持健康最佳的途径是"预防为主"。同时WHO还提出了"健康四大基石":合理膳食,适量运动,戒烟限酒,心理平衡。近年来,国内外大量研究结果表明,慢性病是可防可控的,健康教育和健康管理是预防控制慢性病的关键环节与核心措施。临床思维除了涵盖临床患者的诊断和治疗思路,更应重视在健康教育和疾病预防领域的理念、方法和实践。因此作为21世纪的医生,要能为患者开出两张处方:一张治疗处方,一张健康教育处方。而健康教育处方就主要包含饮食、运动、心理、纠正不良生活方式四大方面内容。

第一节　疾病预防和健康教育的概念

疾病预防(prevention of diseases)是在人群或患者中通过降低危险因素、积极诊断和治疗等方法减少疾病的发生、进展及致残率和死亡率。分为三级预防,一级预防又称病因预防,是在疾病、损伤和健康状况恶化前,针对病因、诱因等采取措施,以减少疾病的发生。一级预防是预防、控制和消灭疾病的根本途径。例如传染性疾病,控制传染源、切断传播途径等是一级预防。一级预防既包括对群体的普遍预防,也包括高危人群的重点预防。二级预防是在疾病潜伏期为阻止和延缓疾病的发生发展采取的预防措施,如早诊断和早治疗。例如:通过健康教育推广群众对疾病的认识,同时改善疾病筛查的技术以达到早发现早诊断的目标。三级预防即临床预防,疾病发生后采取措施减少疾病的危害,包括治疗和康复,以恢复功能,保护生活和工作能力,减少复发,提高生活质量。

健康教育(health education)是指通过有计划、有组织、有系统的社会教育活动,促使个人和群体采取有益于健康的行为与生活方式,消除或减轻影响健康的危险因素,达到预防疾病、增进健康的目的。其核心是教育人们养成良好的行为习惯和生活方式,其两大基本手段是信息传播与行为干预。健康教育需要相应的知识、技能、艺术与服务,对肥胖症、高血压病、糖尿病、恶性肿瘤等慢性非传染性疾病及传染性疾病的预防、治疗和预后有着十分重要意义。

1. 健康教育的要素　①知识与技能:首先须掌握健康教育的基本知识与技能,熟知疾病的高危因素。例如:热量摄入过多、运动不足、饮酒、吸烟、超重等是2型糖尿病、高脂血症、高血压病的高危因素,而这些疾病又是心脑血管病的高危因素。②艺术:要掌握沟通技巧,通过说、听、问、答、表情、动作、姿态等方式恰当地传达信息,要使用对方能够理解、通俗易懂的语言和能够接受的方式,同时内容明确、突出重点、适当重复加以强化,还需注意观察对方反应,及时取得反馈。③服务:为保证预期效果,应结合服务对象的特点,与其建立良好的人际关系,营造融洽的沟通环境。例如:使用恰当的称呼语,表情和善,寻找"共同语言",尊重患者隐私;同时应避免连珠炮式发问、不耐烦或轻蔑的态度或使用生硬、命令、教训式的语言。

2. 健康教育的策略与方法　①信息传播(information transmition):作为健康教育与健康促进的基本策略和重要方法手段,发挥着巨大的社会作用。因此,学习和运用信息传播的基本理论、方法和技巧是做好健康教育的基本功。其常用方法包括人际传播、群体传播、组织传播和大众传播。②行为干预(behavioral intervention):针对目标人群的不健康行为和生活方式进行干预是健康教育的根本任务,目的是使其向有利于健康的方向转变。目标对象的行为是否切实改变是评价健康教育效果的标准。其常用方法包括传播知识和理念、培养健康技能、提供可及的健康服务、营造和创建有利于行为干预的社会支持环境、制定和执行有利于健康行为养成的法律和政策制度等。③社会动员(social mobilization)：社会动员就是动员社会成员共同努力、积极行动、实现共同的社会目标的过程。在健康教育工作中，社会动员的策略包括自上而下的动员、自下而上的动员和综合性动员。

第二节　临床实践中的健康教育

临床工作的目标是通过对患者进行疾病的诊断、治疗、康复和预后随访，以期恢复患者的身心和社会健康状态。临床医学从单一生物学模式向生物—心理—社会医学模式过渡，要求医务人员必须具备健康教育的能力和职责。医院健康教育是指医护人员在临床工作中对患者、家属乃至健康人群开展的教育活动，极大促进患者的治疗和康复。

相比社会健康教育，医院健康教育更有优势。首先，医院健康教育的对象大多为患者和易感人群，健康教育的针对性更强，被教育者的接受度更高，即"人得病时医生的话就是金口玉言"；其次，由医生、护士和医学生等开展的健康教育更具专业性，特别是针对专科疾病开展的健康教育，专业性决定了受众的信服度和接受度；最后，临床实践中的健康教育能够融洽医患关系，提高患者对治疗的依从性。因此，医院应该成为健康教育的主要基地之一。临床开展的健康教育应该遵循科学性、科普性和个性化的原则。健康教育必须用客观的数据和理论依据即科学证据打动教育对象；因绝大多数对象没有医学知识背景，因此应注意沟通的艺术性，可以借助道具、图册、模型和音视频资料等强化效果；应结合患者的病情程度、知识水平和心理状态个性化地开展健康教育。

临床实践中，健康教育包括以下内容：

1. 疾病相关的教育　通过向患者及家属介绍疾病高危因素，浅显地介绍发生机理、带来的危害、目前疾病状态、诊断和治疗的手段和方法及预后。通过交流正面引导患者和家属，消除紧张焦虑的情绪，使其积极配合诊断和治疗。

2. 疾病防控相关的医学知识　对于传染性疾病，重点在于控制传染源、切断传播途径和保护易感人群；而更多的慢性非传染性疾病需要深入开展健康生活方式和疾病自我管理的教育。对于糖尿病患者，科学的饮食控制、适当的运动、体重控制和血糖监测是治疗的重要组成部分。对于高血压病患者，必须严格低盐饮食、控制体重、戒烟限酒，消除紧张焦虑情绪，规律药物治疗和规范检测血压等。

3. 易感人群和健康人群的教育　虽然医院健康教育的主要对象是患者，但家属具有类似的遗传背景和生活环境，往往也是疾病的易感人群，因此健康教育的人群推广有利于相关疾病的预防。体检人群也是健康教育的受众之一，体检的同时开展健康教育活动，特别是针对已经处于超重、肥胖等状态的人群具有重要意义。

第三节　流行病学在疾病预防和健康教育中的应用

临床医务人员在健康教育的过程中要遵循流行病学和循证医学的理论和方法。一方面根据已有的客观证据和个人经验进行个性化的健康教育，另一方面要树立流行病学的思维，确定健康教育的内容和方法，保证健康教育的效果。

病因是临床诊断、治疗和预防疾病的基础。现代医学的病因学研究需要用流行病学方法发现危险因素，并证明其与疾病的相关性和因果关系。通过描述性研究(横断面研究、纵向研究、生态学研究与疾病监测等)发现病因线索，根据已知的科学原理结合疾病发生人群的特点、临床表现和生化、病理变化等进行综合分析，对病因提出假设性推测，再通过能代表患者人群的病例组和能够代表人群总体的对照组进行病例对照研究筛选危险因素，将病例组有暴露史的概率和对照组有暴露史的概率进行比较，得出比值比(odds ratio, OR)，寻找存在统计学关联的危险因素。选择最重要的单一的危险因素，纳入危险因素暴露人群和非暴露人群设立队列研究，追访两组人群目标疾病的发病率并进行对比，暴露与疾病的关联强度用相对危险度(relative risk, RR)表示，即暴露组发病率(或死亡率)与非暴露组发病率(或死亡率)之比，以检验和评价危险因素在发病中的地位。

通过对暴露信息的采集和统计学分析，寻找存在统计学关联的危险因素，或称潜在病因，根据求因果五法（Mill's five methods of searching causal connections）（即求同法、求异法、求同求异共用法、共变法、排除法）经过逻辑推理论证是否存在因果关系，在除外偏倚和混杂因素后，再根据以下 8 个原则进行病因推断（etiological inference）：①危险因素和发病的时间顺序（即时序关系）；②关联强度（常用 OR 值和 RR 值来表示）；③关联的可重复性（同一暴露因素在不同时间、不同地区以及不同的人群中由不同的研究者可获得同样或类似的结果）；④暴露因素与疾病分布的一致性；⑤剂量 - 反应关系（疾病发生的频率随暴露因素的剂量、强度和持续时间的不同而变化）；⑥关联的合理性（能够用疾病自然史、现有的生物医学和其他自然科学知识进行合理的解释）；⑦终止效应（减少或祛除暴露因素，疾病频率下降）；⑧关联的特异性（特定的暴露总是与特定的疾病相联系，这一条件原是针对传染性疾病而提出的，对于多病因的非传染性疾病，则是非必要的条件之一）。

随机对照干预研究是研究和评价治疗效果的重要方法，通过与安慰剂或阳性对照药物的临床疗效比较，评估干预方法的疗效和安全性等。疾病的预后是指对疾病未来发展的过程和结局作出的预先估计，通常是针对各种结局发生的概率估计和影响预后的因素分析。预后也是患者、家属最关心的健康教育的内容之一。

健康教育的目标、内容、效果等需要流行病学的理念设计和评价。首先不同时代、地域和人群对健康教育内容的需求不同，因此需要针对健康教育需求开展相应的人群调查研究，通过量表、信访和音视频等方式直接获得相关人群的健康教育热点。随着经济发展和物质丰富，肥胖相关代谢性疾病的患病率显著升高，健康教育的重点向健康生活方式、维持正常体重等方面转移。同时，需要借助流行病学的方法，通过严格的研究设计（包括现场试验和社区干预试验等）、实施，评价健康教育效果，在此基础上不断地改进健康教育的形式、内容。

为读者更有效掌握常见多发疾病的预防和健康教育，以慢性代谢性疾病糖尿病为例进行介绍。

随着我国生活方式和饮食结构的变化以及人口老龄化，肥胖症、2 型糖尿病、高血压病、高脂血症等代谢性疾病的患病率显著增高，相关的心脑血管疾病的患病率也持续上升。糖尿病作为代谢性疾病的代表，严重危害患者的生活质量和寿命，给家庭和社会带来巨大的负担。2007~2008 年中华糖尿病学分会开展的糖尿病流行病学调查发现，20 岁以上成人糖尿病患病率为 9.7%，糖尿病前期为 15.5%。而我国糖尿病诊断率仅为40% 左右，低诊断率、低治疗率和低达标率是我国糖尿病防控面临的严峻现状。因此应当大力推进糖尿病的防治，广泛的健康教育将使民众了解糖尿病危险因素，早期积极进行生活方式干预，延缓或阻断糖尿病前期及糖尿病的发生。再者饮食控制、运动、体重控制、血糖监测等生活方式干预也是糖尿病全程治疗的基石。

2003 年中华医学会糖尿病分会开始制定《中国 2 型糖尿病防治指南》，其中针对糖尿病教育有专门的章节阐述。2009 年制定《中国糖尿病护理和教育指南》，为糖尿病教育实践提供统一的标准和流程。糖尿病治疗的"五驾马车"包括糖尿病教育与心理治疗、饮食治疗、运动治疗、糖尿病的药物治疗和自我监测。

医师、护士、营养师和临床药师共同组成团队开展糖尿病健康教育活动，使患者掌握糖尿病的知识，矫正患者的消极态度和对疾病的错误认知，提高治疗依从性；推动患者成为糖尿病管理中积极主动的参与者，提高自我监测和照顾能力，并达到行为改变的目标。通过个体教育、小组教育和课堂教育等方式，利用视听设备、食物具象化模型、知识资料和医学道具等开展丰富的教育活动。形式内容丰富、方便患者记忆和鼓励式教育是糖尿病教育的特点。

糖尿病教育需要有规范的流程，有计划、有步骤地开展。个体和小组教育需要更具针对性，效果也更好。通过收集患病情况、知识水平、行为习惯和心理状态等患者基本信息，发现存在的问题和误区，制订教育方案（如改变饮食习惯、运动习惯、戒烟等），通过患者和家属的反馈评价教育效果。糖尿病课堂教育具有受众面广、教育内容丰富等特点，授课前通过知识问卷了解本区域的生活方式和患者特点，开展针对性的糖尿病知识课程，根据课后反馈进行再评估。

糖尿病的危险因素包括家族史、年龄增长、超重或肥胖、高血压病和血脂紊乱、缺乏运动、巨大儿分娩史、低出生体重和服用糖皮质激素及精神科药物等。糖尿病防治更应该关注一级预防，针对糖尿病相关的危险因素开展防控。如通过围产期保健降低小于胎龄儿和巨大儿发生率；严格合理控制饮食、规律运动以控制体重，有家族史者更应重视健康生活方式。尽早诊断和干预糖尿病是延缓并发症发生的重要基础，初诊患者要尽快采取科学合理的治疗方式控制血糖，以减少和延缓并发症的发生。一旦发生糖尿病微血管并发症（眼底和肾脏）和大血管并发症（冠心病等）等，则需更加严格控制血糖、血压和血脂并进行并发症的干预，以降低致残率和死亡率。因此，健康教育需要贯穿糖尿病三级预防的全程。

另外，糖尿病的健康教育需要制订科学的防治规划，包括建立全民参与的糖尿病防控体系、健全防控制度和规范,包括社区医师在内的防治组织网络和全方位的糖尿病防治活动,积极开展糖尿病健康教育,提高糖尿病防治水平。

总　结

疾病预防控制是实施"健康中国"战略的源头和根本,而健康教育又是其中的关键环节与核心措施。健康教育的核心是教育人们养成良好的行为习惯和生活方式,其两大基本手段是信息传播与行为干预,需要相应的知识、技能、艺术与服务。健康教育是临床思维的必修课,临床医生必须掌握健康教育的知识、技能与艺术,使之成为预防、诊断和治疗疾病的重要手段。

思　考　题

1. 疾病预防与健康教育的重要意义有哪些?
2. 健康教育的内容与方法有哪些?
3. 医院健康教育的特点是什么? 需要哪些知识与技能?
4. 如何开展糖尿病患者健康教育?

(朱惠娟　张抒扬　姚树坤)

实战篇

第九章 临床案例思维解析

本章选取了临床医学各专业或专科常见多发疾病经典案例和误诊误治案例,进行临床思维过程的演示,在病史采集、体格检查、实验室等辅助检查、病例特点与诊断主线索的总结、诊断与鉴别诊断、治疗与健康教育等各个环节均有思考题、思维引导和点评,案例最后有针对性小结。为培养读者的整体思维即系统思维,所选择的案例在各专业或专科的内容上既有交叉,又相互融合。在阅读以下案例过程中,要充分运用逻辑学的形式与规律、系统医学的观点与方法,结合循证医学、转化医学、精准医学思维模式和临床决策分析方法,把诊断学、治疗学、疾病预防与健康教育的原则、理论和方法融汇于案例的思考过程中,逐渐提高临床思维能力。

第一节 呼吸系统疾病

一、咳嗽、痰中带血

住院患者,男,64 岁。

主诉:咳嗽、痰中带血 20d,发热 3d。

【思考题 1】对这一主诉,应该怎样进行病史采集,需要获得哪些临床信息?

病史资料收集与思维引导:

患者老年男性,主要症状为咳嗽、痰中带血伴发热,在问诊过程中须注意问诊要点:①原因与诱因;②主要症状特点;③伴随症状(如发热、盗汗、胸闷、呼吸困难、消瘦等);④疾病的演变规律;⑤诊疗经过;⑥一般情况;⑦既往史(慢性病、结核等传染病史、用药史、手术外伤史等)、个人史(吸烟饮酒史、职业史、生食鱼虾蟹史、疫水接触史等)、家族史等。

咳嗽的问诊须包括:①性质(干咳还是有痰);②咳嗽的音色;③程度;④时间规律;⑤加重缓解因素。如有痰则需要询问:①颜色;②痰量;③黏稠度;④是否带血(血丝还是血块、鲜红还是暗红、次数)。

发热的问诊须包括:①程度(热度高低);②热型;③有无畏寒、寒战、大汗或盗汗;④持续时间;⑤加重或缓解因素。

(一)病史资料

现病史:患者 20d 前无明显诱因出现咳嗽,伴少许白色黏痰,痰中带血,呈鲜红色,无整口鲜血,不伴胸闷、胸痛等不适。自行服用感冒药、止咳药后,症状无明显好转,但未予重视。3d 前无明显诱因出现畏寒、发热,体温最高 38.8℃,痰变为黄脓痰。服用退热药后,体温可暂时恢复正常,但数小时后体温再次升高,自行服用阿莫西林后,体温未降低,余症状无缓解,无胸闷、胸痛、盗汗等不适。遂来就诊。

起病以来,精神、饮食、睡眠欠佳,大小便正常,体力、体重无明显变化。

既往史:高血压病史 10 年,规律服用硝苯地平缓释片,每日 1 片,血压控制尚可。否认糖尿病、冠心病等病史,否认肝炎、结核等病史,否认手术、外伤、输血史,否认药物、食物过敏史。

个人史:吸烟 40 年,每日 1 包。否认饮酒史,否认疫区居住史。

家族史:父母已故,死因不详。否认家族遗传病史。

对问诊的点评：

　　本例病史询问，针对主要症状咳嗽，没有问及咳嗽的程度、音色、时间规律性、加重缓解因素，以及痰量、痰中带血次数、带有血丝还是血块、是否与痰液混在一起。针对发热，没有问及热型、是否伴寒战。说明问诊中并未全面询问主要症状特点。

【思考题2】对该患者进行体格检查时，需要特别关注的情况有哪些？

（二）体格检查

　　T 37.8℃，P 89 次/min，R 21 次/min，BP 132/85mmHg。

　　神志清楚，精神可。

　　全身浅表淋巴结未扪及肿大。咽无充血，无颈强直。右上肺可闻及少许湿啰音。心界不大，心率89 次/min，心律齐，心音有力，各心脏瓣膜听诊区未闻及病理性杂音。腹平软，无压痛及反跳痛，肝脾肋下未及，双肾区无叩击痛，双下肢无水肿。

对体格检查的点评：

　　未描述皮肤黏膜情况，应重点关注胸部体格检查，胸部体格检查应全面细致描述视触叩听结果，心脏体格检查结果应按照视触叩听的顺序描述。

【思考题3】为明确诊断并评估病情，应安排哪些辅助检查？

思维引导：

　　门诊遇到此类患者，根据患者咳嗽、痰中带血、发热、右上肺湿啰音、老年男性、长期吸烟史等，应考虑呼吸系统疾病（如肺部感染性疾病、肺癌、肺栓塞等）及系统外疾病，故应选择血常规、肿瘤标记物、胸部影像学等辅助检查。

（三）辅助检查

- 血常规：白细胞(WBC)计数 11.32 × 10⁹/L(3.5×10⁹~9.5× 10⁹/L)，中性粒细胞百分比 85.4%(40%~75%)，血红蛋白(Hb)135g/L(115~150g/L)，血小板(PLT)计数 275 × 10⁹/L(125 × 10⁹~350 × 10⁹/L)。
- 结核分枝杆菌 T 细胞斑点试验(T-SPOT.*TB* test)(-)。
- 肿瘤标记物：癌胚抗原(CEA)、神经元特异烯醇化酶(NSE)无异常，细胞角蛋白 19 片段(CYFR21-1)38.07ng/ml (参考值 0~3.30ng/ml)，鳞状细胞癌抗原(SCC)8.7ng/ml (参考值 0~1.5ng/ml)。
- 痰病原学检查：痰培养为正常口腔细菌；痰涂片未找到抗酸杆菌及真菌。
- 胸部 X 线片如图 9-1-1 所示，右上肺软组织密度影，右肺门影增大。胸部 CT 如图 9-1-2 所示，右肺门区软组织密度影伴右肺上叶不张。

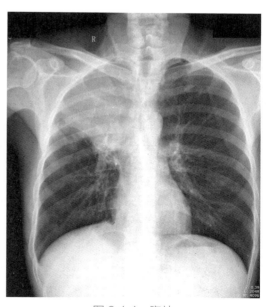

图 9-1-1　胸片

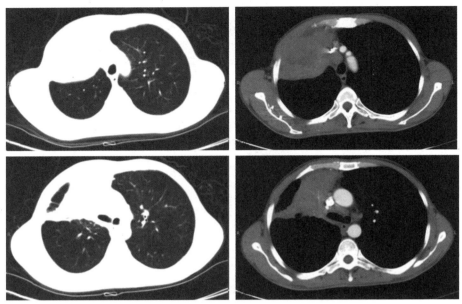

图 9-1-2　胸部 CT

【思考题 4】该患者最可能的诊断和鉴别诊断是什么?

思维引导:

医生需要根据问诊、体格检查、实验室检查、影像学检查及患者对治疗的反应,归纳总结病例特点,找出诊断的线索。

(四)病例特点

1. 老年男性,病程较短。

2. 咳嗽、痰中带血 20d,发热 3d;既往有长期吸烟史。

3. 右上肺可闻及湿啰音。

4. 血清肺癌相关肿瘤标记物升高;胸部影像学提示右肺门区软组织密度影伴右肺上叶不张。

5. 口服抗生素效果不明显。

诊断主线索:

咳痰带血、右肺门区软组织密度影伴右肺上叶不张。

思维引导:

围绕诊断主线索咳痰带血、右肺门区软组织密度影伴右肺上叶不张,寻找切入点,全面考虑可能的疾病。

咳嗽、痰中带血和发热的症状指向呼吸系统疾病,但涉及的疾病范围较广,肿瘤标记物升高也可能涉及全身多个系统,逐一排查过于烦琐,花费太大。因此诊断切入点应放在胸部影像学上,该患者的胸片及胸部 CT 提示肺门区软组织影伴肺不张。肺门区软组织影伴肺不张的原因包括:肿瘤、肉芽肿、异物等导致支气管腔内阻塞,或肿大淋巴结、肿瘤等压迫致使支气管狭窄。患者无异物吸入史,暂不考虑肺门异物。结合患者咳痰带血,从"一元论"角度出发,可将疾病的鉴别诊断范围缩小至:支气管中心性肉芽肿、炎性假瘤、淋巴瘤、支气管肺癌。

ER-1-1-1　知识链接:肺部大片密度增高影的原因

(五)鉴别诊断

1. 支气管中心性肉芽肿　是一种免疫性疾病,可分为哮喘型和无哮喘型。哮喘型一般年轻发病,常有哮喘家族史,起病较急;常有发热、咳嗽,咳黏液脓性痰,部分患者有气短及胸痛。无哮喘型起病年龄较大,主要表现为轻咳、乏力等,少数甚至无症状。影像学:早期无异常或仅肺纹理增多,随病情进展,可发展为支气管阻塞,影像学上表现为肺叶及肺段实质性浸润及肺不张。确诊有赖支气管镜及病理检查。支气管镜:支气管开口肉芽组织环形增生,呈向心性狭窄。病理:哮喘患者以嗜酸性细胞浸润为主,而非哮喘患者则以浆细胞、淋巴细胞浸润为主。该病临床少见,暂不考虑,若诊断有困难可完善支气管镜及病理检查。

2. 炎性假瘤　患者多数年龄在 50 岁以下,女性多于男性。1/3 的患者没有临床症状,仅偶然在 X 线检查时发现,2/3 的患者有慢性支气管炎、肺炎、肺化脓症的病史及相应的临床症状,如咳嗽、咳痰、低热,部分患者还有胸痛、血痰,甚至咯血,但咯血量一般较少。胸部 X 线检查为圆形或椭圆形、边缘光滑锐利的结节影,有些边缘模糊,似有毛刺或呈分叶状,与肺癌很难鉴别;CT 图像上则表现为境界清楚的块影,比胸部平片更容易发现小空洞的存在。纤维支气管镜加病理可明确诊断。该患者为老年男性、长期吸烟史,暂不考虑该病,鉴别困难时可行支气管镜予以明确。

3. 淋巴瘤　表现为淋巴结进行性肿大,当淋巴瘤累及肺门及纵隔时,主要表现为咳嗽咳痰、发热、胸闷气促、体重减轻及上腔静脉综合征。影像学多表现为肺门及纵隔淋巴结肿大,压迫支气管可表现为肺不张。淋巴结活检可明确诊断。该患者影像学表现为右肺门软组织影伴右肺上叶不张,不排除肺门淋巴结肿大,纤维支气管镜、淋巴结活检可明确诊断。

4. 支气管肺癌　原发肿瘤引起的症状包括咳嗽、咯血、呼吸困难、发热、体重下降等,肿瘤扩散引起的症状包括声音嘶哑、胸痛、胸腔积液、上腔静脉阻塞综合征、霍纳综合征(Horner syndrome)、吞咽困难等,还有其他远处转移的相应症状及副癌综合征等。该患者咳嗽、痰中带血症状符合上述症状,其后出现的发热、咳黄脓痰的症状符合阻塞性肺炎症状。并且既往有长期吸烟史,实验室检查中肿瘤标记物增高,胸片表现出"反S 征",提示中央型肺癌伴右上肺不张。但仍需完善纤维支气管镜检查以明确诊断。

（六）初步诊断

右上叶肺癌并发阻塞性肺炎。

诊断依据:

1. 老年男性,长期吸烟史。

2. 有咳嗽、痰中带血、发热、右上肺湿啰音等肺炎表现。

3. 血清肺癌相关肿瘤标记物升高。

4. 胸部影像学表现为右肺门软组织密度影伴右上肺不张。

思维引导:

1. 根据病史资料、体格检查及辅助检查等总结出主线索,可以有效缩小鉴别诊断的范围。本病例以肺部影像学特点为切入点,结合患者咳嗽、痰中带血的症状特点,在相符的疾病中,利用排除诊断法,先排除可能性小的疾病,把难以排除的疾病作为初步诊断。

2. 应用形式逻辑中的必要条件假言判断,只有病理组织学证实,才能确诊肺癌。在本例中肺癌的诊断证据尚不够充分,应当完善病理学检查。

【思考题 5】如何制订患者下一步的治疗方案?

（七）治疗

治疗原则:明确肿瘤分期和分类,抗感染,肿瘤治疗,健康教育。

1. 明确肿瘤分期和分类　完善胸部增强 CT、上腹部增强 CT(或超声)、头部增强 MR(或增强 CT)或 18F-FDG PET/CT,手术切除、支气管镜检查、经皮肺穿刺、淋巴结活检、手术活检等检查判断患者肿瘤分期、病理及分子类型。

2. 抗感染　呼吸氟喹诺酮类药物(莫西沙星、吉米沙星和左氧氟沙星),或第二、三代头孢菌素,β- 内酰胺类 /β- 内酰胺酶抑制剂,可联合大环内酯类药物。

3. 抗肿瘤治疗

(1)通常小细胞肺癌(SCLC)确诊时已转移,主要依赖化疗或放化疗综合治疗。

(2)Ⅰ A/B 和Ⅱ A/B 期的非小细胞肺癌(NSCLC):手术切除;对于Ⅱ A/B 期的患者,可在手术后进行辅助化疗。

(3)Ⅲ A/B 期的非小细胞肺癌:可手术切除的Ⅲ A 期患者,可术前化疗或放化疗,手术治疗,术后续贯或同步放化疗;无法手术切除的Ⅲ A 或Ⅲ B 期的患者,进行联合放化疗,或靶向药物治疗。

(4)Ⅳ期的非小细胞肺癌:联合放化疗或靶向药物治疗。靶向药物治疗:有 EGFR、ALK、ROS1 等遗传学改变,优先考虑使用相应的靶向药物(表 9-1-1);没有已发现的遗传学改变,但 PD-L1 高表达,考虑优先使用免疫药物;若没有已发现的遗传学改变,且 PD-L1 表达低,考虑放化疗等综合治疗。

(5)支气管镜治疗:可以通过激光治疗、近距离放射治疗和植入气道支架等治疗。

表 9-1-1　遗传学改变及对应靶向药物

遗传学改变	靶向药物
EGFR 突变	厄洛替尼、吉非替尼、阿法替尼、奥西替尼
ALK 重排	克唑替尼、阿莱替尼、色瑞替尼
HER2 突变	曲妥珠单抗、阿法替尼
BRAF 突变	达拉菲尼、曲美替尼
ROS1 基因融合	克唑替尼、色瑞替尼

4. 健康教育

治疗思维要点:

首先要明确患者肺部肿瘤的分期和分类。胸部增强 CT、上腹部增强 CT(或超声)、头部增强 MR(或增强 CT)以及全身骨扫描是肺癌诊断和分期的主要方法。18F-FDG PET/CT 对于淋巴结转移和胸腔外转移(脑转移除外)有更好的诊断效能。由于 PET/CT 价格昂贵,故将 PET/CT 作为诊断和分期的可选策略。当纵隔淋巴结是否转移影响治疗决策,而其他分期手段难以确定时,推荐采用纵隔镜或超声支气管镜检查(EBUS)等有创分期手段明确纵隔淋巴结状态。肿瘤分类通过肿瘤标本的检测进行,肿瘤标本获取手段包括手术切除、支气管镜检、经皮肺穿刺、淋巴结活检、手术活检等。现在肺癌的分类也由过去单纯的病理组织学分类,进一步细分为基于驱动基因的分子亚型。所有含腺癌成分的非小细胞肺癌,无论其临床特征(如吸烟史、性别、种族或其他)怎样,均应常规进行 *EGFR* 突变 /*ALK* 融合基因检测,*ALK* 和 *ROS1* 的检测应与 *EGFR* 突变检测平行进行。

患者阻塞性肺炎应进行抗感染治疗,常见的社区获得性肺炎病原体包括肺炎链球菌、支原体、衣原体、流感嗜血杆菌等。常用呼吸氟喹诺酮类药物(莫西沙星、吉米沙星和左氧氟沙星),第二、三代头孢菌素,β- 内酰胺类 /β- 内酰胺酶抑制剂,可联合大环内酯类药物。

肺癌患者确诊后应根据其肿瘤的分期和分类选用相应的治疗方案。通常小细胞肺癌确诊时已转移,主要依赖化疗或放化疗综合治疗;非小细胞肺癌为局限性病变者,可采用外科手术或放疗根治;已转移病变者,选择适当应用化疗、放疗、靶向治疗或免疫治疗等。

由于吸烟是肺癌最主要的危险因素之一,健康教育应嘱患者严格戒烟,并避免二手烟摄入。

(八)诊疗后续

患者现已戒烟,肿瘤为 ⅡB 期,行右上肺叶切除 + 肺门纵隔淋巴结清扫术,并予以含铂双药方案辅助化疗。肿瘤基因检测提示为中分化腺癌,*EGFR* 突变 /*ALK* 融合基因检测阴性。现每 6 个月随访 1 次。

【小结】

1. 本案例患者以"咳嗽、痰中带血 20d,发热 3d"为主诉入院,我们应围绕"咳嗽""痰中带血"和"发热"的问诊要点,系统全面地收集病史资料,并结合体格检查、影像学、实验室检查等资料,综合分析,归纳总结病例特点。

2. 进而围绕"右肺门区软组织密度影伴右肺上叶不张"这一影像学改变展开鉴别诊断,运用综合诊断法和排除诊断法,最终考虑诊断为"右上叶肺癌并发阻塞性肺炎"。

3. 治疗上,以明确肿瘤分期和分类、抗感染、肿瘤治疗、健康教育为主要原则,充分体现治疗学思维。

二、发热伴肺部阴影

患者,男,34 岁。

主诉:发热伴咳嗽、咳痰 5d。

【思考题 1】针对这一主诉,应该怎样进行病史采集,需要获得哪些临床信息?

病史资料收集与思维引导：

针对以上主诉，应全面系统地思考，有针对性、全面询问病史资料及体格检查。

发热问诊要点：诱因、起病情况、热度高低、变化规律(间歇性/持续性)、病程、伴随症状(畏寒、寒战、大汗、盗汗、消化系统症状、尿路刺激征、淋巴结肿大、肌肉关节肿痛、皮疹、出血等)、用药情况及对药物的反应。

咳嗽咳痰问诊要点：咳嗽性质(干咳/有痰)、咳嗽程度(剧烈/轻度/无力)、单声/连续、音色(鸡鸣样/金属音)、诱发及缓解因素、病程、好发时间(白天/夜间)、痰液性质(黏液/浆液/脓性/血性)、痰的性状、颜色(如铁锈色痰、砖红色胶冻样痰、脓痰等)、气味(恶臭/血腥/粪臭)、痰量、伴随症状(发热、胸痛、咯血、呼吸困难、声嘶、鼻后滴漏、反流等)、香烟等烟尘暴露史及用药史(血管紧张素转换酶抑制剂、博来霉素、甲氨蝶呤等)。

发热的伴随症状往往对诊断有提示作用：如伴畏寒、寒战、大汗，考虑体温骤升骤降，常见于大叶性肺炎、败血症、溶血/输液/药物反应等；如伴盗汗，考虑体温逐渐升降，常见于结核病、伤寒、风湿热等；如伴咳嗽、咳痰、胸痛、咯血，常见于呼吸道感染、胸膜炎、肺癌、肺部血管疾病等；如伴恶心、呕吐、腹痛、腹泻，常见于腹腔内脏器感染、腹膜炎、腹部肿瘤等；如伴尿路刺激征，常见于尿路感染等；如伴淋巴结肿大，常见于传染性单核细胞增多症、淋巴结结核、淋巴瘤、转移癌等；如伴肝脾大，常见于传染性单核细胞增多症、肝胆系统感染、淋巴瘤等；如伴肌肉关节肿痛，常见于败血症、风湿热、结缔组织疾病、痛风等；如伴皮疹，常见于病毒及细菌感染性疾病、皮肌炎、系统性红斑狼疮、药物反应等；如伴出血，常见于重症感染、急性传染病、血液病等；如伴昏迷，常见于颅内感染、斑疹伤寒、中暑、脑出血、巴比妥中毒等。

咳嗽的伴随症状的提示意义：如伴发热，常见于呼吸道感染、胸膜炎等；如伴胸痛，常见于肺炎、胸膜炎、肺栓塞、气胸等；如伴咯血，常见于肺结核、支气管扩张、肺脓肿、支气管肺癌、二尖瓣狭窄、心力衰竭(简称"心衰")等；如伴呼吸困难，常见于呼吸道狭窄/占位/异物、支气管哮喘、慢阻肺、大量胸腔积液、气胸；如伴声嘶，常见于声带炎症、肿瘤压迫喉返神经等；如伴鼻后滴漏，考虑鼻炎、鼻窦炎等；如伴反酸/胃灼热，考虑胃食管反流病、食管炎、胃炎等。

(一) 病史资料

现病史：5d前患者劳累并受凉后出现发热，体温最高39.1℃，伴畏寒、寒战、咳嗽、咳痰，为少量黄脓痰，无咯血、胸痛、胸闷，无头痛、恶心、呕吐、腹痛、腹泻，无肌肉关节痛。2d前就诊于急诊，予以头孢孟多治疗，患者仍有发热，最高39.2℃。发病来，精神食欲睡眠不佳，大小便正常，体重无明显改变，体力下降。

既往史：否认高血压病、糖尿病等慢性病史，否认乙肝、结核等传染病史，否认食物、药物过敏史，否认手术外伤史，否认家禽接触史。

个人史：否认烟酒嗜好。

家族史：无特殊。

对问诊的点评：

本例病史询问，针对发热症状缺少发热变化规律(难以判断热型)、退热药物的使用及对药物的反应，针对咳嗽咳痰症状，缺少咳嗽音色、程度、好发时间、诱发缓解因素、咳痰量、痰液性质和气味；且抗生素使用不详(剂量、频次)。

【思考题2】对该患者进行体格检查时，需要特别关注的情况有哪些？

思维引导：

对于以发热、咳嗽、咳痰为主要症状的患者，应重点关注呼吸系统疾病体征，如口唇发绀、咽喉部红肿、有无呼吸音异常、干湿啰音等。胸部体格检查应作为重点，应全面细致地描述视触叩听结果。

(二) 体格检查

T 36.3 ℃，P 80次/min，R 20次/min，BP 135/83mmHg。

意识清楚，步入病房，自动体位，体格检查合作。

皮肤巩膜无黄染，浅表淋巴结未触及肿大。口唇无发绀，咽充血，扁桃体无肿大，两肺呼吸音粗，左下肺可闻及湿性啰音,吸气相为主。心率80次/min,心律齐,各瓣膜区未闻及病理性杂音。腹软,无压痛、反跳痛,肝脾肋下未及。双肾区无叩击痛,双下肢无水肿。

对体格检查的点评:

听诊湿啰音应描述大、中、小,有助于判断病变部位,是来源于气管、支气管,或者是肺;同时需要补充是否存在胸膜摩擦音、哮鸣音等。

【思考题3】为明确诊断及评估病情,应安排哪些辅助检查?

思维引导:

门诊遇到此类患者,根据患者发热、咳嗽、咳痰、左下肺湿啰音、青年男性等,应首先考虑呼吸系统疾病(如肺部感染性疾病、肺癌等),应选择血常规、C反应蛋白、降钙素原、痰涂片、胸部影像学等辅助检查。

(三)辅助检查
- 血常规:WBC 16.1×10^9/L(3.5×10^9~9.5×10^9/L),中性粒细胞百分比81%(40%~75%),淋巴细胞百分比15%(20%~50%),Hb 143g/L(115~150g/L),PLT 149×10^9/L(125×10^9~350×10^9/L)。
- C反应蛋白:36.6mg/L(>10mg/L)。
- 降钙素原:0.56μg/L(<0.05μg/L)。
- 铁蛋白:397.2μg/L(30~400μg/L)。
- 痰细菌涂片:革兰氏阳性菌。
- 痰真菌涂片:未找到真菌。
- 痰涂片抗酸染色:未找到抗酸杆菌。
- 血 T-SPOT.*TB* test:无反应性。
- 凝血功能、D-二聚体、肝肾功能、电解质、血糖、血脂均正常范围。
- 肺癌肿瘤标记物无异常。
- 胸部CT:左肺下叶斑片影、实变影,可见支气管充气征,如图9-1-3所示。
- 心电图及心脏彩超未见异常。

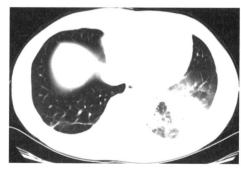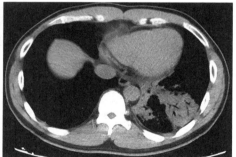

图9-1-3 胸部CT

【思考题4】本患者最可能的诊断及鉴别诊断是什么?

思维引导:

总结病史、体格检查、影像学、实验室检查四大表型资料,综合分析各表型资料特点,运用逻辑学思维,归纳总结病例特点,整理出诊断主线索。

(四)病例特点
1. 青年男性,急性起病。
2. 发热、咳嗽、咳黄脓痰5d。

3. 左下肺可闻及吸气相湿啰音。

4. 实验室检查提示细菌感染,痰涂片可见革兰氏阳性菌。胸部 CT 提示左下肺实变影。

诊断主线索:

发热、咳脓痰伴肺部实变影。

思维引导:

　　该病例主要表现为发热、咳嗽、咳脓痰、肺部阴影,其主线索的选择对鉴别疾病至关重要,若以发热作为主线索,主要分感染性发热和非感染性发热,由于涉及的疾病众多,鉴别难度大。若以发热、咳嗽、咳脓痰为主线索,则主要涉及下呼吸道感染性疾病,包括气管、支气管、肺泡病变。若增加肺部实变影,以发热、咳脓痰、肺实变影为主线索,则可进一步将疾病范围缩小至涉及肺部的感染性疾病,如各种病原体引起的社区获得性肺炎、肺结核、肺脓肿等,可结合相关病原学检查进一步确定导致肺部感染的病原体。

　　另外,若以发热伴肺部阴影为主线索,首先需鉴别感染性病变还是非感染性病变。感染性疾病通常结合病史采集、体格检查、实验室检查,采用直接诊断法进行判断。肺部感染临床症状常见咳嗽、咳脓性痰,也可出现胸痛、咯血、呼吸困难,甚至出现意识障碍、休克等全身症状;体格检查肺部可闻及干湿性啰音;感染相关指标(血常规、C反应蛋白、降钙素原等)通常有提示意义;肺部影像学可表现为实变、间质性改变、结节影、空洞等,无特异性。非感染性疾病可通过排除诊断法判断,即如以上感染相关的临床症状、体征、实验室检查为阴性,则提示非感染性疾病可能性大。肺部影像学表现为实变影的非感染性疾病,可见于隐源性机化性肺炎、过敏性肺炎、肺栓塞、肺癌等。该患者感染指标为阳性,暂不考虑非感染性疾病。因此主要从肺部感染性疾病中予以鉴别:肺真菌病、病毒性肺炎、肺结核、细菌性肺炎等。

　　发热伴肺部阴影的诊断流程可参考2016年发表在中华结核呼吸杂志上的《发热伴肺部阴影鉴别诊断专家共识》。

(五) 鉴别诊断

1. 肺真菌病　多见于免疫抑制或缺陷患者,或有真菌吸入史。痰液通常为黏液性。肺部影像学无特异性,可表现为实变、结节、空洞等。G实验或GM实验可阳性。感染相关指标正常或轻度升高。隐球菌感染可见于免疫功能正常患者,血清隐球菌抗原检测可明确诊断。患者为年轻免疫功能正常宿主,无可疑真菌污染物接触史,咳脓性痰,感染相关指标显著升高,暂排除。

2. 肺结核　易感人群为青少年、老年、营养不良、抵抗力弱的群体以及免疫功能受损、抑制或缺陷患者,可有传染源接触史,临床表现以咳嗽、咳白痰、午后低热、盗汗等为主,可伴有咯血。肺部影像学可见浸润影、增殖灶、空洞、实变等。痰抗酸染色具有重要的诊断价值。本例患者以高热、咳脓性痰为主要症状,肺部影像学表现为实变,痰涂片抗酸染色阴性,可见革兰氏阳性菌,暂不考虑。

3. 细菌性肺炎　临床症状可表现为咳嗽、咳脓性痰、发热、胸痛。感染相关指标可显著升高。肺部影像学可表现为实变、斑片影、结节影。该患者痰涂片发现革兰氏阳性菌,符合细菌性肺炎,但具体细菌种类有待进一步鉴定。

(六) 初步诊断

社区获得性肺炎。

诊断依据:

1. 青年男性,急性起病。

2. 发热、咳嗽、咳脓性痰为主要症状。

3. 实验室检查提示细菌感染,痰涂片可见革兰氏阳性菌。

4. 胸部 CT 有左下肺炎的证据。

思维引导:

　　根据病史资料及体格检查、辅助检查,整理出主线索——发热、咳脓痰伴肺部实变影,采用综合诊断法,最终将疾病范围缩小至涉及肺部的感染性疾病,结合患者的临床表现及实验室检查区分不同肺炎。细菌性肺炎起病急骤,高热、寒战,全身肌痛,可有患侧胸痛。肺炎链球菌感染为铁锈色痰。血白细胞计数升高,中性粒细胞为主,核左移。病毒性肺炎好发于病毒疾病流行季节,发热、头痛、乏力等全身症状突出。感染相关指标正常或稍高。非典型病原体(支原体、衣原体)起病较缓慢,主要表现为乏力、头痛、发热、肌痛、咽痛、咳嗽等症状,咳嗽多为刺激性阵发性咳嗽,少痰,肺外表现常见。血白细胞水平可正常或稍高,以中性粒细胞增高为主。下一步就是根据病原学检查手段来明确导致肺部感染的各种病原体。

根据《中国成人社区获得性肺炎诊断与治疗指南(2016年版)》中临床诊断标准,该患者符合:

1. 社区发病。

2. 肺炎相关临床表现:①新近出现的咳嗽、咳痰、脓痰;②发热;③肺部可闻及湿性啰音;④外周血白细胞计数 $>10 \times 10^9/L$。

3. 胸部影像学检查示新出现的斑片影、实变影。

在除外肺结核、肺部肿瘤、非感染性肺间质性疾病、肺水肿、肺不张、肺栓塞、肺嗜酸粒细胞浸润症及肺血管炎等后,可建立社区获得性肺炎的临床诊断。

【思考题5】如何为该患者制订治疗方案?

(七) 治疗

治疗原则:目标性抗感染,对症支持,健康教育。

1. **针对病因治疗**　抗菌药:莫西沙星0.4g静脉滴注,每日一次,用药7d。

2. **一般对症治疗**　化痰:N-乙酰半胱氨酸。

3. **健康教育**　加强锻炼,加强营养,增强抵抗力。

治疗思维要点:

针对病因的治疗是治疗学思维中最根本、最重要的治疗。社区获得性肺炎常见病原体是肺炎支原体、肺炎链球菌、流感嗜血杆菌、肺炎衣原体、军团菌肺炎、肺炎克雷伯菌及金黄色葡萄球菌等,因此抗感染治疗是最重要的治疗手段。

在细菌种类未确定前,需要根据患者年龄、基础疾病、临床特点、实验室及影像学检查、既往用药情况分析最可能的病原体,选择恰当的初始抗感染治疗。本例患者为年轻男性,无基础疾病,属于轻症社区获得性肺炎患者,当地属于大环内酯类药物耐药率较高地区,选择呼吸氟喹诺酮类药物可以覆盖常见的社区获得性肺炎病原体。

社区获得性肺炎患者临床表现多样,可出现流感症状、咳嗽、咳痰、胸痛,也可以出现发热、皮疹、胃肠道症状等全身表现,需结合患者的具体情况给予对症支持治疗,可以缩短病程,是重要的治疗手段。

(八) 诊疗后续

用药7d,患者症状明显缓解,复查血常规、C反应蛋白、降钙素原均在正常范围,患者用药半个月后复查胸部CT,病变基本吸收,如图9-1-4所示。

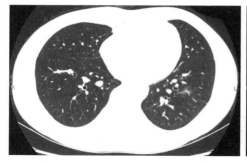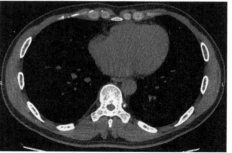

图9-1-4　胸部CT

【小结】

1. 本案例患者以"发热伴咳嗽咳痰5d"为主诉入院,结合体格检查、影像学、实验室检查等表型资料,归纳总结病例特点及主线索,将诊断范围进一步缩小至肺部感染,结合患者无入院治疗史,考虑"社区获得性肺炎"。

2. 在社区获得性肺炎的治疗上,需要注意的是,在未确认病原体之前,即应经验性使用抗生素,根据患者年龄、基础疾病、临床特点、实验室及影像学检查、既往用药情况分析最可能的病原体,选择恰当的初始抗感染治疗。查明病原体后,参考体外药敏试验结果,进行目标性抗感染治疗,此外对症支持、健康教育也很重要。

推 荐 阅 读

［1］发热伴肺部阴影鉴别诊断共识专家组 . 发热伴肺部阴影鉴别诊断专家共识 . 中华结核和呼吸杂志 . 2016,39 (3): 169-176.
［2］中华医学会呼吸病学分会 .《中国成人社区获得性肺炎诊断与治疗指南 (2016 年版). 中华结核和呼吸杂志 . 2016,39 (4): 253-279.

三、慢性刺激性干咳

患者,女,55 岁。

主诉:咳嗽 3 个月。

【思考题 1】针对这一主诉,应该怎样进行病史采集,需要获得哪些临床信息?

病史资料收集与思维引导:

针对以上主诉,应全面系统地思考,有针对性地、有逻辑地询问病史及体格检查。

咳嗽问诊要点:咳嗽性质(干咳 / 有痰)、咳嗽程度(剧烈 / 轻度 / 无力)、单声 / 连续、音色(鸡鸣样 / 金属音)、诱发或加重因素(受凉、灰尘、油烟、体位等);如有痰,则需询问:痰量、痰液性质(黏液 / 浆液 / 脓性 / 血性)、颜色、气味(恶臭 / 血腥 / 粪臭)、是否带血(血丝 / 血块);好发时间(白天 / 夜间)、病程(急性 / 亚急性 / 慢性)、伴随症状(如伴鼻后滴流感、反酸、胃灼热、嗳气、咯血、呼吸困难、声嘶等)。

ER-1-3-1　知识链接: 咳嗽的诊疗原则

(一)病史资料

现病史:患者于 3 个月前因受凉"感冒"后出现咳嗽,呈刺激性干咳,吸入冷空气可诱发,夜间为主,入睡后可因剧烈咳嗽而影响睡眠,白天咳嗽较少,无咯血,无发热、胸闷、胸痛等。当地医院诊断"上呼吸道感染",并给予"头孢"等抗生素治疗,效果不佳,咳嗽时轻时重,外院行胸部 CT 检查无异常。起病以来,患者精神、食欲尚可,睡眠不佳,大小便正常,体力体重无明显改变。

既往史:否认高血压病、糖尿病等慢性病史,否认乙肝、结核等传染病史,否认食物、药物过敏史,否认手术外伤史,否认粉尘等环境暴露史。

个人史:无烟酒嗜好。

家族史:无特殊。

对问诊的点评:

本例病史询问,缺少过敏性鼻炎、荨麻疹等过敏性疾病和消化系统疾病的病史,以及是否有打喷嚏、流涕、鼻塞、鼻后滴流感、反酸、胃灼热、嗳气等伴随症状。

【思考题 2】对该患者进行体格检查时,需要特别关注的情况有哪些?

(二)体格检查

T 36.8 ℃,P 85 次 /min,R 16 次 /min,BP 135/80mmHg

神志清楚,自动体位,体格检查配合。

全身皮肤黏膜无黄染及出血点,无发绀,全身浅表淋巴结未及肿大。咽充血,扁桃体无肿大,颈静脉无充盈,颈无强直,气管居中。呼吸平稳,胸廓无畸形,无压痛,两肺呼吸音清,无干湿性啰音。心率 85 次 /min,心律齐,无杂音。腹部平坦,肝脾未触及,无肌紧张,无压痛,四肢活动正常。

> 对体格检查的点评:
>
> 　　针对慢性咳嗽的患者,应重点关注呼吸系统疾病体征,如口唇发绀、咽喉部红肿、呼吸音异常、有无干湿啰音等,及心脏体格检查。要重视胸部体格检查,并应全面细致描述视触叩听的结果。

【思考题 3】根据症状和体格检查的结果,应安排哪些辅助检查?

思维引导:
门诊遇到此类患者,根据患者慢性咳嗽、体征无明显异常,应考虑呼吸系统疾病(慢性支气管炎、哮喘、嗜酸性粒细胞性支气管炎、肺癌等),及系统外疾病(如胃食管反流病、鼻后滴漏综合征等),应选择血常规、痰细胞学、肿瘤标记物、胸部影像学、肺功能、支气管镜、24h 食管 pH 监测等辅助检查。

(三)辅助检查
- 血常规:WBC $8.3 \times 10^9/L$(3.5×10^9~$9.5 \times 10^9/L$),中性粒细胞百分比 80%(40%~75%),嗜酸性粒细胞百分比 0.6%(0.4%~8.0%),Hb 130g/L(115~150g/L),PLT $155 \times 10^9/L$(125×10^9~$350 \times 10^9/L$)。
- 尿常规、粪便常规、肝肾功能、电解质、凝血常规、肿瘤标记物正常范围。
- 诱导痰细胞学检查:细胞学检查嗜酸性粒细胞正常范围。
- 胸部 CT、心脏彩超未见明显异常。
- 肺功能:肺通气功能正常;支气管激发试验阳性。
- 24h 食管 pH 监测未见异常。
- 支气管镜检查:双侧支气管可见范围未见明显异常。

【思考题 4】本患者最可能的诊断及鉴别诊断是什么?

思维引导:
总结病史、体格检查、影像学检查、实验室检查、功能检查五大表型资料,综合分析各表型资料特点,运用逻辑学思维,归纳总结病例特点,整理出诊断主线索。

(四)病例特点
1. 中年女性,慢性病程。
2. 间断刺激性干咳 3 个月,夜间为主。
3. 体格检查及肺部 CT 无异常。
4. 肺功能提示支气管激发试验阳性。
5. 抗生素治疗效果不佳。

诊断主线索:
慢性咳嗽、支气管激发试验阳性。

思维引导:
围绕诊断主线索,运用系统思维,考虑相关的多种呼吸系统疾病以及有相关表现的其他系统疾病。
本例患者咳嗽症状超过 8 周,考虑为慢性咳嗽。慢性咳嗽原因较多,肺部影像至关重要,建议将 X 线胸片作为慢性咳嗽患者的常规检查。根据结果将病因分为两类:一类为初查 X 线胸片有明确病变者,如肺炎、肺结核、肺癌等,可根据病变的形态、性质选择进一步检查。另一类为胸片无明显病变者,以咳嗽为主或唯一症状者,则判断为不明原因咳嗽,如鼻后滴漏综合征(postnasal drip syndrome,PNDS)、上气道咳嗽综合征(upper airway cough syndrome,UACS)、咳嗽变异型哮喘(cough variant asthma,CVA)、嗜酸性粒细胞性支气管炎(eosinophilic bronchitis,EB)、胃 - 食管反流性咳嗽(gastroesophageal reflux-related chronic cough,GERC)、慢性支气管炎、支气管扩张、支气管结核、变应性咳嗽(atopic cough,AC)、左心功能不全、支气管微结石症、间质

ER-1-3-2　知识链接:慢性咳嗽伴随症状对诊断的提示

性肺疾病、药物（血管紧张素转化酶抑制剂等）相关咳嗽、心理性咳嗽等。该患者无特殊用药史，排除药物相关咳嗽；胸部 X 线、CT、心脏彩超无异常，暂不考虑支气管扩张、间质性肺病和左心功能不全；支气管镜所见无异常，暂排除支气管结石症、支气管结核；24h 食管 pH 监测无异常，排除 GERC；无鼻炎、鼻窦炎病史及表现和咽喉部症状，不考虑 PNDS。还需要鉴别的疾病有：EB、慢性支气管炎、心理性咳嗽、AC、CVA。

（五）鉴别诊断

1. 嗜酸性粒细胞性支气管炎（EB）　是一种以气道嗜酸性粒细胞浸润为特征的非哮喘性支气管炎。主要症状为慢性刺激性咳嗽，常是唯一的临床症状，一般为干咳，偶尔咳少许黏痰，可在白天或夜间咳嗽。部分患者对油烟、灰尘、异味或冷空气比较敏感，常为咳嗽的诱发因素。患者无气喘、呼吸困难等症状，肺通气功能及呼气峰流速变异率（PEFR）正常，无气道高反应性的证据。痰细胞学检查嗜酸性粒细胞比例 ≥ 0.025。本患者诱导痰嗜酸性粒细胞不高，暂不支持。

2. 慢性支气管炎　为咳嗽、咳痰伴或者不伴喘息连续 2 年以上，每年累积或持续至少 3 个月，并排除其他引起慢性咳嗽的病因。咳嗽、咳痰一般晨间明显，咳白色泡沫痰或黏液痰，加重期亦有夜间咳嗽。肺通气功能正常，无气道高反应性的证据。本患者无 2 年以上咳嗽病史，暂不支持。

3. 心理性咳嗽　是由于患者严重心理问题或有意清喉引起，也有学者称为习惯性咳嗽、心因性咳嗽。小儿相对常见，在儿童 1 个月以上咳嗽病因中占 3%~10%。典型表现为日间咳嗽，专注于某一事物及夜间休息时咳嗽消失，常伴随焦虑症状。心理性咳嗽的诊断系排他性诊断，只有其他可能的诊断排除后才能考虑心理性咳嗽。

4. 变应性咳嗽（AC）　临床上某些慢性咳嗽患者，具有一些特应症的因素。临床表现多为阵发性刺激性干咳，白天或夜间咳嗽，油烟、灰尘、冷空气、讲话等容易诱发咳嗽，常伴有咽喉发痒。肺通气功能正常，气道高反应性检测阴性。诱导痰细胞学检查嗜酸性粒细胞比例不高。具有下列指征之一：①过敏物质接触史；②皮肤点刺试验（SPT）阳性；③血清总 IgE 或特异性 IgE 增高；④咳嗽敏感性增高，且排除 CVA、EB、PNDs 等其他原因引起的慢性咳嗽后可诊断。本例患者肺功能激发试验阳性，排除 AC。

5. 咳嗽变异型哮喘（CVA）　CVA 是一种特殊类型的哮喘，咳嗽是其唯一或主要临床表现，无明显喘息、气促等症状或体征，但有气道高反应性。主要表现为刺激性干咳，通常咳嗽比较剧烈，夜间咳嗽为其重要特征。感冒、冷空气、灰尘、油烟等容易诱发或加重咳嗽。胸部 CT 无明显异常。支气管激发试验阳性或最大呼气流量（PEF）昼夜变异率 >20%。本例患者符合上述表现，考虑 CVA 可能性大。

（六）初步诊断

咳嗽变异型哮喘（CVA）。

诊断依据：

1. 慢性咳嗽，刺激性干咳为唯一症状，夜间发作为主。

2. 肺通气功能正常，支气管激发试验阳性。

3. 胸部 CT、心脏彩超、诱导痰细胞计数、24h 食管 pH 监测、支气管镜检查未见异常。

4. 常规抗生素治疗无效。

思维引导：

根据病史资料、体格检查及辅助检查等总结出主线索，可以有效地缩小鉴别诊断的范围。本病例以慢性咳嗽为主要症状，慢性咳嗽病因复杂，涉及多个学科，诊断难度较大，漏诊误诊严重；结合支气管激发试验阳性，理出主线索——慢性咳嗽、支气管激发试验阳性。需掌握符合主线索的常见病因的发病特点，厘清思路，抽丝剥茧，寻觅蛛丝马迹，鉴别真伪，在可能的疾病中，利用排除诊断法，排除可能性小的疾病，把不能排除的疾病作为初步诊断。

哮喘全球倡议（2018 版）提出哮喘的诊断要点：

1. 可变的呼吸系统症状史　典型的症状是喘息、气促、胸闷、咳嗽。①哮喘患者一般有超过一个以上的症状；②症状发生随时间改变，并强度多变；③症状往往在夜间或晨起加重；④通常由运动、欢笑、过敏原或冷空气引发；⑤症状常在病毒感染时加重。

2. 可变的呼气气流受限证据 ①在诊断过程中,至少一次FEV_1是低的,确定FEV_1/FVC减少。成人正常的FEV_1/FVC比值通常>0.80、儿童>0.90。②哮喘患者肺功能变化大于健康人群。例如:a.吸入支气管扩张剂后,FEV_1增加>12%并且绝对值增加>200ml(儿童$FEV1$增加>12%预计值),被称为"支气管扩张剂可逆性";b.平均白天PEF变异率>10%(儿童>13%);c.四周抗炎治疗后,FEV_1增加>12%并且绝对值增加>200ml(儿童>12%预计值),除外呼吸系统感染。③变化更大,变化次数增多,诊断的可能性更高。④症状期、清晨、或中止支气管扩张剂后,可能需要重复检测。⑤严重恶化或病毒感染时,可能不出现支气管扩张剂的可逆性。如果首次检测没有支气管扩张剂的可逆性,下一步将取决于临床的迫切性和其他测试的可行性。⑥协助诊断的其他检测,包括支气管激发试验阳性。

【思考题5】如何制订患者下一步的治疗方案?

(七)治疗

治疗原则:避免接触过敏原,控制气道炎症,缓解哮喘症状,健康教育管理。

1. 确定并减少危险因素接触 完善变应原筛查,确定诱发咳嗽的变应原和非特异性刺激因素,减少危险因素接触。

2. 控制性药物(针对发病机制)

(1)吸入型糖皮质激素(ICS):每天使用低剂量糖皮质激素(倍氯米松,200~500μg/d)。

(2)白三烯调节剂:孟鲁司特,10mg,每晚一次。

3. 缓解性药物 短效$β_2$受体激动剂,按需使用。

4. 健康教育、长期随访

(1)了解哮喘的激发因素,避免诱因。学会自行监测病情变化并评估,熟悉哮喘发作的常见表现及对应处理的方法,记录哮喘日记。与医生共同制订预防急性加重、保持长期稳定的方案。

(2)每月一次门诊随访,如该治疗方案不能使哮喘得到控制,则升级治疗方案直至哮喘控制;如达到哮喘控制后维持3个月以上,可考虑降级治疗。

治疗思维要点:

避免接触过敏原,从根本上减少危险因素的刺激,为预防并减少发作次数最有效的措施。采用吸入性激素、白三烯调节剂等药物治疗气道慢性炎症,使哮喘维持临床控制,是哮喘治疗的基石。采用$β_2$受体激动剂等迅速缓解气道痉挛,缓解哮喘症状,提高患者的信心和依从性。针对患者的健康教育和随访有助于加强疗效,减少复发,提高患者生活质量,对于哮喘的长期规范化管理至关重要。

(八)诊疗后续

患者1个月后复诊,咳嗽症状明显减轻,达到哮喘控制。继续目前治疗方案,2个月后复诊。

【小结】

本例患者以"咳嗽3个月"为主诉入院,我们应围绕"咳嗽"的问诊要点,系统全面地收集病史资料,并结合体格检查、实验室检查、功能学等表型资料,综合分析,归纳总结病例特点,进而围绕"慢性咳嗽并肺功能激发试验阳性"这一主线索展开鉴别诊断,运用排除诊断法,最终考虑诊断为"哮喘"。

1. 慢性咳嗽、无阳性体征的患者越来越多,明确诊断、有效治疗意义重大。

2. 针对该类患者,首先通过病史询问、影像学检查、实验室检查等,除外相关疾病,并应该考虑到AC、CVA、EB、心理性咳嗽、慢性支气管炎等,诱导痰细胞学检查、激发试验等可进行鉴别。

3. CVA治疗上以避免接触过敏原、控制气道炎症、缓解哮喘症状、健康教育管理为主要原则,充分体现了治疗学思维。

推 荐 阅 读

中华医学会呼吸病学分会哮喘学组.咳嗽的诊断与治疗指南(2015).中华结核和呼吸杂志.2016,39(5):323-354.

四、胸腔积液

患者,男,20岁。

主诉:间断发热2周,干咳、胸痛1周。

【思考题1】针对这一主诉,应该怎样进行病史采集,需要获得哪些临床信息?

病史资料收集与思维引导:

针对以上主诉,应全面系统地思考,有针对性地、全面地询问病史及体格检查。

发热问诊要点:诱因、起病情况、热度高低、变化规律(间歇性/持续性)、病程、伴随症状(畏寒、寒战、大汗、盗汗、咳嗽咳痰、胸痛、咯血、消化系统症状、尿路刺激征、淋巴结肿大、肌肉关节肿痛、皮疹、出血等)、加重或缓解因素、传染病及疫区接触史、用药情况及对药物的反应。

干咳问诊要点:咳嗽程度(剧烈/轻度/无力)、单声/连续、音色(鸡鸣样/金属音)、诱发或加重因素(受凉、灰尘、油烟、体位等)、好发时间(白天/夜间)、病程(急性/亚急性/慢性)、伴随症状(如伴发热、胸痛、咯血、呼吸困难、声嘶等)、香烟等烟尘暴露史及用药史。

胸痛问诊要点:部位、范围(是否固定、局限、沿一侧肋间神经分布且不超过体表中线);性质(隐痛、钝痛、刀割样、刺痛、烧灼样、压榨样、撕裂样等);程度(剧烈/轻微/隐痛);持续时间(短暂发作性疼痛可见于冠脉痉挛引起的心绞痛或食管痉挛引起的胸骨后疼痛;持续性疼痛多见于胸腔脏器的炎症、肿瘤、栓塞或梗死);诱因、加重或缓解因素(如与呼吸运动相关、在咳嗽或深呼吸时加重,常见于胸膜炎或心包炎;如在情绪激动或劳累时诱发,休息后可缓解,常见于心绞痛;如在进食中或进食后出现,常见于食管疾病);伴随症状(如咳嗽、呼吸困难、反酸、胃灼热、嗳气、吞咽困难、心慌、低血压等),有无放射痛。

发热的伴随症状对诊断的提示意义:如伴盗汗,常见于结核病;如伴寒战,见于伤寒、肺炎、肺脓肿等;如伴咳嗽、咳痰、胸痛、咯血,常见于呼吸道感染、胸膜炎、肺癌、肺部血管疾病等。

干咳的常见伴随症状对诊断的提示意义:如伴发热,常见于呼吸道感染、胸膜炎等;如伴胸痛,常见于肺炎、胸膜炎、肺栓塞、气胸等;如伴咯血,常见于肺结核、支气管扩张、肺脓肿、支气管肺癌、二尖瓣狭窄等;如伴呼吸困难,常见于呼吸道狭窄/占位/异物、支气管哮喘、慢阻肺、大量胸腔积液、气胸;如伴声嘶,常见于声带炎症、肿瘤压迫喉返神经等。

胸痛的部位、范围对诊断的提示意义:如固定且局部有压痛,可见于胸壁疾病;如沿一侧肋间神经分布且不超过体表中线,需考虑带状疱疹;如在胸骨后方,可见于食管及纵隔病变;如在心前区且向左侧肩背部放射,常见于心绞痛及心肌梗死;如在剑突下,考虑胃十二指肠、胆胰病变等;如在右下胸部,可见于肝胆疾病或膈下脓肿;如在胸侧壁,多见于胸膜炎。

胸痛的性质对诊断的提示意义:如为隐痛、钝痛,可见于胸膜炎;如为皮肤或胸壁烧灼样、刀割样或刺痛,可见于带状疱疹、肋间神经痛等;如为胸骨后烧灼样痛,常见于食管炎、胃食管反流等;如为压榨样疼痛,甚至濒死感,常见于心绞痛、心肌梗死等;如为撕裂样疼痛,常见于主动脉夹层。

胸痛的伴随症状对诊断的提示意义:如伴咳嗽、呼吸困难,常见于呼吸道感染、胸膜炎、气胸、肺癌、肺部血管疾病等;如伴反酸、胃灼热、嗳气、吞咽困难,常见于食管疾病;如伴心慌、低血压、休克,常见于心肌梗死、主动脉夹层、大面积肺栓塞等。

(一)病史资料

现病史:2周前患者受凉后出现发热,体温最高38.5℃,无伴随症状,自行口服退热药物(洛索洛芬钠片),体温可降至正常,后反复发热。1周前出现咳嗽,为刺激性干咳,伴右侧胸痛,为钝痛,无放射痛,咳嗽或深呼吸时疼痛明显,无咯血、呼吸困难等,自行口服抗生素(头孢呋辛酯)后症状无缓解。门诊行胸片检查,提示右侧胸腔积液。起病来,精神、食欲、睡眠欠佳,大小便正常,体重无明显改变,体力下降。

既往史:否认高血压病、糖尿病等慢性病史,否认乙肝、结核等慢性传染性疾病史,否认食物药物过敏史,否认手术外伤史。

个人史:否认烟酒嗜好。

家族史:无特殊。

对问诊的点评：

本例病史询问，针对发热症状，没有问及热型、变化规律；针对咳嗽症状，未问及咳嗽程度、单声/连续、音色、加重缓解因素、香烟等烟尘暴露史，针对胸痛，未问及胸痛程度，缺少近期用药史及生吃螃蟹、蝲蛄等食物史，近期是否有结核患者接触史等。

【思考题2】对该患者进行体格检查时，需要特别关注的情况有哪些？

思维引导：

针对发热、干咳、胸痛的患者，需要关注呼吸系统疾病体征，如是否存在口唇发绀、胸廓不对称、呼吸动度减低、叩诊音异常、呼吸音异常、干湿啰音等。应重点关注胸部体格检查，胸部体格检查应全面细致描述视触叩听的结果。

（二）体格检查

T 38.3℃，P 100次/min，R 20次/min，BP 124/81mmHg。

意识清楚，步入病房，自动体位，体格检查合作。

皮肤巩膜无黄染，浅表淋巴结未触及肿大。口唇无发绀，伸舌居中，咽不红，扁桃体无肿大，右侧胸廓饱满、右侧呼吸动度减低、叩诊浊音，右下肺呼吸音消失。心律齐，各瓣膜听诊区未闻及病理性杂音。腹平坦，无压痛、反跳痛、肌紧张，肝脾肋下未触及，肠鸣音正常。双肾区无叩击痛，双下肢不肿。

对体格检查的点评：

未描述胸部触诊有无压痛、胸膜摩擦感、触觉语颤及胸膜摩擦音、语音共振，心脏体格检查未描述心率。

【思考题3】为明确诊断并评估病情，应安排哪些辅助检查？

思维引导：

门诊遇到此类患者，根据患者发热、咳嗽、胸痛，右侧胸腔积液体征，青年男性等，应考虑呼吸系统疾病（如感染、结核或肿瘤、肺栓塞导致的胸腔积液等），故应选择血常规、C反应蛋白、降钙素原、血T-SPOT.*TB* test、肿瘤标记物、胸腔积液、胸部影像学等辅助检查。同时，也应该考虑到系统外疾病引起的胸腔积液。

（三）辅助检查

- 血常规：WBC 4.5×10^9/L（3.5×10^9~9.5×10^9/L），中性粒细胞百分比61.4%（40%~75%），淋巴细胞百分比26.8%（20%~50%），Hb 155g/L（115~150g/L），PLT 332×10^9/L（125×10^9~350×10^9/L）。
- C反应蛋白：52.4mg/L（<10mg/L）。
- 降钙素原：0.11μg/L（<0.05μg/L）。
- 血T-SPOT.*TB* test：阳性。
- 胸腔积液常规：淡黄色，微浑，李凡他试验阳性，红细胞计数（RBC）$2\,000 \times 10^6$/L，有核细胞计数$6\,000 \times 10^6$/L，中性粒细胞百分比25%，淋巴细胞百分比40%，单核细胞百分比30%，间皮细胞4%，嗜酸性粒细胞百分比1%。
- 胸腔积液生化：葡萄糖（GLU）4.55mmol/L，总蛋白（TP）55.2g/L，ALB 32.5g/L，乳酸脱氢酶（LDH）541IU/L（LDH>200IU/L，考虑渗出液），ADA 54IU/L。
- 胸腔积液癌胚抗原：0.55ng/ml。
- 胸腔积液细胞学：镜下见较多淋巴细胞、中性粒细胞，少许间皮细胞、嗜酸性粒细胞。
- 痰结核菌涂片：未找到抗酸杆菌。

- 血寄生虫抗体:阴性。
- 凝血功能、肝肾功能、电解质、血糖、血脂均正常范围。
- 肺部 CT:右侧胸腔积液,右肺膨胀不全,右侧叶间积液(图 9-1-5)。
- 胸腔超声:右侧胸腔肩胛线第 7~9 肋间(坐位)可见无回声区,最大前后径 8cm。
- 心电图及心脏超声未见异常。

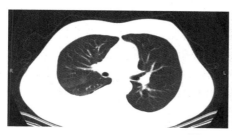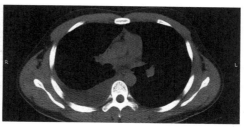

图 9-1-5　胸部 CT

【思考题 4】本患者最可能的诊断及鉴别诊断是什么?

思维引导:

　　总结病史、体格检查、影像学检查、实验室检查四大表型资料,综合分析各表型资料特点,运用逻辑学思维,归纳总结病例特点,整理出诊断主线索。

(四)病例特点

1. 青年男性,急性起病。

2. 间断发热 2 周,伴干咳、胸痛 1 周。

3. 右侧胸腔积液体征伴影像学证据,实验室提示为渗出液。

诊断主线索:

发热伴渗出性胸腔积液。

思维引导:

　　围绕诊断主线索,运用系统思维,考虑到相关的多种呼吸系统疾病以及有相关表现的其他系统疾病。

　　本例患者同时存在发热、咳嗽、胸痛、胸腔积液的主要症状和体征,抓住关键线索作为诊断切入点至关重要。发热、咳嗽、胸痛为呼吸系统常见症状,不具特异性,涉及疾病过多,鉴别诊断繁杂,以单侧胸腔积液作为诊断切入点,有利于缩小诊断范围。

　　首先应明确有无胸腔积液及量的大小。少量胸腔积液的症状及体征常不明显,患者可出现刺激性干咳,患侧胸痛,与体位及呼吸运动相关。大量胸腔积液的患者胸痛可减轻,出现胸闷、呼吸困难,患侧胸廓饱满,呼吸运动减弱,触觉语颤减弱或消失,叩诊浊音,听诊呼吸音及语音共振减弱或消失。胸片可初步判断有无胸腔积液,胸腔超声及 CT 可明确诊断并评估积液量。

　　其次,完善胸腔积液常规及生化检查以判断胸腔积液的性质。胸腔积液颜色(淡黄/血性、脓性、乳糜性)、清浊度(清亮/浑浊)、比重(以 1.018 为界)、凝固性(不凝/可自凝)、有核细胞数(<100×10⁶/L 或 >500×10⁶/L)、葡萄糖含量(接近血糖/低于血糖)、蛋白含量(<25g/L 或 >30g/L)、LDH 水平(以 200IU 为界)等可作为鉴别漏出液和渗出液的重要参考指标。其中更有价值的分类标准为 Light 标准:①胸腔积液/血清蛋白比值 >0.5;②胸腔积液/血清 LDH 比值 >0.6;③胸腔积液 LDH> 正常血清 LDH 正常高值的 2/3。满足以上任一条可诊断渗出液。

　　病因诊断是关键环节,需根据胸腔积液的性质,结合病史、体格检查、实验室检查等综合分析。漏出液常见于引起血浆白蛋白生成不足或丢失的肝硬化、肾病综合征、慢性肾功能衰竭、重度营养不良等,导致静水压过高的充血性心力衰竭、缩窄性心包炎、静脉阻塞等,以及阻塞或压迫淋巴管的丝虫病、胸腔内肿瘤等。渗出液的病因分为感染性与非感染性。感染性疾病包括细菌、分枝杆菌、真菌、病毒、支原体、寄生虫感染等。非感染性疾病包括物理刺激(外伤、放疗、胸腹手术后)、反应性胸腔积液(急性胰腺炎、食管穿孔所致纵隔炎症、腹腔脓肿）、恶性肿瘤、肺栓塞、结缔组织疾病、Meige综合征、子宫内膜异位症、药物反应等。该患者青年男性、发热伴渗出性胸腔积液、无基础疾病及特殊用药史，可排除物理刺激性、反应性胸腔积液及Meige综合征、子宫内膜异位症、药物反应、肺栓塞，考虑较为常见的胸腔感染性疾病和非感染性疾病中的恶性肿瘤、结缔组织疾病。

（五）鉴别诊断

1. 肿瘤性疾病　指肺部肿瘤侵犯胸膜、原发于胸膜的恶性肿瘤或者其他部位的恶性肿瘤转移至胸膜引起的胸腔积液。肺癌以中老年患者多见，发病高峰在55~65岁，男性多于女性，石棉接触与间皮瘤相关。临床症状早期可表现为刺激性干咳，中晚期出现呼吸困难，伴有体重减轻、乏力、食欲缺乏等全身症状。胸片及胸腔超声可观察到中量以上胸腔积液，胸部CT有助于发现是否伴纵隔淋巴结转移并对肺实质病变进行评估。胸腔积液大多数为渗出液，细胞分类以淋巴细胞为主，LDH显著升高（>500IU），肿瘤标记物阳性，细胞学可见癌细胞。支气管镜、胸膜活检术、胸腔镜检查等可作为确诊的重要手段。该患者不符合以上表现，暂不考虑。

2. 结缔组织疾病相关胸腔积液　常见的引起胸腔积液的结缔组织疾病为类风湿关节炎和系统性红斑狼疮。约10%类风湿关节炎患者可出现胸腔积液，既往多有类风湿关节炎病史。胸腔积液多为单侧或双侧少量，呈渗出性，糖含量明显降低，LDH显著升高，类风湿因子阳性率高于血清。半数以上的系统性红斑狼疮患者可合并胸腔积液，有关节痛、皮疹、肾功能不全、心包积液等肺外表现。胸腔积液多为双侧中小量渗出性，抗核抗体（ANA）阳性特异性高于血清，发现狼疮细胞具诊断价值。本例患者胸腔积液检查提示渗出性，LDH升高，但无肺外表现，胸腔积液细胞学未找到狼疮细胞，可基本排除。

3. 寄生虫性胸腔积液　阿米巴病、棘球蚴病或肺吸虫病等可侵犯胸膜，引起胸腔积液、液气胸等。阿米巴病引起胸膜损害（反应性胸腔积液、脓胸等）多与阿米巴肝脓肿相关。阿米巴脓肿为巧克力色、鱼酱样、无菌、无臭、pH及糖含量偏低、LHD及白细胞显著增高。棘球蚴病易累及肝脏和肺，刺激邻近胸膜可引起反应性胸腔积液，囊内容物破入胸腔可引起渗出性胸腔积液，嗜酸性粒细胞为主，患者表现为撕裂样疼痛、呼吸困难。胸部CT可显示肺及胸膜腔内呈分叶状囊性病变，囊泡在胸腔积液中漂浮可产生"蛇影征"。肺吸虫病为亚急性和慢性起病，肺吸虫异位移行至肺和胸膜，导致组织变态反应性炎症反应。肺吸虫主要引起胆固醇性胸腔积液，胆固醇含量高于2 500mg/L，糖低、蛋白及白细胞高，以嗜酸性粒细胞为主，甘油三酯不高。肺吸虫胸腔内侵袭可导致胸导管破裂引起乳糜胸，甘油三酯含量较高。寄生虫感染可通过血清抗体检测辅助诊断。该患者无上述表现，且寄生虫抗体检测为阴性，暂排除。

4. 肺炎旁胸腔积液　指肺炎、肺脓肿或支气管扩张感染引起的胸腔积液，若积液呈脓性，则为脓胸。常见金黄色葡萄球菌、肺炎链球菌等，可合并厌氧菌感染。患者表现为发热、咳嗽、咳痰、胸痛等症状，血常规、C反应蛋白、降钙素原（PCT）等指标显著升高，胸腔积液呈草黄色，甚至脓性、黏稠，中性粒细胞为主，pH低，糖含量明显下降，LDH显著升高，涂片可找到细菌。本例患者出现发热、胸痛等症状，胸腔积液为渗出性、LDH升高，但患者血常规正常范围，胸部CT未见肺内病灶，胸腔积液以淋巴细胞为主，该诊断可能性较小。

5. 结核性胸膜炎　为最常见渗出性胸腔积液，多见于青壮年，急性起病，临床症状以发热、盗汗、干咳、胸痛为主要表现。多为单侧大量胸腔积液，ADA显著升高，以淋巴细胞为主，胸腔积液抗酸染色阳性具有诊断意义。结核菌素试验（PPD）或T-SPOT.*TB* test阳性。胸腔积液结核菌培养、胸膜活检或活检组织结核分枝杆菌培养阳性可确诊。该患者年龄、发病情况、临床表现、胸腔积液常规、生化和T-SPOT.*TB*支持该诊断，可行诊断性抗结核治疗，根据疗效反应进一步确诊。

（六）初步诊断

结核性胸膜炎。

诊断依据：

1. 年轻患者，急性起病。

2. 发热、干咳、胸痛为主要症状。

3. 单侧渗出性胸腔积液、淋巴细胞为主，ADA大于45IU/L。

4. 血常规正常范围，T-SPOT.*TB* test阳性。

诊断思维要点：

根据病史资料、体格检查及辅助检查等总结出主线索——渗出性胸腔积液伴发热，可以有效地缩小鉴别诊断的范围。渗出性胸腔积液伴发热的各种疾病需要鉴别，结合患者青年男性、无基础疾病及特殊用药史等，排除不可能的疾病，在可能的疾病中进行鉴别，分析与不同疾病的诊断要点相符和不相符的证据，应用排除诊断法，结合诊断原则，得出最可能的诊断。

【思考题 5】如何制订患者下一步的治疗方案？

（七）治疗

治疗原则：祛除病因，营养支持，健康教育。

1. 针对病因治疗 抗结核：采用每日治疗方案（2HRZ/4HR）。强化期：异烟肼 0.3g、利福平 0.45g、吡嗪酰胺 1.5g，每日 1 次，2 个月；巩固期：异烟肼 0.3g、利福平 0.45g，每日 1 次，4 个月。

2. 胸腔穿刺抽液治疗

3. 一般对症治疗 护肝、休息、营养支持。

4. 健康教育 加强锻炼，加强营养，增强抵抗力。

治疗思维要点：

1. 全程督导化疗是治疗结核的关键措施，其原则是早期、规律、全程、适量、联合的化学治疗，减轻组织破坏，缩短治疗时间，防止获得性耐药变异菌的出现，彻底杀灭半静止或代谢缓慢的结核分枝杆菌，最终达到消灭结核分枝杆菌、减少复发的目的。

2. 结核性胸膜炎胸腔积液中蛋白含量高，容易造成胸膜粘连，应尽快抽尽胸腔积液，同时可以减轻结核毒性症状、有助于不张的肺复张，改善呼吸功能。

3. 结核病是一种慢性消耗性疾病，休息及营养支持是重要的辅助治疗措施。

4. 肺结核病程长、易复发，需长期随访，健康教育及管理对于提高依从性及治愈率至关重要。

（八）诊疗后续

1. 患者一周后复查胸腔超声（右侧胸腔积液较前减少，无回声区最大前后径 2.8cm）。

2. 嘱定期复查胸腔超声及胸部 CT，呼吸内科门诊随诊。

【小结】

1. 本案例患者以"间断发热 2 周，干咳、胸痛 1 周"为主诉入院，结合体格检查、影像学检查、实验室检查等表型资料，归纳总结病例特点，并得出"渗出性胸腔积液伴发热"这一主线索，结合患者的年龄、病史、用药史及胸腔积液检测结果等，在感染性和非感染性渗出性胸腔积液的各种病因中展开鉴别诊断，运用排除诊断法，最终考虑诊断为"结核性胸膜炎"。

2. 结核性胸膜炎的治疗上，以祛除病因、护肝对症、营养支持、健康教育为主要原则，其中病因治疗——全程督导抗结核治疗最为重要。

（赵建平）

第二节 循环系统疾病

一、气短、双下肢水肿

住院患者，男，66 岁。

主诉：气短、双下肢水肿 10d。

【思考题 1】针对这一主诉，应该怎样进行病史采集，需要获得哪些临床信息？

病史资料收集与思维引导：

针对以上主诉，可知患者主要症状为"气短"和"水肿"，应该分别仔细询问两个主要症状的特点及演变过程。

气短问诊要点:急性/慢性起病、诱因(与活动、体位的相关性)、持续时间、程度、加重缓解因素、伴随症状(咳痰、咯血、发热、胸痛等)、既往史(呼吸循环系统和全身疾病)、吸烟史、头痛/颅脑外伤史、精神疾病病史、用药史/近期调整(如利尿剂)、过敏原接触史等。

水肿问诊要点:急性/慢性起病,诱因(与时间、体位的相关性,女性注意询问与月经周期的相关性),首发部位、累及范围、发展顺序和发展速度、水肿是否为凹陷性,伴随症状(疼痛、局部皮肤颜色及温度的改变),系统回顾(心悸、气短、咳嗽、咳痰等心肺疾病表现;尿量、尿色改变等泌尿系统疾病表现;胃肠道表现,皮肤黄染和出血倾向;食欲缺乏、怕冷、反应迟钝、便秘等),既往史(心、肾、肝、内分泌等疾病史),用药史,过敏史等。

(一) 病史资料

现病史:10d 前患者出现活动后气短,爬三层楼觉喘憋,伴下肢水肿,无胸痛、咳嗽、咳痰、咯血等,症状进行性加重,2d 前穿衣、如厕均觉喘憋,偶夜间睡眠时憋醒,坐起后好转。同时出现尿量减少(300ml/d),双下肢重度可凹性水肿,为进一步诊治收入院。发病以来,精神、睡眠差,大便干燥(2~3d 一次),体重明显增加(具体数值未测)。

既往史:1 年前因"全身皮肤变红、瘙痒、脱屑"就诊皮肤科,查血常规嗜酸性粒细胞计数 >1.5×10^9/L,诊断为剥脱性皮炎,激素治疗后症状好转,患者未规律治疗及随诊。否认高血压病、糖尿病、高脂血症及慢性呼吸系统疾病病史。

个人史:无烟酒嗜好。

家族史:否认心脏疾病家族史。

对问诊的点评:

本例病史询问过程中存在以下不足:在活动后气短方面未询问有无相关诱因;双下肢水肿方面,未询问是否存在晨轻暮重、与体位的相关性,是否同时存在腹围增大、颜面水肿,是否伴随下肢局部皮肤改变等。

【思考题 2】对该患者进行体格检查时,需要特别关注的情况有哪些?

思维引导:

对于气短主诉的患者应立即检查生命体征与经皮动脉血氧饱和度(SpO_2),注意手指血氧仪在低体温、休克、一氧化碳中毒状态下不准确;部分患者活动前后 SpO_2 差异明显。注意是否存在病情危重的体征,如意识障碍、呼吸乏力、发绀、言语不连贯、端坐呼吸、大汗。在全面体格检查的基础上,需重点关注呼吸循环系统体征,如呼吸音(弥漫哮鸣音见于哮喘、心衰,固定性哮鸣音提示气道梗阻,湿啰音提示肺炎、心衰或肺纤维化,呼吸音消失见于气胸、胸腔积液、重症哮喘、重症慢性阻塞性肺疾病和大气道梗阻)、心率/心律、额外心音、瓣膜杂音,奇脉、颈静脉充盈(提示心衰或心脏压塞),下肢水肿等。

(二) 体格检查

T 37.2℃,BP 101/79mmHg,R 25 次/min,P 125 次/min,SpO_2 97%(自然状态下),体重 57kg。

双侧腋下及腹股沟可触及多发肿大淋巴结,最大者 2cm×2cm,质韧,无触痛;双肺肩胛下角线第 8 肋下叩浊,双肺底闻及少许细湿啰音;心界向左下扩大,心律齐,心率125 次/min,未闻及瓣膜杂音;肝肋下1 横指,移动性浊音(−);双下肢、腰骶部及阴囊重度可凹性水肿。

对体格检查的点评:

未描述意识状态,有无发绀、颈静脉怒张、肝颈静脉回流征,呼吸音、心音有无低钝等。

【思考题3】为明确诊断并评估病情,应安排哪些辅助检查?

思维引导:

　　根据患者进行性加重的活动后气短、间歇性夜间不能平卧、少尿、下肢水肿,应重点考虑循环系统疾病,故下一步应完善血常规、生化、脑钠肽(BNP)、心电图、心脏超声、胸部影像学、D-二聚体(D-dimer)等辅助检查。

(三)辅助检查

- 血常规:WBC 11.18×10^9/L,嗜酸性粒细胞计数 4.39×10^9/L,嗜酸性粒细胞百分比35%,血红蛋白113g/L,血小板计数 488×10^9/L。
- 生化:谷丙转氨酶21IU/L,总蛋白58g/L,白蛋白35g/L,肌酐79μmol/L,乳酸脱氢酶328IU/L。
- D-dimer 4.31mg/L。
- 肌钙蛋白 I:0.069μg/L(0~0.056μg/L)。
- B型脑钠肽:4 489ng/L(0~100ng/L)。
- N末端前脑钠肽(NT proBNP) 12 549pg/ml[①](0~125pg/ml)。
- 心电图:窦性心动过速,心率125次/min,肢导联低电压。
- 超声心动图:全心大,左心室心内膜回声增强,左心室收缩功能重度减低[左室射血分数(LVEF)12%],舒张功能减低,肺动脉收缩压55mmHg,下腔静脉增宽(图9-2-1a、b、c、e)。
- 胸部高分辨率CT示:双肺渗出影,中、下肺为著,双侧少量胸腔积液。
- 胸部超声示:双侧大量胸腔积液。
- 心脏磁共振(CMR)成像示:左右心室和左右心房心内膜下及左右房室瓣线样延迟强化,室间隔及左右心室部分乳头肌延迟强化(图9-2-2a)。
- 冠状动脉计算机体层血管成像(CTA)未见明显异常。

思维引导:

　　患者两次血常规(间隔大于一个月)均示嗜酸性粒细胞计数 $>1.5 \times 10^9$/L,显著增高,需对其查因。

- 红细胞沉降率(血沉)(ESR):22mm/第1小时;高敏C反应蛋白(hs-CRP)10.30mg/L。
- 总免疫球蛋白E(T-IgE):631kIU/L。
- 抗核抗体、抗可溶性核抗原抗体、抗中性粒细胞胞浆抗体(ANCA)均为阴性。
- 结核分枝杆菌T细胞斑点试验(T-SPOT.*TB* test)阴性。
- 粪便找寄生虫及幼虫3次阴性。
- *FIP1L1-PDGFRA* 融合基因阴性。
- 外周血涂片示嗜酸性粒细胞百分比35%,异形淋巴细胞3%。
- 骨髓涂片示增生活跃,嗜酸性粒细胞百分比升高至25%。
- 胸腹盆腔CT见纵隔、腹膜后及肠系膜区多发淋巴结肿大。
- PET/CT示:未见明确放射性摄取增高灶,网状内皮系统基本正常,不支持血液系统恶性病变,未见实体瘤征象。
- 腹股沟淋巴结活检:淋巴结炎。

【思考题4】本患者最可能的诊断及鉴别诊断是什么?

思维引导:

　　根据病史、体格检查、实验室检查、影像学检查、功能学检查五大表型资料,归纳总结病例特点,以此为依据,整理出诊断主线索。

(四)病例特点

1. 老年男性,慢性病程,急性加重。

2. 症状、体征及心功能检查提示全心衰、多区域浅表淋巴结肿大。

3. 辅助检查提示高嗜酸粒细胞增多症;CMR见房室心内膜下线样延迟强化。

---

① 1pg/ml=1ng/L。

诊断主线索：

进行性加重全心衰伴高嗜酸粒细胞增多症。

思维引导：

该患者目前的主要问题为全心衰（活动后气短、夜间不能平卧、尿量减少符合左心衰，双下肢水肿符合右心衰）。再结合超声心动图检查结果，符合射血分数下降型心力衰竭（HFrEF），心腔扩大，室壁厚度正常。影响心包、心肌、心内膜、心脏瓣膜、血管系统或代谢的疾病都可引起 HFrEF，病因众多，主要包括缺血性心脏病、特发性扩张型心肌病、高血压病、瓣膜疾病、心肌炎、浸润性心肌病、围生期心肌病、结缔组织病、药物/毒物、全身代谢性疾病等。根据"常见病、多发病优先"原则，首先鉴别常见的病因，患者 CTA 无明显异常，无高血压病史，无瓣膜病变，发病年龄 66 岁，无前驱感染表现且心电图和 CMR 不符合心肌炎，无毒物药物接触史，无结缔组织疾病和全身代谢性疾病病史及表现，排除高血压病、瓣膜病变、心肌炎、缺血性心肌病、围生期心肌病、药物/毒物、结缔组织病、全身代谢性疾病。特发性扩张型心肌病、浸润性心肌病和嗜酸性肉芽肿性多血管炎（EGPA）不能排除，同时患者存在高嗜酸粒细胞增多症（HE），应把握诊断原则中的"一元论原则"，高嗜酸细胞综合征心脏受累和 EGPA 心脏受累可能性大。

（五）鉴别诊断

1. 嗜酸性肉芽肿性多血管炎（EGPA）心脏受累 患者有皮肤、心脏等多系统受累，血嗜酸性粒细胞升高，需考虑是否存在 EGPA。EGPA，旧称 Churg-Strauss syndrome 或变应性肉芽肿性血管炎，是一种以慢性鼻-鼻窦炎、哮喘和明显的外周血嗜酸性粒细胞增多为特征的多系统疾病，被归为中、小动脉的血管炎。其诊断最常用的是美国风湿病学会的分类标准，共 6 条分类标准（哮喘、外周血嗜酸性粒细胞占比 >10%、单神经病或多神经病、放射影像学检查示游走性或短暂性肺部阴影、鼻旁窦异常、取含血管的活检发现血管外嗜酸性粒细胞聚集），需至少符合其中 4 条标准尚可诊断。该分类标准敏感性 85%，特异性达 99.7%。心脏受累通常是 EGPA 较严重的表现之一，EGPA 死亡病例中约 1/2 可归因于此，临床表现包括心衰、心包炎、心律失常，多为嗜酸性粒细胞浸润的后果。该患者虽嗜酸性粒细胞明显升高，但不满足其余 5 条分类标准，诊断 EGPA 证据不足。

2. 高嗜酸细胞综合征心脏受累 本患者高嗜酸粒细胞增多症（HE）诊断相对明确，诊断依据为嗜酸性粒细胞计数 $>1.5 \times 10^9$/L，且超过 1 个月。可造成嗜酸性粒细胞增多的病因很多，包括原发性/肿瘤性（特指骨髓增殖性疾病）、继发性/反应性（实体瘤/淋巴瘤、过敏、寄生虫感染、艾迪生病、结缔组织疾病等），以及特发性和遗传性/家族性。不论背后病因如何，增多的嗜酸性粒细胞均可引起心脏各部位受累，包括心包、冠状动脉、心内膜、心肌等。该患者需考虑嗜酸性粒细胞心肌炎性损伤可能。

（六）最后诊断

高嗜酸细胞综合征心脏受累

全心衰（NYHA Ⅲ级）

诊断依据：

1. 嗜酸性粒细胞计数 $>1.5 \times 10^9$/L，且超过 1 个月。

2. 存在全心衰的临床表现，且未发现引起全心衰的其他病因。

3. 超声心动图见左心室心内膜回声增强，CMR 提示房室心内膜下及左右房室瓣线样钆对比剂延迟增强。

ER-2-1-1 知识链接：高嗜酸性粒细胞综合征心肌病

【思考题 5】如何制订患者下一步的治疗方案？

（七）治疗

1. 泼尼松 25mg，每日 1 次。

2. 利尿（静脉泵入呋塞米，后改为布美他尼 1mg，每日 3 次）、强心（地高辛 0.125mg，每日 1 次）、改善心室重塑（雷米普利 10mg，每日 1 次；螺内酯 20mg，每日 1 次；卡维地洛 12.5mg，每日 1 次）治疗。

治疗思维要点：

关于高嗜酸细胞综合征心脏受累的治疗策略，应尽早、积极地使用糖皮质激素，首选泼尼松从 $1mg/(kg \cdot d)$ 开始，缓慢减量，以降低嗜酸性粒细胞数量，减少其对脏器侵犯。其次，应基于病因治疗。同时推荐应用抗凝、标准抗心力衰竭治疗，如血管紧张素转化酶抑制剂（ACEI）/血管紧张素Ⅱ受体拮抗剂（ARB）、β受体阻滞剂、醛固酮受体拮抗剂等。

（八）诊疗后续

患者气短症状逐渐好转,夜间可平卧入睡,双下肢水肿减轻,体重由入院时的 57kg 降至出院前的 45.3kg。出院后规律服用改善心室重塑药物,临床心功能逐渐恢复,日常活动不受限。因该患者是否合并某些肿瘤(如淋巴瘤)或诊断特发性的高嗜酸细胞综合征(HES)尚不明确,故定期在血液科、心内科门诊随访。出院 1 年后复查超声心动图,显示心腔内径和收缩功能恢复正常,LVEF 60%(图 9-2-1d、f);CMR 示左室内经正常,LVEF 59%,心内膜下残留极少量延迟强化(图 9-2-2b)。

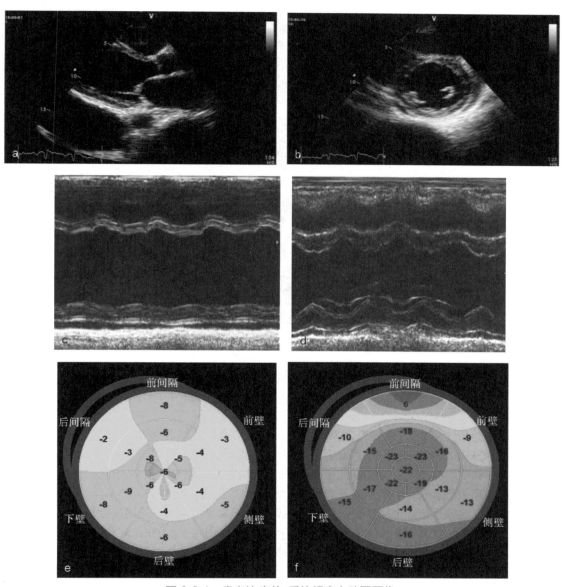

图 9-2-1 患者治疗前、后的超声心动图图像

a. 治疗前:胸骨旁长轴切面示左心增大,大量胸腔积液;

b. 治疗前:左心室短轴心尖部见内膜增厚,回声增强;

c. 治疗前:M 型超声反应左室收缩功能减低;

d. 治疗后:M 型超声反应左室收缩功能正常;

e. 治疗前:二维斑点追踪技术分析心肌应变,左心室心肌整体收缩峰值应变显著降低;

f. 治疗后:二维斑点追踪技术分析心肌应变,左心室心肌整体收缩峰值应变明显改善。

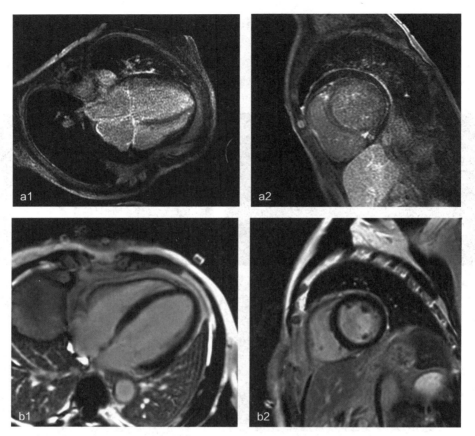

图 9-2-2　患者治疗前、后的心脏核磁共振图像
a1、a2 治疗前：左右心室和左右心房心内膜下及左右房室瓣线样延迟强化；
b1、b2 治疗后：心内膜下残留极少量延迟强化。

【小结】

本例为 66 岁的男性患者，急性病程，主要临床表现为全心衰。再结合超声心动图检查结果，符合射血分数下降型心力衰竭（HFrEF）。HFrEF 病因众多，主要分为三大类：心肌病变、异常负荷状态、心律失常，后两类疾病，从患者病史和辅助检查结果，基本可以除外。导致心肌病变的原因也很多，常见的有缺血性心肌病、心肌炎等，但患者临床表现和辅助检查均不支持这些常见病因。患者化验检查的突出异常为外周血嗜酸性粒细胞增多，高嗜酸细胞综合征心脏受累是引起心肌病病变的不常见因素。关于嗜酸性粒细胞增多的原因，因患者无常见的继发因素，TCR 基因重排和 *FIP1L1-PDGFRA* 基因阴性，是否存在某些肿瘤（如淋巴瘤）或能否诊断特发性高嗜酸细胞综合征（IHES）亦需进一步检查和随访。

实际上，无论何种原因导致的嗜酸性粒细胞增多，嗜酸性粒细胞浸润心脏均可引起心内膜、心肌、瓣膜病变，导致心衰、心律失常、心腔内血栓、栓塞等临床表现。本例患者心脏突出表现为心脏扩大及收缩功能的显著下降，CMR 延迟钆显像提示弥漫性心肌细胞、瓣膜的炎症、水肿和纤维化。在使用激素并规律给予预防心室重塑治疗后，患者心脏功能和大小可恢复正常。

推 荐 阅 读

方全，朱文玲，张抒扬．心脏疑难病例解析（二）．北京：中国协和医科大学出版社，2016：14-21．

二、红细胞增多、反复心肌梗死

住院患者,男,44 岁。

主诉:反复胸闷、胸痛 1 年,加重 5 个月。

【思考题 1】针对这一主诉,应该怎样进行病史采集,需要获得哪些临床信息?

病史资料收集与思维引导:

针对以上主诉,可知患者以"胸闷、胸痛"为主要症状,需仔细询问主要症状的特点及演变过程、诊疗经过,探索主要症状与既往病史的相互关系,发现背后的原因。

胸闷、胸痛的问诊要点:诱因、部位、范围、性质、程度、持续时间、加重及缓解因素、有无放射痛(左上肢、后背、颈部、下颌部放射痛)、伴随症状(如咳嗽、咳痰、咯血、呼吸困难、头晕、心慌、恶心、反酸等)。

(一) 病史资料

现病史:患者 1 年前反复出现活动后胸闷、胸痛,无明显放射痛,休息后缓解。5 个月前无诱因突然出现胸闷、胸痛,向后背放射,伴大汗,当地查心电图示窦性心律,Ⅲ、avF 导联 ST 上移 0.1~0.2mv(图 9-2-3),诊断急性 ST 段抬高型心肌梗死(下壁),当地医院行冠状动脉造影示"左冠正常,右冠脉近段狭窄 60%,心肌梗死溶栓(TIMI)血流Ⅲ级",未置入支架。此后患者仍反复发作胸闷、胸痛,自服氨酚咖匹林(阿司匹林 0.226 8g,对乙酰氨基酚 0.136g,咖啡因 33.4mg)1 片,胸闷、胸痛减轻。近 1 个月患者上 1 层楼或快走即可出现胸闷胸痛。自发病以来,精神、饮食尚可,睡眠不佳,二便无异常,体重无改变。

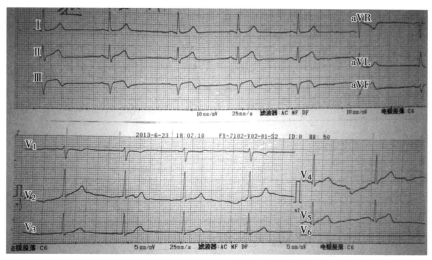

图 9-2-3 外院心电图示Ⅲ、avF 导联 ST 上移

既往史:患者 4 年前出现尿酸升高、痛风发作(累及双足第 1 跖趾关节),予"秋水仙碱、别嘌呤醇"后未再发作,但尿酸仍高。3 年前腹部超声示"门静脉增宽",于我院诊断真性红细胞增多症(PV)、脾梗死、脾静脉血栓,JAK2 基因突变阳性,给予羟基脲、干扰素、阿司匹林等治疗,血红蛋白稳定于 150g/L。6 个月前因"上消化道出血"停用"拜阿司匹林、羟基脲、干扰素",腹部 CT 示"门静脉高压伴广泛侧支循环形成",胃镜示"胃底静脉曲张"。无高血压病、高脂血症、糖尿病病史。

个人史:吸烟 20 年,每天 20 支,戒烟 3 年;少量饮酒史。

家族史:否认类似家族史。

对问诊的点评:

本例病史询问过程中,围绕主要症状进行问诊,基本满足了现病史询问过程中的几大要素。但对主要症状的描述应完善:胸闷胸痛部位、范围、性质、程度、持续时间,疼痛是否向后背、左肩、颈部、下颌放射等,伴随症状如是否存在气短、夜间不能平卧、下肢水肿、头晕、恶心、呕吐、咳嗽、咳痰、发热、反酸、胃灼热等。

【思考题 2】对该患者进行体格检查时,需要特别关注的情况有哪些?

思维引导:

针对该患者反复胸闷、胸痛,既往真性红细胞增多症病史。在全面体格检查的基础上,需重点关注心、肺、肝、脾疾病的体征:皮肤黄疸、肝掌、蜘蛛痣,肝颈静脉回流征,肺部干湿啰音,心浊音界扩大、各瓣膜区异常心音及杂音、心包摩擦音,肝脾大小及质地、肝区叩痛,腹壁静脉曲张,移动性浊音及液波震颤,下肢水肿等。

(二)体格检查

T 36.5℃,P 60 次 /min,R 18 次 /min,BP 120/75mmHg

全身浅表淋巴结无肿大,未见蜘蛛痣、肝掌,未见颈静脉充盈;两肺呼吸音清,未闻及干湿啰音;心界不大,心率 60 次 /min,律齐,各瓣膜听诊区未闻及病理性杂音;腹壁未见曲张静脉,肝脏未触及,脾大平脐,未超过正中线,质韧无压痛;双下肢无水肿。

对体格检查的点评:

未描述皮肤黏膜有无黄染,肝颈静脉回流征、心包摩擦音,腹部移动性浊音。

【思考题 3】为明确诊断并评估病情,计划安排哪些辅助检查?

思维引导:

遇到此类患者,根据患者有多系统受累(心肌梗死、脾梗死、脾静脉血栓、区域性门静脉高压),并且既往有明确的真性红细胞增多症病史,需深入思考既往史与症状的联系,考虑血栓栓塞性疾病可能性大。故下一步除完善血常规、肝肾功能、凝血功能、心电图、超声心动图等常规检查及冠心病危险因素筛查外,还需完善肝硬化、真性红细胞增多症、易栓症等疾病相关检查,以排除感染、免疫、肿瘤等易导致高凝状态的疾病。

(三)辅助检查

– 常规实验室检查:血常规未见明显异常;尿常规(−)。便隐血试验(OB)两次(+),5 次(−)。肝肾胰功能、血脂、凝血无异常。
– 心血管相关检查:心肌酶正常。心电图:Ⅲ导联病理性 Q 波。超声心动图:LVEF 47%,左室下后壁中部运动减弱。腹主动脉超声:腹主动脉粥样硬化伴斑块形成。
– 肝硬化相关检查:肝纤维化 3 项(−)。腹部超声:肝脏回声无明显异常,门静脉稍增宽(1.4~1.5cm),脾大、回声不均。腹部静脉超声:脾静脉显示不清,不除外脾静脉血栓伴侧支循环形成,门静脉、肠系膜上静脉、肝静脉,下腔静脉未见异常。腹部增强 CT:巨脾、脾梗死;脾静脉闭塞伴多发侧支循环形成,胃底静脉曲张明显;门静脉主干及右支略增宽。
– 胃镜:胃底可见明显曲张静脉,直径 10mm,可见红色征,考虑胃底孤立性静脉曲张(重度)。
– 造血系统:主要是骨髓穿刺、骨髓活检和免疫组化。骨髓穿刺:增生活跃,成熟中性粒细胞质可见中毒颗粒;红系中幼红细胞比例增高,红细胞排列紧密,间隙减小,可见个别泪滴样红细胞;巨核细胞多见,可见单圆、双圆、多圆巨核细胞,血小板多见,可见巨大血小板。骨髓活检:造血组织略增多;造血组织中粒红比例大致正常;巨核细胞易见;未见明显骨髓纤维化改变。免疫组化:CD15(+)、CD20(散在 +)、CD3(散在 +)、CD79α(−)、髓过氧化物酶(MPO)(+);网织纤维(+)。
– 易栓症:同型半胱氨酸(HCY)不高,蛋白 C(PC)、蛋白 S(PS)、抗凝血酶Ⅲ(AT Ⅲ)、活化蛋白 C(aPC)抵抗未见明显异常,aPL、狼疮抗凝物(LA)(−)。
– 免疫指标:抗内皮细胞抗体(AECA)(+)1∶10,ANA、抗双链 DNA 抗体、抗中性粒细胞胞浆抗体(ANCA)(−)。
– 血清肿瘤标志物基本未见异常。
– 感染 4 项(−)。胸部高分辨 CT:右肺下叶、左肺上叶舌段索条影,左肺上叶舌段肺大疱,双侧胸膜局部增厚。

【思考题 4】本患者最可能的诊断及鉴别诊断是什么？

思维引导：

根据现有病史、体格检查、辅助检查结果，归纳总结病例特点，整理出诊断主线索。患者以心脏症状为主诉，有血栓、血液系统疾病的既往史，首先应该遵守诊断原则中的"一元论原则"，用单一的疾病解释病情全貌，当"一元论"无法解释，才考虑使用"二元论"，甚至"多元论"解释病情。

（四）病例特点

1. 中年男性，慢性病程，急性加重。
2. 反复胸痛 1 年，5 个月前急性下壁心肌梗死，冠状动脉造影示右冠状动脉（RCA）可疑血栓影。
3. 体格检查可见巨脾、腹壁静脉曲张。
4. 既往有真性红细胞增多症、脾静脉血栓、脾梗死、胃底静脉曲张病史。
5. 陈旧性心肌梗死，腹腔多静脉血栓形成的表现，骨髓检查符合真性红细胞增多症表现。

诊断主线索：

心肌缺血伴多系统血栓。

思维引导：

针对该患者，心电图（ECG）及超声心动图提示陈旧性心肌梗死。但该患者没有冠心病高危因素如高血压病、糖尿病、高脂血症等，冠状动脉造影不符合冠心病的表现，因此需寻找除冠心病外引起心肌梗死的其他病因，并进行鉴别。

因此，以心肌梗死为主线，可将疾病的鉴别诊断范围确定为心肌梗死病因的鉴别诊断。2018 年，欧洲心脏病学会（European Society of Cardiology，ESC）、美国心脏病学会基金会（American College of Cardiology Foundation，ACCF）、美国心脏协会（the American Heart Association，AHA）和世界心脏联盟（the World Heart Federation，WHF）联合工作小组根据推测的心肌缺血直接原因制定了心肌梗死的临床分类方案。接下来，应该针对不同分类根据临床、辅助检查特点进行鉴别诊断。

（五）鉴别诊断

根据 ESC、ACCF、AHA 和 WHF 联合工作小组的心肌梗死临床分类方案，进行心肌梗死的病因鉴别：

1. 1 型心肌梗死　动脉粥样硬化血栓形成性冠状动脉疾病引起的心肌梗死，通常是由于动脉粥样硬化斑块破坏（破裂或糜烂）。

2. 2 型心肌梗死　继发于氧供需失衡的心肌梗死，有多种潜在机制，包括冠状动脉夹层、血管痉挛、栓塞、微血管功能障碍，以及伴或不伴基础冠状动脉疾病的氧需求增加。该患者既往真性红细胞增多症病史明确，由于血容量增多、血液黏滞度增加，易致血栓形成，造成氧供需失衡而诱发心肌梗死。

3. 3 型心肌梗死　未得到生物标志物结果就死亡的心肌梗死，具有心肌缺血 / 梗死的典型表现，包括疑似新发缺血性 ECG 改变或心室颤动，且在可采集血液样品之前或在血液中出现生物标志物之前就意外死亡。

4. 4 型心肌梗死　4a 型：是指心脏肌钙蛋白基线值正常的患者经皮冠状动脉介入治疗（PCI）后心肌肌钙蛋白（cTn）升高超过参考值上限（URL）的 5 倍；或者术前 cTn 升高且保持稳定（变化不超过 20%）或下降的患者，术后 cTn 必须上升 >20%，绝对值超过 URL 的 5 倍。同时还有新发心肌缺血的证据，包括 ECG 改变、影像学证据，或使冠状动脉血流减少的手术相关并发症，如冠状动脉夹层、主要心外膜动脉闭塞或侧支闭塞 / 血栓、侧支血流中断、血流缓慢或无复流，或远端栓塞。4b 型：支架内血栓形成导致的心肌梗死，属于 PCI 相关心肌梗死。通过血管造影或尸检证实，使用与 1 型相同的标准。

5. 5 型心肌梗死　冠状动脉旁路移植术相关心肌梗死，定义为基线 cTn 正常的患者冠状动脉旁路移植术（CABG）后 cTn 升高超过 URL 的 10 倍。对术前 cTn 升高且保持稳定（变化不超过 20%）或下降的患者，术后 cTn 必须升高 >20%，绝对值仍必须 >URL 的 10 倍。同时发生下述之一：新病理性 Q 波；血管造影提示新发移植物闭塞或自体冠状动脉阻塞；影像学证据表明新发存活心肌丧失或节段性室壁运动异常，且病因符合缺血性。

（六）初步诊断

真性红细胞增多症

　陈旧性心肌梗死（下壁）

　　不稳定型心绞痛

　　脾梗死

　　区域性门静脉高压症

诊断依据：

1. 5 个月前反复胸闷、胸痛，心电图等检查提示急性下壁心肌梗死，造影显示 RCA 近段可疑血栓影，入院后心电图和超声心动等资料支持陈旧心肌梗死。

2. 近 1 个月出现活动后胸痛，心电图无动态变化、心肌酶阴性支持不稳定型心绞痛。

3. 根据病史和骨髓检查，真性红细胞增多症诊断明确。

4. 辅助检查示脾梗死、脾静脉血栓、门静脉高压、胃底静脉曲张表现。

诊断思维要点：

该患者反复胸痛，既往真性红细胞增多症、多系统血栓病史，总结出主线索——心肌缺血伴多系统血栓，辅助检查提示患者陈旧性心肌梗死诊断明确，需考虑心肌梗死的鉴别诊断，结合既往真性红细胞增多症病史，根据"一元论"思想，仔细分析现有疾病和新发症状与既往疾病的关系，考虑真性红细胞增多症所致心肌梗死可能性最大。

【思考题 5】如何制订患者下一步的治疗方案？

（七）治疗

治疗原则：原发病 PV 的控制，抗血栓与出血风险的平衡，心肌梗死危险因素的管理。

1. 原发病 PV 的控制　监测血常规，复查骨髓穿刺，继续 PV 方面的治疗，必要时血液科会诊。

2. 抗血栓与出血风险的平衡

（1）尝试双抗＋华法林治疗，监测国际标准化比值（INR）水平。

（2）完善胃镜评估出血风险。

（3）予胃黏膜保护剂预防出血。

（4）谨慎行支架植入术。

3. 心肌梗死危险因素的管理

（1）予心肌梗死的二级预防用药：抗血小板、β 受体拮抗剂 / 血管紧张素转化酶抑制剂（ACEI）、控制血脂和戒烟、有计划及适量运动。

（2）监测症状、ECG、心肌酶，警惕急性冠脉综合征（ACS），必要时行冠状动脉造影评估冠脉病变。

ER-2-2-1　ACS
冠脉造影影像

诊断思维要点：

PV 由于其造血功能异常，同时具有较高的血栓形成和出血的风险，这给 PV 合并 ACS 患者的治疗带来了极大的挑战；关于 PV 合并 ACS 患者的临床干预，目前尚无公认的可靠方案，大多基于病情特点以及所能获得的医疗资源，给予个体化治疗。PV 合并 ACS 患者的治疗主要包括以下四个方面：原发病 PV 的控制、冠心病危险因素的管理、抗血栓与出血风险的平衡、再血管化治疗方式的个体化选择。

原发病 PV 的控制，对患者的治疗和预后有重要的影响。如本例既往有消化道出血病史，影像学和胃镜提示有脾梗死、门静脉高压、胃底静脉重度曲张的 PV 患者合并有 ACS 时，其出血凝血的平衡变得十分困难。低剂量（100mg/d）阿司匹林的使用已经被证明明显增加这类患者的再出血发生率；本例患者在发生消化道出血后，外院停用阿司匹林，仅口服单抗氯吡格雷，患者未再出现消化道出血，但 ACS 反复发作，可尝试在加强胃肠道保护（质子泵抑制剂＋胃黏膜保护剂）的基础上，逐渐加强抗血小板及抗凝力度。

PV 患者由于血栓形成堵塞冠状动脉，导致心肌缺血、梗死，及时给予恰当的冠脉再血管化治疗，对于挽救患者的生命，降低病死率、致残率，提高患者的生存质量至关重要。溶栓、PCI、冠状动脉搭桥手术是三种常用的冠脉再血管化治疗方法。溶栓曾用于 PV 合并 ACS 患者，由于术后常合并致死性的出血事件或心源性休克等,目前已不作为首选。PV 合并 ACS 患者,如果出现多支病变或难以实施 PCI 的复杂病变,可以考虑行 CABG 治疗;然而,CABG 应用于此类患者风险极高,术中及术后容易出现心源性休克、动静脉血栓形成、猝死等严重并发症,应谨慎选择。

　　PCI 用于 PV 合并 ACS 患者,相比溶栓治疗有更确切的疗效,相比 CABG 对患者的创伤更小,但这类患者行 PCI 有较高的支架内血栓形成的风险,对于这类患者应该慎重进行 PCI 手术,在术前、术中、术后均应采取合理和积极的抗血小板、抗凝治疗。

(八) 诊疗后续

　　患者入院 20 余日后,开始出现静息下胸闷、胸痛,查 ECG 胸前导联(V_1~V_6)T 波高尖且有动态演变(图 9-2-4),心肌酶逐渐升高(cTnI 0.239 → 2.640μg/L),考虑前间壁非 ST 段抬高型心肌梗死(NSTEMI),累及左前降支(LAD)可能,予吸氧、通便、抬高床头,硝酸酯类抗心绞痛,加用低分子肝素 4 100IU,皮下注射,每 12h 一次,抗凝;为防止消化道出血,予流食、加强抑酸。患者仍有胸痛发作,复查 ECG 示新发右束支传导阻滞,V_1~V_4 导联 ST 段压低 0.05~0.2mV、T 波双向、低平、倒置(图 9-2-5),心肌酶波动(cTnI 3.152 → 9.839μg/L)。冠状动脉造影:RCA 完全闭塞,LAD 近段血栓形成,狭窄 95%。考虑患者冠脉血栓明确,支架植入及外科手术搭桥术后血栓再形成风险极大,同时患者重度胃底静脉曲张,抗栓治疗会加重上消化道大出血风险,向家属交代病情及风险后,决定加强抗凝抗栓治疗如下:肝素 750~1 000IU/h 泵入抗凝,监测 ACT 50~70s,并加用拜阿司匹林 100mg,每日一次,抗栓;肝素化 3d 后加用华法林重叠,保持 APTT 40~50s,INR 升至 2.0 停用肝素,继续华法林抗凝,监测 INR 2~3 之间。经上述治疗后,患者可间断下地活动,未再出现胸闷、胸痛、呼吸困难等不适,病情稳定予出院。

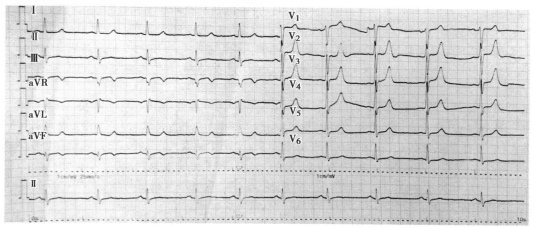

图 9-2-4　我院 ECG 示胸前导联(V_1~V_6)T 波高尖且有动态演变

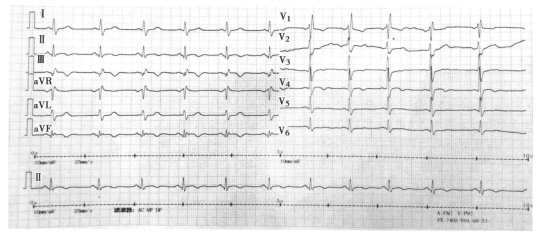

图 9-2-5　我院 ECG 示新发右束支传导阻滞

【小结】

本例患者冠脉病变合并真性红细胞增多症,首先明确心肌梗死分型。临床表现以血栓形成为主,同时合并有脾梗死、脾静脉血栓及闭塞、区域性门静脉高压、胃底静脉重度曲张、上消化道出血,临床处理十分棘手;这就要求临床医生不断根据病情变化调整治疗方向,不断在消化道出血和冠状动脉血栓之间寻找平衡点,随着患者冠状动脉血栓的进展,逐渐增加抗血小板及抗凝力度,以尽量减少冠状动脉及其他血管反复血栓形成的风险。

推荐阅读

方全,朱文玲,张抒扬.心脏疑难病例解析(二).北京:中国协和医科大学出版社,2016:182-190.

三、心悸、胸痛伴活动耐量减低

住院患者,男,74岁。

主诉:间断心悸、胸痛16年,加重伴活动耐量减低2个月。

【思考题1】针对这一主诉,应该怎样进行病史采集,需要获得哪些临床信息?

病史资料收集与思维引导:

针对以上主诉,可知患者在病程中有3个突出的临床表现,分别为"心悸""胸痛"和"活动耐量减低"。心悸、胸痛背后的原因很多,可能导致心功能减退,临床表现为活动耐量减低,且有强烈的提示意义。初诊患者时,应该仔细询问心悸的特点及演变过程、诊疗经过,展开系统的诊断和鉴别诊断。

心悸的主要问诊要点:①心悸发作的情况,如发作诱因(有无嗜好浓茶、咖啡、烟酒情况,有无精神刺激史)、性质(心慌/不适)、好发时间与持续时间、频率、病程;②伴随症状,如有无心前区疼痛、发热、头晕、头痛、晕厥、抽搐、呼吸困难、消瘦及多汗、失眠、焦虑等相关症状;③基础病,如有无心脏病、内分泌疾病、贫血性疾病、神经症等病史。

胸痛的问诊要点:部位、范围(是否固定、局限、沿一侧肋间神经分布且不超过体表中线),性质(隐痛、钝痛、刀割样、刺痛、烧灼样、压榨样、撕裂样等),程度(剧烈/轻微/隐痛),持续时间(短暂/持续)和节律性,加重缓解因素(如与呼吸运动相关、在咳嗽或深呼吸时加重,常见于胸膜炎或心包炎;如在情绪激动或劳累时诱发,休息后可缓解,常见于心绞痛;如在进食中或进食后出现,常见于食管疾病)及有无放射痛。

活动耐量减低问诊要点:诱因(何种活动)、程度、休息后是否缓解及缓解快慢、有无心肺等基础疾病、伴随症状(如心悸、下肢水肿、咳嗽、咳痰、胸痛、呼吸困难、意识障碍等)。

心悸症状需重点询问伴随症状,不同的伴随症状提示可能会有不同疾病:伴心前区痛,见于冠状动脉粥样硬化性心脏病(如心绞痛、心肌梗死)、心肌炎、心包炎,亦可见于心脏神经症等;伴发热见于急性传染病、风湿热、心肌炎、心包炎、感染性心内膜炎等;伴晕厥或抽搐见于高度房室传导阻滞、心室颤动或阵发性室性心动过速、病态窦房结综合症等;伴贫血见于各种原因引起的急性失血,此时常有虚汗、脉搏微弱、血压下降或休克,慢性贫血、心悸多在劳累后较明显;伴呼吸困难见于急性心肌梗死、心肌炎、心包炎、心力衰竭、重症贫血等;伴消瘦及出汗见于甲状腺功能亢进。

(一)病史资料

现病史:患者16年前无诱因出现心悸,自数脉率约100次/min,就诊于当地卫生院,遵医嘱服用"丹参片"(具体不详),心悸持续半小时后缓解;此后上述症状每1~2年发作1次,多在白天发作,有时伴胸骨后刺痛,VAS 5~6分,放射至右肩背部,发作时立即服丹参片,约半小时可缓解。心悸发作时,不伴有胸闷、黑矇,不影响日常活动。5年前再次发作,性质同前,时间持续达1.5h,遂于发作后一个月同年10月就诊于外院,行"心脏核磁"与24h动态心电图检查,自述检查结果为"心律不齐,心房颤动(房颤)"(未见报告),遵医嘱长期服用普罗帕酮150mg,t.i.d.,此后数年间心悸未再发作,脉率50~60次/min。患者于3年前出现双下肢水肿,晨轻暮重,无活动耐量下降、胸闷、气促、尿量减少,未重视。

2个月前心悸无诱因再次出现,每日发作数次,持续时间半小时至数小时不等,脉率100~120次/min,不伴有胸痛,自行将普罗帕酮加量至 200mg,q.i.d.,无法控制心悸发作;伴活动耐量减低,上 3 层楼因憋气需停下休息;出现夜间阵发性呼吸困难,憋醒约 2 次 / 晚。1 个月前因膀胱恶性肿瘤于我院泌尿外科行手术,术后感活动耐量进一步下降,(由能够上 3 层楼下降到上 1 层楼即感呼吸困难)。心电图(图 9-2-6)、动态心电图均提示"阵发性心房纤颤、阵发性心房扑动"。为进一步诊治,门诊以"阵发性房颤"收入院。

病程中,否认咳嗽、咳痰、咯血。自病情加重以来,精神、睡眠一般,膀胱肿瘤术后感腹胀、食欲缺乏;大便 1 次 /d,为不成形黄色软便;体重无明显变化。

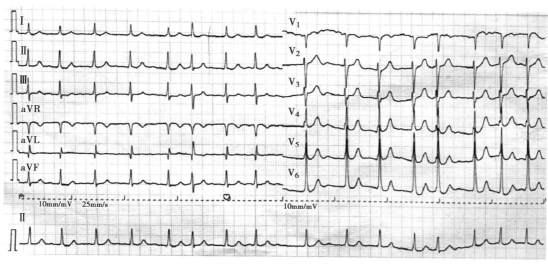

图 9-2-6　门诊心电图

既往史:2 个月前,出现无痛性肉眼血尿,于我院泌尿外科诊断膀胱肿瘤、膀胱癌可能性大,于 1 个月前在全麻下行膀胱镜检查 + 经尿道膀胱肿物电切术(TURBT) + 右侧输尿管镜检 + 输尿管肿瘤活检,过程顺利。术后泌尿外科随诊膀胱注射盐酸表柔比星注射液,50mg,每周一次(q.w.),未再出现血尿,否认尿频、尿急、尿痛、排尿困难。术后出现腹胀伴食欲缺乏,排气正常,否认恶心、呕吐、反酸、胃灼热、腹痛、腹泻、黑便、黄疸。5 年前(2011)行阑尾切除术。否认高血压病、糖尿病、冠心病、高脂血症病史,否认重大外伤输血史,否认肝炎结核病史,否认药物食物过敏史。

个人史:曾为机械工人。否认毒物、化学物及放射性物质接触史。吸烟 50 年,10 支 /d;饮酒 50 年,3 两 /d(乙醇 75g/d)。

家族史:否认家族中遗传、肿瘤等家族史。

对问诊的点评:

本例病史询问过程中,围绕心悸进行问诊,基本满足了现病史询问过程中的几大要素:起病情况与时间、主要症状的特点、发作原因与诱因、病情的发展与演变、伴随症状、诊治经过,以及患病来的一般情况。但仍需补充询问一部分内容:如胸痛的程度;发作时除一些阴性症状外,有无喝咖啡的习惯,精神压力是否较大等诱因需要着重询问。重要伴随症状如有无血压下降、是否立刻就诊、就诊后的处理等内容。另外,有无右心功能不全的表现,如胃肠道血液回流障碍所导致的胃肠道水肿,出现腹泻、便秘、食欲缺乏等表现,应加以询问。房颤可导致血栓的形成,问诊中需关注是否有体循环栓塞的表现。在家族史中,应注意重点询问是否存在心血管病及房颤家族史。

【思考题 2】对该患者进行体格检查时,需要特别关注的情况有哪些?

思维引导:

除了常规检查以外,针对该患者,应该考虑心脏疾患,重点应针对心脏进行体格检查,对于心脏体格检查中阳性症状应予以重点标明。还应关注是否有肝脾大、肝颈静脉回流征等右心衰竭表现,及肺部湿啰音等左心衰竭的体征。同时，不应忘记一些有鉴别意义的体征：因需与内分泌代谢疾病进行鉴别，故体格检查时对眼部体格检查、有无手的细颤等需特别关注，即使是阴性症状也需标明。另外，应重点关注体循环栓塞的体征，该患者应进行完整的神经系统体格检查。

(二) 体格检查

T 36.6℃，P 96 次 /min，R 24 次 /min，BP 103/65mmHg，SpO₂ 98%。

自然状态。浅表淋巴结未及肿大，口唇红润，未见苍白。双肺呼吸音清，未闻及胸膜摩擦音。心尖冲动点位于左侧第 5 肋间左锁骨中线偏外侧 0.5cm。心率 104 次 /min，心律不齐，第一心音强弱不等。各瓣膜区未闻及病理性杂音及附加音，未闻及心包摩擦音。下肢不肿。

对体格检查的点评：

未描述一些有鉴别意义的体征，如有无肝脾大、肝颈静脉回流征，有无眼部症状及手纤颤等内分泌疾病体征，有无体循环栓塞的体征；未进行神经系统体格检查。

【思考题 3】为明确诊断并评估病情，应计划安排哪些辅助检查？

思维引导：
遇到此类患者，根据患者有心悸、后出现活动耐量下降等的病史，下一步检查中应针对患者心悸的原因进行检查。完善心电图及动态心电图，明确是否有心律失常及心律失常的类型。明确类型后需进行心脏结构及功能的检查，明确疾病引起的心脏损伤程度。同时需进行引起心律失常的原因分析，故除完善血常规、肝功能、凝血功能等常规检查外，还需完善甲状腺功能、超声心动图、冠脉 CTA 等检查。最后需分析心律失常产生的后果。

(三) 辅助检查
- 血常规：RBC 4.48 × 10¹²/L，Hb 135g/L，WBC 6.50 × 10⁹/L，PLT 189 × 10⁹/L。
- 血生化：ALT 20IU/L，Cr（E）108μmol/L，尿素（Urea）4.78mmol/L，K 4.3mmol/L，CK 73IU/L，CKMB-mass 0.2μg/L，cTnI 0.000μg/L，NT-proBNP 5 304pg/ml（正常范围 0~125pg/ml）。
- 乙肝、丙肝、梅毒、艾滋病抗原：(-)。
- 甲状腺功能：(-)。
- 超声心动图：LVEF（M 型）53%，心率 158 次 /min，双房增大（左房前后径 43mm，左房上下径 59mm，左房左右径 51mm，右房上下径 50mm，右房左右径 43mm，右房前后径 38mm）中度二、三尖瓣关闭不全，主动脉根部增宽（38mm），主动脉瓣退行性，轻度主动脉瓣关闭不全，极少量心包积液。
- 床旁心电图：心房扑动，不等比下传，R-R 间期不等。
- 动态心电图：总心搏数 170 780 次，最快心率 189 次 /min，最慢心率 59 次 /min，平均心率 119 次 /min，室性心搏总数 4 次，单个室早 4 次，室上性心搏总数 390 次，单个室上早 380 次，成对室上早 5 对，室上性二联律 8 阵。无房颤。
- 冠状动脉 CTA：冠状动脉粥样硬化症。

【思考题 4】本患者最可能的诊断及鉴别诊断是什么？

思维引导：
该患者心律失常的类型为房颤，主要需警惕体循环栓塞，尤其是脑栓塞。

(四) 病例特点
1. 患者老年男性，慢性病程，急性加重。
2. 阵发心悸、胸痛伴心衰表现，普罗帕酮可缓解。
3. 体格检查及辅助检查提示心房颤动 / 心房扑动、冠脉粥样硬化症。

诊断主线索

心房颤动／心房扑动。

思维引导：

根据现有的病史、临床表现以及辅助检查结果，归纳总结病例特点，整理出诊断主线索。房颤可以解释疾病发生发展的全过程，根据诊断原则中的"一元论原则"，我们可以大胆的猜测患者的疾病全貌为：房颤／心房扑动→双房大→心功能下降→心功能不全。目前患者无体循环栓塞的表现。本例患者的房颤诊断明确，但其病因不明确，可以此为突破口进行鉴别诊断。首先，房颤的原因分为器质性疾病及诱发因素，器质性疾病包括高血压心脏病、冠心病、风湿性心脏病二尖瓣狭窄、心肌病、甲亢；其次慢性阻塞性肺疾病（COPD）等呼吸系统疾病和肺心病、化疗药物副作用、硬皮病等全身浸润性疾病等也可引起房颤；诱发因素包括感染、自主神经功能紊乱、咖啡因、低钾低镁、情绪激动、大量饮酒、运动、外科手术等。

（五）鉴别诊断

1. 器质性疾病

（1）高血压病：高血压心脏病发生在常年高血压未控制的患者，长期的高血压导致儿茶酚胺和血管紧张素Ⅱ升高，刺激心肌细胞肥大和间质纤维化，导致左心室肥厚和扩张。该患者老年男性，既往无高血压病史，入室血压103/65mmHg，心脏超声未见高血压病相关心脏结构功能改变。

（2）冠心病：指冠状动脉粥样硬化引起管腔狭窄或闭塞，导致的心肌缺血缺氧或坏死而导致的心脏病。包括慢性冠脉疾病（稳定性心绞痛、缺血性心肌病和隐匿性冠心病）和急性冠脉综合征（不稳定型心绞痛、非ST段抬高型心肌梗死和ST段抬高型心肌梗死）。冠状动脉造影和冠脉CTA可明确狭窄的冠脉。患者有长期大量吸烟史，有心悸伴心前区不适、活动相关胸闷症状，需警惕存在冠脉疾病的情况。但冠脉CTA阴性，不支持。

（3）风湿性心脏病：由于风湿热活动，累及心脏瓣膜而造成的心脏瓣膜病变。表现为二尖瓣、三尖瓣、主动脉瓣中有一个或几个瓣膜狭窄和／或关闭不全。临床上狭窄或关闭不全常同时存在，但常以一种为主。患病初期常常无明显症状，后期则表现为心慌气短、乏力、咳嗽、下肢水肿、咳粉红色泡沫痰等心功能失代偿的表现。患者既往无风心病病史，心脏超声未见明确瓣膜病变，故临床及超声结果不符合该诊断。

（4）心肌病：各类型的心肌病，常因伴有局灶性的心房肌炎症、变性或纤维化、心房扩大易导致房颤的发生，患者有长期大量饮酒史，不能完全除外酒精性心肌病。

（5）甲状腺功能亢进：患者无明确高代谢综合征表现，入院查甲状腺功能正常，不符合该疾病。

（6）呼吸系统疾病：患者老年男性，长期大量吸烟史，需警惕COPD、肺癌等呼吸系统疾病可诱发房颤，亦可引起活动后胸闷、呼吸困难等症状，必要时可完善肺部CT、肺功能等相关检查。

（7）化疗药物相关心脏副作用：患者每周于门诊膀胱注射化疗药盐酸表柔比星注射液，此药具有直接心肌毒性，加速潜在的心肌紊乱，可诱发心衰。入院后应请肿瘤科会诊，必要时调整化疗方案。

（8）其他：全身浸润性疾病是统性红斑狼疮、硬皮病、白血病、淀粉样变等，患者无相关病史。

2. 诱发因素　包括感染、自主神经功能紊乱、咖啡因、低钾低镁，患者无上述诱因。

该患者无系统疾病证据，甲状腺功能正常，考虑房颤为原因不明的房颤。

（六）初步诊断

心律失常

阵发性心房纤颤

阵发性心房扑动

心功能Ⅱ级

诊断依据：

1. 典型的临床表现。

2. 心电图及动态心电图结果。

【思考题5】如何制订患者下一步的治疗方案？

（七）治疗

1. 一般治疗

（1）戒烟酒。

（2）低盐饮食。

（3）限水测体重,适度利尿。

（4）纠正电解质紊乱。

（5）调整化疗方案。

2. 针对房颤的治疗

（1）明确治疗方案后,患者在心内科进行肺静脉瓣消融治疗,治疗后心电图提示窦性心律。

（2）抗凝治疗,予以低分子肝素过度达比加群,口服达比加群治疗后监测心率持续为窦性心律,3 个月后停用达比加群。

诊断思维要点:

房颤的治疗包括节律控制和室率控制,以及抗栓治疗两大方面:

1. 节律控制和室率控制是改善房颤患者症状的两项主要治疗措施。节律控制是指尝试恢复并且维持窦性心律,即在适当抗凝和心室率控制的基础上进行包括心脏复律、抗心律失常药物治疗和/或射频消融治疗,恢复心脏各房室间的正常节律。若不适合节律控制的患者可考虑行心室率控制,即将心室率控制在一定范围内。节律控制的适用人群包括经充分室率控制治疗后仍有症状的房颤患者、不易控制的房颤患者、年轻患者、心动过速性心肌病、初发房颤、患者有节律控制的意愿。否则进行室率控制。该患者为阵发性房颤合并有心力衰竭症状,根据指南,对于大多数有症状的心衰合并房颤患者,首选节律控制而不是心室率控制,控制节律后,心室功能可能改善。

2. 房颤患者血栓栓塞危险较高,应用华法林或新型口服抗凝药物（NOAC）抗凝可明显减少血栓栓塞事件,并改善患者的预后。该患者为老年男性,计算 CHA_2DS_2-VASc 评分 2 分。男性 ≥ 2 分的男性或女性 ≥ 3 分服抗凝药物有较明显的临床净获益。抗凝药物的选择上,因华法林监测及调整较为复杂,故该患者选择抗凝效果与华法林相近,但出血风险明显低于华法林,且无须监测的达比加群进行治疗。

心力衰竭的治疗:患者合并射血分数保留的心力衰竭。应以进行房颤治疗为主。若患者出现射血分数下降的心衰,则需房颤治疗及抗心衰治疗同步进行。

如果有明确的病因,应进行原发病的治疗。该患者需戒酒。

（八）诊疗后续

出院后半年随访,患者持续窦性心律,未再出现发作性心悸。活动耐量逐渐升高,目前正常活动不受影响。

【小结】

1. 本病例以"间断心悸、胸痛 16 年,加重伴活动耐量减低 2 个月"为主诉入院,病程中有心悸、心衰等症状。问诊中应围绕"房颤"的问诊要点,系统全面地收集病史资料,明确房颤发作病因、诱因、相关的特点,结合体格检查、影像学、实验室检查以及病理、基因等资料,综合分析,归纳病例特点,梳理出房颤这一主线。围绕"房颤病因"进行鉴别诊断。

2. 治疗上,因为患者阵发性房颤合并射血分数保留的心力衰竭,节律控制至关重要,故予以消融治疗,因其具备抗凝指征,故辅以抗凝治疗。随访患者疗效良好。

四、反复发热、偏盲

患者,男,54 岁。

主诉:间断发热 2 年,加重 1 周。

【思考题 1】针对这一主诉,应该怎样进行病史采集,需要获得哪些临床信息?

病史资料收集与思维引导:

针对以上主诉,应围绕发热来询问患者发病的特点、演变过程和诊疗经过。

发热问诊关键点:诱因、起病缓急、程度（最高体温）、病程、频度（间歇性或持续性）、伴随症状（畏寒、寒战、盗汗、咳嗽咳痰、呕吐腹泻、皮疹、出血、关节肿痛、淋巴结肿大、昏迷等）、病情演变、使用药物及疗效等,以及有无传染病、动物和疫区、疫水接触史等。

ER-2-4-1　知识链接:发热常见的病因

（一）病史资料

现病史：患者于 2010 年 3 月起间断发热，体温最高 38℃，无寒战，伴双膝关节酸痛、乏力，爬三层楼时有气短、胸闷。患者自行服用"抗感冒"药、退热药等，未予重视。2010 年 6 月患者突发左半身活动不利，言语不清、双侧口角流涎，伴发热，体温 38~39℃，诊为"脑梗死"，予"静脉抗生素""激素"治疗，具体不详，当天言语、活动好转，体温 10d 后降至正常，遂停药。2010 年 7 月夜间发作性胸闷，活动后气短加重，仅可爬三层楼。查血常规：WBC 7.31×10^9/L，中性粒细胞计数 3.96×10^9/L。血培养 2 次，结果均为阴性。类风湿因子（RF）：1 320IU/ml，抗核抗体（ANA）阴性。超声心动图（UCG）示"先天性主动脉瓣发育不良，呈二叶瓣，狭窄伴轻度关闭不全，并有赘生物形成；左心轻度增大，心功能正常"，诊断为"感染性心内膜炎（IE）"。2010 年 7 月 23 日行主动脉瓣病灶清除、主动脉瓣生物瓣置换术，术中见"主动脉瓣二叶瓣，瓣叶赘生物，瓣膜增厚、质硬，狭窄伴关闭不全"，术后体温正常，未服抗生素。

2011 年 5 月至 2012 年 4 月，反复出现发热、寒战，体温最高 38.9℃，近期出现记忆损害、言语不利、口角流涎及右眼颞侧一过性偏盲；期间查血常规正常，血培养 5 次均为阴性，UCG 示"主动脉瓣位生物瓣，瓣架表面赘生物形成"，相继予注射用亚胺培南西司他丁钠、青霉素交替治疗。1 周前再次高热，体温最高 39.4℃，于 2012 年 5 月 2 日收入院。

既往史：曾诊断"视网膜炎"、足癣。否认高血压病、糖尿病、冠心病等慢性疾病，否认结核、乙肝等传染病，否认外伤史。

个人史：出租车司机，否认疫区、疫水接触史，无牛羊接触史。

家族史：无殊。

对问诊的点评：

该患者的现病史还应完善以下方面：发热的诱因（如有无受凉、劳累、服用药物等），每次起病的缓急、热型，有助于鉴别诊断的伴随症状（如有无皮疹、出血斑、脱发、咳嗽盗汗、心慌手抖等）以及病程中的一般情况（精神、饮食、睡眠、体重变化和大小便等）。

【思考题 2】对该患者进行体格检查时，应重点关注哪些方面？

思维引导：

患者反复发热伴胸闷气短，对于反复发热的患者，需考虑感染性疾病和非感染性疾病（自身免疫病、血液系统肿瘤等），结合超声示主动脉瓣置换术后、瓣架赘生物形成，考虑为感染性心内膜炎可能性大。在全面体格检查的基础上，需重点关注心脏的体征，包括心率、节律、心音、杂音（部位、时相、强度、性质）等；对于临床上反复不明原因发热的患者，仔细检查指/趾、眼底和进行心脏听诊，可能会有提示诊断的重要发现。还需注意有无肝脾大等慢性感染的非特异表现。

（二）体格检查

T 37.8~39℃，P 100 次/min，R 22 次/min，BP 103/64mmHg。

全身皮肤黏膜未见詹韦损害（Janeway lesion）、奥斯勒结节（Osler node）等异常；浅表淋巴结无肿大；胸部见手术瘢痕；两肺未及啰音，心界无扩大，心律齐，心尖部可及 3/6 级收缩期杂音，主动脉瓣第 1、2 听诊区可及 3/6 级收缩期杂音及舒张期叹气样杂音，三尖瓣听诊区可及 3/6 级收缩期杂音；腹部、四肢无异常；视野右眼颞侧象限盲，左眼鼻侧象限盲，眼底检查未见罗特斑（Roth spot）；双下肢无水肿。

对体格检查的点评：

未描述心率、心包摩擦音等。未描述腹部体格检查，尤其是有无肝脾大。

【思考题3】为明确诊断,应进行哪些辅助检查?

思维引导:

门诊遇到此类患者,根据患者反复发热伴胸闷气短,外院超声示感染性心内膜炎,主动脉瓣置换术后,体格检查心脏多瓣膜区可闻及器质性杂音,重点考虑感染性心内膜炎,需明确病原体。常见的感染性心内膜炎为细菌性,急性感染性心内膜炎病原体主要为金黄色葡萄球菌,其次为肺炎球菌、淋球菌、A族链球菌等,亚急性感染性心内膜炎病原体主要为草绿色链球菌,其次为D族链球菌(牛链球菌和肠球菌)、表皮葡萄球菌等。真菌、立克次体和衣原体为少见的病原体。因此,除常规检查外,还应进行多次血培养,结核菌素试验(PPD)、G试验等。血培养阳性是诊断感染性心内膜炎的重要证据,但若多次常规血培养均为阴性,需考虑特殊病原体感染可能(如苛养菌感染),以及多次使用抗生素导致的血培养假阴性。《欧洲心脏病学会(ESC)袖珍指南2015欧洲心脏病学学会感染性心内膜炎管理指南》推荐:对于疑有感染性心内膜炎的患者,在血培养阴性的条件下,应考虑进行系统的Q热立克次体等病原体的血清学检查。本患者既往多次血培养阴性,仍有发热等感染的表现,有必要行Q热立克次体等病原体的血清学检查。

(三)辅助检查

- 血常规:WBC 8.4×10^9/L,中性粒细胞百分比73.8%,Hb 137g/L,PLT 141×10^9/L。
- 肝肾功大致正常。
- RF:15.3IU/ml,ESR:17mm/h。
- PPD:(++),结核抗体(TB-Ab)(±)。
- 发热入院48h内抽取8次血培养均(−)。
- 血清真菌D-葡萄糖(G试验)(−),鹦鹉热衣原体抗体、布氏杆菌凝集试验、嗜肺军团菌抗体、肺炎支原体抗体、隐球菌抗原均(−)。
- Q热Ⅰ相免疫球蛋白G(IgG)抗体效价1:3 200倍稀释阳性;Ⅱ相IgG抗体效价1:800倍稀释阳性。
- 心电图:正常。
- 经胸超声心动图:主动脉瓣人工生物瓣置换术后,主动脉瓣可见瓣周漏。
- 经食管超声心动图:主动脉瓣瓣周漏,无瓣架赘生物,各瓣膜未见赘生物。

【思考题4】该患者最可能的诊断是什么?

思维引导:

根据患者曾多次出现活动不利、言语不清、双侧口角流涎及一过性偏盲,伴发热,抗生素治疗有效,结合患者心脏瓣膜先天畸形、赘生物形成,可归纳为多次脑栓塞发作。

(四)病例特点

1. 中年男性,慢性病程,病情迁延反复。

2. 反复发热2年,伴胸闷、气短,多次脑栓塞病史,2年前发现主动脉瓣二叶瓣畸形,主动脉瓣赘生物,行主动脉瓣置换术。

3. 多瓣膜听诊区可闻及器质性杂音。

4. 多次血培养阴性。

5. 超声提示主动脉瓣置换术后,瓣周漏。

诊断主线索:

血培养阴性心内膜炎。

思维引导:

该患者长期反复发热,伴有体力活动受限等心功能不全症状,另外多次出现体循环栓塞,指南推荐存在发热和栓塞的任何患者均应考虑感染性心内膜炎的可能。超声提示和术中所见"主动脉瓣二叶瓣,主动脉瓣叶赘生物",根据修订的Duke标准,该患者的表现符合一条主要标准(主动脉瓣赘生物形成)以及四条次要标准,即主动脉瓣二叶瓣;发热;免疫反应(类风湿因子阳性)以及动脉栓塞,所以感染性心内膜炎诊断明确。血培养是常用的明确病原体的手段,明确病原体才能采取针对性的治疗。常见的感染性心内膜炎为细菌性的,急性感染性心内膜炎病原体主要为金黄色葡萄球菌,其次为肺炎球菌、淋球菌等,亚急性感染性心内膜炎病原体主要为草绿色链球菌,然后为 D 族链球菌(牛链球菌和肠球菌)、表皮葡萄球菌等。真菌、立克次体和衣原体为少见的病原体。但当多次常规血培养阴性时,需要考虑苛养菌等可能。根据 Q 热感染性心内膜炎的诊断标准,免疫荧光法测定 Q 热的 I 相 IgG ≥ 1 : 800,即可诊断。该患者查 Q 热 I 相 IgG 抗体效价 1 : 3 200 倍稀释阳性,符合 Q 热感染性心内膜炎的诊断标准。

（五）最可能的诊断

慢性 Q 热

　　亚急性感染性心内膜炎

先天性主动脉瓣二叶瓣畸形

主动脉瓣生物瓣换瓣术后

脑栓塞

诊断依据:

1. 符合感染性心内膜炎 Duke 标准的一条主要标准——主动脉瓣赘生物形成,以及四条次要标准——主动脉瓣二叶瓣、发热、免疫反应和动脉栓塞。

2. Q 热 I 相 IgG 抗体效价 1 : 3 200 倍稀释阳性,符合 Q 热感染性心内膜炎的诊断标准(免疫荧光法测定 Q 热的 I 相 IgG ≥ 1 : 800)。

3. 超声提示主动脉瓣人工生物瓣置换术后,主动脉瓣可见瓣周漏。

4. 有提示脑栓塞的言语不利、口角流涎、双眼偏盲表现。

【思考题 5】如何制订患者下一步的治疗方案?

（六）治疗

米诺环素,100mg,b.i.d.。

羟氯喹,0.2g,t.i.d.。

建议用药时间:两年。

由于该患者需长期使用羟氯喹,应关注其毒副作用:羟氯喹可导致溶酶体酶活性下降,引起代谢物质在心肌细胞和传导细胞中的蓄积,其副作用主要有视网膜损伤、神经系统病变、骨骼肌毒性和心脏毒性等。因此长期应用此药,需用药前和用药后每隔 6 个月进行眼科的检查;同时定期监测心率、心律、心电图变化、骨骼肌功能和腱反射。如出现长 QT 导致的室性心律失常应及时停药,心脏受累往往可逆且预后良好。

诊断思维要点:

一旦诊断了 Q 热感染性心内膜炎,治疗上常规选用四环素类抗生素如多西环素,联合应用羟氯喹或利福平或环丙沙星。目前国内外指南均推荐联合应用多西环素加羟氯喹,疗程至少 18 个月,I 相 IgG 滴度 <1 : 200 视为治疗成功。

（七）后续随访

2016 年 5 月随诊,患者无不适,平地活动不受限,可以爬 5 层楼,体温一直正常,复查超声心动图示人工机械瓣功能正常,心脏大小正常,LVEF 60%。脑栓塞症状好转。

【小结】

1. 对于反复未明原因发热,尤其当出现瓣膜杂音和栓塞的表现时,根据一元论原则,应考虑感染性心内膜炎的可能。

2. 多次常规血培养阴性并不能排除心内膜炎,"岂有此理必有误",应考虑到特殊感染,尤其当存在瓣膜基础病变、发热(伴或不伴白细胞升高)、免疫缺陷、瓣周漏和多系统受累情况时,需常规进行 Q 热血清学方面的检查。

3. Q 热心内膜炎治疗方面,常规选用四环素类抗生素如多西环素,联合应用羟氯喹、利福平或环丙沙星。

推 荐 阅 读

方全,朱文玲,张抒扬.心脏疑难病例解析(二).北京:中国协和医科大学出版社,2016:297-304.

（张抒扬）

第三节　消化系统疾病

一、上腹痛伴呕吐

住院患者,男,47 岁。

主诉:上腹痛伴呕吐 3h。

【思考题 1】腹痛症状的问诊要点有哪些?

病史资料收集与思维引导:

患者以上腹痛伴呕吐急性起病。

腹痛的问诊要点:腹痛的诱因、部位、范围、性质、程度、持续时间、节律性、加重缓解因素、有无放射痛,既往史及个人生活习惯对于诊断也有很大帮助。腹痛部位对于疾病的定位诊断具有重要参考意义,但也有例外情况,如同样表现为上腹痛,病变却有可能来源于胆囊、阑尾、心脏等处。疼痛的性质方面,实质脏器的疼痛多为隐痛、钝痛或刀割样痛,疼痛多呈持续性;空腔脏器的疼痛多为绞痛(阵发性)或胀痛。疼痛的诱因、节律性及加重缓解因素对于病变有提示作用:急性冠脉综合征引起的腹痛多在劳累后出现;胆源性腹痛则常于进食油腻食物以后引起;急性胰腺炎发作前多有酗酒或暴饮暴食;消化性溃疡引起的腹痛表现为慢性、周期性、节律性疼痛;急性胸膜炎引起的疼痛与呼吸运动相关。

伴随症状对诊断也很有帮助,如伴反酸、胃灼热或胸骨后疼痛常见于胃食管反流病;伴呕吐、腹泻常见于急性胃肠炎;伴呕吐、腹胀、排便排气减少等需要排除肠梗阻;血便者可见于缺血性肠病;高热者多见于急性化脓性胆管炎、急性腹膜炎等;胸闷、憋气者要考虑急性冠脉综合征及肺栓塞可能。

(一)病史资料

现病史:患者 3h 前进食油腻食物并少量饮酒后出现上腹痛,呈持续性胀痛,放射至背部,伴恶心,呕吐 1 次,呕吐物为所进食物,无腹泻、呕血、便血、发热、寒战,无头晕、头痛、心悸、胸闷等。自服"胃药"后腹痛仍持续存在,并阵发性加剧,难以忍受,遂就诊。自发病以来,患者尿量正常,未排大便,体重无明显变化。

既往史:10 余年前发现十二指肠球部溃疡,血甘油三酯升高 6~10mmol/L,未予治疗。糖尿病史 2 年,口服二甲双胍、阿卡波糖,空腹血糖控制在 7~9mmol/L。否认高血压病、心脑血管疾病史,否认手术史,无食物或药物过敏史。

个人史:饮酒 30 年,平均每周 3 次,每次高度白酒约 300ml;吸烟 30 年,平均 10 支 /d。

家族史:父亲有高血压病,否认家族性遗传病史。

对问诊的点评:

本例问诊存在以下不足:对发病前所进食物的种类和量问诊(对病因的判断有帮助)不够详细。腹痛的部位和范围可以描述得更准确一些。腹痛加重 / 缓解的因素,是否与体位有关,如平卧位加重、弯腰蜷曲位减轻,则符合胰腺炎的特点。既往史未重点问诊有无胆结石病史,近期有无血脂化验结果,以及胃镜、腹部超声等检查结果等。

【思考题2】急性上腹痛有哪些常见原因?

思维引导:

对于急性腹痛的患者,需要注意不能只限于腹部体格检查,全面体格检查非常重要,首先需要了解患者的生命体征,然后再考虑进一步诊断和治疗。腹部体格检查除了触诊有无压痛、脏器肿大、腹部包块等情况之外,还应注意腹部膨隆的情况(反映腹内压或腹腔积气积液)、有无肌紧张、反跳痛(急性腹膜炎)、肝浊音界消失(胃肠道穿孔)、胃肠型、蠕动波、高调肠鸣音、气过水声(肠梗阻)、移动性浊音、Grey Turner 征、Cullen 征等。体格检查还应排除多系统或其他系统疾病,如是否有心、肺、皮肤、肌肉骨骼等疾病的表现以及营养不良或过剩、黄疸、水肿、淋巴结肿大等体征。

(二)体格检查

T 37.8℃,P 92 次 /min,R 20 次 /min,BP 134/89mmHg,体重指数(BMI)30kg/m²。

意识清楚,精神差,体格检查合作。全身皮肤黏膜无黄染,浅表淋巴结无肿大。巩膜无黄染,心肺体格检查无明显异常。腹稍膨隆,无腹壁静脉曲张,未见胃肠型及蠕动波,上腹部压痛明显,无肌紧张及反跳痛,腹部未触及包块,肝脾未触及,Murphy 征阴性,麦氏点无压痛,无移动性浊音,肾区无叩击痛。肠鸣音弱,2~3 次 /min。双下肢无水肿。

对体格检查的点评:

本患者体格检查基本体现了上述思维引导中应注意的各方面内容,较为全面。

【思考题3】为了判断腹痛的原因,需要进行哪些初步化验检查?

思维引导:

患者中年男性,急性剧烈上腹痛伴呕吐需考虑肠梗阻、上消化道穿孔、急性胃肠炎及胆石症、急性胰腺炎以及心肌缺血等可能。

肠梗阻表现为腹部阵发性绞痛、腹胀,可有呕吐及排便排气减少,体格检查有时可见胃肠型及蠕动波,机械性肠梗阻可有肠鸣音亢进。本患者为持续性上腹痛,伴阵发性加剧,腹胀、呕吐,体格检查未见肠梗阻体征,需进一步行立位腹平片或腹部 CT 鉴别。

上消化道穿孔主要表现为突发剧烈上腹痛,全腹压痛,可有肌紧张和反跳痛,呈板状腹,多有消化性溃疡的病史,叩诊可有肝浊音界消失,辅助检查可以发现腹腔内游离气体。本患者有十二指肠球部溃疡病史,此次腹痛为急性起病,腹痛较重,体格检查虽有较明显上腹压痛,但无明显腹膜刺激征,无肝浊音界消失,上消化道穿孔的可能性较小,但不能排除局限于小网膜囊的后壁穿孔,或穿透性溃疡局部形成包裹,需要行腹部影像学进一步排除。

急性胰腺炎表现为急性中上腹痛,持续性,有时呈束带样,可向后背放射,多在高脂饮食、饮酒后诱发,或有胆结石病史。可伴呕吐、腹胀及发热,体格检查可有上腹压痛。本患者体形较胖,长期大量饮酒,腹痛特点符合急性胰腺炎表现,急性胰腺炎诊断可能性较大,需进一步完善血淀粉酶、脂肪酶以及腹部 CT 等检查。体格检查墨菲征阴性,需行腹部超声及腹部 CT 明确有无胆囊炎、胆囊结石,以及有无胆总管扩张、胆总管结石等。

(三)辅助检查

- 血常规:WBC 12.27×10⁹/L,中性粒细胞百分比 81.3%,Hb 174g/L,PLT 231×10⁹/L,红细胞比容(HCT)41.30%。
- 生化:严重乳糜血,胆固醇(CHO)16.37mmol/L,甘油三酯(TG)33.77mmol/L,Ca 1.80mmol/L,淀粉酶(AMY)83IU/L,Lipase 70I U/L,ALT 26IU/L,AST 12I U/L,TBil 13.2μmol/L,DBil 7.16μmol/L,ALP 80IU/L,GGT 64I U/L,LDH 156IU/L,ALB 42g/L,GLU 11.68mmol/L,Cr 55.1μmol/L;心肌酶正常。
- C 反应蛋白(CRP):160mg/L(≤ 10mg/L)。
- 动脉血气:氧分压(PaO₂) 63.2mmHg,全血碱剩余(cBase) –5.0mmol/L。
- 尿 AMY:150IU/L。

- 心电图、胸片、胃镜:正常。
- 腹部CT:胰腺肿胀、周围渗出,左侧胸腔积液(图9-3-1)。

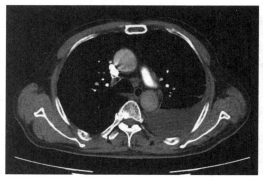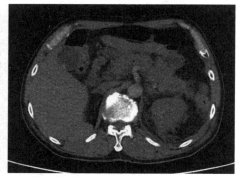

图9-3-1　腹部CT检查

左侧胸腔积液,胰腺肿大,胰周及肾周渗出。

【思考题4】本患者最可能的诊断是什么?

思维引导:

腹痛诊断较难,诊断思路要广,不能仅局限于消化系统疾病。门诊遇到急性腹痛的患者,首先应了解全身情况、排除危及生命的疾病,如急性心肌梗死、腹主动脉瘤、呼吸循环不稳定等;通过细致的问诊及体格检查,排除其他系统疾病,如带状疱疹、泌尿系统结石等;在消化系统疾病中,要首先排除外科急腹症,如急性肠梗阻、急性胆囊炎、急性阑尾炎等;要熟知各种引起上腹痛的疾病的临床表现,进行鉴别诊断。

(四)病例特点

1. 中年男性,急性起病,既往高甘油三酯血症、糖尿病病史。
2. 进食较油腻食物并饮酒后,持续剧烈上腹胀痛,向后背放射,体格检查上腹压痛明显。
3. 实验室检查示血甘油三酯严重升高、血钙下降、血氧分压下降、胰酶无明显升高。
4. CT示胰腺炎症改变,可见少量胸腔积液。

诊断主线索:

急性持续性剧烈上腹痛。

思维引导:

该患者主要表现为急性持续性上腹痛,伴发热、呕吐;腹部CT示胰腺炎性改变;综合这两方面,考虑急性胰腺炎可能性较大。急性胰腺炎多数血淀粉酶及脂肪酶明显升高,超过正常值上限的3倍,但也有些患者并无明显升高,原因可能有以下几点:严重乳糜血时,血生化检测往往存在较大误差;很多重症急性胰腺炎,血淀粉酶和脂肪酶往往并不升高;另外血淀粉酶、脂肪酶、尿淀粉酶均随着发病时间的延长存在升高、达峰及下降的规律。该患者就诊时发病仅3h,血中胰酶各项化验指标仍未达到峰值,需要在不同的时间点复查。

急性胰腺炎的完整诊断:疾病诊断、病因诊断、分级诊断、并发症诊断四个方面。还应注意不要遗漏其他合并的疾病,如高血压病、高脂血症、代谢综合征等。

诊断后,一方面要判断病因,我们要熟知引起急性胰腺炎的常见原因,如胆石症、乙醇、高甘油三酯血症;也要了解少见原因,如壶腹周围癌、胰腺癌、寄生虫、高钙血症、药物、外伤、先天异常(如胰腺分裂症)、乳头括约肌功能不良、感染、自身免疫疾病、医源性等。病因不清时要尽量排查各种病因,以免漏诊严重疾病、并防止胰腺炎复发。

另一方面,要对病情的轻重程度进行判断。需要注意的是,发病早期的临床和CT表现往往并不是最严重的,需要密切观察病情变化,及时识别并处理各种并发症。根据《中国急性胰腺炎诊治指南(2013年版)》,如果合并脏器功能不全超过48h,则考虑为重症急性胰腺炎(SAP);如果脏器功能不全不超过48h,结合Ranson、APACHE Ⅱ、AP严重度床边指数(BISAP)、修正CT严重度指数(MCTSI)等,诊断为中度重症急性胰腺炎(MSAP)或轻症胰腺炎。临床医生要熟悉常见的评分指标及其优缺点。

（五）初步诊断

急性胰腺炎（高甘油三酯血症性＋酒精性，中度重症／重症）

　　全身炎症反应综合征（SIRS）

　　急性肺损伤

高脂血症

2 型糖尿病

脂肪肝

主要疾病诊断依据：

1. 急性持续性上腹痛症状，体格检查上腹压痛。

2. 化验血 WBC 轻度升高，血脂明显升高，TG 超过 11.1mmol/L，血氧分压下降。

3. CT 示胰腺密度减低，可见渗出，少量胸腔积液。

思维引导：

　　腹痛、血淀粉酶／脂肪酶及影像学三个方面有两条符合即可诊断急性胰腺炎。本患者有较典型的腹痛症状，血淀粉酶虽未明显升高，但 CT 示胰腺周围渗出。在排除其他急腹症的基础上，急性胰腺炎诊断能够成立。

　　患者发病时血 TG 显著升高超过 11.1mmol/L，长期饮酒史，病因首先考虑高甘油三酯血症性胰腺炎，可能同时存在酒精的原因。

　　病情严重程度方面，患者血钙 1.8mmol/L，CRP160mg/dl；仔细阅读 CT，MCTSI 评分 =4 分；因心率 >90 次／min、血 WBC>12×10^9/L，故符合全身炎症反应综合征（SIRS）；血氧下降，PaO$_2$ 63.2mmHg，氧合指数 ≤ 300mmHg，符合急性肺损伤；故本患者已达到中度重症胰腺炎的标准。如低氧血症持续 48h，或出现持续的脏器功能衰竭，则符合重症胰腺炎。目前仍需密切观察腹部症状、全身各脏器功能不全的情况，密切复查各项化验，CT 动态评估胰腺有无坏死、胰周渗出情况及有无局部并发症，再进行分级诊断。

诊断思维要点：

　　1. 结合病例特点和病历资料，对于症状、体征或化验检查结果特异性较强的疾病，可直接根据所获得的证据进行诊断，同时排除可能性小的疾病。

　　2. 在临床实践中应注意运用循证医学理念。在做出临床决策时应综合临床指南和患者的临床情况。

【思考题 5】为判断急性胰腺炎的轻重程度，病程早期应注意监测哪些指标？

（六）治疗

1. 监护及一般治疗　监测生命体征、血氧、尿量，卧床休息、禁食、面罩吸氧、胃肠减压。

2. 早期液体复苏、维持水和电解质平衡　根据血压、脉搏、尿量等调整输液速度。

3. 对症支持治疗　早期患者腹痛腹胀明显，胃肠减压引流液较多，不适宜进行肠内营养，予以肠外营养。腹痛难以忍受时，给予盐酸哌替啶止痛治疗。腹胀明显，给予芒硝腹部外敷。4d 后患者腹痛腹胀减轻，有排气，胃肠减压引流液明显减少，拔除胃肠减压管，胃镜下置入空肠营养管，启动肠内营养。静脉营养及肠内营养时注意尽量避免含脂肪制剂。

4. 抑制胰腺分泌和胰酶活性　应用质子泵抑制剂（PPI）、生长抑素、乌司他丁等。

5. 应用抗菌药物　患者胰腺炎病情较重，体温升高、血 WBC 升高，故给予三代头孢菌素及抗厌氧菌类抗生素治疗。

6. 针对病因治疗　患者血 TG 极度升高，达到 33.77mmol/L，且病情比较重，氧合功能较差，需要迅速降低血 TG 水平，给予床旁血液滤过。2d 后血 TG 迅速下降至 5.39mmol/L，达到较安全的范围，停用血液滤过，给予贝特类降脂药，密切复查血脂。嘱患者戒酒。排查有无胆石症等其他病因。

7. 健康教育　告知患者高脂血症性胰腺炎容易复发，血 TG 达到 5.65mmol/L 即可引起胰腺炎，达到 11.3mmol/L 以上则极易引起胰腺炎，必须控制饮食、戒酒、减轻体重、药物治疗、密切监测血脂情况。

（七）诊疗后续

　　入院 2d 后血 TG 降至 5.39mmol/L，7d 后降至 2.9mmol/L，入院 4d 后腹胀减轻，血氧分压降低持续 5d，未出现其他脏器功能受损的表现。48h Ranson 评分为 3 分。5d 后复查腹部增强 CT：未见明显胰腺坏死灶，胰腺肿大,周围渗出较多,可见液体积聚。CT分级为D级,MCTSI评分为6分。修正诊断为重症急性胰腺炎。治疗10d后,患者症状消失,肠内营养耐受良好,出院继续应用肠内营养,逐渐过渡恢复经口饮食。出院2周后拔除空肠营养管。2个月后复查腹部CT,胰腺周围仍有少量渗出。继续控制饮食、积极监测控制血脂、戒酒,定期门诊复查。

【小结】

患者为中年男性,急性起病,剧烈上腹痛伴呕吐1d,之前有进食油腻食物和饮酒,既往血TG明显升高,有糖尿病和十二指肠球部溃疡病史。体格检查低热、BMI明显升高、上腹压痛。化验:血TG严重升高、血淀粉酶明显升高、血氧分压降低;腹部CT:胰腺肿大、周围渗出。排除急性肠梗阻、急性腹部脏器穿孔、急性心肌梗死等疾病后,诊断为急性胰腺炎。原因考虑为高甘油三酯血症性 + 酒精性急性胰腺炎。患者血氧改善较缓慢,低氧血症持续超过48h,符合重症胰腺炎。腹部CT分级亦提示胰腺炎程度较重。予以积极补液支持、降血脂、抑制胰腺分泌、抗感染、尽早开通肠内营养等治疗,病情逐渐缓解。通过这一例病例,进而学习急性上腹痛的鉴别诊断、急性胰腺炎的诊断要点、诊断流程和治疗原则。

二、腹泻、黏液脓血便

住院患者,男,24岁。

主诉:腹泻1月余,加重伴黏液脓血便5d。

【思考题1】腹泻的问诊要点有哪些?

病史资料收集与思维引导:

腹泻问诊时应注意以下几方面内容:腹泻的起病情况和诱因、排便规律、粪便的性状、伴随症状。另外也需要详细了解进食不洁食物史、旅行史、接触动物或患者、服药史(如NSAIDs及抗菌药物应用史),还需注意有无HIV感染史或免疫抑制剂应用史、手术史、放射史等。

(一)病史资料

现病史:患者1个月前无明显诱因出现腹泻,为黄色不成形稀便,无黏液及脓血,4~5次/d,伴下腹隐痛及里急后重,腹泻后腹痛逐渐缓解,未予诊治。5d前无明显诱因腹痛、腹泻明显加重,大便不成形,伴黏液及少许脓血,10~20次/d,无发热,无腹胀、恶心、呕吐,无头晕、头痛,无皮疹,关节痛、口腔溃疡、肛周不适等。行肠镜检查(图9-3-2):回盲部及升结肠起始部黏膜弥漫充血水肿、糜烂及浅溃疡,较多白色分泌物。余结肠及直肠散在较多红斑、糜烂及浅溃疡,病变间黏膜正常。考虑:结肠炎性改变。发病以来食欲稍下降,睡眠欠佳,小便无异常,体重近1个月下降2kg。

既往史、个人史:无特殊。

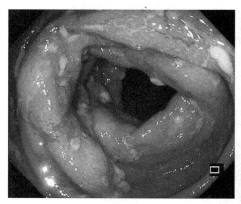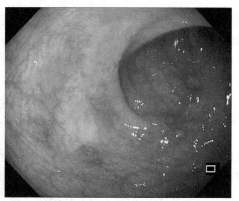

图 9-3-2　第一次肠镜

对问诊的点评:

本例患者问诊对腹泻的起病情况、诱因、排便规律、粪便的性状、伴随症状等方面均有涉及,问诊基本全面。

【思考题 2】对该患者进行体格检查时,需要关注哪些体征?

思维引导:

除了腹部体征,应注意全身情况,如有无发热、消瘦、贫血,以及关节、皮肤、眼等肠外表现;有无浅表淋巴结肿大、肛周病变等,与肠道肿瘤及克罗恩病鉴别;有无皮疹、口腔溃疡、外阴溃疡等,与肠白塞病鉴别。

(二)体格检查

T 37.3℃,P 92 次 /min,R 20 次 /min,BP 138/76mmHg。

发育正常,营养良好,皮肤无黄染,无皮疹、皮下出血,无口腔溃疡。全身浅表淋巴结无肿大。头、颈、胸部体格检查未见异常。腹平,无腹壁静脉曲张,脐周、右下腹轻度压痛,无反跳痛及肌紧张,未触及包块。肝脾未触及,墨菲征(Murphy sign)阴性,无移动性浊音,肠鸣音活跃。下肢无水肿。

> 对体格检查的点评:
>
> 本例患者体格检查还应注意有无外阴溃疡及肛周病变,如肛裂、肛瘘、肛周脓肿等。

【思考题 3】为明确诊断并评估病情,应计划安排哪些辅助检查?

思维引导:

门诊遇到腹泻及黏液血便患者,应考虑肠道存在器质性疾病,首先要排除感染性疾病。下一步应完善粪便常规、粪便培养、反复便查寄生虫、难辨梭菌检测,强调粪便常规和便培养应不少于 3 次。

(三)辅助检查

- 血常规:WBC 9.36 × 10⁹/L,中性粒细胞百分比 61.2%,RBC 4.97 × 10¹²/L,Hb 162g/L,PLT 279 × 10⁹/L。

$-$ 血常规:WBC 9.36×10^9/L,中性粒细胞百分比 61.2%,RBC 4.97×10^{12}/L,Hb 162g/L,PLT 279×10^9/L。
- CRP 12mg/L($\leqslant$ 10mg/L),ESR 9mm/h。
- 粪便常规:WBC 8~10 高倍镜视野(HPF),RBC 5~6HPF,隐血阳性。便查寄生虫阴性。便细菌涂片:G+ 球菌成链大量,G– 杆菌中等量,G+ 杆菌少量。大便沙门菌及志贺菌培养阴性。
- 抗核抗体谱:ANA1∶40 颗粒型(<1∶40),核周型抗中性粒细胞胞浆抗体(p-ANCA)(1∶32)阳性,髓过氧化物酶(MPO)阴性;抗线粒体抗体(AMA)阴性。
- 巨细胞病毒(CMV)、EB 病毒(EBV)相关检测阴性。
- 抗酸杆菌涂片及染色、PPD 试验、T-SPOT.*TB* test、难辨梭菌鉴定 + 毒素测定均为阴性。
- 甲状腺功能、凝血、肿瘤标志物、HIV 等检测未见异常。
- 胸正侧位片、腹部彩超未见异常。
- 腹盆 CT 平扫:结肠肠壁弥漫性增厚,直肠乙状结肠及回盲部为著,回盲部多发淋巴结,考虑炎症性肠病可能。

【思考题 4】本患者最可能的诊断及鉴别诊断是什么?

思维引导:

根据病史、体格检查、影像学检查、实验室检查、内镜检查和组织病理学表现进行综合分析,归纳总结病例特点,整理出诊断主线索。在排除其他相似疾病的基础上进行诊断。

(四)病例特点

1. 青年男性,病程 1 月余。
2. 腹泻、黏液脓血便 1 个月,无发热,体格检查脐周及右下腹压痛。
3. 实验室检查:粪便 WBC、RBC 阳性,血、粪便未查见明确病原学证据,p-ANCA 阳性。
4. 肠镜提示结肠糜烂溃疡等炎性改变,部分病变呈间断分布。

诊断主线索:

结肠炎性病变。

思维引导：

该患者的主要临床表现为腹痛、腹泻和黏液脓血便。综合这三点，可将疾病的鉴别诊断范围缩小至肠道器质性疾病，主要包括炎症性疾病和肿瘤。肠镜检查提示全结肠糜烂和溃疡，从发病部位、范围和肠镜下病变的特点来看，肠道肿瘤如结肠癌、神经内分泌肿瘤、间质瘤等可能性很小，肠道淋巴瘤有时也表现为肠道的多发溃疡，但病变通常并非广泛分布于肠道，故诊断主线索确定为"结肠炎性病变"。

结肠炎性病变的病因：①感染性肠炎，如病毒、细菌、寄生虫、真菌等原因；②炎症性肠病（IBD），包括溃疡性结肠炎和克罗恩病；③其他导致肠道炎症的疾病，如缺血性肠病、放射性肠炎、伪膜性肠炎、嗜酸性胃肠炎、肠白塞病、过敏性紫癜等。缺血性肠病多见于有糖尿病、心血管疾病的老年人，病变分布范围多局限于肠系膜上动脉或肠系膜下动脉支配的范围内，两个动脉均受累的情况较少见，直肠受累较少见，故缺血性肠病的可能性小。患者既往无抵抗力下降的基础疾病，无抗菌药物应用史，肠镜下未见明显伪膜改变，难辨梭菌鉴定、毒素及培养均为阴性，可基本排除伪膜性肠炎。肠结核患者常有发热、盗汗等结核中毒症状，病变主要在回盲部，与本例患者不符。结合肠镜特点，本例患者诊断考虑炎症性肠病，尤其是溃疡性结肠炎可能性较大，但病变特点并非典型溃疡性结肠炎的表现，另外溃疡性结肠炎是排除性诊断，尤其需要排除各种肠道感染性疾病，很多肠道病原体难以检测，为诊断带来一定困难。

（五）鉴别诊断

1. **白塞病**　是一种病因未明，以口腔溃疡、外阴溃疡、眼炎及皮肤损害为临床特征的自身免疫性疾病，多见于青壮年，可累及多个系统。其基本病理改变是多血管受累的血管炎。而消化道损伤方面，从口腔到肛门均可受累，溃疡为单发或多发，严重时可有溃疡穿孔，甚至可因大出血等并发症而死亡。本患者无口腔溃疡、外阴溃疡、眼炎、皮肤损害等白塞病的基本症状，白塞病可能性小。

2. **克罗恩病**　是炎症性肠病的一种类型，可出现反复发作的腹泻、腹痛、腹部包块、肛周病变、瘘管形成等，可有贫血、消瘦等全身症状。病变多呈节段性、跳跃性分布，多分布于回肠末端及邻近结肠，局限在结肠者约占20%。肠镜下可见纵行溃疡，可有铺路石征，肠腔可狭窄，肠壁僵硬，组织学表现为全层病变、裂隙样溃疡、非干酪样肉芽肿。本患者病程较短，一般状况较好，无明显消瘦等全身表现，无腹部包块及肛周病变，肠镜下病变并非明显的节段性分布，溃疡比较浅，亦不符合克罗恩病的表现，此诊断可能性较小。克罗恩病诊断相对较难，有时需要长期随访才能确诊或排除。

3. **溃疡性结肠炎**　临床表现为持续或反复的腹泻、黏液脓血便，可伴有腹痛、里急后重感。病变呈连续性、弥漫性分布，从直肠开始逆行向上扩展，内镜下主要表现为黏膜粗糙、弥漫性充血水肿、血管纹理模糊、质脆易出血、可有脓性分泌物，可见弥漫性糜烂或多发性浅溃疡。慢性病变可见假息肉及桥状黏膜，结肠袋变钝或消失。病理有助于诊断，但仅仅依靠肠镜及病理并不能完全确诊，尤其是初次诊断一定要慎重，需除外感染性肠炎、缺血性肠炎等疾病，可反复病原学检测，排除志贺菌、沙门菌、阿米巴、CMV、EBV、结核分枝杆菌等引起的感染性疾病。此患者青年男性，1个月前开始出现腹泻，伴有黏液血便、里急后重；结肠镜提示结肠较广泛的炎症、黏膜充血水肿糜烂及浅溃疡。这些病变均常见于溃疡性结肠炎，但部分病变非弥漫性分布，病变间可见正常黏膜，此点不符合溃疡性结肠炎的特点，需要结合化验检查进一步判断。

（六）初步诊断

溃疡性结肠炎（初发型，广泛结肠型，活动期，重度？）

诊断依据：

1. 腹痛、腹泻、黏液脓血便，病程1月余。

2. 肠镜下病变部分呈弥漫性连续性分布的糜烂及溃疡，部分病变不连续，病变间可见正常黏膜。

3. 便查阿米巴、沙门菌、志贺菌、难辨梭菌、结核菌阴性，血查CMV、EBV、T-SPOT.*TB* test阴性。

4. 化验p-ANCA阳性。

5. 腹盆CT平扫：结肠肠壁弥漫性增厚，直肠乙状结肠及回盲部为著，回盲部多发淋巴结，考虑炎症性肠病可能。

诊断思维要点：

1. 结合病例特点和病历资料，利用排除诊断法，依次排除可能性小的疾病。

2. 本例患者粪便病原学检查虽为阴性，但需要反复化验检查。另外，要熟知每种检查的优缺点，做临床判断的时候需要综合分析,不能仅仅依赖化验或检查结果。

3. 该患者临床表现和结肠镜、腹部 CT 结果大致符合溃疡性结肠炎的特点,故临床拟诊溃疡性结肠炎,该患者属于初发病例,部分表现不太典型,应予密切随访。

(七) 诊疗过程

1. 初步治疗方案

(1)一般治疗:休息,低渣饮食,结合静脉营养支持。精神心理支持、疾病知识教育及生活饮食指导。

(2)溃疡性结肠炎基础治疗:美沙拉嗪 1.0g,口服,每日四次(q.i.d.)。双歧杆菌三联活菌胶囊 420mg,口服,每日三次(t.i.d.)。

2. 进一步完善检查

– 腹盆 CT 增强(图 9-3-3):全结肠、回盲部肠壁增厚,肠管周围略模糊,黏膜下层明显强化,可见梳齿征,符合炎症性肠病改变;回盲部多发增大淋巴结。

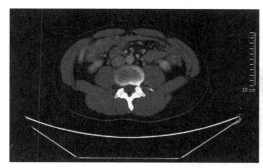
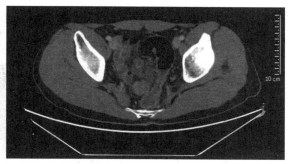

图 9-3-3 腹盆 CT 增强

入院前肠镜活检组织病理回报:送检炎性渗出物、肉芽组织及黏膜急慢性炎,可见隐窝炎及隐窝脓肿,杯状细胞减少,腺体修复性增生,结合临床考虑溃疡性结肠炎可能性大。

– 复查肠镜(距离第一次肠镜后 8d)(图 9-3-4):末端回肠未见异常;所见结肠及直肠黏膜弥漫性充血水肿,黏膜粗糙,血管纹理不清,散在糜烂及浅溃疡,多量白色黏液附着。诊断:溃疡性结肠炎(全结肠型,活动期)。

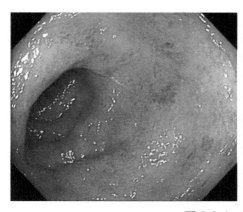
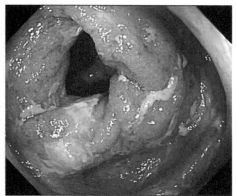

图 9-3-4 第二次肠镜

(八) 最后诊断

溃疡性结肠炎(初发型,广泛结肠型,活动期,重度)。

思维引导:

患者腹泻 >10 次 /d,便血较多,脉搏、体温偏高,血红蛋白正常范围,改良 Truelove 和 Witts 疾病严重程度分级为中 - 重度,但患者病情进展较快、症状较重、结肠镜下病变范围广泛,综合评价为重度。

【思考题5】如何制订患者下一步的治疗方案?

（九）治疗调整及后续情况

对比入院前后肠镜表现可见病变快速进展,结合患者腹泻便 >10 次 /d,便血量逐渐增多,美沙拉嗪治疗效果不佳,考虑重度溃疡性结肠炎。在美沙拉嗪缓释颗粒,口服 1.0g,q.i.d. 的基础上,予注射用甲泼尼龙琥珀酸钠 60mg,静脉滴注,一日一次（q.d.）。经治疗后腹痛、腹泻逐渐好转,大便中黏液及脓血较前明显减少。治疗 14d 后腹痛、腹泻及黏液血便消失,大便 1~2 次 /d,更换为醋酸泼尼松片 50mg,口服,q.d.。之后无发热、腹痛,无黏液脓血便,便次数无增加,出院继续服药,糖皮质激素逐渐减量。

诊疗后续:

出院后继续泼尼松片 50mg,口服,q.d.,联合美沙拉嗪缓释颗粒 1.0g,口服,q.i.d.,泼尼松逐渐减量,共应用 4 个月后停用泼尼松片。以美沙拉嗪 1.0g,口服,q.i.d. 维持治疗。

疾病复发:

停用糖皮质激素 3 个月时患者进食生鱼片后再次出现腹泻,大便为黏液脓血便,由 2~3 次 /d 逐渐加重至 4 次 /d。考虑为溃疡性结肠炎复发,再次入院。

– 肠镜检查（图 9-3-5）:阑尾开口周围散在点状糜烂,距肛门 15cm 以远黏膜弥漫充血水肿,质脆,多发点状及小片状糜烂,病变以距肛门 8cm 以下较重。

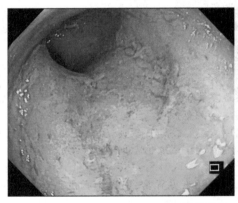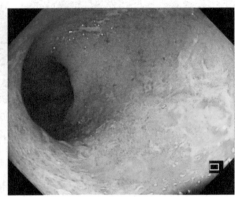

图 9-3-5　第三次肠镜

诊断:溃疡性结肠炎（慢性复发型、左半结肠型、活动期、轻度）。

治疗:

1. 对患者进行溃疡性结肠炎的饮食健康教育,少吃粗纤维食物,忌海鲜、辛辣刺激性食物及油腻食物。

2. 继续美沙拉嗪缓释颗粒 1.0g,口服 q.i.d.,予以氢化可的松琥珀酸钠 100mg,灌肠,q.d.,以及双歧杆菌三联活菌胶囊、匹维溴铵片、复方谷氨酰胺肠溶胶囊等药物治疗。

病情转归:灌肠治疗 2 个月后复查肠镜（图 9-3-6）:距肛门 15cm 以远黏膜欠光滑,颗粒感,轻度充血水肿,血管纹理欠清晰,未见糜烂及溃疡。灌肠治疗后病情稳定,逐渐减量停药,长期口服美沙拉嗪治疗。

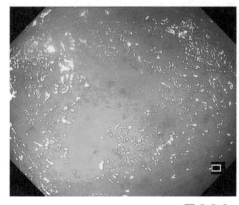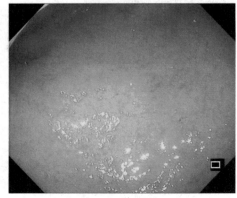

图 9-3-6　第四次肠镜

【小结】

患者为 24 岁青年男性,亚急性起病,腹痛、腹泻 1 月余,加重伴黏液脓血便 5d 入院。入院前肠镜见结肠广泛分布的炎性改变,体格检查脐周、右下腹轻压痛。化验示大便及血标本病原学化验均为阴性,CRP 轻度升高、p-ANCA(1:32)阳性。腹盆 CT 示结肠肠壁弥漫性增厚,直肠乙状结肠及回盲部为著,回盲部多发淋巴结。病理可见隐窝炎及隐窝脓肿。对比入院前后间隔 1 周肠镜表现,可见病变明显进展累及全结肠,黏膜弥漫性充血水肿、糜烂及浅溃疡。诊断:溃疡性结肠炎(初发型、广泛结肠型、活动期、重度)。在持续应用美沙拉嗪的基础上,予甲泼尼龙琥珀酸钠静滴。经糖皮质激素治疗后腹痛、腹泻及黏液脓血便等症状明显好转。14d 后更换口服醋酸泼尼松,病情稳定,出院继续服药,糖皮质激素逐渐减量。4 个月后停用糖皮质激素,以美沙拉嗪维持治疗。3 个月后病情再次波动,根据病变范围和轻重程度,予以糖皮质激素灌肠治疗后好转。

ER-3-2-1　知识链接:溃疡性结肠炎诊断治疗

本病例的诊治过程运用了排除性诊断和综合诊断等方法,结合循证医学证据及患者的实际情况,对病情进行判断。根据疾病发作情况、病情严重程度及病变范围予以分层治疗,根据患者恢复情况及时调整治疗,体现了腹泻的诊断思路及溃疡性结肠炎的诊治流程。

三、腹腔积液

住院患者,男,62 岁。

主诉:进行性腹胀 3 个月。

【思考题 1】腹胀的问诊要点有哪些?

病史资料收集与思维引导:

遇到主诉为腹胀的患者,首先要初步判断该患者的腹胀是主观感觉腹部胀满,还是客观上的确有腹围的增加。腹部胀满的感觉既可见于肠梗阻、腹部炎症、肿瘤、肠道淤血等器质性疾病,又可见于消化不良、肠易激综合征、功能性便秘等功能性疾病,也可见于其他系统疾病,还可以是精神心理疾病的躯体化表现。而腹围增加则比较客观,通过问诊(如问患者及其家属,有没有注意到肚子变大,有没有裤腰和皮带变紧的情况等)及体格检查常能明确。难以判定时需要进行辅助检查,如腹部超声、CT 等来确定。

(一) 病史资料

现病史:患者 3 个月前无明显诱因出现腹胀,进食后症状明显,排气、排便后可稍缓解,自觉腹围增大,伴乏力、食欲减退,无发热,偶有盗汗,无恶心、呕吐,无明显腹痛、腹泻、便血等不适。2 个月前就诊于当地医院,查腹部超声示腹腔积液,未予特殊诊治。此后腹胀进行性加重,并逐渐出现运动后胸闷、气短、头晕等症状,夜间可平卧休息,无咳嗽、咳痰、咯血。患者自发病以来精神、睡眠可,大便干硬,3~4 日 1 次,小便正常,体重 3 个月内减轻 5kg。

既往史:23 年前行腰椎手术,5 年前行前列腺手术。否认高血压病、糖尿病、肝炎史、结核史,否认外伤史、输血史及手术史,无食物或药物过敏史。

个人史:久住矿区,多次去牧区。有吸烟史 40 年,20 支/d,未戒烟;有饮酒史 40 年,饮白酒 150g/d,已戒酒 3 年。

婚育史、家族史:无特殊。

对问诊的点评:

对于以腹胀为主诉的患者,问诊时应重点注意以下几点:发病前是否有特殊诱因,如外伤史? 病情是突发、持续的、反复的,还是渐进的? 腹胀发生的时间、部位,是否伴有腹围的增加,是否与进食有关,是否伴有恶心、呕吐、腹痛、腹泻、黄疸、心悸、呼吸困难、发热等? 既往有无高血压病、慢性病毒性肝炎、肺结核等病史,有无消化道肿瘤家族史。本例病史询问基本涵盖了以上几点。

【思考题 2】根据上述摘要,在体格检查时应重点关注哪些体征?

(二)体格检查

T 36.3℃,P 90 次 /min,R 20 次 /min,BP 117/76mmHg。

浅表淋巴结无肿大,心肺体格检查阴性。腹部稍膨隆,无腹壁静脉曲张;腹软,左下腹及右下腹压痛,无反跳痛,未触及包块,肝脾未触及,墨菲征(Murphy sign)阴性;移动性浊音(+),肝肾区无叩击痛;肠鸣音4 次 /min。双下肢无水肿。

对体格检查的点评:

结合腹腔积液各种病因,体格检查还应注重以下内容:如肝颈静脉回流征、口唇发绀、呼吸心率的增快、黄疸、肝掌、蜘蛛痣、腹部揉面感等。因患者病程中出现活动后胸闷、气短、头晕,故心脏及肺部体格检查也需要注意。

【思考题 3】根据以上病史和体格检查资料,为明确诊断并评估病情,计划安排哪些辅助检查?

思维引导:

目前腹水原因尚不明确,患者不存在慢性基础疾病,可通过详细问诊、体格检查及化验辅助检查,排除心肝肾等疾病所致腹水。其中心脏彩超有助于明确右心功能衰竭或心包积液、缩窄性心包炎;尿常规、尿蛋白定量、肾功能检查有助于排除肾炎或肾病综合征;肝功能、腹部超声、上腹部 CT 等检查对肝源性腹水诊断具有重要价值。

肺部结核病灶、PPD 试验、腹水腺苷脱氨酶(ADA)检测、抗酸染色、腹水结核分枝杆菌核酸检测等是常用的辅助诊断方法。

肿瘤性腹水,分为原发性腹膜肿瘤(腹膜间皮瘤)和腹膜转移瘤(胃、肝、胰、卵巢等来源)。腹水细胞学检查简单易行,但阳性率很低,不如组织病理结果可靠,虽然未查见肿瘤细胞,但目前仍不能排除肿瘤性腹水的可能,需要反复送细胞学检查,也可以送细胞沉淀石蜡包埋病理学检查。肿瘤原发病灶的确定需要通过内镜、腹部及全身其他部位的超声、CT 等影像学检查来进一步排除。

(三)实验室及辅助检查

- 血常规:WBC 8.08×10^9/L,RBC 5.17×10^{12}/L,Hb 144g/L,PLT 341×10^9/L。
- 血生化:ALT 23IU/L、AST 24IU/L、TBil 7.68μmol/L、ALB 42.2g/L、Cr 97μmol/L。
- 凝血六项:D- 二聚体 15.82mg/L,纤维蛋白原降解产物(FDP)44.48μg/ml,凝血酶原时间(PT)、PTA、INR 正常。
- 肿瘤标记物:血清 CA12-5 214.30IU/ml(<35IU/ml);CEA、CA-199、AFP 均正常。
- CRP 36.01mg/L(≤ 10mg/L),ESR 37mm/h。
- 结核抗体 IgG(-),T-SPOT.*TB* test A 斑点 21(<5)、B 斑点 32(<5)。
- 乙型及丙型肝炎病毒相关化验正常。
- 自身抗体、免疫球蛋白及补体均正常。

【思考题 4】T-SPOT.*TB* test 原理及阳性结果的临床意义有哪些?

思维引导:

患者血常规、肝功、白蛋白、凝血功能、自身免疫指标均正常,基本可以排除肝硬化、肾病综合征、营养不良及结缔组织病可能;患者 CRP 及 ESR 升高,T-SPOT.*TB* test 升高,提示结核性腹膜炎的可能;但肿瘤性、心源性等原因仍不能除外。为明确患者病因,下一步可考虑性诊断性腹腔穿刺术了解腹水性质。

- 腹水化验:淡黄色微浑浊、比重 1.038,利凡他试验(+),RBC $1\,964 \times 10^6$/L,有核细胞 $4\,439 \times 10^6$/L,单核细胞 94%,间皮细胞(-),LDH 147IU/L,ADA 43IU/L,普通细菌涂片及染色(-),抗酸杆菌涂片及染色(-);腹水细胞学检查未见肿瘤细胞,可见少量淋巴细胞;腹水 ALB 36g/L。

思维引导：

传统上依据腹水实验室检查可将腹水分为渗出液、漏出液。漏出液一般外观淡黄、透明，比重 <1.018，蛋白定量 <25g/L，细胞计数 <100×10⁶/L，以淋巴细胞为主；多见于肝硬化、心血管疾病、肾脏疾病、营养不良等。渗出液则外观浑浊，比重 >1.018，蛋白定量 >30g/L，细胞计数 >500×10⁶/L，以中性或淋巴细胞为主；常见于恶性肿瘤、腹膜炎症、结核等。

近年来多采用血清 - 腹水白蛋白梯度（SAAG），将腹水分为门脉高压性腹水和非门脉高压性腹水。同日内抽取血清与腹水，分别检测白蛋白浓度，计算两者之差值即为 SAAG。以 SAAG ≥ 11g/L 诊断门脉高压性腹水，<11g/L 诊断非门脉高压性腹水，准确率可达 80%~97%。需要指出的是，SAAG ≥ 11g/L 不能排除门脉高压基础上并发的腹水感染或腹腔肿瘤转移，也无助于鉴别门脉高压的病因。

本患者血清 - 腹水白蛋白梯度为 42.5-36=6.5g/L，小于 11g/L，提示腹水为非门脉高压性。腹水中有核细胞数远远大于 500×10⁶/L，比重超过 1.018，利凡他试验阳性，提示该腹水为渗出液，该特点将腹水的病因范围大大缩小，基本排除心源性、肝硬化、肾病综合征等疾病所致。有核细胞中以单核细胞为主，而非多核细胞为主，不符合化脓性腹水的特点，此种腹水常见于结核性腹膜炎和肿瘤性腹水。

– 胸部 CT、胃镜、肠镜未见明显异常。

– 腹部立位平片：上腹部肠管扩张积气，未见明确肠梗阻征象。

– 腹部超声：肝周可见液性暗区，深约 4.6cm。脾厚 4.0cm，长约 14.8cm。脾周可见液性暗区，深约 2.3cm。诊断脾大、腹水。

– 痰病原学：G- 杆菌少量，抗酸染色（–）。

– 甲状腺超声：右叶可见实性低回声结节，边界尚清，形态规整，大小 0.4cm×0.4cm。诊断甲状腺右叶实性结节。

– 腹部 CT 增强（图 9-3-7）：腹腔、盆腔可见大量积液；腹膜增厚，可见粘连条索。

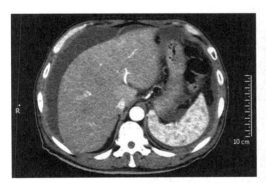
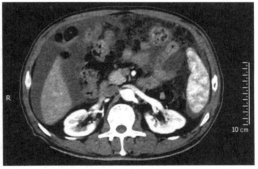
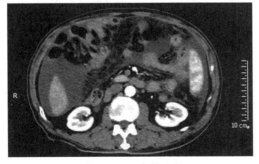

图 9-3-7　腹部 CT

【思考题 5】该患者最可能的诊断和鉴别诊断是什么？

（四）病例特点

1. 老年男性，病程 3 个月。

2. 进行性腹胀为主诉，伴有乏力、食欲缺乏及体重下降。

3. 既往有吸烟饮酒史，无肝炎、结核等病史。

4. 影像学及实验室检查提示腹腔积液、性质为渗出液,且 CRP、ESR 升高,T-SPOT.*TB* test 阳性。

诊断主线索:

渗出性腹水原因待查。

思维引导:

依据腹腔穿刺结果,已明确本例患者腹水为渗出性、非门脉高压性腹水。腹水的病因主要围绕肝硬化合并腹腔感染、肿瘤、结核性腹膜炎等方面进行鉴别诊断。

（五）鉴别诊断

1. **肝硬化腹水** 肝硬化是腹腔积液最为常见的原因,多有病毒性肝炎或长期饮酒史,腹水的出现一般是肝硬化患者失代偿期的标志,失代偿期的临床表现主要有门脉高压及肝脏功能损害的表现。典型的肝硬化腹水为漏出液、血清-腹水白蛋白梯度 >11g/L。如合并腹腔细菌感染则腹水介于渗出液和漏出液之间,腹水有核细胞数增加,多核细胞增多。该患者不存在导致肝硬化的常见病因,无肝功能损害和门脉高压的表现,且腹水为渗出液,腹水细胞以单个核细胞为主,肝硬化基本可以排除。

2. **肿瘤性腹水** 肿瘤性腹水包括原发于腹膜的腹膜间皮瘤,以及恶性肿瘤的腹腔转移,如卵巢癌、胃癌、肝癌、胰腺癌等。恶性肿瘤引起腹水多为肿瘤晚期,患者常消瘦明显,恶病质,可伴有原发肿瘤的症状和体征,肿瘤原发病灶需要通过超声、CT、内镜等检查进行排查。有时肿瘤的原发病灶很隐蔽,如卵巢癌有时原发病灶很小即已出现腹腔转移;再如 Borrmann IV 型胃癌在胃镜下容易漏诊,病理较难取到肿瘤细胞。癌性腹水一般为渗出液,常为血性,增长迅速,难以控制,腹水中常可见较多红细胞,有核细胞数常增多,以单个核细胞为主,细胞及病理学检查可找到肿瘤细胞,有时需要反复多次查找肿瘤细胞,必要时腹腔镜探查明确。该患者病程相对较长,腹水增长速度较慢,患者一般情况较好,胃肠镜及胸腹盆 CT 等检查未发现可疑肿瘤病灶,腹水化验查肿瘤细胞为阴性,肿瘤性腹水的可能性较小,仍需要除外某些肿瘤性疾病,如腹膜间皮瘤。

3. **结核性腹膜炎** 结核性腹膜炎是由结核分枝杆菌引起的慢性弥漫性腹膜感染,继发于肺结核或其他部位结核病如肠结核、肠系膜淋巴结结核、输卵管结核等。多为慢性过程,临床表现有全身结核中毒症状,常有腹痛、腹胀、腹泻等;体征常有腹壁膨隆、腹壁柔韧感、腹部包块;化验可有贫血、血沉增快;PPD 试验强阳性及 T-SPOT.*TB* test 阳性诊断价值较大;辅助检查常可发现其他部位结核征象,腹部 CT 可见腹水、腹膜增厚粘连、淋巴结肿大,有时有肠梗阻及肠结核表现。结核性腹水多为草黄色,少数淡血性、乳糜性,比重多 >1.018,蛋白质多 >30g/L,血清-腹水白蛋白梯度 <11g/L,白细胞计数常 >500×10^6/L,以单个核细胞为主,腺苷脱氨酶(ADA)常增高,腹水的结核分枝杆菌核酸检测可为阳性,普通细菌培养及细胞学检查阴性。诊断困难者需进行腹膜活检或腹腔镜检查。

该患者病程 3 个月,一般状态仍尚可,病情进展较慢,有体重下降、盗汗;化验血沉、CRP 升高,T-SPOT.*TB* test 阳性;腹水为渗出液,有核细胞明显升高,以单核细胞为主,结核性腹膜炎可能性大。但患者有些表现不典型:病程中无发热,既往无结核病史或接触史,胸片等检查未发现其他部位结核证据,PPD 试验阴性,腹水抗酸染色阴性,目前尚缺乏结核确定性诊断的依据。可行经验性抗结核治疗,如治疗有效可确定为结核性腹膜炎,或者行腹腔镜探查进一步明确诊断。

（六）初步诊断

结核性腹膜炎

腰椎术后,前列腺术后

主要疾病诊断依据:

1. 慢性病程,以腹水为主要表现,有结核中毒症状。

2. 实验室检查示血沉、CRP 增高,T-SPOT.*TB* test 阳性。

3. 腹水为渗出液,有核细胞以单核细胞为主,腹水 ADA 升高,普通细菌培养阴性。

4. 现有辅助检查未提示肿瘤证据。

思维引导:

患者腹水为非门脉高压性腹水、渗出液,有核细胞增多,以单核细胞为主,主要需考虑结核性腹水或癌性腹水可能。腹水脱落细胞阴性,胃肠镜及胸腹盆 CT 等检查未发现可疑肿瘤病灶,恶性腹水可能性较小。腹水化验结果、血沉及 CRP 升高、T-SPOT.*TB* test 阳性等均支持结核性腹膜炎可能,但胸片、PPD 试验、腹水抗酸染色等检查未发现结核证据。目前尚缺乏确定诊断结核性腹膜炎的依据。下一步或者行经验性抗结核治疗,如有效可确定为结核性腹膜炎;或者行腹腔镜探查进一步明确诊断。

该患者行腹腔镜探查,腹腔镜下见腹腔内弥漫分布的粟粒样结节,结核特征明显,取结节行病理检查(图 9-3-8),见典型的干酪样坏死,可见抗酸杆菌,至此明确结核性腹膜炎。

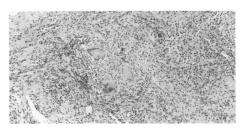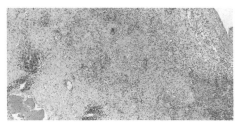

ER-3-3-1 腹腔镜探查(视频)

图 9-3-8 腹腔结节活检病理(HE 染色)

(七)最后诊断

结核性腹膜炎

腰椎术后,前列腺术后

【思考题 6】如何制订患者下一步的治疗方案?

(八)治疗

1. 一般治疗 休息,高蛋白,高维生素饮食。

2. 针对病因治疗 采用一线抗结核治疗方案:异烟肼 0.3g、利福平 0.45g、乙胺丁醇 0.75g、吡嗪酰胺 0.75g,均口服,q.d.。强调全程规则治疗,治疗期间密切监测结核药物的副作用,如定期复查肝功了解是否存在肝损害。治疗期间定期检测腹水的增长或消退情况。如治疗效果不佳,需要警惕有无结核耐药情况。

3. 健康教育 坚持用药,避免擅自停药、减药;注意休息和营养;定期监测肝肾功能。

(九)诊疗后续

经上述治疗 2 周后,患者腹胀及乏力、食欲缺乏、消瘦、盗汗等结核中毒症状缓解,腹水超声示腹水减少,血沉、CRP 等指标较前下降,每月复查肝功转氨酶基本在正常水平,持续口服抗结核药物 12 个月。

【小结】

本案例患者以"进行性腹胀 3 个月"为主诉入院,结合临床症状、体格检查及超声检查,腹水诊断明确。进一步行腹腔穿刺术判断腹水的性质为渗出液、非门脉高压性腹水。进而围绕"渗出性腹水原因待查"这一主线索展开鉴别诊断。患者有结核中毒症状,血沉 CRP 增高、T-SPOT.*TB* test 阳性,均支持结核性腹膜炎可能,但缺乏确诊结核性腹膜炎的证据。本患者一般情况可,影像学未见腹腔广泛粘连,无腹腔镜检查禁忌,遂行腹腔镜检查并活检,确诊结核性腹膜炎,抗结核治疗后病情好转。

四、呕血、黑便

住院患者,男,65 岁。

主诉:呕血、黑便 3h。

【思考题 1】针对这一主诉,应该怎样进行病史采集,需要获得哪些临床信息?

病史资料收集与思维引导:

呕血与黑便同时存在时,提示上消化道出血,即十二指肠屈氏韧带以上部位,包括食管、胃、十二指肠、胰、胆、胃空肠吻合术后的空肠上段的出血。有时来自呼吸道、口鼻、咽喉部的出血,或进食血制品、铁剂、铋剂等药物,会误诊为上消化道出血,需注意鉴别。

一旦确定为上消化道出血,首先需评估出血的严重程度和周围循环状态,如循环不稳定需要紧急处理。抗休克、迅速补充血容量应放在一切医疗措施的首位。问诊和体格检查应在患者病情允许的情况下进行。

针对呕血和黑便的问诊要点:呕血和黑便的颜色、性状、量、频次;每次出血的具体时间、诱因、伴随症状、加重和缓解因素;是否出现循环不稳定的症状,如头晕、心慌、乏力、黑曚、晕厥、丧失意识、尿少等;发作时是否有人看到并送诊。通过这些来初步判断是否属于上消化道出血、出血量和出血速度、是否伴有循环不稳定、预测再出血风险及生命危险、出血是否已停止。

其次需要针对病因进行问诊。首先要知道哪些疾病可以引起上消化道出血，最常见的几个病因有哪些；然后针对性问诊。

(一) 病史资料

现病史：3h 前患者无明显诱因出现呕血 1 次，为咖啡色，量约 300ml，随后间断排黑便 3 次，量共约 600ml，不成形，伴有头晕、心悸、乏力、出虚汗，伴恶心，无腹痛、发热，遂来急诊。

既往史：1 年前发现血压升高，未服药治疗，最高达 160/100mmHg。5 年前因上腹部不适诊断为"胃溃疡"，平素服用中药治疗。否认糖尿病、心脏病史，否认肝炎、结核史，否认手术史，无食物或药物过敏史。

个人史：无疫区接触史，吸烟史 50 年，每天 1 包(20 支)，无酗酒史。

婚育史：26 岁结婚，配偶健在，育有 2 子，1 子患有糖尿病。

家族史：父母已故，父亲死于尿毒症，否认家族性遗传病史。

> 对问诊的点评：
>
> 本病例首诊在急诊，应注意问诊呕血与进食之间的关系，呕血之前何时进食，有无干硬、辛辣刺激食物？呕血前是否有剧烈干呕或呕吐？在黑便方面应追问大便的具体颜色和性状，伴随症状方面应注意追问是否伴有意识丧失、摔倒等，发病时是否有人在身边？既往史提到有胃溃疡病史，应追问是否曾行胃镜及幽门螺杆菌(Hp)检查？发病前有无腹痛、食欲缺乏、消瘦、黑便等情况？近期有无服用阿司匹林等非甾体消炎药？有无应激因素？有无肝硬化、腹水等病史？近期有无体检，有无化验及检查异常？平时心率、血压情况(不仅仅只是关注平时最高血压)。

【思考题 2】对该患者进行体格检查时，需要特别关注的情况有哪些？

思维引导：

体格检查应首先注意生命体征，如是否有血压、脉搏的异常，需与平时血压、脉搏情况相比较来判断；是否有神志淡漠、烦躁不安、四肢湿冷、脉搏细数、不能配合、神志不清等；在全面体格检查和腹部重点体格检查(是否有压痛、移动性浊音、肠鸣音是否活跃等)的基础上，需关注有无上消化道出血病因的体征，如肝硬化、胃癌、血液病等方面体征：贫血貌、肝病面容、皮肤巩膜黄染、蜘蛛痣、肝掌、皮肤出血点、外周淋巴结肿大、腹部膨隆、腹壁静脉曲张、腹部压痛、腹部包块、肝脾大、移动性浊音、肝性脑病体征、下肢水肿等。

(二) 体格检查

T 36.2℃，P 92 次/min，R 20 次/min，BP 114/73mmHg，BMI 21kg/m²。

神志清楚，体格检查合作。轻度贫血貌，皮肤无黄染，无皮疹、瘀斑，全身浅表淋巴结无肿大。结膜略苍白，巩膜无黄染，心肺(−)，腹部平坦，无腹壁静脉曲张，无压痛、反跳痛、肌紧张，肝脾未触及，墨菲征(Murphy sign)阴性，无移动性浊音，肠鸣音 4 次/min。四肢活动自如，下肢无水肿。

> 对体格检查的点评：
>
> 此患者体格检查较为全面，但还应注重心肺体格检查。患者的心率、心律情况有助于评价血流动力学；患者呕血后要警惕有无误吸导致的吸入性肺炎、肺不张，而肺部体格检查可有所提示。

【思考题 3】急性上消化道出血的急诊处理原则是什么？

思维引导：

急诊遇到此类患者，应在维持生命体征的前提下，尽量简明扼要地问诊和体格检查，迅速判断出血量、风险和可能的出血原因。应熟悉哪些疾病是引起上消化道出血的最常见原因。遵循常见病、多发病的原则，安排少而精的检查，迅速做出病因判断。

（三）急诊处理

1. 一般治疗,卧床、禁食、吸氧、监测生命体征,开通静脉通路。

2. 积极补充血容量、液体复苏,如血红蛋白小于 70g/L 予以紧急输血。

3. 经验性给予初步的止血治疗,如静脉输注生长抑素 + 抑酸治疗。

4. 密切观察呕血、黑便情况,抽血化验血常规、血型、便潜血、生化指标、凝血功能、术前传染病化验等。生命体征稳定的情况下,可适当安排一些必要的辅助检查。

【思考题 4】为明确诊断并评估病情,应计划安排哪些辅助检查?

（四）化验及辅助检查

- 血常规:WBC 10.46×10^9/L,中性粒细胞计数 8.00×10^9/L,RBC 3.47×10^{12}/L,Hb 114g/L,HCT 31.00%,PLT 163×10^9/L。

- 便潜血(+)。

- 肝肾功:ALB 36.7g/L,Urea 10.27mmol/L,余肝肾功化验指标基本正常。

- HBV、HCV、HIV、梅毒螺旋体颗粒凝集试验(TPPA)血清标志物均阴性。

- 腹盆 CT 平扫:未见明显异常。

思维引导:

对于急性消化道出血的患者,血 Hb 的数值可用于判断是否出血及出血量。但在出血早期,因周围血管收缩、红细胞重新分布等因素,血 Hb 可无明显变化,或其变化明显少于呕血、黑便的量。出血 3~4h 以上,随着组织液入血,血液不断稀释,才出现贫血,24~72h 后血液稀释达到最大限度,在此期间血 Hb 的不断下降,并非一定提示活动性出血。在出血早期,血 WBC 往往升高,出血后 2~3d 逐渐恢复正常,往往并非细菌性感染所致。

【思考题 5】本患者最可能的诊断及鉴别诊断是什么?

（五）病例特点

1. 老年男性,急性起病。

2. 呕血、黑便 3h,既往有胃溃疡病史。

3. 有轻度血容量不足的表现,无明显消化疾病相关体征。

4. 实验室检查提示轻度贫血,便潜血阳性,无肝肾功能受损表现。

5. CT 未见肝硬化及腹部包块征象。

诊断主线索:

急性上消化道出血。

思维引导:

判断是否为消化道出血。呼吸道出血(咯血)和口腔、鼻腔出血也可表现为类似呕血表现。本患者既往有胃溃疡病史,有呕吐,呕出物呈咖啡色,同时伴有黑便,不伴咳嗽、咳痰等表现,考虑出血来源于消化道。

判断出血部位是上消化道还是下消化道。该患者主要的临床表现为呕血、黑便,综合这两点,从"一元论"角度出发,考虑为上消化道出血。

出血量的判断:患者呕血 300ml、黑便 600ml,消化道出血一般会有部分血液积存在消化道内未排出,且呕吐物及便中多混有食物及粪质,不能完全按照呕血和黑便量来计算出血量。血 Hb 等化验指标在早期也不能反映出血量,患者 1d 内出血引起了头晕、心慌等全身症状,有心率和血压的变化,但尚未达到休克的程度,大概估计出血量在 500~1 000ml。

病因判断。上消化道出血常见的病因有:①消化性溃疡;②肝硬化食管胃底静脉曲张破裂;③胃癌;④急性胃黏膜病变;⑤食管 - 贲门黏膜撕裂综合征。该患者既往无肝病史,体格检查及化验检查无肝硬化征象;无引起急性胃黏膜病变的药物、应激等因素;无呕血前的剧烈呕吐病史。患者既往有胃溃疡病史,但未规范诊治,结合患者年龄,此次出血原因首先考虑消化性溃疡或胃癌的可能性。围绕此患者上消化道出血的病因具体鉴别诊断如下。

（六）鉴别诊断

1. 食管胃底静脉曲张破裂　由肝硬化等原因引起的门静脉高压所致，有肝炎病史或长期饮酒史，体格检查可有肝病面容、肝掌、蜘蛛痣、黄疸、腹水等，化验有肝功能减退的证据，如血白蛋白降低、凝血功能下降、胆红素升高等，超声或 CT 提示有肝硬化、脾大、门脉增宽、腹水等情况。一般食管胃底静脉曲张破裂引起的出血很凶险，出血速度快、出血量大，常呕鲜血，易出现循环衰竭。该患者不存在以上表现，该病的可能性较小。

2. 胃癌　是发生于胃黏膜上皮的恶性肿瘤，男性、老年人相对更多见，可有上腹痛、食欲减退、体重下降、呕吐等表现；进展期体征可有消瘦、上腹肿块、锁骨上淋巴结肿大等，约 5% 的患者可出现急性消化道出血表现。该患者老年男性，急性起病，以呕血、黑便为主要表现，便潜血（+），平时无腹痛、食欲减退等症状，体格检查略消瘦，无腹部包块及浅表淋巴结肿大，胃癌的可能性不能除外，需进一步行胃镜检查明确诊断。

3. 消化性溃疡　消化性溃疡是上消化道出血最常见的原因，其中以胃和十二指肠最常见，常因幽门螺杆菌和 NSAIDs 引起，临床表现慢性、周期性、节律性上腹痛；体格检查上腹部可有压痛。该患者老年男性，主要症状为呕血、黑便，既往有胃溃疡病史，发病前无明显腹痛，结合既往病史，此次出血原因考虑消化性溃疡可能性较大，需进一步行胃镜检查明确诊断。

（七）进一步检查

思维引导：

对于上消化道出血来讲，急诊胃镜的意义尤为重要。不仅可判断上消化道出血的病因，同时可以了解是否存在活动性出血、进行危险分层，并可进行内镜下治疗。若为内镜下难以治疗的活动性大出血，可及时启动外科手术等其他治疗措施。该患者来到急诊科后当天，在稳定生命体征、完善一些初步检查之后，随即进行了急诊胃镜检查。

– 急诊胃镜（图 9-3-9）：胃内可见较多暗红色血液及血凝块。胃底体交界处后壁可见一直径为 1.5cm 溃疡，周围黏膜肿胀略隆起，溃疡底部欠光滑，可见一明显血管残端，未见活动性出血，以钛夹夹闭血管残端。诊断：胃底体交界处溃疡性质待定，合并出血（A1，Forrest Ⅱa），内镜下止血治疗。

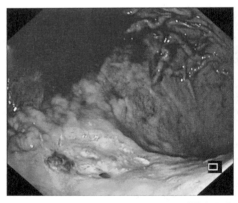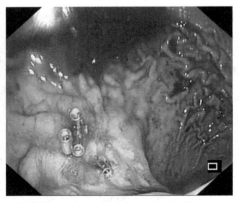

图 9-3-9　急诊胃镜

思维引导：

由于急诊胃镜时患者状态欠佳，胃内血液及血凝块较多，出血风险较大，未能详细全面观察并取活检。考虑到患者为老年男性，胃溃疡的部位为较少见的部位，溃疡偏大，溃疡底部欠光滑，周边黏膜稍隆起，不能排除胃癌的可能，故入院治疗 5d 病情稳定后再次复查胃镜。

– 复查胃镜（发病 5d 后，图 9-3-10）：胃底体交界处后壁大弯侧见一溃疡，大小约 1.5cm×1.0cm，底部覆白苔，可见三枚钛夹，未见出血，溃疡周边黏膜略发红粗糙，皱襞粗大呈堤样隆起，溃疡旁黏膜内镜窄带成像术（NBI）放大观察，微腺体及微血管结构不规则，取活检。胃镜诊断：胃底体交界处溃疡性质待定：胃癌？

– 病理回报（图 9-3-11）：高级别上皮内瘤变，局灶不除外黏膜内癌。

– 超声胃镜：胃底体交界处后壁大弯侧见一溃疡，病灶处胃壁五层结构破坏，低回声病变，已侵犯至浆膜，病灶周围多发淋巴结肿大，考虑胃癌。

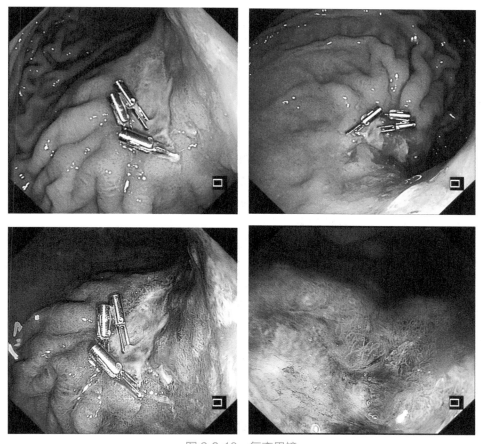

图 9-3-10　复查胃镜

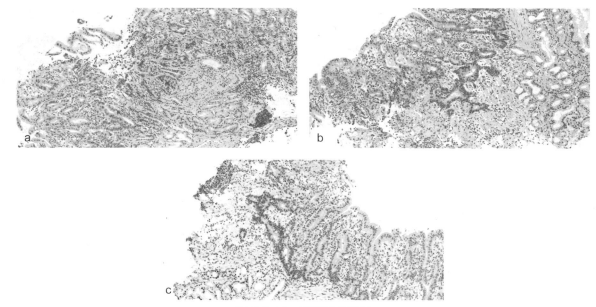

图 9-3-11　胃镜活检病理
a、b 为 HE 染色；c 为 P53 染色。

– 胸腹盆增强 CT：胸部 CT 未见明显异常，腹盆增强 CT 示胃底体交界处胃壁稍厚，部分异常强化，多发腹腔淋巴结肿大，肝脾无异常。

（八）最后诊断

胃癌

　　上消化道出血

高血压病

主要疾病诊断依据：

1. 老年男性，胃溃疡病史。

2. 急性发作的呕血、黑便。

3. 胃镜见胃底体交界处溃疡，底部有血管残端，周边黏膜堤样隆起，黏膜粗糙，放大内镜见溃疡周边黏膜微腺体结构紊乱。

4. 病理提示高级别上皮内瘤变，局灶不除外黏膜内癌。

诊断思维要点：

　　胃溃疡和胃癌之间仅仅通过症状很难鉴别。在胃镜下，晚期胃癌一般容易诊断，较早期的胃癌与良性溃疡之间常难以鉴别。药物治疗后溃疡缩小也不是判断良恶性溃疡的可靠依据。现在有一些内镜下的新技术，如染色内镜、放大内镜等，可以帮助判断溃疡的性质，但确定诊断仍需要病理学来证实。内镜下活检有时并不一定能取到肿瘤组织，对于怀疑恶性溃疡而一次活检阴性者，必须在短期内复查胃镜再次活检。

　　胃癌完整的诊断除了胃镜下活检病理证实以外，需要进一步完善超声胃镜、胸腹盆增强 CT 或 PET/CT，对病变的深度、有无转移进行评估，进行胃癌临床 TNM 分期，判断是否适合进行外科手术 / 内镜下治疗 / 化疗及其他治疗。本患者临床病理分期：肿瘤浸润深度已至浆膜外，但未侵犯邻近组织结构，为 T_{4a}；仅有原发灶边缘以内的胃旁淋巴结受累，为 N_1；无远处转移，为 M_0；即 $T_{4a}N_1M_0$，ⅢB 期。对患者进行术前评估，无手术绝对禁忌证，故下一步治疗方案选择手术 + 术后辅助化疗。

【思考题 6】如何制订患者下一步的治疗方案？

（九）治疗方案及治疗效果

1. 根治性手术　行近端胃大部切除，食管 - 胃端端吻合，并清扫腹腔淋巴结。病理诊断：（近端胃）中 - 低分化腺癌，浸透肌层达浆膜，未累及大网膜，自取两端及食管断端均净，淋巴结可见转移癌 4/28。

2. 术后辅助化疗　选择 FOLFOX-4 方案化疗，每 2 周进行 1 个周期，共 6 个周期。之后继续定期门诊复查。

【小结】

本案例患者以"呕血、黑便 3 小时"为主诉入院。首先，迅速确定"上消化道出血"的诊断主线索，紧急评估循环情况，在维持循环稳定的前提下，围绕"呕血"和"黑便"的问诊要点，有重点地收集病史资料，判断出血量、是否仍有活动性出血，并结合体格检查、实验室检查、影像学检查，尤其是急诊胃镜及组织活检病理等资料，综合分析，判断出血的部位及原因，明确出血的病因为胃癌。然后，进一步通过超声内镜、胸腹盆增强 CT 评定肿瘤分期，从而决定确定手术及术后辅助化疗的治疗方案。

ER-3-4-1　知识链接：消化道出血的诊断思维

（李艳梅）

五、下消化道出血

住院患者，男，16 岁。

主诉：便血 2d。

【思考题 1】便血的问诊要点有哪些？

病史资料收集与思维引导：

　　针对以上主诉，可知患者在病程中出现的主要症状为"便血"，问诊时应关注六大要点。①便血的可能原因或诱因;②便血的性状和量:便血可表现为全便血、血-粪便混合、血黏附于粪便表面、或者便后滴血等,还应注意便血的颜色与出血部位、出血量和停留时间有关;③伴随症状:恶心、呕吐、呕血、腹痛、腹泻、黏液脓血便、里急后重;④全身状态变化:有无休克或循环不稳定等表现,如口渴、心慌、乏力、出汗、头昏或晕厥等;⑤既往病史:如肝炎病史,肝血吸虫病史,高血压病、冠心病等慢性病史,及既往有无类似情况,既往手术史;⑥有无长期用药史,如长期口服阿司匹林等。

(一) 病史资料

现病史:2d 前患者无明显诱因排暗红色血便,总共排 5 次,伴血凝块,每次量 200~300ml,3h 前在外科急诊出现一次晕厥,当时测血压为 80/40mmHg,后经抢救血压逐渐恢复至 112/50mmHg。发病来间断下腹隐痛,无头昏、乏力,无胸闷、气短,无心慌,无恶心、呕吐。现以 "消化道出血" 收入院。目前精神、食欲、睡眠差,大便如上所述,小便正常。体重无明显变化。

既往史:3 年前曾因 "下消化道出血" 来院住院治疗,未明确出血原因。否认乙肝、丙肝、结核等慢性传染性疾病史,否认外伤、手术、食物药物过敏史。否认近半年特殊用药史及毒物接触史。

个人史:久居广东省惠州市,未至疫区。否认毒物及放射线接触史。无吸烟、饮酒嗜好。

婚育史:未婚未育。

家族史:父母健在,否认家族遗传病及类似疾病史。

对问诊的点评:

对于便血患者,本病例未询问血与粪便关系;同时未询问急诊的具体抢救措施和相关检查;腹痛方面未询问疼痛范围、持续时间、节律性、与体位及进食的关系,诱发缓解因素,有无放射痛。

【思考题 2】对该患者进行体格检查时,需要特别关注的情况有哪些?

思维引导:

对于便血患者,体格检查过程中需重点关注两个方面:第一,患者目前生命体征是否危急。疾病的严重程度将直接影响后续诊治流程的优先级,如病情较重已影响有效循环并有休克征象,那么应优先抢救,开放静脉通道并维持有效循环,在积极抗休克的同时尽快介入治疗或手术治疗。若生命征平稳,估计出血量不大,应细致、全面地进行体格检查,重点进行腹部和肛门部检查,以推测消化道出血的可能原因。第二,结合病史推断患者最有可能的诊断,并在体格检查过程中寻找支持的证据。若考虑为肛管周围病变引起的出血,应重点评估肛周并直肠、肛管的情况,排查有无内痔、肛裂。除此之外,一般性体格检查应注意患者有无贫血貌,浅表淋巴结有无肿大,皮肤黏膜有无瘀点、瘀斑,腹部体格检查部分应包括肝脾有无肿大、腹水征、腹壁静脉曲张,腹部有无包块、肠鸣音有无亢进,最后应完善肛门直肠指诊检查,直肠、肛管的检查应加用肛窥镜并观察近端直肠有无陈旧性积血。

(二) 体格检查

T 36.8℃,P 79 次 /min,R 18 次 /min,BP 110/53mmHg。

发育正常,营养中等,精神可,自主体位,体格检查合作。轻度贫血貌,全身浅表淋巴结未触及肿大。巩膜无黄染。腹部平坦,未见胃肠型及蠕动波,未见腹部静脉曲张。全腹无压痛、反跳痛、肌紧张,肝脾肋下未触及,未触及腹部肿块。肝肾区无明显叩击痛,移动性浊音阴性。肠鸣音正常,4 次 /min,未闻及气过水音及血管杂音。生理反射正常,病理反射未引出。

对体格检查的点评:

本病例腹部体格检查较为全面,但未描述皮肤黏膜有无瘀点、瘀斑,心肺体格检查,及肛门直肠指诊检查。

【思考题3】根据患者目前情况,应想到哪些疾病,需要安排哪些辅助检查?

思维引导:

门诊遇到暗红色血便患者,体格检查示贫血貌,无呕血、黑便等上消化出血证据,故应考虑下消化道出血相关疾病,可完善血常规、网织红细胞计数、凝血功能、肝肾功、粪便常规+便潜血、肠镜检查。若仍找不到出血部位,可进一步行肠系膜上下动脉造影、小肠镜等检查,评估有无血管畸形或小肠出血。

(三)辅助检查

- 血常规:WBC 6.96×10^9/L,中性粒细胞百分比72.9%,Hb 86g/L,红细胞平均体积(MCV)72.7fl(82~95fl),PLT 318×10^9/L。
- 便潜血试验(+)。
- 肝功:ALB 35g/L,TP 66g/L,GLB 23.9g/L,TBil 10.6μmol/L,ALT 40IU/L,AST 36IU/L,ALP 65IU/L,LDH 183IU/L。
- 凝血功能:PT 11.4s,INR 0.96,APTT 23.9s,Fbg 1.90g/L。
- 既往肠镜检查:未见血管畸形及肠腔内病变,未见明确出血部位(图9-3-12)。
- 乙肝五项及丙肝抗体(−)。

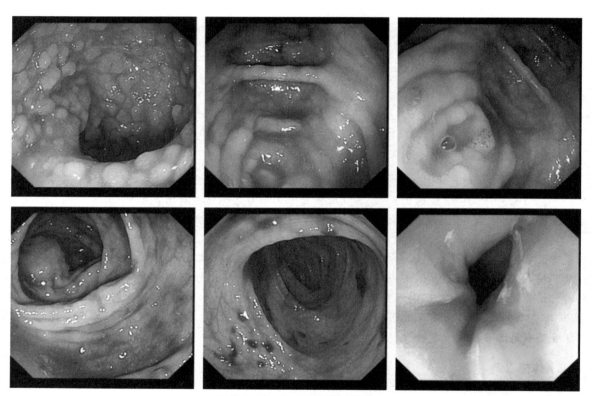

图9-3-12　普通电子肠镜检查
所见末端回肠及大肠黏膜未见出血及其他异常,左上图显示为回肠黏膜增生的滤泡,并非肠息肉。

【思考题4】本患者最可能的诊断及鉴别诊断是什么?
(四)病例特点
1. 青年男性,急性起病。
2. 排暗红色血便2d,伴晕厥一次,既往有不明原因下消化道出血病史。
3. 实验室检查提示消化道出血伴中度失血性贫血。
诊断主线索:
急性消化道出血。

思维引导：

此例青年患者急性起病，既往有下消化道出血病史。此次入院主要临床表现为便血（暗红色血便内有血凝块），便潜血试验阳性，同时有晕厥一次，血压低，实验室检查提示中度贫血表现，故急性消化道出血诊断成立。急诊消化道出血诊治原则是在积极稳定循环的同时积极寻找出血部位和病因，进行有效的止血治疗。由于该患者无呕血、黑便等上消化道出血证据，既往无消化性溃疡病史、慢性肝病或肝硬化、口服抗凝药等病史，故基本可排除上消化道出血可能。进一步需要重点思考下消化道出血，这也是此例患者诊断的主要线索，其他辅助检查均应该围绕此主线来展开。

下消化道出血病因有很多，具体包括良恶性肿瘤性病变、肠壁憩室病变、血管病变、肠道炎性病变、全身性疾病、传染病与中毒及其他病变。其中肿瘤性病变、憩室病、血管发育不良最为常见。由于该患者无发热，且凝血及肝肾功正常，基本可排除凝血功能异常、尿毒症等全身性疾病导致的消化道出血。患者既往因"消化道出血"住院治疗，已经进行部分检查，本次入院辅助检验也排除全身性疾病，如血液系统疾病。其次，患者无明显肠道炎性疾病特点，如长期慢性病程、黏液脓血便、腹痛、腹泻等，故基本可以排除炎症性肠病、菌痢等。另外，根据临床思维常见病优先原则，暂不考虑一些少见原因，如传染病与中毒等。综合上述特点，该病例应重点围绕肿瘤性病变、憩室病、血管发育不良进行鉴别。

ER-3-5-1 知识链接：下消化道出血

（五）鉴别诊断

1. 胃肠肿瘤 包括胃肠间质瘤（gastrointestinal stromal tumor，GIST）、小肠淋巴瘤、结肠癌、直肠癌等。此类疾病发病多数为中老年人，常为慢性病程，临床表现多数为慢性出血、腹胀、慢性腹痛等表现，可伴有全身性表现如贫血、乏力等。青年患者大肠癌的发病率近年来呈增高趋势，但是大肠癌早期消化道症状（如大便习惯、大便性状改变、反复黑便、无明显原因乏力等）并未在该例患者有所体现。小肠淋巴瘤、GIST 及一些良性息肉病均可能出现突发的消化道出血，本例应结合相应的辅助检查进一步排查。

2. 血管病变 包括毛细血管扩张、动静脉畸形、血管瘤、缺血性结肠炎、门脉高压性肠病等。青年患者多见毛细血管扩张、动静脉畸形、血管瘤等血管畸形病变，而缺血性肠病和门脉高压性肠病并不多见。缺血性结肠炎（ischemic colitis，IC）指小肠和/或结肠因为血供不足而导致的肠道损害，主要是由于肠系膜上动脉狭窄、闭塞或肠系膜上静脉血栓形成所致，多见于 60~70 岁的老年人，同时合并动脉粥样硬化相关性疾病。其常见的症状为腹痛，其次为便血、大便习惯改变、肠梗阻等。本例患者行急诊腹腔动脉 DSA 未见肠系膜上动脉和下动脉区域血管瘤或血管畸形，未见肠壁出血表现，但我们应该警惕血管造影假阴性情况出现，因此须进一步选择其他辅助检查以明确，如小肠镜检查、胶囊内镜或小肠 CT 血管成像等协助诊断。

3. 肠憩室病 肠道憩室是指在肠壁上突出腔外的袋状物，其中最常见的为结肠憩室，在西方国家尤为多见，是下消化道出血的最常见原因之一。肠憩室病患者多数无临床症状，少数患者可出现憩室炎症、溃疡、出血等并发症，主要是由于憩室内引流不畅，导致食糜、粪便残留，肠壁黏膜糜烂溃疡，暴露肠壁血管，再被消化液腐蚀，就会引发消化道大出血。肠憩室病未经治疗，症状会反复。结合患者目前表现，既往肠镜检查未发现明确结肠病灶，故考虑小肠憩室出血可能性大。但需进一步完善相关检查以明确，必要时可行手术探查。

（六）初步诊断

急性下消化道出血：小肠憩室病？

诊断依据：

1. 青年男性，急性病程。

2. 既往有下消化道病史，既往胃肠镜未发现异常。

3. 便血，以暗红色血便内有血凝块为主，短时间内出血量较大。

4. 体格检查及实验室检查提示消化道出血伴中度失血性贫血。

思维引导：

1. 正确地梳理出临床诊断的主线索，缩小鉴别诊断范围。结合病例特点和病历资料，采取常见病诊断优先原则及排除诊断法，依次排除可能性小的疾病，把不能排除的疾病作为初步诊断。

2. 本例患者从发病年龄特点、临床表现等，首先要考虑临床常见疾病，如肠憩室病。在急诊出血情况下，无法做肠道准备,内镜检查存在困难,故行血管造影,未发现明显出血部位。在积极液体复苏情况下,再尽快完善胃肠镜检查进一步明确诊断。同时也可以选择无创的腹部 CT 平扫与增强扫描,明确腹腔内情况,对于活动性出血的患者,CT 增强扫描可显示病变部位造影剂外漏至肠腔内。

3. 在临床实践中应注意运用循证医学理念。具有循证临床证据的共识和指南是临床决策的重要参考资料。在做出临床决策时应综合临床指南、患者的临床情况和治疗意愿、医生的个人经验(图 9-3-13)。

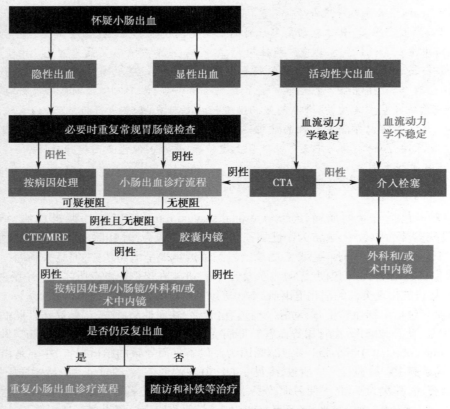

图 9-3-13 小肠出血诊治推荐流程
CTA. 计算机体层血管成像;CTE. 小肠计算机断层扫描成像;MRE. 小肠磁共振成像。

【思考题 5】如何为该患者制订下一步的检查和治疗方案?

(七) 治疗

诊治原则:稳定循环,明确病因,尽早干预止血,内镜治疗优先,手术为保底治疗。

根据《小肠出血诊治专家共识意见(2018 年,南京)》《2015ACG 临床指南:小肠出血的诊断和管理》《2016 ACG 临床指南:急性下消化道出血患者的管理》,以大量便血为表现的急性消化道出血的诊断与治疗,可以从以下几方面着手进行:

1. **迅速评估并进行液体复苏** 首先应该根据患者的临床状态、循环容量缺失程度、出血速度、年龄及共患病等情况对患者进行迅速的初步评估。患者在急诊已经出现休克表现,Hb 迅速下降,提示活动性出血,属高危患者。对于此类患者,指南认为应首先积极进行液体复苏,维持血流动力学稳定,遂予林格液快速滴注扩容,同时申请配输同型红细胞,保持血流动力学稳定,并将 Hb 稳定在 70g/L 以上。为患者下一步诊疗争取机会。

2. **一般内科治疗** 对消化道大出血的患者应做好心电监护、禁食,必要时留置胃管、尿管,密切观察生命体征、循环情况和出血情况。因早期不易判断出血来源,因此在积极补充血容量的同时,可以给予质子泵抑制剂(PPI)、生长抑素及其类似物、在无禁忌证的情况下停用抗凝药物或使用适量的止血药物。在一般内科治疗的同时积极完善相关检查及治疗。

3. **内镜检查及治疗** 对于排较大量血便的患者,并无法完全鉴别是上消化道或下消化道来源的出血,当患者病情稳定时,应考虑进行胃镜、肠镜检查,以确定是否存在相应位置的病灶,并可进行相应的内镜下止血处理,如烧灼、钛夹夹闭、局部注射、喷洒止血剂等。如为阴性结果,则可以考虑按小肠出血进行诊疗,完善胶囊内镜、小肠计算机断层扫描成像(CTE)/小肠磁共振成像(MRE)、小肠镜等检查,并可以在内镜下进行相应处理。此例患者在上次发作时已经进行了胃镜、结肠镜检查,均未见出血灶,而当时已无反复出血,根据指南可随访观察。本次入院在急诊下行小肠镜检查,检查提示末端回肠(回盲瓣约 1m 处)黏膜增厚,但未见明确的黏膜异常(图 9-3-14)。这可能与肠道内容物过多、憩室显示不清有关,加之当时没有活动性出血,故未有阳性发现。

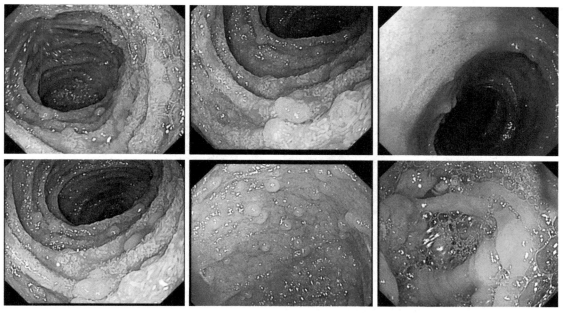

图 9-3-14　急诊小肠镜

4. 介入检查及治疗　此次患者发病急,血流动力学不稳定,经过液体复苏后作进一步检查与治疗,发现上次发作时增强 CT 提示"右下腹部回肠肠腔黏膜异常强化灶并少许高密度渗出影,考虑小肠病变出血(小肠血管畸形)"(图 9-3-15)。遂根据指南,本例患者至急诊后即进行了腹腔动脉造影术(如二维码数字资源所示:未见血管畸形,未见肠壁出血表现),遗憾的是未能发现活动性出血,遂无法进行后续的栓塞治疗。

ER-3-5-2　腹腔动脉造影术(视频)

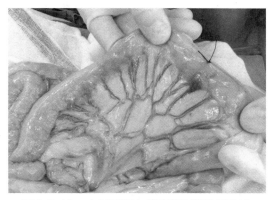

图 9-3-15　小肠系膜血管瘤并下消化道出血
黑色丝线缝扎标记系膜缘见 0.3cm×0.5cm 血管瘤。

5. 手术探查及治疗　当各种诊疗手段均告失败,患者仍存在活动性出血或出现相关并发症如小肠穿孔、小肠梗阻、或明确为肿瘤性出血时,可通过外科手术探查及对病变肠段进行切除吻合来治疗。该例患者介入检查虽未能发现出血灶,但考虑患者消化道大出血反复发作,其他手段均未能明确诊断,故仍具有手术探查的指征。探查后发现为麦克尔憩室(Meckel diverticulum)出血(如二维码数字资源所示:见憩室内肠壁破溃,畸形小动脉活动性出血),手术对其来说解决了根本问题,预后也较好。该例患者最终行憩室段小肠切除 + 小肠端侧吻合术,术后病理报告也符合术中诊断(图9-3-16)。然而,其他血管畸形、多节段或多发肠道病变引发的消化道出血,手术有一定机会遗留病灶,日后仍有可能再出血。故应行术中肠镜检查,发现可能遗漏的多发病变,帮助彻底治疗。

ER-3-5-3 术中探查见憩室肠壁活动性出血(视频)

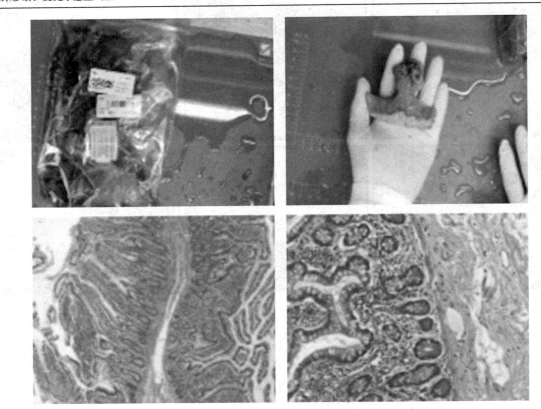

送检材料:小肠憩室
临床诊断:麦克尔憩室出血

肉眼所见:(小肠憩室)送检肠管一段,长7.5cm,直径1.5cm,距一端切缘3.5cm处,见一肠管膨起,大小约3.0cm×2.0cm×2.0cm。
病理诊断:小肠壁组织黏膜下淋巴管扩张,局部呈憩室改变,结合临床,符合憩室改变。

图 9-3-16 术后病理报告(提示回肠憩室)

诊断思维要点:

消化道出血的诊断与治疗其实是密切相关的两个部分,目前内镜、介入等手段不单可以诊断,还可以治疗。因此在思路上应将诊疗有机整合,紧密联系。接诊消化道大出血的患者,最重要的应该是早期快速评估患者状态,并先通过液体复苏稳定患者的循环,必要时可以输血制品。在积极稳定循环、监护、禁食、胃肠减压的同时,由于尚未能定位出血点,可先经验性地予以PPI、生长抑素及其类似物控制出血,必要时可以适当使用止血药物。若患者病情稳定,则应考虑完善CTA检查;若患者病情不稳定,则宜先进行介入检查及治疗,如仍失败则应考虑手术探查及治疗。

当患者经过快速复苏和一般治疗后病情稳定,或是并非以消化道大出血为表现,而是以黑便或少量血便为主,则可以尽快重复胃镜、肠镜检查,排除相应部位的病变及出血并可以在内镜下进行治疗。如未能发现异常,则应考虑小肠出血可能性大,应完善胶囊内镜或小肠CTE/MRE,有异常则继续小肠镜检查,并可以在内镜下进行相应治疗。如果均为阴性,则可以考虑定期随访及补铁治疗,以改善贫血。

（八）诊疗后续

患者出院后定期随访，予口服补铁治疗，未再出现消化道出血表现，3个月后复诊 Hb 回升至正常。

【小结】

1. 对于青年患者，以便血为主症，应高度重视病史采集，问诊时应关注便血六大要点，同时注重体格检查，尤其不能忽视直肠指诊，根据患者的临床状态、循环容量缺失程度、出血速度、年龄及并存病等情况对患者进行迅速的初步评估。

2. 本案例患者以"排血便2d"为主诉，围绕"急性消化道出血"这一主线索展开鉴别诊断，首先排除上消化出血，然后重点考虑下消化道出血，运用常见病优先原则和排除诊断法，最终考虑诊断为"麦克尔憩室出血"。

3. 治疗上，在稳定患者循环后积极予内科治疗、介入诊疗，最终选择手术探查，发现病灶并切除，充分体现了治疗学思维。

（匡　铭）

第四节　泌尿系统疾病

一、食欲缺乏伴少尿

住院患者，男性，67岁。

主诉：食欲缺乏、乏力2个月，尿量减少2周。

【思考题1】针对这一主诉，应该怎样进行病史采集，需要获得哪些临床信息？

病史资料收集与思维引导：

针对以上主诉，可知患者在病程中出现两个主要症状，分别为"乏力、食欲缺乏"和"尿量减少"，应该运用逻辑学中分析与综合的思想和系统医学中局部与整体的思想，分别仔细询问两个主要症状的特点及演变过程、诊疗经过。

乏力、食欲缺乏为非特异性症状，可见于多种疾病，结合患者年龄，应注意肿瘤、自身免疫疾病、结核、神经系统疾病等。问诊要点包括乏力、食欲缺乏的程度、持续时间、加重缓解因素、伴随症状。

尿量减少的问诊要点：

1. 24小时尿量　判断患者是否存在少尿、无尿等情况。

2. 白天和夜间的尿量　夜尿增多常见于老年人、高血压病、慢性心力衰竭、肾小管间质病等。

3. 排尿异常　包括排尿困难、单次尿量增多或减少、尿频、尿急、尿痛、尿失禁。肾后性梗阻因素引起的尿量减少可表现出排尿困难、排尿次数增多、单次尿量减少、突然发生完全无尿、反复发作等症状；泌尿系统感染可表现出尿频、尿急、尿痛等尿路刺激征；神经系统疾病或药物因素可引起尿潴留、尿失禁；老年女性可出现压力性尿失禁。

4. 尿液的性状　尿液颜色、透明度、气味、尿中泡沫情况等。

5. 伴随症状　肾性少尿常伴随水肿、高血压等症状。肾前性少尿/无尿常伴随肾脏缺血的因素，如心肌梗死、心脏瓣膜病、心脏压塞、肺栓塞等造成的心脏搏出量不足；如腹泻、呕吐、发热、消化道出血等造成的有效循环血容量不足；如肝硬化、高钙血症等造成的肾动脉收缩；如在肾血流不足的情况下使用血管紧张素转化酶抑制剂/血管紧张素Ⅱ受体拮抗剂（ACEI/ARBs）、非甾体抗炎药/环氧化酶2抑制剂（NSAIDs/COX-2抑制剂）等造成的肾单位血流调节能力下降。

（一）病史资料

现病史：2个月来自觉食欲缺乏、乏力，间断发现体温升高至38℃，无畏寒、寒战，无咳嗽咳痰、活动耐量下降、胸闷、呼吸困难、皮疹、关节痛、盗汗等。2周前无诱因出现尿量减少，700ml/d，伴双眼睑、下肢水肿，尿中泡沫增加，无尿色异常，无夜尿增多，无排尿异常，不伴呕吐、腹泻等。当地医院查血压180/90mmHg，血Hb 89g/L，Scr 479μmol/L，ALB 34g/L，尿蛋白（PRO）（+++），RBC满视野，变形，ESR 113mm/h，核周型抗中性粒细胞胞浆抗体（p-ANCA）（+），予降压、利尿治疗无改善。1d前Scr升至989μmol/L，胸片示右肺门上方结节影、双肺慢性支气管炎改变。为进一步诊治收入院。发病以来，精神、睡眠可，小便如前述，大便无明显变化，体重下降5kg。

既往史：接触粉尘多年，40年前诊为硅沉着病。否认高血压病、糖尿病、心脏病病史。否认肝炎、结核等慢性传染性疾病史及外伤、手术、食物药物过敏史。否认近半年特殊用药史及毒物接触史。

个人史：否认疫区、疫水接触史。曾吸烟，已戒20年。不嗜酒。

家族史：否认家族肾脏病史。

对问诊的点评：

1. 针对体温升高，应询问体温峰值及持续时间，体温降低的方式（自行缓解或用药后缓解），能否降至正常。

2. 应描述水肿的性质，如是否对称，是否为凹陷性。

3. 应详细描述夜尿增多，如夜尿次数、量等。

【思考题2】对该患者进行体格检查时，需要特别关注的情况有哪些？

（二）体格检查

T 36.6°C，P 78次/min，R 16次/min，BP 150/80mmHg。

意识清楚，BMI 21.5kg/m^2。皮肤黏膜无干燥、黄染、皮疹，浅表淋巴结未触及肿大。颈静脉无怒张。甲状腺未触及肿大。听诊双肺呼吸音粗，双下肺可闻及湿啰音。心脏体格检查未见明显异常。腹平坦，全腹无压痛、反跳痛，肝脾未触及，移动性浊音（−），肠鸣音5次/min，膀胱区叩诊（−），双肾区叩痛（−）。双下肢重度可凹性水肿，腓肠肌无挤压痛。

对体格检查的点评：

在全面体格检查的基础上，还需重点关注肾脏疾病的体征：

1. 水肿 程度、分布范围、是否对称、是否可凹性。

2. 膀胱区叩诊 膀胱区叩诊浊音可提示尿潴留。

3. 肾区叩击痛 可提示肾梗死、肾盂肾炎。

4. 移动性浊音 可提示腹腔积液。

5. 肾衰竭常见的继发性疾病可能出现的体征，如：皮疹、口腔溃疡、关节肌肉痛、淋巴结肿大等。

【思考题3】根据以上病史和体格检查资料，为明确诊断并评估病情，计划安排哪些辅助检查？

思维引导：

根据以上病史体征资料，提示患者为老年男性，有食欲缺乏、乏力、发热、消瘦、血沉增快等全身炎症表现，泌尿系统存在血尿、蛋白尿、血清肌酐进行性升高，血液系统存在贫血，呼吸系统发现肺内阴影和湿啰音，免疫系统发现p-ANCA+，提示患者为多系统受累疾病，考虑自身免疫疾病可能性大。应进一步完善免疫系统检查以及全身各系统受累情况的评估。

（三）辅助检查

− 血 WBC 10.8×10^9/L，Hb 97g/L，PLT 251×10^9/L。

− ESR 96mm/h，CRP 50mg/L。

− 尿 RBC 70~80/HP，pro（+++）。

− 尿红细胞位相：变形红细胞75%。

− 尿蛋白定量3.1g/24h。

− 血 Alb 26.8g/L，Scr 989μmol/L。

- 肝功能正常。
- p-ANCA(+),抗髓过氧化物酶(MPO)抗体 200RU/ml(正常 <20),抗肾小球基底膜(GBM)抗体(−),ANA 谱均(−),免疫球蛋白及补体未见异常。血/尿免疫固定电泳(IFE)检查(−)。
- 超声:肝胆胰脾未见明显异常。左肾 12.0cm×5.4cm×4.4cm,实质厚 1.6cm,右肾 11.3cm×5.5cm× 4.4cm,实质厚 1.5cm。
- 胸部 CT:双上肺后段陈旧结核,双肺多发炎性小结节,双肺间质纤维化。

【思考题 4】本患者最可能的诊断及鉴别诊断是什么?

思维引导:
根据以上病史、体格检查和辅助检查资料,根据逻辑学和诊断思维步骤,归纳出病例特点。

(四)病例特点

1. 老年男性,急性病程。
2. 因"食欲缺乏、乏力 2 个月,尿量减少 2 周"就诊。
3. 实验室检查提示肾小球肾炎,急性肾脏病(AKD),MPO-ANCA 阳性。
4. 降压、利尿治疗效果不佳。

思维引导:
在总结病例特点的基础上,找到诊断主线索:老年患者,急进性肾小球肾炎。急进性肾小球肾炎应进行两个层面的鉴别:①新月体肾炎与引起急性肾脏病的各种非新月体肾炎进行鉴别;②新月体肾炎的 3 种分型的临床鉴别。

(五)鉴别诊断
该患者为老年男性,临床表现为急进性肾炎,需从以下方面进行鉴别:

1. 非新月体肾炎

(1)免疫球蛋白 A(IgA)肾病:常见于青中年,少数患者可出现急性肾衰竭。其原因主要有 4 种:①一过性急性肾损伤可能由于红细胞管型堵塞肾小管所致;②部分患者可在 IgA 肾病基础上出现药物导致的急性肾小管间质病;③少数患者可合并恶性高血压肾损害;④部分患者可出现新月体形成,如达到新月体肾炎的诊断标准则归入新月体肾炎Ⅱ型。该患者为老年人,起病较急,既往无慢性肾脏病病史,无肉眼血尿、恶性高血压及可疑用药史,可能性较小。

(2)急性感染后肾小球肾炎:重症急性感染后肾小球肾炎可表现为急性肾衰竭,既可为严重肾小球毛细血管内皮细胞增生,也可发展为新月体肾炎。该患者无明显感染表现,可进一步查超声心动图等进行排除。

(3)恶性高血压:恶性高血压引起的肾损害主要为肾脏中小动脉出现血栓性微血管病样表现(如洋葱皮样改变),从而造成肾小球缺血改变。该患者血压舒张压未超过 130mmHg,可能性较小,可进一步查眼底以排除。

2. 新月体肾炎分型鉴别

(1)Ⅰ型:该患者血清抗 GBM 抗体阴性,可能性较小,可进一步行肾穿刺活检明确病理类型。

(2)Ⅱ型:重症狼疮肾炎患者可表现为急性肾衰竭,多为弥漫增生性狼疮肾炎,如严重肾小球毛细血管内皮细胞增生,也可发展为新月体肾炎,但该患者无皮疹、光过敏、口腔溃疡、血液系统、神经精神系统等表现,ANA 谱均阴性,可能性较小;新月体 IgA 肾病可见于少数 IgA 肾病的患者,需行肾穿刺活检明确肾脏病理进行鉴别;冷球蛋白血症肾损害为膜增生性肾炎,也可合并新月体形成。该患者无雷诺现象等表现,可进一步检查血清冷球蛋白,并行肾穿刺活检,通过电镜检查特征性超微结构的表现有助于鉴别。

(3)Ⅲ型:该患者为老年男性,有乏力、食欲缺乏等非特异性表现,肾脏表现为急进性肾炎,血清 MPO-ANCA 阳性,该诊断可能性大,需行肾穿刺活检确诊,并判断病情严重程度,制订治疗方案。

结合患者临床表现特点以及实验室检查,提示肾脏疾病可能的诊断:
急进性肾小球肾炎
　　ANCA 相关小血管炎

该患者为明确最终诊断,行肾穿刺活检。

- 免疫荧光:IgG(-),IgA(-),IgM(-),C3(-),C1q(-)。
- 光镜:33个肾小球,肾小球毛细血管襻严重破坏,其中5个细胞性、10个细胞纤维性、4个纤维性、3个小细胞性、4个小细胞纤维性新月体形成,其余7个肾小球缺血性皱缩,系膜细胞和基质轻度弥漫增生。肾小管多灶状及片状萎缩。肾间质多灶状及片状淋巴和单核细胞浸润伴纤维化。小动脉管壁增厚,管腔狭窄。电镜:1个肾小球,可见新月体形成,未见免疫复合物沉积。符合新月体肾炎(Ⅲ型)。

思维引导:

1. 根据病史、体格检查、实验室检查,归纳总结病例特点,整理出患者的临床诊断(即肾小球肾炎,急性肾脏病)。

2. 根据病史以及实验室检查结果,分析急性肾脏病的可能病因,判断出为肾小球疾病导致的急性肾脏病。

3. 对急进性肾小球肾炎进行鉴别,排查可能导致急性肾脏病的非新月体肾炎,对新月体肾炎的分型进行鉴别诊断。

4. 最终肾脏活检病理对于明确诊断意义重大。

(六)最终诊断

ANCA相关小血管炎
    小血管炎肾损害
        新月体肾炎Ⅲ型
        急性肾脏病

【思考题5】如何制订患者下一步的治疗方案?

诊断思维要点:

ANCA相关小血管炎是老年人常见的自身免疫病,起病隐匿,多系统受累,致死致残率高,需要早期诊断,积极治疗。经积极的免疫抑制治疗,可以有效提高患者生存率和肾脏恢复率。

除肾脏指标外,还需对全身多系统进行评估,计算BVAS评分,了解疾病活动度,并在治疗和随访过程中进行动态监测,指导治疗。

感染是ANCA相关小血管炎患者的第一位死因,也是复发的常见诱因,需要密切监测,并使用磺胺类药物进行预防和治疗。

ANCA相关小血管炎病程迁延,反复复发,需指导患者规律随访,定期复查,及时发现疾病复发的征象,早期干预。

(七)诊疗后续

患者入院后立即给予血浆置换治疗,每日1次,每次3 000ml,共7次。同时给予甲泼尼龙(甲基强的松龙)500mg/d,共3d,继以泼尼松龙60mg/d和环磷酰胺0.4g静脉注射。其后尿量恢复正常,Scr逐渐降至195μmol/L,脱离透析,尿蛋白定量1.4g/d,其后出院。

【小结】

1. 本案例患者以"食欲缺乏、乏力2个月,尿量减少2周"为主诉入院。经过病史的询问以及初步化验检查,考虑临床诊断为"急进性肾小球肾炎"。

2. 患者病情进展迅速,肾功能急剧恶化,积极获得肾脏病理结果,提示ANCA相关小血管炎新月体肾炎Ⅲ型,为后续诊断及治疗提供循证医学证据。

3. 治疗上,强调尽快明确病因诊断及免疫病理分型,早期强化免疫抑制治疗,防治并发症的重要性,以及规律长期随访、维持疾病缓解的思维。

📖 二、间断双下肢水肿

患者男性,56岁。

主诉:间断双下肢水肿半年,加重2周。

【思考题 1】针对这一主诉,应该怎样进行病史采集,需要获得哪些临床信息?

病史资料收集与思维引导:

水肿是肾脏疾病的常见主诉,但是并非肾脏疾病所特有。因此针对上述主诉需要详细询问病史,了解水肿可能的病因。

问诊应该包括诱因、部位、程度、对称性、发生速度、可凹性、局部伴随症状、全身伴随症状、合并用药等情况。通过对水肿相关病情的询问,可以得到水肿病因的线索,有助于缩小诊察范围。

ER-4-2-1 知识链接:水肿情况询问要点

(一) 病史资料

现病史:患者半年前无明显诱因出现双下肢对称性水肿,指压为可凹性。此后症状间断出现,时轻时重,偶伴有双眼睑水肿。双下肢无外伤、皮损,无乏力、疼痛。发现尿中泡沫增多,无血尿。无胸闷、心悸、呼吸困难;无腹胀、腹痛。两周前自觉水肿加重。一周前就诊于当地医院,查尿常规:Pro+++,RBC 5~7/HP。尿蛋白定量 6.2g/24h。血清白蛋白 22g/L,血清肌酐 59μmol/L,甘油三酯 7.75mmol/L(0.56~1.7mmol/L),总胆固醇 8.93mmol/L(3.4~5.2mmol/L)。超声提示:双肾大小正常。发病以来,精神、睡眠可,大便正常,无少尿以及夜尿增多,体重无明显变化。

既往史:陈旧肺结核病史 20 年。体检发现乙肝表面抗原阳性 10 余年。血压升高 7 年,目前使用钙离子拮抗剂治疗,平时血压可控制于 140/90mmHg。2 型糖尿病 4 年,口服二甲双胍治疗。否认外伤、手术、食物药物过敏史。否认近半年特殊用药史,否认化学品、毒物接触史。

个人史:否认疫区、疫水接触史,否认饮酒、吸烟史。

家族史:否认家族肾脏疾病史。

对问诊的点评:

本病例问诊较完整。

思维引导:

结合患者病史资料,下一步在全面体格检查的基础上,还需重点关注:①患者容量状态的评估,如卧立位血压、皮肤黏膜是否干燥、颈静脉充盈情况、是否存在胸腹腔积液等;②是否存在血栓栓塞的证据,如霍夫曼征(Homans 征)和尼浩夫征(Neuhof 征)阳性提示下肢静脉血栓;肾区叩痛可能提示肾静脉血栓;肺动脉瓣听诊区心音亢进提示可能存在肺栓塞等;③肾病综合征常见继发性疾病可能出现的体征,如皮损、口腔溃疡、淋巴结肿大等。

【思考题 2】对该患者进行体格检查时,需要特别关注的情况有哪些?

(二) 体格检查

T 36.3℃,R 16 次/min,P 72 次/min,BP 130/70mmHg。

意识清楚。BMI 22.4kg/m²,皮肤黏膜无干燥、黄染、皮疹,浅表淋巴结无肿大。颈静脉无怒张。甲状腺未及肿大。心肺(-)。腹平坦,全腹无压痛、反跳痛,肝脾未触及。移动性浊音(+),肠鸣音 5 次/min。双肾区叩痛(-)。双下肢中度可凹性水肿,腓肠肌无挤压痛。

对体格检查的点评:

未查卧立位血压、口腔黏膜有无溃疡。

思维引导:

对于临床已经明确诊断肾病综合征的患者,在体格检查时需要评估有效容量状态、可能存在的并发症,以及可能的系统性疾病的表现。根据体格检查的结果和提示,进一步完善实验室以及影像学等检查。

【思考题 3】根据以上病史与体格检查资料,为明确诊断并评估病情,计划安排哪些辅助检查?

(三)辅助检查

ER-4-2-2 知识
链接:肾脏疾病临床综合征的确定

- 血常规:WBC 5.7×10^9/L,中性粒细胞百分比 68%,Hb 136g/L,PLT 184×10^9/L。
- 尿常规:Pro +++;RBC 5~8/HP。
- 尿红细胞位相:变形红细胞 80%,多种形态。
- 尿蛋白定量:5.8g/24h;尿蛋白肌酐比值:4 790mg/g。
- 肝功:ALT 35U/L,AST 28U/L,血清白蛋白 20g/L,血清肌酐 63μmol/L。
- 凝血功能:PT 11.7s(11~14s),INR 1.6(0.8~1.1),APTT 33.2s(27~38s),D-D 2.4mg/L(<0.24mg/L)。
- ANA 谱(-)、免疫球蛋白以及补体正常;ANCA 以及抗 GBM 抗体(-)。
- 血/尿 IFE 检查(-)。
- PLA$_2$R-Ab:237RU/ml(<20RU/ml)。
- 乙肝五项:乙型肝炎表面抗原(HBsAg)(+),乙肝核心抗体(HBcAb)(+),乙肝 e 抗体(HBeAb)(+);HBV-DNA 定量:4×10^4/ml。丙肝抗体(-)。
- HbA$_1$C:6.3%。
- 肿瘤指标:未见异常。
- 超声:肝、胆、胰、脾、双肾未见明显异常;中等量腹腔积液;双肾静脉以及下肢深静脉无血栓栓塞表现。
- 胸片:双侧少量胸腔积液。
- 眼底检查:未见糖尿病眼底表现。

ER-4-2-3 知识
链接:蛋白尿定量检测的方法

【思考题 4】本患者最可能的诊断及鉴别诊断是什么?

思维引导:
根据以上病史、体格检查和辅助检查资料,根据逻辑学和诊断思维步骤,归纳出病例特点。

(四)病例特点

1. 中年男性,慢性病程。

2. 因"间断双下肢水肿半年,加重 2 周"就诊。

3. 实验室检查提示肾病综合征,肾功能正常。

4. 目前无明确免疫性疾病、肿瘤、代谢性疾病,以及药物所致肾病综合征的提示;乙肝小三阳,病毒检测阳性。

5. PLA$_2$R-Ab 阳性。

在总结病例特点的基础上,找到诊断主线索:

中年男性,肾病综合征伴乙肝小三阳。

(五)诊断以及鉴别诊断

考虑到该患者为中年男性,并非遗传性疾病、免疫性疾病的好发年龄,无明确用药史,需从以下方面进行鉴别:

ER-4-2-4 知识
链接:肾病综合征的常见继发因素

1. **糖尿病肾病** 多见于长期糖尿病患者,常出现相应靶器官损害(糖尿病眼底改变、外周神经病变等)、高血压,早期可见微量白蛋白尿,进而发展为肾病综合征。常见病理表现为基底膜增厚和系膜机制增生,典型损害为 K-W 结节。该患者存在糖尿病病史,但病史较短,无眼底等靶器官受累以及高血压表现,可能性较小。

2. **肾脏淀粉样变性** 由单克隆丙种球蛋白沉积所致,多见于中老年患者。除肾脏以外,可有其他脏器(心脏、肝脏、脾脏、皮肤等)受累。病理表现为刚果红染色阳性,偏振光显微镜下呈现绿色双折光特性。该患者临床表现以及初步实验室检查不支持。

3. **实体肿瘤继发肾病综合征** 常见于中老年患者,起病隐匿。可见于肿瘤确诊前后,常见肿瘤部位为肺部、消化道、肝脏等。病理表现为不典型膜性肾病。部分患者在肿瘤切除和治疗后肾病缓解。该患者临床表现、初步实验室检查,以及影像学检查无相关提示。

4. **乙肝病毒相关性膜性肾病** 临床可表现为肾病综合征。该病出现血尿以及低补体血症比特发性膜性肾病常见。病理特点,免疫复合物沉积于上皮下,也可见内皮下以及系膜区沉积,免疫荧光可见 HBsAg 以及 HBcAg 沉积,可见多种 IgG 亚型沉积,磷脂酶 A_2 受体(PLA$_2$R)染色阴性或正常,肾小球可见炎症细胞浸润。该患者存在乙肝病史,该诊断不能除外。

5. 特发性膜性肾病　临床典型表现为肾病综合征。血清 PLA$_2$R-Ab 阳性。病理特点可见肾小球基底膜上皮细胞下弥漫的免疫复合物沉积伴基底膜弥漫增厚,免疫荧光 IgG 亚型以 IgG4 沉积为主,肾小球 PLA$_2$R 抗原染色增强,肾小球无明显炎症细胞浸润。患者除外上述继发性因素,结合血清特异性抗体,该诊断可能性大。

结合患者临床表现特点以及实验室检查,提示肾脏疾病可能的诊断:

特发性膜性肾病(磷脂酶 A_2 受体相关性膜性肾病)

乙型肝炎病毒相关性肾病

该患者为明确最终诊断,行肾活检手术。

– 免疫荧光:IgG+++,C_3+++,沿毛细血管袢呈颗粒样沉积;IgG 亚型:IgG4(+++),余阴性。PLA$_2$R(+)。

ER-4-2-5　知识链接:患者病理结果

– 光镜:基底膜弥漫性增厚,嗜复红蛋白沿毛细血管袢沉积,局部可见钉突形成。

– 电镜:上皮下电子致密物颗粒样沉积。

– 病理结果:膜性肾病。

思维引导:

1. 根据病史、体格检查、实验室检查,归纳总结病例特点,整理出患者的临床诊断(即肾病综合征)。

2. 根据病史以及实验室检查结果,排查可能导致肾病综合征的继发因素并进行鉴别诊断。

3. 同时排查可能的并发症。

4. 最终肾脏活检病理对于明确诊断意义重大。

(六)最终诊断

肾病综合征

　特发性膜性肾病(磷脂酶 A_2 受体相关性膜性肾病)

2 型糖尿病

陈旧肺结核

乙肝病毒携带者

诊断依据:

1. 患者为中年男性,慢性病程。

2. 临床表现为肾病综合征。

3. 临床以及实验室检查无免疫、肿瘤、代谢、药物等继发性肾病综合征提示。血清 PLA$_2$R-Ab 阳性。

4. 病理检查提示,可见肾小球基底膜上皮细胞下免疫复合物沉积,伴基底膜弥漫增厚,钉突形成。免疫荧光 IgG 亚型以 IgG4 沉积为主,肾小球 PLA$_2$R 抗原染色阳性,肾小球无炎症细胞浸润。

诊断思维要点:

1. 准确评估肾脏病患者的临床综合征可以有效地缩小鉴别诊断的范围　该患者临床诊断为肾病综合征,进而按照肾病综合征的诊断以及鉴别诊断思路进行临床诊查。

2. 肾病综合征可继发于多种常见疾病　如自身免疫性疾病、肿瘤、感染、代谢、药物、先天性等。详尽的病史询问,相关的实验室检查以及影像学检查有助于排除潜在的继发性因素。

3. 肾病综合征可出现一系列并发症,甚至危及生命　因此,临床工作中需要警惕并发症的可能,针对性地进行临床病史、症状的询问以及体格检查,如有提示,需要进一步进行相关检查。

4. 多数肾病综合征患者最终需要肾脏组织病理学检查以明确诊断,指导治疗以及预后。

【思考题 5】如何制订患者下一步的治疗方案?

(七)治疗

治疗原则:对症处理,支持治疗,免疫抑制治疗,防治并发症。

1. 对症处理

(1)注意休息,限制水分摄入,低钠正常蛋白饮食。

(2)使用利尿剂控制水肿。

(3)对于低有效循环容量患者,需要使用白蛋白或者血浆提高胶体渗透压,改善有效循环容量状态后再使用利尿剂。

2. 支持治疗

(1)ACEI/ARB 类药物可以降低蛋白尿,增加自发缓解的概率;如合并高血压,应首先选择该类药物并足量使用。

(2)降脂治疗:肾病综合征患者合并高脂血症,病情缓解后高脂血症亦可相应有所缓解。如果存在心脑血管事件的危险因素或持续性高脂血症,可以使用他汀类药物控制血脂。

3. 免疫抑制治疗

(1)针对高危患者,可以采用糖皮质激素联合免疫抑制治疗(环磷酰胺、钙调神经磷酸酶抑制剂等)。

(2)不能耐受上述患者,可以使用 CD20 单克隆抗体治疗。

(3)该患者在使用上述治疗之前需要抗乙肝病毒治疗。

(4)治疗过程中监测 PLA_2R-Ab 水平,有助于判断治疗反应以及复发风险。

4. 防治并发症

(1)预防感染:对于感染高危患者,使用糖皮质激素联合免疫抑制治疗,患者可以预防性使用磺胺等抗生素。

(2)预防血栓栓塞事件:适当活动有助于减少血栓风险;对于血白蛋白低于 20~25g/L,且合并其他血栓栓塞危险因素患者,需要抗凝治疗。

(3)预防急性肾损伤发生风险:纠正低有效循环容量,合理适度消除水肿、避免肾损伤药物可降低急性肾损伤风险。

(4)内分泌紊乱:对于合并严重甲状腺功能减退患者,应积极纠正。

治疗思维要点:

特发性膜性肾病病情进展缓慢,因此并非所有表现为肾病综合征的该病患者都需要立即开始免疫抑制治疗。充分的对症支持治疗是治疗特发性膜性肾病的基石,该病约 1/3 的患者经对症支持治疗病情即可缓解。

因此,在决定开始免疫抑制治疗之前需要先评估疾病预期风险。

ER-4-2-6 知识链接:2012 年 KDIGO 免疫抑制治疗指南建议

（八）诊疗后续

根据随访变化,调整治疗方案。

【小结】

本案例患者以"间断双下肢水肿半年,加重 2 周"为主诉入院。经过病史的询问以及初步化验检查,考虑临床诊断为"肾病综合征"。经过系统全面地收集病史资料,并结合体格检查、影像学、实验室检查等资料,综合分析,归纳总结病例特点,除外常见的继发性因素,并通过病理明确诊断为特发性膜性肾病。治疗上,强调对症支持、防治并发症的重要性,以及评估风险后审慎使用免疫抑制治疗的思维。

三、高血压伴肌酐升高

住院患者,女,15 岁。

主诉:头晕头痛、血压升高 20 余天,发现血清肌酐升高 9 天。

【思考题 1】针对这一主诉,应该怎样进行病史采集,需要获得哪些临床信息?

病史资料收集与思维引导:

头晕问诊要点:①有无诱因,如转颈、仰头、起卧、翻身等;②有无周围物体旋转或自身旋转的感觉;③有无恶心、呕吐、面色苍白、大汗、心率慢等自主神经症状;④有无听力、视力障碍。

头痛问诊要点:①起病急缓;②头痛部位;③头痛的程度;④头痛的性质;⑤头痛出现的时间及持续时间;

⑥加重、减轻或激发头痛的因素。

针对该患者的主诉"头晕头痛、血压升高20余天,发现血清肌酐升高9天",问诊需注意以下情况:发现高血压病及肾脏病的时间先后;因患者年龄较小、病史短、继发性高血压可能性大,应该重点询问与继发性高血压相关的病史资料。若考虑有原发性高血压可能,应询问有无其他代谢综合征表现及其他危险因素(如精神紧张、高盐饮食等);是否伴有头痛、视力模糊;是否伴有夜尿增多、水肿、泡沫尿、血尿;是否有特殊用药史;是否有高血压病、肾脏病等家族史。

(一) 病史资料

现病史:患者20多天前无明显诱因突发头晕头痛,偶伴恶心,无呕吐,无发热,无周围物体旋转或自身旋转的感觉,头痛为胀痛,休息后可稍缓解,测血压150/110mmHg,就诊于当地医院,查24h动态血压示全天平均血压161/113mmHg,查肾功示血清肌酐193μmol/L,血尿素氮8.83mmol/L;超声示双肾实质回声增强,予降压对症治疗。患者于1周前门诊就诊,实验室检查示血红蛋白100g/L,血清肌酐183.6μmol/L,血尿素氮8.66mmol/L,甘油三酯2.72mmol/L,血清白蛋白35.5g/L,尿蛋白定量测定2.8g/24h,测血压165/115mmHg。为进一步检查与治疗,将其收治住院。患者目前精神状态良好,体力正常,食欲睡眠尚可,大小便正常,体重无明显变化。

既往史:2个月前"感冒"持续2周,伴发热,体温最高至39℃,治疗经过不详。否认传染病史及传染病接触史,否认心脏病病史,否认糖尿病、脑血管疾病、精神疾病病史,否认手术史,否认外伤史,否认输血史,否认药物、食物过敏史,预防接种史不详。

个人史:久居北京,无牧区、矿山、高氟区、低碘区居住史,无疫水接触史,无化学性物质、放射物接触史,无毒品、毒物接触史,无吸烟、饮酒史。

婚育史:未婚未育。

家族史:父母健在,均体健,家族中无遗传病史。

> **对问诊的点评:**
>
> 需进一步补充描述头晕、头痛的特点,如有无面色苍白、大汗、心率慢,有无听力下降,有无视力障碍等。需要询问第一次就诊于当地医院时的诊断及具体治疗;当地医院诊治后进一步前来就诊的原因,如是否症状加重、是否当地医院治疗后效果不佳? 需要询问就诊于门诊时的血压值。

【思考题2】对该患者进行体格检查时,需要特别关注的情况有哪些?

思维引导:

年轻女性,以头晕、头痛症状起病,检查发现高血压,肾功能异常,首先要考虑继发性高血压,在全面体格检查的基础上,还需重点关注:①观察有无库欣面容、甲状腺功能亢进性突眼;②注意准确测量患者的血压,包括双侧血压、上下肢血压;③全面的心肺体格检查;④检查四肢动脉搏动,听诊颈动脉、腹部动脉、肾动脉是否有血管杂音;⑤检查是否有视力模糊和眼底病变。

(二) 体格检查

T 36.3℃,P 84次/min,R 18次/min,BP 174/111mmHg。

神志清,精神可,贫血貌,表情自然,体格检查配合。双肺呼吸音清,未闻及干湿性啰音及胸膜摩擦音。心前区无隆起,心尖搏动正常,心浊音界正常,心率84次/min,律齐,各瓣膜听诊区未闻及杂音,无心包摩擦音。腹平坦,无腹壁静脉曲张,腹部柔软,无压痛、反跳痛,腹部无包块,未闻及血管杂音。肝脏未触及,脾脏未触及,墨菲征(Murphy sign)阴性,肾脏无叩击痛,无移动性浊音。肠鸣音正常,4次/min。双下肢无水肿。

> **对体格检查的点评:**
>
> 未监测双侧血压和上下肢血压;未进行视力检查;未进行神经系统体格检查。

【思考题3】为明确诊断并评估病情,需要安排哪些辅助检查?

思维引导:

综合考虑患者病史、体格检查、院外实验室检查资料,应重点排查患者有无肾实质性血压,肾血管性高血压,下一步应进行尿液、肾功能、肾脏影像学(肾脏超声、血管超声)等检查。

(三)辅助检查

- 血常规:WBC 8.57×10^9/L,RBC 3.36×10^{12}/L,Hb 97g/L,PLT 216×10^9/L。
- CRP:0.05mg/dl。
- 血生化:TP 58.3g/L,ALB 36.3g/L,血尿素氮(BUN)9.79mmol/L,CR 167.5μmol/L,尿酸(UA)391.8μmol/L,LDH 238.7IU/L,Ca^{2+} 2.25mmol/L,IP 1.33mmol/L,肾小球滤过率估值(eGFR)38.9ml/(min·1.73m^2)。
- 凝血功能:凝血酶时间(TT)14.8s,APTT 测定 35.6s,PT 13.1,凝血酶原活动度(PTA)101.0%,INR 1.0,D-D 0.5μg/ml。
- 尿常规:RBC 满视野/HPF,WBC 阴性/HPF,酸碱度 6.5,尿比重 1.013,尿蛋白定性试验 500.0mg/dl,尿糖定性试验阴性。
- 尿相差红细胞镜检:变形红细胞 80%。
- 骨代谢:全段甲状旁腺激素 78.10pg/ml(15~65pg/ml)。
- 自身抗体:抗核抗体(ANA)阴性,抗双链 DNA 抗体(A-dsDNA)阴性,抗中性粒细胞胞浆抗体过筛试验(ANCA)阴性,抗着丝点抗体(ACA)阴性,抗增殖细胞核抗原抗体(PCNA)阴性,抗 SSA 抗体阴性,抗 Ro-52 抗体阴性,抗 GBM 抗体阴性。
- 补体及免疫球蛋白:C_3 105.0mg/dl(90~180mg/dl)、C_4 23.8mg/dl(10~40mg/dl)、IgA 184.0mg/dl(70~400mg/dl)、IgE 104.0IU/ml(0~100IU/ml)、IgG 464.0mg/dl(700~1 600mg/dl)、IgM 198.0mg/dl(40~230mg/dl)。
- 抗链球菌溶血素 O 测定:200IU/ml。
- 术前八项:乙肝表面抗原阴性,丙肝抗体阴性,梅毒特异抗体阴性,艾滋病抗原阴性,乙肝病毒 e 抗原阴性,乙肝病毒 e 抗体阳性,乙肝病毒核心抗体阳性,乙肝病毒表面抗体阴性。
- 24h 尿蛋白定量:2.8g/24h。
- 心电图:窦性心律不齐。
- 胸部 CT:未见明显异常。
- 泌尿系超声:左肾大小约 10.6cm × 4.8cm × 4.5cm,实质厚约 1.3cm,右肾大小约 11.2cm × 4.6cm × 4.5cm,实质厚约 1.2cm,皮质回声稍增强,肾内结构尚清晰,肾盂未见分离,未见占位病变。双侧输尿管未见扩张。膀胱充盈尚可,腔内未见明确异常回声。
- 肾动脉超声:双肾动脉起始部阻力指数增高。
- 肾静脉超声:双肾静脉超声未见明显异常。
- 心脏超声:未见异常。

【思考题4】该患者最可能的诊断和鉴别诊断是什么?

思维引导:

该患者临床表现为蛋白尿、血尿;实验室检查有肾功能异常、eGFR 降低;超声示肾脏大小、形态异常,提示该患者高血压的原因为肾实质性高血压。化验示血清肌酐升高,eGFR 降低,血尿、蛋白尿,尿比重正常,考虑患者存在肾小球源性肾病。

知识拓展:

高血压一般分为原发性高血压和继发性高血压。原发性高血压指无明确病因的高血压。继发性高血压常见的原因包括肾性高血压(肾实质病变、肾血管病变)、内分泌性高血压(原发性醛固酮增多症、库欣综合征、嗜铬细胞瘤、甲状腺及甲状旁腺疾病)、心血管病变(主动脉瓣关闭不全、主动脉瓣缩窄、多发性大动脉炎)、其他(睡眠呼吸暂停综合征、颅内疾病、妊娠高血压综合征)。

（四）病例特点

1. 青年女性，高血压伴血清肌酐升高 20 余天。

2. 实验室检查提示肾炎综合征、慢性肾功能不全。

3. 目前无肾血管性高血压及其他继发性高血压的证据。

诊断主线索：

高血压伴慢性肾炎综合征。

思维引导：

根据症状、体征、实验室检查资料，考虑患者存在高血压伴慢性肾炎综合征。肾动脉超声未见动脉狭窄，不考虑肾血管性高血压。该患者年轻女性，病史短，不考虑原发性高血压肾损害。需针对可能引起肾实质性高血压的疾病进行鉴别。

（五）鉴别诊断

该患者高血压的原因为肾实质性高血压，考虑患者存在肾小球源性肾病，鉴别如下：

1. 继发性肾小球肾病

（1）糖尿病肾病：多发于糖尿病病程 10 年以上的糖尿病患者，尿蛋白从早期的尿微量白蛋白逐渐进展至肾病综合征，常伴随糖尿病视网膜病变，肾活检提示肾小球基底膜增厚和系膜基质增生，典型损害为 K-W 结节。该患者青年女性，既往无糖尿病病史，可排除。

（2）结缔组织疾病肾损害：如狼疮性肾炎。好发于中青年女性，有肾外多系统受累表现，如面部红斑、光过敏、口腔溃疡、关节炎、贫血、抗核抗体、抗 dsDNA 抗体、抗 Sm 抗体阳性等。该患者青年女性，无多系统受累表现，自身抗体检测阴性，不支持该诊断。

（3）单克隆免疫球蛋白相关肾脏疾病：如轻链沉积病、淀粉样变性等。可表现为蛋白尿，可合并血尿，血压不高，甚至低血压，特别是肾功能不全者。常可见异常免疫球蛋白升高，血、尿蛋白电泳，血、尿游离轻链检查可见异常，该患者青年女性，以高血压及肾功能损伤为主要表现，未见免疫球蛋白、游离轻链、血清电泳异常，不支持该诊断。

（4）遗传性肾脏疾病：如多囊肾、奥尔波特综合征（Alport syndrome）。多囊肾主要特征是双侧肾脏形成无数囊肿，囊肿进行性生长，最终破坏肾脏的正常结构和功能。多囊肾除累及肾脏外，还可引起肝、胰、脾、心瓣膜和脑动脉等多系统脏器病变。奥尔波特综合征临床以血尿、蛋白尿、进行性肾功能减退，伴感音性耳聋、眼病变为特征的遗传性肾脏疾病，其发生与基底膜重要组成成分之一的 IV 型胶原 α3-6 链编码基因突变有关。该患者无肾脏病家族史，无双肾多发囊肿，无听力减退，不考虑遗传性肾脏病。

2. 原发性肾小球疾病

（1）急性肾小球肾炎：大部分患者存在前驱感染史，尤其是链球菌感染后，经历一段时间的潜伏期（通常 >7d）后，急性起病，出现血尿、蛋白尿、水肿、高血压和急性肾损伤等肾炎综合征表现，检查可见抗链球菌 O 阳性，补体 C_3 降低，肾脏病理可见以肾小球毛细血管内皮细胞和系膜细胞增生为主。本例患者发病 2 个月前有前驱感染史，出现血尿、蛋白尿、高血压和肾损伤，但未见水肿，补体 C_3 正常，确诊有赖于肾活检。

（2）急进性肾小球肾炎：通常存在前驱感染，疾病急，进行性尿量减少和肾功能进行性减退，部分患者可以发现抗中性粒细胞胞浆抗体阳性、抗肾小球基底膜抗体阳性等。本例患者有前驱感染，目前尚无进行性尿量减少和肾功能减退，但尚需观察肾功能变化。

（3）膜增殖性肾小球肾炎：临床常表现为肾病综合征伴血尿、高血压和肾功能损害，部分患者伴有持续性低补体血症，病理特点是肾小球基底膜增厚、系膜细胞增生和系膜基质扩张。该患者青年女性，补体未见降低，考虑膜增殖性肾小球肾炎可能性不大，确诊需行肾穿刺活检术。

（4）局灶节段肾小球硬化：患者几乎均有不同程度的蛋白尿，60% 以上表现为肾病综合征，部分患者有不同程度血尿、高血压、肾功能不全。该患者蛋白尿不明显，考虑局灶节段肾小球硬化可能性不大。

（5）系膜增生性肾小球肾炎：是一组以弥漫性肾小球系膜细胞增生及不同程度系膜基质增多为主要特征的病理类型，其免疫病理检查在肾小球系膜区有以非 IgA 为主的颗粒沉积。本病临床表现多样，可为无症状性血尿和 / 或蛋白尿、慢性肾小球肾炎及肾病综合征，确诊需行肾活检。

（6）IgA 肾病：可发生在任何年龄，其临床表现多样，主要表现为血尿，可伴有不同程度的蛋白尿、高血压和肾功能受损,是导致终末期肾脏病最常见的原发性肾小球肾炎,也是肾实质疾病导致恶性高血压的主要病因。该患者为青年女性,急性起病,表现为血尿、蛋白尿、高血压和肾损伤,考虑 IgA 肾病可能性大,确诊有赖于肾活检。

(六) 初步诊断

慢性肾脏病(CKD 4 期)

　　肾性高血压

　　肾性贫血(轻度)

主要疾病诊断依据:

1. 患者青年女性,2 周前上呼吸道感染病史。

2. 临床表现为头痛、头晕等,检查示高血压,慢性肾功能不全。

(七) 进一步检查

为明确最终诊断,行肾穿刺活检术,病理结果:IgA 肾病(Lee 分级 Ⅳ~ Ⅴ级),牛津分型 $M_1E_1S_1T_2C_1$;肾小动脉硬化。

(八) 最后诊断

IgA 肾病(Lee 分级 Ⅳ~ Ⅴ级,牛津分型 $M_1E_1S_1T_2C_1$),肾小动脉硬化

慢性肾脏病(CKD 4 期)

　　肾性高血压(高血压 3 级)

　　肾性贫血(轻度)

思维引导:

1. 根据病史、体格检查、实验室检查,归纳总结病例特点,整理出患者的临床诊断,即高血压、慢性肾炎综合征、慢性肾功能不全。

2. 根据病史以及实验室检查结果,排查可能导致高血压的其他继发因素并进行鉴别诊断。

3. 同时排查高血压的其他并发症。

4. 最终肾脏活检病理为 IgA 肾病,对于明确诊断肾性高血压提供重要依据。

【思考题 5】如何制订患者下一步的治疗方案?

(九) 治疗

治疗原则:调整生活方式,控制血压,治疗原发病。

1. 调整生活方式　每日摄盐 6g 以下;限制蛋白质的摄入,以优质蛋白为主;对于明显少尿的患者应限制液体入量;定时监测血压并记录,定期复查,发生病情变化随时就诊。

2. 控制血压

(1)降压目标值:应根据患者的不同情况选择适合的治疗方案,因患者的病因及自身因素的不同,其降压的目标也不相同。总体来说,CKD 患者高血压的控制目标为 ≤ 140/90mmHg;24h 尿蛋白排泄率 >300mg 时,血压的目标值为 ≤ 130/80mmHg;患者年龄 60~79 岁之间时,血压控制的目标值为 150/90mmHg,如可耐受,血压值可为 <140/90mmHg;对于 ≥ 80 岁的老人,血压控制的目标值为 <150/90mmHg,如可耐受,血压可降至更低范围,但不应低于 130/60mmHg。目前,指南针对不同人群、对合并有不同靶器官损伤的高血压推荐的血压控制目标值不同。

(2)降压药物选择:

1)有蛋白尿患者优先选择 ACEI/ARB 类药物,机制为扩张出球小动脉大于扩张入球小动脉,减轻肾小球"三高"状态(高灌注、高压力、高滤过),降低蛋白尿,若无使用禁忌可逐渐增至足量乃至双倍剂量。用药期间需要严密监测血清肌酐和血钾。

2)钙通道阻滞剂(CCB):具有良好的降压疗效,可以与 RAS 阻断剂联合应用,延缓肾脏病进展,降低心血管疾病的风险。

3)利尿剂:有水钠潴留和 / 或顽固性高血压的患者,可以酌情选用。其他降压药如醛固酮拮抗剂、β 受体阻滞剂、α 受体阻滞剂也可联合应用。

3. 原发病的治疗　根据不同的肾实质性疾病,采取相应的治疗措施。例如:由 IgA 肾病等引起的肾实质性高血压,足量 RAS 阻断剂应用后蛋白尿依然 >1g,如患者肾脏病理活动性病变明显,可酌情使用激素或免疫抑制剂。

4. 其他　纠正贫血等慢性肾脏病一体化治疗,病情严重可行肾脏替代治疗。

诊断思维要点:

虽然关于血压控制目标值仍有争议,但肾性高血压的治疗总策略是不变的,即在调整生活方式的基础上,根据年龄、血压特点、伴随疾病(如心脑血管疾病、糖尿病)、合并症,以及对治疗的反应性及耐受性等,个体化制订降压目标值及选择合适的治疗方案。所有肾性高血压的患者应监测血压,定期复查肾功能、血钾、尿蛋白等指标,及时调整治疗方案。

(十)诊疗后续

予患者甲泼尼龙 32mg 1 次 /d,予盐酸贝尼地平、卡维地洛降压治疗,予碳酸钙 D_3、骨化三醇等对症治疗。4 个月后患者来院复查,血压控制在 140/90mmHg 以下,血清肌酐 212.3μmol/L,血尿素氮 13.31mmol/L,尿红细胞阴性 /HPF,尿蛋白定性 100mg/dl,24h 尿蛋白定量 1.7g/24h。

【小结】

1. 本案例患者以"头晕头痛、血压升高 20 余天,发现血清肌酐升高 9 天"为主诉入院。经过病史的询问以及初步化验检查,考虑临床诊断为"慢性肾炎综合征、高血压"。

2. 经过系统全面的病史资料收集,并结合体格检查、辅助检查等资料,综合分析、归纳总结病例特点,除外原发性高血压,并通过病理明确诊断为 IgA 肾病(Lee 分级Ⅳ~Ⅴ级)、肾小动脉硬化。

3. 治疗上,肾性高血压较原发性高血压难于控制,强调积极治疗原发病,以及血压的合理控制策略。

ER-4-3-1　知识链接:肾实质性高血压

四、严重呕吐、腹泻后少尿,血清肌酐升高

患者女性,49 岁。

主诉:呕吐、腹泻 10d,少尿及肌酐升高 8d。

【思考题 1】针对这一主诉,应该怎样进行病史采集,需要获得哪些临床信息?

病史资料收集与思维引导:

血清肌酐是肾功能重要指标,其升高反映肾小球滤过功能受损。该患者血清肌酐升高说明存在肾功能减退。因此针对上述主诉需要详细询问病史,了解肌酐升高的程度及其演变过程。

询问要点如下:

1. **原因与诱因**　有无前驱感染、蚊虫叮咬、剧烈运动、手术、外伤、挤压伤、特殊食物或毒物服用与接触史等。

2. **起病情况**　应判断是急性还是慢性。病程超过 3 个月为慢性升高;如果病史不清楚,需要结合其他临床表现、体格检查、影像学检查和实验室检查帮助判断。

3. **血清肌酐升高程度和变化速度**　根据升高幅度进行临床分期,指导临床治疗。如果短时间迅速升高,需要尽快寻找病因、积极处理,评价是否需要肾脏替代治疗。

4. **是否存在少尿或无尿**　少尿或无尿反映肾脏损伤范围大、程度重,多合并高血压和体液过多等表现,需要限制液体摄入;尿色是否有改变,如肉眼血尿、尿色加深等。

5. **有无伴随症状**　因氮质血症引起的多系统症状,包括消化系统(食欲减退、恶心呕吐、腹胀腹泻等)、呼吸系统(咳嗽、呼吸困难等)、循环系统(心力衰竭、心律失常等)、神经系统(意识障碍、躁动、谵妄、昏迷等)、血液系统(贫血、出血表现等)、水电解质紊乱和酸碱失衡相关症状等。

6. **既往病史**　有无高血压病、糖尿病、冠心病、心功能衰竭、肝硬化、泌尿系统结石或肿瘤、其他系统性疾病等。

7. **用药情况**　如解热镇痛药、抗生素、肾素 - 血管紧张素系统阻断剂、免疫抑制剂、造影剂、肿瘤化疗药等。

通过对呕吐、腹泻、肌酐升高等情况的询问,可以初步判断是急性肾损伤还是慢性肾脏病(慢性肾衰竭),或是在原有慢性肾脏病基础上的急性加重,并对病情的严重程度、可能的病因进行判定。

（一）病史资料

现病史：患者 10d 前外地出差在街边小吃店用餐后,夜间出现恶心、呕吐,呕吐物为胃内容物,每日呕吐 4~5 次,为黄色胆汁样液体,量不详;伴腹泻,为水样便,无脓血,每日约 10 次,呕吐、腹泻持续 2d。发现尿色发黄,伴起床后头晕、乏力,无腹痛、腰痛、皮疹及关节痛等,无胸闷、呼吸困难,未测体温,未去医院诊治。8d 前尿量突然减少,全天尿量约 40ml,呈深黄色,于当地县医院查尿常规检查,尿比重 1.013、尿潜血阴性、尿蛋白 50mg/dl,血清肌酐 600+μmol/L,予以对症、止吐治疗,呕吐及腹泻稍缓解。以后每日尿量 40~50ml。6d 前于当地医院行床旁血液滤过治疗,隔日 1 次,每次治疗时间 6~8h。5d 前当地医院查血清肌酐 438μmol/L、尿素氮 15.08mmol/L。1d 前来我院急诊,查血红蛋白 96g/L,中性粒细胞百分比 81.0%,血清白蛋白 33.2g/L,尿素氮 26.71mmol/L,肌酐 753.3μmol/L。为进一步检查及治疗,由急诊转入肾内科。患者目前精神状态一般,食欲差,睡眠欠佳,已无腹泻,尿量无明显变化。

既往史：20 余年前因外伤行脾修补术,期间输血治疗。否认肝炎、结核、疟疾等传染病史,否认高血压病、糖尿病、心脑血管疾病、精神疾病病史,否认药物、食物过敏史。预防接种史不详。

个人史：久居于本地,无疫区居住史,无化学性物质、放射物、毒物接触史,无吸烟史,无饮酒史。

家族史：家族中无传染病及遗传病史。

对问诊的点评：

未描述尿色发黄的时间点;未描述起病来可否进食水。

【思考题 2】对该患者进行体格检查时,需要特别关注的情况有哪些?

思维引导：

根据病史资料,患者存在呕吐、腹泻,起立时头晕、乏力等直立性低血压表现,推测患者曾出现有效循环血容量不足,肾灌注减少导致急性肾损伤可能,在全身体格检查的基础上,需要重点关注:①患者容量状态的评估(如卧立位血压、皮肤黏膜情况、末梢循环情况、颈静脉充盈情况、听诊肺底啰音、是否存在胸腹腔积液、肝颈静脉回流征是否阳性等);②是否有咯血;③是否有皮疹、光过敏等;④是否存在电解质紊乱的证据[如出现室性心动过缓等心律失常表现提示高钾血症,低钙击面征(Chvostek sign)或低钙束臂征(Trousseau sign)阳性提示低钙血症];⑤是否存在尿潴留,是否有肾区叩击痛,腹部是否有包块、压痛等。

（二）体格检查

T 36.5℃,P 80 次 /min,R 18 次 /min,BP 118/70mmHg,BMI 22.1kg/m²。

意识清楚,轻度贫血貌,皮肤黏膜略干燥,全身浅表淋巴结无肿大,无皮疹、皮下出血,颜面及双眼睑无水肿,咽无充血,扁桃体无肿大,颈静脉无怒张。双肺呼吸音粗,未闻及干湿性啰音,心率 80 次 /min,心律齐,各瓣膜听诊区未闻及杂音,腹部平坦,沿正中线可见长约 10cm 纵行手术瘢痕,肝脏和脾脏未触及,全腹无压痛、反跳痛,肝颈静脉回流征阴性,移动性浊音阴性,肠鸣音 5 次 /min。双肾无叩痛。双下肢无水肿。

对体格检查的点评：

未查结膜是否苍白、卧立位血压及腹部是否有包块。

【思考题 3】为明确诊断并评估病情,计划安排哪些辅助检查?

思维引导：

综合考虑患者病史、体格检查、外院实验室检查资料,为确定是否有肾实质性损害及程度、分期,下一步应进行尿液、肾功能、肾脏影像学(如肾脏超声)等检查。如有条件可检测肾损伤分子 -1(KIM-1)或中性粒细胞明胶酶相关性脂质运载蛋白(NGAL)等急性肾损伤标志物。

（三）辅助检查

- 血常规：WBC $4.5 \times 10^9/L$，中性粒细胞百分比 75%，Hb 100g/L，PLT $209 \times 10^9/L$。
- 尿常规：尿液酸碱度测定 5.5，尿比重测定 1.015，尿蛋白定性试验 50.0mg/dl；RBC 5~7/HP。
- 尿相差红细胞镜检：变形红细胞 60%。
- 尿蛋白定量：因入院时尿量少，未行 24h 定量测定。
- 尿液生化：尿钠排泄量 45mmol/L，钠滤过分数 1.8%。
- 血电解质：K^+ 5.4mmol/L，Na^+ 133mmol/L，Ca^{2+} 1.96mmol/L，P 2.25mmol/L。
- 动脉血气分析：pH 7.33，HCO_3^- 20mmol/L。
- 血生化：血清白蛋白（Alb）32g/L，血清肌酐 705μmol/L，尿素氮 18.3mmol/L，血清尿酸 647.8μmol/L。
- 血尿蛋白免疫电泳：未见异常条带。
- 血清学检查：补体 C_3、C_4 正常，抗中性粒细胞胞浆抗体阴性，抗 GBM 抗体阴性，抗核抗体阴性，抗 dsDNA 抗体阴性，冷球蛋白阴性。
- 肿瘤指标：未见异常。
- 肾脏及血管超声：双肾轻度增大，皮质回声均匀，肾盂未见分离，未见占位病变。肾动脉无异常。双肾静脉以及下肢深静脉无血栓栓塞表现。
- CT 扫描：上尿路无梗阻表现、未见腹膜后肿块等。
- 胸片：无明显异常。

【思考题 4】该患者最可能的诊断和鉴别诊断是什么？

（四）病例特点

1. 中年女性，急性病程，有体液大量丢失病史。
2. 有尿量减少、血清肌酐升高等肾功能急性进行性下降表现。
3. 实验室检查提示肾实质性病变；免疫学检查阴性。

在总结病例特点基础上，找到诊断主线索：

急性肾功能不全。

思维引导：

首先，需要明确患者急性肾损伤是否成立；其次，需要评估病情严重程度；最后，需要针对可能引起急性肾损伤的病因进行鉴别。

1. 明确是否急性肾损伤　急性肾损伤是由各种病因引起短时间内肾功能快速减退而导致的临床综合征，表现为肾小球滤过率（GFR）下降，伴有氮质产物如肌酐、尿素氮等潴留，水、电解质和酸碱平衡紊乱，重者出现多系统并发症。其主要的临床表现有：①突发性少尿或无尿；②容量负荷过重相关临床表现，如充血性心力衰竭、急性肺水肿；③电解质紊乱和代谢性酸中毒；④全身水肿或水肿加重。尿量与肾功的变化是早期诊断急性肾损伤最关键的手段。

该患者严重呕吐、腹泻 10d，致血容量严重不足，继而出现急性肾功能损害和胃肠道症状，双肾体积轻度增大，考虑患者急性肾损伤可能性大。

相关辅助检查：血清肌酐在诊断急性肾损伤（AKI）时不敏感，近年来一些新型生物标志物有助于 AKI 的早期诊断，如中性粒细胞明胶酶相关脂质运载蛋白（NGAL）、肾损伤分子-1（KIM-1）等，但其对不同类型 AKI 的特异性、敏感性尚待进一步验证。

2. AKI 的改善全球肾脏病预后组织（KDIGO）分期（表 9-4-1）

表 9-4-1　急性肾损伤的改善全球肾脏病预后组织（KDIGO）分期

分期	血清肌酐标准	尿量标准
1 期	绝对升高 ≥ 0.3mg/dl（≥ 26.5mol/L）； 或较基础值相对升高 ≥ 50%，但 <1 倍	<0.5ml/（kg·h）（≥ 6h，但 <12h）
2 期	较基础值相对升高 ≥ 1 倍，但 <2 倍	<0.5ml/（kg·h）（≥ 12h）

续表

分期	血清肌酐标准	尿量标准
3期	升高至 ≥ 4.0mg/dl(≥ 353.6mol/L); 或较基础值相对升高 ≥ 2 倍; 或开始时肾脏替代治疗; 或 <18 岁患者 eGFR 下降至 35ml/(min·1.73m²)	<0.3ml/(kg·h)(≥ 24h)或无尿 ≥ 12h

注:eGFR.肾小球滤过率估值。

该患者既往血清肌酐基线值不详,24h 尿量 40ml(无尿 ≥ 12h),已开始肾脏替代治疗,属于 KDIGO 3 期。

3. 急性肾损伤常见的病因 根据病变部位的不同,急性肾损伤可分为肾前性、肾性、肾后性 3 大类,各有不同的病因。

肾前性病因:主要为各种原因引起的低血容量、心输出量降低导致肾脏血流灌注不足。该患者有体液大量丢失的病史,变换体位后出现头晕、乏力等表现,需要考虑肾前性因素引起的急性肾损伤。

肾性病因:各种肾实质性损害均可引起少尿,包括肾小球疾病或血栓性微血管疾病、肾小管及肾间质疾病、肾血管疾病。本例患者化验提示血尿,尿钠排泄增多,钠滤过分数 >1%,需要考虑肾小球、肾小管 - 间质疾病引起的急性肾损伤。

肾后性病因:主要因尿路梗阻所致,包括肾、输尿管、膀胱、前列腺、尿道病变。本例泌尿系 CT 未提示肾后梗阻的证据,可除外。

(五)鉴别诊断

1. 急性肾小球肾炎或急进性肾小球肾炎 急性肾小球肾炎少尿突出,甚至可完全无尿,蛋白尿较严重,尿沉渣表现明显。急进性肾小球肾炎起病急,肾功能短时间内迅速恶化。该患者有少量镜下血尿,但无蛋白尿,化验示肾小球病变证据不足,应尽早进行肾脏组织检查明确诊断。

2. 急性间质性肾炎 分为特发性与继发性,常见于药物引起的间质性肾炎。患者没有明确的药物使用史,临床表现缺少间质性肾炎的实验室检查特点,没有间质性肾炎的肾外系统性临床表现,考虑该诊断可能性不大。

3. 急性肾小管坏死(ATN) 常见肾缺血或肾毒性物质(包括外源性毒素如生物毒素、化学毒素、药物、造影剂等和内源性毒素如血红蛋白、肌红蛋白等)损伤肾小管上皮细胞。典型的病理表现为肾小管细胞坏死、脱落,间质水肿和炎症细胞浸润不明显。考虑该诊断可能性大,需进一步完善肾活检病理以资鉴别。

结合患者临床表现特点以及实验室检查,提示肾脏疾病可能的诊断:

急性肾损伤

急性肾小管坏死

思维引导:

肾活检指征 肾穿刺活检有助于 AKI 的病理诊断和病因诊断,AKI 肾活检的指征包括:急进性肾炎综合征;临床怀疑重症肾小球肾炎导致的 AKI;临床表现符合急性肾小管坏死;怀疑急性间质性肾炎;既往 CKD 病史,此次肾功能急剧下降且无法用原发病解释,或 AKI 与 CKD 难以鉴别;肾移植术后发生 AKI;临床无法明确病因的 AKI 等。本例表现为临床无法明确病因的 AKI,需要行肾穿刺活检明确诊断,指导治疗。

该患者为明确最终诊断,行肾活检手术。

– 免疫荧光:IgG(−),IgA(−),IgM(−),C₃(−),C₄(−),C₁q(−),Fib(−)。
– 光镜:肾小球无明显病变,肾小管上皮细胞空泡或颗粒变性,刷状缘脱落,管腔内见少量蛋白管型及细胞碎片,管腔扩张。可见上皮细胞再生、重排。肾间质水肿,见灶性、轻度炎细胞浸润,炎细胞以淋巴 / 单核细胞为主。肾小动脉无明显病变。管腔内未见血栓形成(图 9-4-1)。
– 病理结果:急性肾小管坏死。

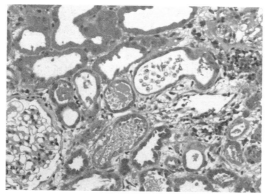

图 9-4-1　光镜（HE 染色 ×400）

（六）最终诊断

急性肾小管坏死

　　急性肾损伤（KDIGO 3 期）

　　代谢性酸中毒失代偿

　　贫血（轻度）

　　低白蛋白血症

　　高尿酸血症

脾修补术后

诊断依据：

1. 中年女性，急性病程。

2. 不洁饮食后呕吐腹泻，短时间内肾功能进行性下降。

3. 实验室检查示血清肌酐升高，尿蛋白升高不明显。

4. 病理提示急性肾小管坏死。

诊断思维引导：

1. 根据病史、体格检查、实验室检查，归纳总结病例特点，整理出患者的临床诊断（即急性肾损伤）。

2. 根据病史以及实验室检查结果，明确急性肾损伤的病因和分类，即肾前性、肾性、肾后性，确定为肾性 AKI 后，进一步鉴别是肾小球、肾血管，还是肾间质病变，并进行鉴别诊断。

3. 同时排查可能的并发症。

4. 如果临床诊断不确定，肾脏活检病理对于明确诊断临床价值大。

【思考题 5】如何制订患者下一步的治疗方案？

（七）治疗

治疗原则：早期诊断，祛除原发病因，纠正可逆病因；支持及营养治疗；保持内环境稳定、防治并发症，必要时进行血液净化治疗。

1. 祛除原发病因

（1）避免使用肾毒性及影响肾灌注的药物，如 NSAIDs、ACEI 等药物。

（2）监测患者每日的出入量及尿量，保持容量平衡。少尿或无尿者，需要限制液体摄入。每日大致进液量可为前一日尿量加 500ml 计算，肾脏替代治疗时补液量可适当放宽。

2. 保持内环境稳定

（1）及时纠正高钾血症、代谢性酸中毒等，维持电解质稳定。

（2）充足的热量：主要由碳水化合物和脂肪供能。

3. 防治并发症

（1）控制血压：循环血容量低导致肾灌注不足，引起 AKI 时，液体复苏目标为平均动脉压（MAP）≥ 65mmHg，老年人 MAP 至少在 75~80mmHg，肾脏才可能有效灌注。若临床表现为急性 / 急进性肾炎综合征,存在高血压时,由于 ACEI 及 ARB 可使血钾升高及一过性血清肌酐升高,故应禁用。

(2) 防治感染:根据细菌培养与药敏试验选择对肾脏无毒或低毒药物,并按照肌酐清除率调整用药剂量。

(3) 尿毒症并发症的处理:如出现严重的代谢性酸中毒、高钾血症、心力衰竭、严重的胃肠道症状、神经精神异常等,则需要进行血液净化治疗。患者无尿超过 2d,血清肌酐 ≥ 442μmol/L,符合急性肾损伤的血液净化标准,故予血液净化治疗。

知识链接

1. 急性肾损伤一般透析指征　出现以下任一情况即可:①急性肺水肿,对利尿剂无反应;②高钾血症,血钾 ≥ 6.5mmol/L;③高分解代谢状态;④无高分解代谢状态,但无尿 2d 或少尿 4d 以上;⑤血 HCO_3^- <12mmol/L 或动脉血 pH<7.2;⑥ BUN 21.4~28.6mmol/L 以上或血清肌酐 ≥ 442μmol/L;⑦少尿 2d 以上,并伴有下列情况之一:体液过多,烦躁或嗜睡,持续呕吐,血钾 ≥ 6mmol/L,心电图有高钾血症表现。

2. 急性肾损伤紧急透析指征　出现以下任一情况即可:①严重高钾血症,血钾 ≥ 7.2mmol/L 或有严重心律失常;②急性肺水肿,对利尿剂反应不佳;③严重代谢性酸中毒,动脉血 pH<7.2。

诊断思维要点:

典型 ATN 临床病程可分为三期:起始期、持续期(少尿期)、恢复期(多尿期)。少尿期一般持续 7~14d,出现少尿(<400ml/d)或无尿(<100ml/d)。多尿期通常持续 1~3 周,尿量 3 000~5 000ml/d,继而逐渐恢复。根据不同分期采用不同策略。某些病例少尿期、多尿期并不十分典型,无论是否典型,治疗原则为维持水、电解质平衡和酸碱平衡,防治各种并发症。必要时行肾脏替代治疗。是否需要行肾脏替代治疗取决于疾病的进展情况,若出现少尿或无尿、容量超负荷、严重代谢性酸中毒、高钾血症等电解质紊乱、高分解代谢者氮质血症进行性加重,或出现尿毒症并发症等,应考虑行肾脏替代治疗。

(八) 诊疗后续

该患者行 4 次连续性肾脏替代治疗(CRRT)后尿量逐渐增加,停止 CRRT 治疗。血清肌酐逐渐降至正常范围,电解质平衡。

【小结】

1. 本案例患者以"严重呕吐、腹泻后,少尿及肌酐升高 8d"入院。经过病史的询问以及初步化验检查,考虑临床诊断为"急性肾损伤"。

2. 经过系统全面地收集病史资料,并结合体格检查、影像学检查、实验室检查等资料,归纳总结病例特点,除外肾前性及肾后性因素,并通过病理明确诊断为急性肾小管坏死。

3. 治疗上,强调祛除原发病因、尽快纠正可逆病因,保持内环境稳定、防治并发症,根据指征行血液净化治疗。

ER-4-4-1　知识链接:急性肾损伤

📖 五、尿检异常

住院患者,男性,35 岁。

主诉:尿检异常 3 年,血清肌酐升高 2 年。

【思考题 1】针对这一主诉,应该怎样进行病史采集,需要获得哪些临床信息?

病史资料收集与思维引导:

针对这一主诉,问诊需要关注:①既往是否有肾脏病病史(尿检异常的特点是蛋白尿、血尿,还是其他异常,是否行肾穿刺活检术并有肾脏病理诊断等,血清肌酐升高的程度及速度);②病程中有无水肿、尿量减少、夜尿增多、泡沫尿、肉眼血尿;③有无光过敏、脱发、口腔溃疡、关节疼痛等风湿免疫性疾病及其他引起继发性肾病表现;④曾接受的治疗措施及治疗效果;⑤既往是否有高血压病、糖尿病等慢性病史;⑥是否有非甾体抗炎药,滥用中药、保健品等特殊用药史。

（一）病史资料

现病史：患者 3 年前体检发现尿蛋白阳性，测血压 146/96mmHg，未予重视。后多次复查尿常规均有蛋白尿。2 年前在当地医院进行体检，测血压 140/90mmHg，仍有尿蛋白阳性，化验血清肌酐为 100μmol/L，诊断为"慢性肾小球肾炎"，未行肾活检进行病理诊断，服用 ARB 类药物治疗（名称具体不详，每日一次 1 片口服），血压波动于 130~150/80~90mmHg，期间多次化验血清肌酐波动于 100~130μmol/L。服药 10 个月后复查尿蛋白阴性，自诉血压正常，患者自行停药，此后未再复查尿蛋白、血清肌酐，未监测血压。1 个月前患者出现食欲减退，于当地医院测血压 220/123mmHg，血常规提示血红蛋白 128g/L，血清肌酐 527.6μmol/L，尿红细胞镜检 2~5/HPF，随机尿液检查尿蛋白 200mg/dl。为进一步诊治，收入院。患者目前精神状态一般，体力正常，睡眠正常。病程中尿色正常，无肉眼血尿，但有尿泡沫增多，尿量正常，大便正常。患者一直未做尿蛋白定量测定，无水肿表现。

既往史：否认肝炎、结核、疟疾等传染病史，否认心脏病、糖尿病、脑血管病、精神疾病史，否认手术、外伤史，否认输血史，否认药物、食物过敏史。

个人史：久居北京，无牧区、矿山居住史，无疫水接触史，无化学性物质、放射物接触史，无毒品、毒物接触史，吸烟 14 年，20 支/d，已戒烟 1 个月，无饮酒史。

婚育史：已婚，适龄结婚，育有 1 女，配偶及女儿体健。

家族史：父母均体健，家族中无遗传病史。

对问诊的点评：

患者一直未做尿蛋白定量测定，但仍需尽可能详细地了解既往化验结果，如蛋白尿的程度（用＋表示，或多少量，单位为 mg/dl），是否有镜下血尿。需询问 3 年前第一次发现尿检异常时的肾功能水平。需询问病程中是否有夜尿增多；需询问有无光过敏，脱发、口腔溃疡、关节疼痛等表现。除了接受 ARB 类药物治疗，需询问是否有非甾体抗炎药、中药、保健品等用药史。

【思考题 2】对该患者进行体格检查时，需要特别关注的情况有哪些？

思维引导：

中年男性，体检发现尿检异常、血清肌酐升高，检查提示蛋白尿、高血压，ARB 类药物有效，停药后病变进展、肾功能恶化，首先要考虑慢性肾脏病。在全面体格检查的基础上，还需重点关注：①患者的血压状况及对治疗的反应；②尿色情况，有无泡沫尿，尿量有无变化，有无夜尿增多；是否有水肿，若有水肿，水肿的部位及程度；③面容，是否有贫血貌，面色晦暗等；④是否有乏力、食欲缺乏、恶心呕吐、皮肤瘙痒等表现。

（二）体格检查

T 36.5℃，P 84 次/min，R 19 次/min，BP 170/118mmHg。

意识清，精神可，步入病室，体格检查合作。无眼睑水肿，无结膜苍白等贫血表现，双肺呼吸音清，未闻及干、湿啰音。心率 84 次/min，律齐，各瓣膜听诊区未闻及杂音。腹软，无压痛、反跳痛，移动性浊音阴性。腹部听诊未闻及血管杂音，双下肢无水肿。

对体格检查的点评：

未描述是否有面色发黑；未描述是否有皮肤瘙痒。

【思考题 3】为明确诊断并评估病情，计划安排哪些辅助检查？

思维引导：

综合考虑患者病史、体格检查、院外诊断及治疗效果，考虑患者慢性肾脏病可能。下一步应进行肾脏功能相关检查（尿常规、24h 尿蛋白定量、血清肌酐、eGFR、肾脏超声等）及并发症（肾性贫血、慢性肾脏病矿物质和骨代谢异常、继发性甲状旁腺功能亢进、心脑血管并发症等）的评估。

（三）辅助检查

– 血常规：WBC 4.0×10^9/L，RBC 3.9×10^{12}/L，Hb 120g/L，PLT 150×10^9/L。

– 血生化：TP 58.8g/L，ALB 39.6g/L，BUN 10.73mmol/L，CR 419.6μmol/L，UA 390.7μmol/L，LDH 191.9IU/L，Ca^{2+} 2.03mmol/L（2.09~2.54mmol/L），P 1.18mmol/L（0.89~1.6mmol/L），CHO 2.41mmol/l，TG 1.18mmol/l，HDL-c 0.99mmol/l，LDL-c 1.01mmol/l，铁 12.3μmol/l，总铁结合力 35.9μmol/l，二氧化碳结合力 22.8mmol/l。

– 凝血功能：TT 15.9s，APTT 测定 42.5s，PT 13.1s，PTA 102.0%，INR 0.99，D-D 0.31μg/ml。

– 尿常规：RBC 阴性/HPF，WBC 阴性/HPF，酸碱度 7.5，尿比重 1.008，尿蛋白 50.0mg/dl。

– 骨代谢：全段甲状旁腺激素 117.40pg/ml（15~65pg/ml）。

– 自身抗体：阴性。

– 血清胱抑素 C：2.87mg/L（0.45~1.25mg/L）。

– 尿蛋白定量：1.5g/24h。

– 乙肝、丙肝、梅毒、艾滋病检查，均阴性。

– 胸部 CT：未见异常。

– 双肾超声：左肾大小约 9.0cm×5.9cm×5.4cm，实质厚约 1.3cm，右肾大小约 9.0cm×4.9cm×5.4cm，实质厚约 1.6cm，皮质回声增强，肾皮质、髓质界限欠清晰，肾盂未见分离，未见占位病变。

– 心脏超声：左室壁增厚；主动脉瓣少量反流；左室舒张功能轻度减低。

– 心电图：窦性心律，非特异性 ST-T，左心室高电压。

– 肾血管超声：双肾动、静脉超声均未见明显异常。

【思考题 4】本患者最可能的诊断及鉴别诊断是什么？

思维引导：

该患者 3 年前出现蛋白尿，2 年前血清肌酐接近正常高限，服用 ARB 后曾出现蛋白尿转阴，停药后再次出现蛋白尿，且近期出现肾功能不全引起的消化道症状；入院后实验室检查提示血清肌酐明显升高，尿检提示蛋白尿，肾脏超声慢性损害改变，考虑诊断为慢性肾脏病，需对其进行 CKD 分期，以及对 CKD 并发症进行评估。

知识拓展

1. 慢性肾脏病（chronic kidney disease，CKD）的定义　CKD 是一组临床综合征，定义为：①肾脏损害标志（一项或以上）>3 个月，肾脏损害为对健康产生影响的肾脏结构或功能异常，包括白蛋白尿 [尿白蛋白排泄率（AER）>30mg/24h，尿白蛋白肌酐比（ACR）>30mg/g 或 >3mg/mmol[①]]、尿沉渣异常、肾小管功能障碍导致的电解质或其他异常、组织学检测到的异常、影像学检查异常、有肾脏移植病史；②或肾小球滤过率（GFR）下降 [<60ml/（min·1.73m²）]>3 个月。

2. CKD 的分期　基于 GFR（表 9-4-2）、蛋白尿（表 9-4-3）对 CKD 进行分期。

表 9-4-2　CKD 基于 GFR 的分期

分期	GFR/ [ml/（min·1.73m²）]	描述
G_1	≥ 90	正常或升高
G_2	60~89	轻度下降
G_{3a}	45~59	轻度到中度下降
G_{3b}	30~44	中度到重度下降
G_4	15~29	重度下降
G_5	15	肾衰竭

注：CKD. 慢性肾脏病；GFR. 肾小球滤过率。

---

① 1mg/mmol=1g/mol。

表 9-4-3　CKD 基于蛋白尿的分期

分期	AER/(mg·24h⁻¹)	ACR/(mg·mmol⁻¹)	ACR/(mg·g⁻¹)	描述
A_1	<30	<3	<30	正常到轻度增加
A_2	30~300	3~30	30~300	中度增加
A_3	>300	>30	>300	中度到重度增加

注:CKD.慢性肾脏病;AER.尿白蛋白排泄率;ACR.尿白蛋白肌酐比值。

3. CKD 的临床表现　在 CKD 的不同阶段,其临床表现也各不相同。CKD3 期之前患者可以无症状,或仅有乏力、夜尿增多等轻度不适,实验室检查可有代谢性酸中毒及轻度贫血。CKD3 期以后通常症状更趋明显,包括乏力、夜尿增多、食欲减退、贫血、高血压、高钾血症、酸碱平衡紊乱、矿物质和骨代谢异常等,有时可出现心衰、中枢神经系统障碍等。

(1)心血管系统:心血管病变是 CKD 患者主要并发症和最常见的死因。可表现为心力衰竭、冠心病、尿毒症心肌病、心包积液、大血管、冠脉血管及瓣膜钙化等,原因与肾性高血压、贫血、高磷血症、钙磷及甲状旁腺代谢异常、营养不良、微炎症及氧化应激损伤等因素有关。

(2)呼吸系统:CKD 患者体液过多或酸中毒时可出现气短、气促等,严重酸中毒可致呼吸深长。心功能不全可引起肺水肿,低蛋白血症引起胸腔积液等。

(3)消化系统:表现有食欲缺乏、恶心、呕吐、口腔有尿素味。CKD 患者胃与十二指肠炎症、溃疡、出血发生率比正常人增高。

(4)神经肌肉系统:CKD 患者早期可有乏力、失眠等,随着病情的进展可出现淡漠、惊厥、嗜睡、昏迷、精神异常等。周围神经病变也很常见,出现感觉丧失,肢体麻木、烧灼或疼痛感等。

(5)内分泌系统:包括肾脏本身内分泌功能紊乱,如 $1,25(OH)_2$ 维生素 D_3、促红细胞生成素不足、继发性甲状旁腺功能亢进等;下丘脑-垂体内分泌功能紊乱(如催乳素、促黑色素激素、促黄体生成素、促卵泡激素、促肾上腺皮质激素等水平增高);外周内分泌腺功能紊乱等。

(6)骨骼病变:低血钙症、高磷血症、活性维生素 D 缺乏等可诱发继发性甲状旁腺功能亢进;上述因素又导致肾性骨营养不良(也称为肾性骨病),包括纤维囊性骨炎(高转运性骨病)、骨软化症(低转运性骨病)、无动力性骨病、混合性骨病及骨质疏松症。

(7)水、电解质代谢紊乱:CKD 患者代谢性酸中毒常见;水钠平衡紊乱主要表现为水钠潴留,有时也可表现为低血容量和低钠血症;肾功能不全时肾脏排钾能力下降,易出现高钾血症。

(四)病例特点
1. 中年男性,蛋白尿 3 年,血清肌酐升高 2 年。
2. 实验室检查提示慢性肾脏病;合并高血压、慢性肾脏病矿物质和骨代谢异常(CKD-MBD)。
3. 目前没有提示免疫性疾病、肿瘤、乙肝、肾毒性药物等继发性因素所致肾脏病变的证据。
4. 影像学显示双肾缩小,已无法行肾穿刺活检来明确病理诊断。
诊断主线索:
蛋白尿、高血压基础上的慢性肾功能不全。

思维引导:
该患者 2 年前诊断为"慢性肾小球肾炎",2 年来未监测肾功能,近期出现肾功能不全引起的消化道症状,无感染、手术、创伤等诱因,考虑慢性肾脏病进行性加重。首先根据 eGFR,考虑患者为 CKD5 期;其次,需针对慢性肾脏病的病因进行鉴别。

(五)鉴别诊断

1. CKD 及 AKI 的鉴别　该患者病史长,血清肌酐慢性升高,无明显尿量减少,肾脏超声提示双肾偏小,血红蛋白正常低限,血甲状旁腺素(PTH)升高,血钙稍低,血磷正常。考虑患者慢性肾脏病诊断成立。

2. 慢性肾功能不全原因鉴别

(1)慢性间质性肾炎:最常见的原因为药物性肾损害。表现有低比重尿、尿蛋白定量(0.5~1.5)g/24h,尿沉渣有形成分少,肾小管损伤标志物增高,贫血发生早且程度较重,诊断有赖于肾活检。该患者无相关表现,不考虑该诊断。

(2)系统性疾病导致的肾脏损害,如高血压肾损害、糖尿病肾病、系统性红斑狼疮等风湿性疾病肾损伤、异常丙种球蛋白血症引起的肾损害等。病史及实验室检查结果不支持,无自身免疫性疾病的证据。

(3)慢性肾小球肾炎:是一组以血尿、蛋白尿、水肿和高血压为临床表现的肾小球疾病。临床特点为病情迁延,病变缓慢持续进展,最终肾功能减退至终末期肾病。慢性肾炎的病理类型多样,临床表现差异大,症状轻重不一。该患者病史、实验室等资料支持,可能性最大,病理类型确诊有赖于肾活检。

(六)最后诊断

慢性肾小球肾炎

　　慢性肾脏病(CKD5 期)

　　肾性高血压

　　继发性甲状旁腺功能亢进

诊断依据:

1. 患者中年男性,慢性病程。

2. 于 3 年前发现尿蛋白阳性,2 年前外院诊断慢性肾小球肾炎,ARB 治疗有效。

3. 近期肾功能恶化。

4. 检查示高血压 3 级,双肾体积缩小,eGFR 下降,血 PTH 升高,血钙稍低,血磷正常。

思维引导:

1. 根据病史、体格检查、实验室检查,总结病例特点,整理出患者的临床诊断,即慢性肾脏病。根据 CKD-EPI 公式估算 eGFR 为 14.76ml/$(min \cdot 1.73m^2)$,符合 CKD 5 期(慢性肾功能不全)诊断。

2. 根据病史以及实验室检查结果,排查可能导致慢性肾脏病的继发因素并进行鉴别诊断。

3. 同时明确 CKD 引起的并发症,如高血压、肾性贫血、CKD-MBD、电解质紊乱及酸碱失衡、心脑血管并发症等。

【思考题 5】如何制订患者下一步的治疗方案?

(七)治疗

治疗原则:治疗原发病,慢性肾脏病一体化治疗延缓疾病进展,保护肾功能,防治并发症。

1. 原发疾病及加重因素的治疗

2. CKD 的一体化治疗

(1)健康管理:适当运动,戒烟限酒;注意休息,避免过劳和感冒;控制体重;避免使用肾毒性药物。

(2)营养治疗:热量摄入[30~35kcal/$(kg \cdot d)$],低蛋白饮食[0.8g/$(kg \cdot d)$,动物蛋白:植物蛋白 =1:1],限制脂肪摄入(不超过总热量的 30%,不饱和脂肪酸:饱和脂肪酸 =2:1),补充叶酸、钙等其他营养素。

(3)降压治疗:尿白蛋白≥ 30mg/d,血压控制在收缩压≤ 130mmHg 且舒张压≤ 80mmHg。降压药物首选 ACEI/ARB。CKD 患者常需要 2 种以上药物联合应用才能达到降压目标,如 ACEI/ARB 联合 CCB,若未达到降压目标,可在此基础上加用利尿剂与 α,β 受体阻滞剂。

(4)控制蛋白尿:控制在 0.3g/d 以下。

(5)CKD-MBD 的治疗:积极控制高磷血症、纠正低钙血症,应用活性维生素 D 或类似物、西那卡塞等药物治疗继发性甲状旁腺功能亢进。对于药物治疗无效的严重继发性甲状旁腺功能亢进患者可考虑行甲状旁腺切除术。注意定期监测,避免不当应用钙剂与活性维生素 D 引发 PTH 过度抑制,而引起低转运性骨病,以及高钙血症,血管、瓣膜或软组织钙化。

(6)肾脏替代治疗:对于最终不可避免要接受肾脏替代治疗的 CKD 患者,应在透析前 3 个月以上建立透析通路。进入终末期肾病(CKD 5 期)患者,出现心衰、高血钾、严重代谢性酸中毒,或出现严重恶心呕吐、瘙痒等尿毒症并发症,药物保守治疗无效时,根据患者的情况选择血液透析、腹膜透析或肾脏移植治疗。

诊断思维要点：

CKD 强调一体化治疗，早期发现、早期诊治、早期干预。对 CKD 高危人群应尽早筛查并积极预防，包括积极控制原发病、避免肾功能受累。对于 CKD 患者，一方面积极治疗，保护肾功能，延缓肾病进展，更要重视 CKD 相关并发症（特别是心脑血管并发症）的治疗，这是影响患者预后的重要因素。提倡对患者及其家属进行宣教，接受生活方式、饮食、营养和运动等指导，避免加重肾功能恶化的因素，如药物、感染、脱水、血压波动等，长期随访。在肾脏专科医师的指导下多学科共同参与，进行有计划的 CKD 一体化治疗。CKD 一体化治疗的目的是提高生存率，提高生活质量和社会回归率。

（八）诊疗后续

出院后患者回当地医院继续行慢性肾脏病一体化治疗，病情相对稳定。3 个月后门诊复查，血压 135/85mmHg，尿蛋白定量 0.8g/24h，血清肌酐 452μmol/L。

【小结】

1. 诊断上，综合分析该患者的五大表型资料，诊断为"慢性肾脏病"。接下来，应先明确 CKD 分期，然后积极寻找急性加重的危险因素，最后如有条件，可行肾活检病理明确 CKD 病因。

2. 治疗上，既要重视原发病治疗，延缓肾功能恶化，更强调对高血压、CKD-MBD 等并发症的控制。

3. 慢性肾脏病需要长期随访和一体化治疗。

ER-4-5-1　知识链接：本例相关知识

知识链接

根据系统医学的观点，肾脏疾病表现复杂、多样。多种系统性疾病可以引起肾脏受累，而肾脏疾病也可以引起多系统受累的表现。此外，肾脏疾病的病理表现也复杂多变。同一种病理可以出现不同的临床表现，而相同/类似的临床表现却可以由完全不同的病理所致。因此，肾脏疾病在诊断以及治疗过程中，强调临床的诊疗思维，通常分为以下五步：

1. 由不同的临床表现概括出临床综合征。

2. 通过临床综合征分析可能的病因（可能的继发性肾脏疾病）。

3. 不同的临床综合征可能出现的并发症。

4. 病理诊断（包括原发性及继发性肾脏疾病）对于最终诊断有非常重要的意义。

5. 诊断明确后，针对性治疗。

通过以上思维过程做出的临床诊治，条理清晰，可以有效避免临床误诊误治。图 9-4-2 按照上述思维模式对主要肾脏疾病进行了整理和概括，对于提高住培学员肾脏疾病的总体认知以及临床思维有所帮助。

临床表现							
血尿	有	有	有	有/无	有/无	无	有/无	有/无
蛋白尿	有	有	有	有/无	大量蛋白尿	少量	有/无	有/无
水肿	有	有	有	无	有/无	有/无	有/无	有/无
高血压	有	有	有	无	有/无	有/无	有/无	有/无
肾功能损伤	可以表现为一过性	慢性进展	快速进展	无	早期通常不明显	有/无	有，通常发展缓慢且不可逆	有，通常进展较快
肾间质/小管功能损伤	通常无	通常无，晚期可以出现	通常无	无	无	突出	晚期可出现	

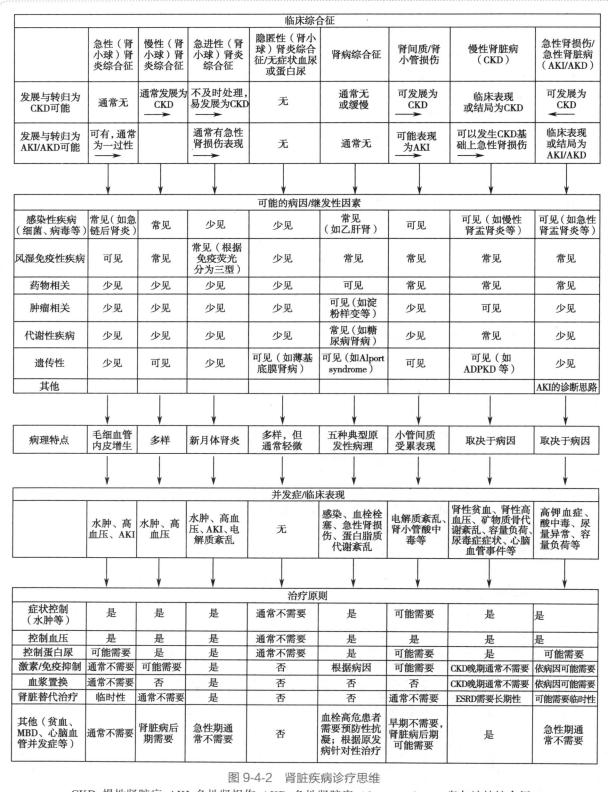

临床综合征	急性（肾小球）肾炎综合征	慢性（肾小球）肾炎综合征	急进性（肾小球）肾炎综合征	隐匿性（肾小球）肾炎综合征/无症状血尿或蛋白尿	肾病综合征	肾间质/肾小管损伤	慢性肾脏病（CKD）	急性肾损伤/急性肾脏病（AKI/AKD）
发展与转归为CKD可能	通常无	通常发展为CKD→	不及时处理，易发展为CKD→	无	通常无或缓慢	可发展为CKD	临床表现或结局为CKD	可发展为CKD
发展与转归为AKI/AKD可能	可有，通常为一过性→		通常有急性肾损伤表现→	无	通常无	可能表现为AKI	可以发生CKD基础上急性肾损伤	临床表现或结局为AKI/AKD
可能的病因/继发性因素								
感染性疾病（细菌、病毒等）	常见（如急性链后肾炎）	常见	少见	少见	常见（如乙肝肾）	可见	可见（如慢性肾盂肾炎等）	可见（如急性肾盂肾炎等）
风湿免疫性疾病	可见	常见	常见（根据免疫荧光分为三型）	少见	常见	常见	常见	常见
药物相关	少见	少见	少见	少见	可见	常见	常见	常见
肿瘤相关	少见	少见	少见	少见	可见（如淀粉样变等）	少见	可见	少见
代谢性疾病	少见	少见	少见	少见	常见（如糖尿病肾病）	少见	常见	少见
遗传性	少见	可见	少见	可见（如薄基底膜肾病）	可见（如Alport syndrome）	可见	可见（如ADPKD等）	少见
其他								AKI的诊断思路
病理特点	毛细血管内皮增生	多样	新月体肾炎	多样，但通常轻微	五种典型原发性病理	小管间质受累表现	取决于病因	取决于病因
并发症/临床表现	水肿、高血压、AKI	水肿、高血压	水肿、高血压、AKI、电解质紊乱	无	感染、血栓栓塞、急性肾损伤、蛋白脂质代谢紊乱	电解质紊乱、肾小管酸中毒等	肾性贫血、肾性高血压、矿物质骨代谢紊乱、容量负荷、尿毒症症状、心脑血管事件等	高钾血症、酸中毒、尿量异常、容量负荷等
治疗原则								
症状控制（水肿等）	是	是	是	通常不需要	是	可能需要	是	是
控制血压	是	是	是	通常不需要	是	是	是	是
控制蛋白尿	可能需要	是	是	通常不需要	是	可能需要	是	可能需要
激素/免疫抑制	通常不需要	可能需要	是	否	根据病因	可能需要	CKD晚期通常不需要	依病因可能需要
血浆置换	通常不需要	否	是	否	否	否	CKD晚期通常不需要	依病因可能需要
肾脏替代治疗	临时性	通常不需要	是	否	否	通常不需要	ESRD需要长期性	可能需要临时性
其他（贫血、MBD、心脑血管并发症等）	通常不需要	肾脏病后期需要	急性期通常不需要	否	血栓高危患者需要预防性抗凝；根据原发病针对性治疗	早期不需要，肾脏病后期可能需要	是	急性期通常不需要

图 9-4-2 肾脏疾病诊疗思维

CKD. 慢性肾脏病；AKI. 急性肾损伤；AKD. 急性肾脏病；Alport syndrome. 奥尔波特综合征；
ADPKD. 常染色体显性遗传多囊肾病；ESRD. 终末期肾病；MBD. 骨矿物质代谢异常。

（赵明辉、蔡广研）

六、腰部隐痛伴血尿

住院患者,男,65 岁。

主诉:反复左腰部隐痛 3 月余,无痛性肉眼血尿 1 周。

【思考题 1】针对这一主诉,应该怎样进行病史采集,需要获得哪些临床信息?

病史资料收集与思维引导:

针对以上主诉,可知患者在病程中出现两个主要症状,分别为"反复左腰部隐痛"和"无痛性肉眼血尿",应该运用"分析与综合"和"局部与整体"的思想,分别仔细询问两个主要症状的特点及演变过程、诊疗经过。

腰痛的问诊要点:诱因、部位、范围、性质、程度、持续时间、加重缓解因素、有无放射痛及伴随症状(发热、寒战、尿频尿急尿痛、恶心呕吐等)等。腰痛的具体部位与范围对于病变定位有重要作用。疼痛的性质、程度和加重缓解因素对于病变脏器有提示作用,如实质脏器的疼痛多为隐痛、钝痛或刀割样痛,疼痛多呈持续性;空腔脏器的疼痛多为绞痛(阵发性)或胀痛。

血尿问诊要点:诱因、程度、性状(血尿颜色深浅、有无血块/血丝? 对上下尿路的病变定位有提示作用)、频率、变化规律(间断性/持续性?)、伴随症状(膀胱结石/下尿路肿瘤的血尿可伴有排尿中断,上尿路结石或肾癌、肾盂癌等上尿路肿瘤的血尿可伴有肾绞痛等)。

(一) 病史资料

现病史:3 个月前患者无明显诱因出现左侧腰部隐痛,程度较轻,尚可忍受,无发热寒战、尿频尿急尿痛等,此后反复发作,未行诊治。1 周前无明显诱因出现血尿,呈淡红色,不伴尿痛、排尿中断。发病以来,精神、睡眠、食欲稍差,大便无明显变化,体重无明显下降。

既往史:发现前列腺增生 5 年,规律口服"盐酸坦索罗辛缓释胶囊、非那雄胺片"治疗,自诉排尿困难症状控制满意;左肾结石病史 3 年;否认乙肝、丙肝、结核等传染性疾病史,否认外伤、手术史,否认食物、药物过敏史。否认近半年特殊用药史及毒物接触史。

个人史:否认吸烟、饮酒嗜好。

家族史:否认肾癌、膀胱癌等泌尿系肿瘤家族史。

对问诊的点评:

本例病史询问过程中存在以下不足:在腰痛方面未询问腰痛范围、持续时间、节律性、与体位和运动或活动关系,诱发、缓解因素,有无放射痛。在血尿方面未询问是全程还是终末、初始血尿,血尿的颜色是鲜红、暗红还是浓茶色,血尿中是否伴有血块或血丝,血尿的加重和缓解因素,有无伴随症状(有无伴随明显的腰痛、排尿中断、发热、尿频、尿急等)。既往史方面未询问 3 年前诊断肾结石时有无症状、治疗、疗效、随访情况;应描述前列腺增生具体什么情况下发现的(体检或出现相关症状后就诊发现);前列腺增生多年的老年患者有无规律监测前列腺特异性抗原(PSA)等情况。

【思考题 2】对该患者进行体格检查时,需要特别关注的情况有哪些?

思维引导:

在全面体格检查的基础上,需重点关注泌尿系统疾病的体征,包括肾癌或巨大肾积液导致的腰腹部肿块,上尿路结石可能伴随的肾区叩击痛、肋脊点、肋腰点、输尿管点压痛等,膀胱肿瘤、尿潴留等伴随的膀胱区肿物、叩痛等,肾血管性病变导致血尿可能伴随肾血管听诊异常等。

(二) 体格检查

T 36.5℃,R 16 次/min,P 72 次/min,BP 125/75mmHg,BMI 21.6kg/m^2。

腰背部无隆起、皮肤红肿,膀胱区无隆起,双侧腰腹部未触及肿块,双侧肋脊点、肋腰点及膀胱区无明显压痛,双肾区与膀胱区无叩痛,双肾动脉听诊区未闻及明显血管杂音。直肠指检:肛门括约肌肌力正常,可触及前列腺增大,质韧,双侧叶未触及明确质硬结节,无明显触痛,退指指套无染血。

对体格检查的点评：

本体格检查基本覆盖了泌尿系统疾病体征，但遗漏了输尿管压痛点触诊及皮肤黏膜、浅表淋巴结、心肺腹、神经系统等一般体格检查情况（可简单描述），前列腺触诊未描述前列腺边界及具体大小。

【思考题 3】为明确诊断并评估病情，应安排哪些辅助检查？

思维引导：

门诊遇到此类患者，根据患者左侧腰部隐痛及无痛性肉眼血尿，结合老年男性，不应当局限于左肾结石病史，还应考虑肾癌、肾盂癌、输尿管癌、膀胱癌、前列腺癌等泌尿系肿瘤性疾病和泌尿系统炎症、结核，及影响泌尿系的相关疾病，并进行相应筛查。应当首先明确血尿的性质、来源，通过完善尿常规、尿红细胞位相，明确为非肾小球源性血尿后，可进一步行外科相关疾病的筛查，完善包括泌尿系超声、CT 或磁共振检查，必要时行膀胱镜检查。实验室检查应当包括血常规、肝肾功能、凝血功能、前列腺癌筛查等。

（三）辅助检查

- 血常规：WBC 8.9×10^9/L，中性粒细胞百分比 76%，Hb 110g/L，PLT 344×10^9/L。
- 尿常规：WBC 12/HPF，RBC 20/HPF。
- 尿红细胞位相：正性红细胞 / 畸形红细胞 80 000∶1。
- 尿脱落细胞学：阴性。
- 肝肾功：ALT 35IU/L，AST 38IU/L，TBil 11.6μmol/L，Cr 110μmol/L，K 4.15mmol/L，Na 140mmol/L。
- 凝血功能无异常。
- 前列腺特异性抗原（PSA）：前列腺总 PSA（TPSA）10.5ng/ml（<4.0ng/ml），游离 PSA（FPSA）1.4ng/ml，F/T 0.13（>0.25ng/ml）。
- 超声：左肾积水，中度，左输尿管全程扩张，内径约 1.5cm；前列腺形态不规则，左侧叶突入膀胱明显；前列腺大小约 5.4cm×4.6cm，边界尚清晰，内部回声混杂不均，可见多个钙化回声；膀胱各壁未见明确肿物；左肾下盏结石，约 1.5cm×1.0cm；输尿管内未见明确结石。
- 前列腺磁共振 + 功能成像：前列腺左侧内腺区异常信号并突入膀胱，考虑前列腺癌（图 9-4-3）；盆腔淋巴结未见明显肿大；左侧上尿路明显扩张积液。

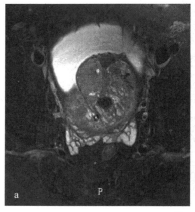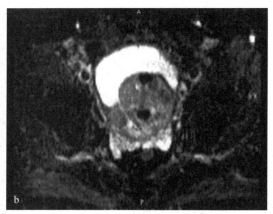

图 9-4-3　前列腺 MRI

a. 前列腺 MRI 示前列腺左侧腺体突入膀胱；b. 前列腺弥散成像示左侧内腺区异常信号。

【思考题 4】本患者最可能的诊断及鉴别诊断是什么？

（四）病例特点

1. 老年男性，既往前列腺增生病史。

2. 左腰部隐痛 3 个月，无痛性肉眼血尿 1 周。

3. 直肠指检显示前列腺增大。

4. 实验室检查及辅助检查提示非肾小球源性血尿,单侧上尿路扩张积液。

诊断主线索:

无痛性、非肾小球源性血尿,单侧上尿路扩张积液。

思维引导:

该患者主要的临床表现为左腰部隐痛、无痛性肉眼血尿,从"一元论"角度出发,可将疾病的鉴别诊断范围缩小至泌尿系统疾病,常见于泌尿系炎症、结石、肿瘤、结核。尿红细胞位相显示非肾小球源性血尿,故该患者血尿原因基本不考虑各种原因引起的急慢性肾炎;该患者无发热、寒战,无膀胱刺激征表现,血常规示白细胞及中性粒细胞不高,故基本可排除泌尿系炎症;无低热、盗汗、消瘦等结核中毒症状,泌尿系结核诊断证据不足;而泌尿系结石多伴有尿痛、排尿中断表现,该患者虽有血尿,既往肾结石病史,但无明显尿痛,故单纯泌尿系结石可能性不大。而无痛性血尿最常见于泌尿系肿瘤,如肾癌、肾盂癌、输尿管癌、膀胱癌、前列腺癌等,故需进一步行相关影像学检查以明确。

该患者泌尿系超声提示左侧上尿路扩张积液,无肾脏占位、输尿管结石及输尿管肿瘤证据,因此需考虑其他邻近组织肿瘤侵犯输尿管可能,结合 TPSA 明显升高,因此需高度怀疑前列腺癌侵犯输尿管可能。但由于超声提供的信息有限,且无典型前列腺癌表现(包膜粗糙增厚,内部回声不均匀,不规则局灶性低回声区,伴强光点及光团等),为进一步明确诊断,可结合前列腺 MRI 检查,最终确诊则需在超声引导下行前列腺细针穿刺活检。根据前列腺 MRI 结果,结合病史及肿瘤标志物,前列腺癌诊断可能性大,但单纯前列腺癌多在造成膀胱尿潴留的基础上常导致双侧上尿路扩张积液,很少引起单侧上尿路扩张积液,因此还应思考是否合并膀胱肿瘤侵犯输尿管或输尿管下段尿路上皮癌可能。

另外,该患者长期口服非那雄胺治疗,TPSA 应比未口服类似药物时要明显降低,因此该患者的 TPSA 的水平不能代表实际情况,诊断时要加以注意。

(五)鉴别诊断

1. 膀胱肿瘤侵犯输尿管　该患者泌尿系超声示膀胱内无明显肿物,尿脱落细胞学无明显提示,磁共振未明确提示膀胱肿瘤。故基本可排除。

2. 输尿管下段尿路上皮肿瘤　输尿管下段尿路上皮肿瘤晚期可以侵及前列腺,但本例患者尿脱落细胞学阴性,必要时可行输尿管镜检查予以进一步排除。

3. 前列腺癌累及下段输尿管　该患者长期前列腺增生病史,血清 TPSA 明显升高,MRI 提示前列腺癌可能并左侧上尿路扩张积液,同时尿脱落细胞学阴性初步排除了同时合并输尿管肿瘤的可能。根据"一元论"原则,考虑前列腺癌累及下段输尿管可能性最大,必要时可进一步行输尿管镜检查或超声引导下前列腺细针穿刺活检以明确。

(六)初步诊断

前列腺癌累及左侧输尿管下段并左侧上尿路积液

左肾结石

主要疾病诊断依据:

1. 左侧腰部隐痛 3 月余,无痛性肉眼血尿 1 周。

2. TPSA 升高。

3. MRI 提示前列腺癌伴左侧上尿路扩张积液,左肾下盏结石,无肾脏占位、输尿管结石及输尿管肿瘤等的证据。

思维引导:

1. 正确地梳理出主线索可以有效缩小鉴别诊断的范围。结合病例特点和病历资料,利用排除诊断法,依次排除可能性小的疾病,把不能排除的疾病作为初步诊断。

2. 单侧上尿路扩张积液,一定要鉴别是否同时合并其他输尿管自身的疾病,必要时需完善输尿管镜活检明确。

3. 在临床实践中应注意运用循证医学理念。在做出临床决策时应综合临床指南、患者的临床情况和治疗意愿、医生的个人经验。

【思考题 5】如何制订患者下一步的治疗方案？

（七）治疗

治疗原则：确立诊断，手术治疗，辅助治疗，健康教育。

1. 完全确立诊断并明确临床分期　前列腺穿刺活检：穿刺 12 针，左侧 4 针为阳性，前列腺腺癌，Gleason 评分 4+4=8 分。全身骨扫描：无远处转移。

2. 手术治疗　局部进展期前列腺癌，累及左输尿管伴有左侧上尿路积水，患者预期寿命超过 10 年，可考虑行前列腺根治性切除术 + 左侧输尿管下段切除并输尿管膀胱再植术。

3. 辅助治疗　患者为局部进展期前列腺癌，术后应进行辅助内分泌治疗，常用方案是黄体生成素释放激素类似物（LHRH-a）+ 雄激素受体阻断剂，并根据手术切缘情况决定是否进行辅助放疗。

4. 健康教育　戒烟限酒，禁食辛辣、烧烤、油炸食物及油腻食物。

> 诊断思维要点：
>
> 本例最关键的左侧上尿路积液的原因一定要明确，这直接关系到手术方式的选择，手术前应进行进一步检查以明确。
>
> 局部进展期前列腺癌的治疗，目前常采用以手术治疗为核心的多学科综合治疗（MDT）方案，术后根据病理结果及手术切缘等情况选择相应的内分泌治疗、放疗或化疗等辅助治疗方案。

（八）诊疗后续

患者手术过程顺利，术前输尿管镜检查见输尿管口黏膜异常，考虑为前列腺癌侵犯，进行了根治性前列腺切除 + 盆腔淋巴结清扫 + 左侧输尿管膀胱再植术，术后恢复良好。术后病理：前列腺腺癌，Gleason 评分 4+4=8 分，病变主要位于左侧前下，癌组织约占 20%，侵犯左侧膀胱颈及输尿管壁内段；周围组织呈良性前列腺增生症；精囊腺、输精管及切缘未见癌；淋巴结未见阳性。术后拔除导尿管后开始辅助内分泌治疗（亮丙瑞林 + 比卡鲁胺），半年后复查 TPSA 已经降至 0.01ng/ml。

【小结】

1. 血尿诊断需首先明确肾小球源性血尿和非肾小球源性血尿，可通过查尿红细胞位相以区分，非肾小球源性血尿多见于泌尿系炎症、结石、肿瘤、结核。

2. 无痛性肉眼血尿需优先想到泌尿系肿瘤性疾病，进一步行泌尿系影像学检查、尿脱落细胞学检查以明确，必要时可行膀胱镜检查。男性患者还应重点筛查前列腺特异性抗原及完善前列腺指检，必要时行前列腺穿刺活检以明确诊断。

3. 局部进展期前列腺癌目前常采用以手术治疗为核心的多学科综合治疗方案，术后根据情况选择相应的辅助内分泌治疗、放疗或化疗等。

（匡　铭）

推 荐 阅 读

［1］梅长林，余学清 . 内科学 肾脏内科分册 . 北京：人民卫生出版社，2015.

［2］王海燕，肾脏病学 . 3 版 . 北京：人民卫生出版社，2009.

［3］DRÜEKE TB, PARFREY PS. Summary of the KDIGO guideline on anemia and comment: reading between the (guide) line (s). Kidney Int. 2012, 82 (9): 952-960.

［4］Kidney disease: improving global outcomes (KDIGO) Acute kidney injury work group. KDIGO clinical practice guideline for acute kidney injury. Kidney inter, 2012, 2 (1): 1-138.

［5］Kidney disease: improving global outcomes (KDIGO) CKD work group. KDIGO 2012 clinical practice guideline for the evaluation and management of chronic kidney disease. Kidney Int Suppl, 2013, 3 (1): 1-150.

［6］Kidney disease: improving global outcomes (KDIGO) CKD-MBD work group. KDIGO clinical practice guideline for the diagnosis, evaluation, prevention, and treatment of chronic kidney disease-mineral and bone disorder (CKD-MBD). Kidney Int Suppl, 2009,(113): S1-130.

［7］PUGH D, GALLACHER PJ, DHAUN N. Management of hypertension in chronic kidney disease. Drugs. 2019; 79 (4): 365-379.

［8］TALER SJ, AGARWAL R, BAKRIS GL, et al. KDOQI US commentary on the 2012 KDIGO clinical practice guideline for management of blood pressure in CKD. Am J Kidney Dis. 2013; 62 (2): 201-213.

第五节　内分泌与代谢性疾病

一、心慌、多汗、消瘦

门诊患者,女,28 岁

主诉:心慌、多汗、消瘦半年。

【思考题 1】针对这一主诉,应该怎样进行病史采集,需要获得哪些临床信息?

病史资料收集与思维引导:

针对以上主诉,可知患者在病程中出现了交感兴奋和负氮平衡的表现,应该分别仔细询问两组主要表现的特点及演变和诊疗过程。

心慌、多汗的问诊要点:持续性还是阵发性,有无明确诱因及加重因素。如为阵发性,在发作时是否监测血压、血糖;如为持续性,病程的长短、发展趋势及其他伴随症状(如为低血糖所致心慌、多汗,应注意是否存在饥饿感、意识障碍以及进食对症状的改善情况;如为嗜铬细胞瘤相关高儿茶酚胺血症所致心慌、多汗,应注意是否存在发作性高血压所致的头痛、直立性低血压和便秘等其他表现;如为甲亢所致心慌、多汗,应注意是否存在手抖、多食易饥和消瘦等其他临床表现)。

消瘦是负氮平衡的表现之一,问诊要点:起病时间,体重下降的速度和程度,有无明确诱因及加重因素,是否伴随其他系统的感染或肿瘤性疾病的相关表现。

(一)病史资料

现病史:半年前患者无明显诱因出现心慌、多汗伴有手抖,大便次数增加,多为不成形便。发病以来,乏力明显,精神尚可,睡眠差,小便无明显变化,体重下降 10kg。

既往史:否认慢性肝脏疾病史。否认手术史、外伤史及药物过敏史。

个人史:否认疫区、疫水接触史。无烟酒等不良嗜好。

月经婚育史:13 岁月经初潮,既往月经规律,近半年月经周期延长,为 45~50d,经期 2~3d。未婚未育。

家族史:否认甲状腺疾病家族史。

对问诊的点评:

对于心慌、多汗,应追问心慌发作的规律和频率,诱发和缓解因素;多汗应该详细询问出汗的部位及程度;另应追问是否有低热、颈前区疼痛等相关症状;追问有无食欲、食量改变;关于消瘦患者既往史应追问有无特殊药物服用史,如减肥药。家族史中未提及是否有恶性肿瘤家族史。

【思考题 2】对该患者进行体格检查时,需要特别关注哪些情况?

(二)体格检查

T 36.5℃,R 16 次 /min,P 110 次 /min,BP 100/70mmHg。

体型均匀消瘦,皮肤潮湿,巩膜轻度黄染,双眼突,von Grafe 征(＋)、Mobius 征(＋),余眼征(－)。甲状腺Ⅱ度肿大,质中,无压痛,未闻及血管杂音。双肺呼吸音清,心率 110 次 /min,律齐。腹软,全腹无压痛、反跳痛,肝脾肋下未及。双手细颤(＋),无胫前黏液性水肿。

对体格检查的点评:

在全面体格检查的基础上,应重点关注甲状腺和眼部体格检查及胫前黏液性水肿等。该患者的体格检查基本覆盖了这些要点。

【思考题3】为明确诊断及评估病情,应安排哪些辅助检查?

（三）辅助检查

– 血常规:WBC 10.5×10^9/L,中性粒细胞计数 2.24×10^9/L,Hb 122g/L,PLT 350×10^9/L。

– 肝功能:ALT 290IU/L,AST 388IU/L,TBil 72.0μmol/L,DBil 40.2μmol/L,ALP 159IU/L,GGT 308IU/L,ALB 40g/L。

– 甲状腺功能:甲状腺素3(T_3)5.66ng/ml(0.66~1.92ng/ml),甲状腺素4(T_4)19.22μg/dl[①](4.30~12.50μg/dl),游离甲状腺素3(FT_3)>20pg/ml(1.80~4.10pg/ml),游离甲状腺素4(FT_4)18.2ng/dl[②](0.81~1.89ng/dl),促甲状腺激素(TSH)<0.001μIU/ml(0.380~4.340μIU/ml)。

– 甲状腺相关抗体:甲状腺免疫球蛋白抗体(A-Tg)220IU/ml(<115IU/ml),甲状腺过氧化物酶抗体(A-TPO)188IU/ml(<34IU/ml),促甲状腺激素受体抗体(TRAb):>40IU/L(<2.5IU/L)。

– ESR:3mm/h。

– 甲状腺球蛋白(Tg):0.4ng/ml(1.40~78.0ng/ml)。

– 甲状腺超声:甲状腺体积增大,血流丰富,呈火焰征。

ER-5-1-1　知识
链接:甲状腺疾病

【思考题4】该患者最可能的诊断及鉴别诊断是什么?

（四）病例特点

1. 青年女性,病程半年。

2. 主要临床表现为高代谢综合征(如心慌、多汗、消瘦)。

3. 实验室检查提示甲状腺功能亢进(依据:FT_3、FT_4、T_3、T_4升高,TSH降低)和肝功能异常。

4. 有Graves病的证据(体格检查可见双眼突,von Grafe征、Mobius征(+),实验室检查提示TRAb显著升高,超声提示甲状腺血流丰富、呈火焰征)。

诊断主线索:

甲亢、肝功能异常。

思维引导:

该患者主要的临床表现为心慌、多汗、消瘦半年,主要的伴随症状包括便次增多、失眠,主要体征包括消瘦、皮肤潮湿、手抖(+)、突眼、von Grafe征和Mobius征(+)、甲状腺Ⅱ度肿大,实验室检查符合甲状腺毒症、TRAb显著升高,超声提示甲状腺血流丰富、呈火焰征,无甲状腺毒症的其他病因线索(血沉及Tg正常;无外源性甲状腺激素摄入史)。综合诊断法考虑基本符合甲状腺功能亢进症、Graves病表现。

该患者同时存在的另一个问题是肝功能损害。严重的甲状腺毒症常伴随肝功能障碍。低白蛋白血症、血清ALT升高、骨和/或肝的碱性磷酸酶水平可能升高。病情严重、病程延长时,还会出现肝大和黄疸,肝衰竭是Graves病的重要死因之一。随着代谢率的增加,内脏耗氧量也加大,但血流速度没有随之成比例增加。因此,内脏动静脉血管床的氧含量的差值加大,缺氧也可能导致肝功能障碍。同时需与下列病因鉴别:①病毒性肝炎;②酒精性肝病;③胆汁淤积;④循环障碍(慢性心功能不全等);⑤药物或化学毒物;⑥免疫疾病(自身免疫性肝病等);⑦寄生虫感染;⑧遗传和代谢性疾病(肝豆状核变性、血色病等);⑨营养障碍(包括营养缺乏和营养过剩,前者包括长期缺乏蛋白质和维生素等营养物质,后者主要指非酒精性脂肪肝)。该患者有明确的甲状腺毒症,目前存在肝功能损害,应筛查常见的病毒性肝炎指标及自身免疫性疾病指标,若除外其他原因,则考虑甲亢所致肝功能异常。

（五）鉴别诊断

1. 亚急性甲状腺炎　亚急性甲状腺炎常因病毒感染直接或间接引起,常伴随上呼吸道疾病。典型特征是甲状腺区域逐渐或突然出现疼痛,大部分患者伴有午后发热。实验室结果随疾病不同阶段而变化。在活动期患者ESR升高常常比较显著,Tg水平升高。该患者无上呼吸道感染的前驱表现,无甲状腺破坏的证据,不符合亚急性甲状腺炎的诊断。

2. 毒性多结节性甲状腺肿　是由于多结节甲状腺肿引起的甲亢,一般病程较长,由于甲状腺激素的过

---

① 　1μg/dl$=1 \times 10^{-2}$mg/L;

② 　1ng/dl$=1 \times 10^{-2}$μg/L。

量产生所致临床表现常不明显。同时,T_3、T_4 水平常常呈边缘性升高,被抑制的 TSH 水平可能是主要异常之一。该患者高代谢症状明显,T_3、T_4、FT_3、FT_4 显著升高,超声未发现甲状腺结节,不支持毒性多结节性甲状腺肿的诊断。

3. 自身免疫性甲状腺炎致短暂性甲状腺毒症 慢性淋巴细胞性甲状腺炎(桥本甲状腺炎)可引起两种不同甲状腺毒症相关的短暂性综合征。常表现为无痛性甲状腺炎,可发生在产后或自发。部分产后甲状腺炎患者,甲状腺毒症阶段症状较轻,随后表现为甲状腺功能减退。体格检查可发现轻度甲状腺毒症的体征,心动过速是最突出的表现,没有 Graves 病所特有的眼征或皮肤病变,甲状腺大小常正常,如果桥本甲状腺炎病程较长,甲状腺则质地偏硬。

4. Graves 病 临床表现高代谢综合征、甲状腺弥漫性肿大、浸润性突眼征及胫前黏液性水肿。该患者同时有以上前三个典型表现,故 Graves 病的可能性最大。

(六) 最可能的诊断

甲状腺功能亢进症

　Graves 病

　肝功能异常

主要疾病诊断依据:

1. 青年女性,病程半年。

2. 主要临床表现为心慌、多汗、消瘦。

3. 实验室检查提示原发性甲状腺功能亢进(依据 FT_3、FT_4、T_3、T_4 升高,TSH 降低),肝功能异常。

4. 有 Graves 病的证据(体格检查可见双眼突,von Grafe 征(+)、Mobius 征(+),实验室检查提示 TRAb 显著升高,超声提示甲状腺血流丰富、呈火焰征)。

5. 无甲状腺毒症的常见其他证据(血沉及 Tg 正常,无外源性甲状腺激素摄入史)。

思维引导:

1. 正确梳理主要临床特征,有效缩小鉴别诊断范围。结合病例特点和检验数据,依次除外可能性小的疾病。

2. 肝损伤是该患者的主要临床问题之一,其他原因导致肝病的支持理由不充分,如病毒性肝炎、自身免疫性疾病等,应完善常见肝炎病毒和自身免疫性指标筛查。

【思考题 5】如何制订患者下一步的治疗方案?

(七) 治疗

治疗原则:抑制甲状腺激素的合成或释放,或减少甲状腺组织。

1. 抗甲状腺药物 主要包括硫脲类(丙硫氧嘧啶等)和咪唑类药物(甲巯咪唑等),通常最大剂量 PTU,100mg,t.i.d.,MIT,10mg,t.i.d,治疗时间通常需超过 1 年。但抗甲状腺药物的治疗需要根据患者的年龄、病程等个性化的调整,这些药物可抑制甲状腺碘化物的氧化及有机结合,造成甲状腺内碘缺乏。另外,大剂量 PTU 可通过抑制外周组织和甲状腺本身的 1 型脱碘酶而抑制 T_4 向 T_3 转化。抗甲状腺药物的常见不良反应包括白细胞减少甚至粒细胞缺乏、肝功能异常。治疗前就出现白细胞减少和肝功异常的患者,谨慎选择药物治疗和剂量,必要时选择手术和同位素碘的治疗。

2. 手术 通过永久祛除甲状腺组织而缓解甲状腺毒症。常选择双侧甲状腺次全切除术。手术部位出血是最严重的术后并发症,偶有喉返神经损伤、甲状旁腺功能减退等并发症。术前通常需要药物控制甲功后再行手术治疗,通常需要术前口服碘剂,以减少术中出血。

3. 放射性碘治疗(RAI) RAI 同为甲状腺摄取 ^{131}I 后对局部甲状腺的破坏达到降低甲状腺素合成分泌的作用。甲状腺功能减退是 RAI 治疗后常出现的情况,其发病率在治疗后第一年为 25%,且随时间延长而增加。

4. 饮食治疗 减少碘剂摄入量是甲亢的基础治疗之一,甲亢较重患者应当食用无碘食盐,忌用含碘药物及尽可能避免含碘造影剂。甲亢患者未控制阶段应当尽可能避免剧烈运动,注意休息。

（八）诊疗后续

患者因肝功严重异常，接受保肝药物治疗的同时在核医学科接受了放射性碘治疗，3个月后肝功能和甲状腺功能明显好转，半年后肝功能和甲状腺功能均恢复正常。

【小结】

1. 本例患者以"心慌、多汗、消瘦"等高代谢综合征、突眼征和甲状腺弥漫性肿大为主要临床表现，结合影像学和实验室检查资料，运用综合诊断法和排除诊断法，最终考虑为 Graves 病。

2. 治疗上，基于患者存在肝功能异常，不宜抗甲状腺药物治疗，故选择放射性碘治疗，取得了理想的效果。治疗学上综合考虑患者临床资料，权衡利弊，采取最适宜方案。

二、高血压、低钾血症

住院患者，男，56 岁。

主诉：血压升高 20 年，发现低钾血症 2 个月。

【思考题 1】针对这一主诉，应该怎样进行病史采集，需要获得哪些临床信息？

病史资料收集与思维引导：

针对以上主诉，可知患者在病程中出现两个主要表现，分别为"高血压"和"低钾血症"，应该运用逻辑学中分析与综合的思想和系统医学中局部与整体的思想，分别仔细询问高血压的特点及演变过程、诊疗经过。高血压的问诊要点：持续或者阵发性发作、平时血压和发作时血压水平，血压波动情况以及对降压药物的治疗反应，血压升高时的症状，加重缓解因素，与体位是否有关等。关于伴随症状，应该询问患者是否伴有头痛、恶心、呕吐，是否伴有心慌、低热、大汗等。询问患者高血压家族史。

（一）病史资料

现病史：患者 20 年前体检发现血压升高，达 180/120mmHg，无头痛、头晕、大汗、心慌等不适，未进一步诊治。此后偶测血压波动 150~160/90~100mmHg，无头痛、心悸、水肿等症状未就诊。5 年前因轻度头胀测血压 170~180/110~116mmHg，外院就诊开始规律降压治疗，服用硝苯地平控释片 30mg，b.i.d.，服药后血压可控制在 160/110mmHg。近半年药物渐加至硝苯地平控释片 30mg，b.i.d.＋ 美托洛尔 50mg，b.i.d.＋ 氢氯噻嗪 25mg，q.d.，血压可控制在 150/100mmHg。2 个月前无明显诱因出现乏力、食欲缺乏，外院查血钾 2.8mmol/l，无恶心、呕吐、腹泻，夜尿 2~3 次。发病以来，精神、睡眠稍差，大便 1 次 /d，体重稳定。

既往史：15 年前体检发现空腹血糖 7.2mmol/L，餐后血糖 11.3mmol/L，诊为"2 型糖尿病"，不伴多饮、多尿、易饥、消瘦等症状。现服用阿卡波糖 50mg 中、晚餐中嚼服，空腹血糖 7.0~7.5mmol/L，餐后血糖 8.0~8.5mmol/L。1 个月前开始服用拜阿司匹林 0.1g，q.d.。发现高脂血症 5 年，间断服用阿托伐他汀 20mg，q.n.。否认乙肝、丙肝、结核等慢性传染性疾病史及外伤、手术、食物药物过敏史。否认近半年特殊用药史及毒物接触史。

个人史：饮酒 30 余年，近 10 年平均每日饮 50° 白酒 300ml（折合酒精约 120g/d）。否认吸烟史。

家族史：患者父亲 40 岁以后患高血压病、糖尿病，母亲体健。2 妹 1 弟体健。否认家族中有类似疾病史，否认精神病、肿瘤病病史。

对问诊的点评：

现病史在问诊患者高血压时应追问平时血压情况，持续或阵发出现，利尿剂使用前有无下肢水肿及其他。应描述在外院的诊疗情况，是否行相关检查如血钾和肾上腺 CT 等检查。饮酒史应追问前 20 年饮酒的频率及每次的饮酒量，家族史应追问家族中低钾血症史。

【思考题 2】对该患者进行体格检查时，需要特别关注的情况有哪些？

（二）体格检查

T 36.5℃，R 16 次 /min，P 64 次 /min，BP 150/100mmHg，BMI 25.1kg/ ㎡，腰围 91.3cm。

意识清楚,皮肤、巩膜无黄染,未见皮肤色素沉着、肝掌、蜘蛛痣。浅表淋巴结无肿大。甲状腺未及肿大。心肺(−)。腹平坦,触诊软,全腹无压痛、反跳痛、肌紧张,墨菲征(−),肝、脾肋下未及。移动性浊音(−),肠鸣音 4 次/min。双下肢无水肿。

对体格检查的点评:

在全面体格检查基础上,还需重点关注低钾血症的体征和病因:四肢肌力情况,心律情况,是否有满月脸、水牛背和锁骨上脂肪垫等库欣综合征临床表现。患者高血压病史多年,应该区分是原发性高血压还是继发性高血压,需注意血管杂音听诊、需要描述血压水平,需注意双上肢血压和体位性血压变化,并注意观察高血压、糖尿病并发症如视力、外周神经血管并发症等体征。

【思考题 3】为明确诊断并评估病情,计划安排哪些辅助检查?

思维引导:

患者的主要临床表现为高血压,高血压在临床上分为原发性高血压和继发性高血压。继发性高血压根据其病因及发病机制又分为:肾性高血压(肾实质、肾血管)、心血管病变(主动脉缩窄、主动脉关闭不全、多发性动脉炎)、内分泌疾病(皮质醇增多症、原发性醛固酮增多症、嗜铬细胞瘤、甲亢)等,若高血压患者起病年龄小,多药联合降压效果不佳时,应该考虑继发性高血压的可能。

该患者高血压发病年龄早(36 岁),给予三联药物降压治疗后效果不佳,故考虑继发性高血压可能。患者心脏体格检查阴性、无血管杂音、无颅脑病变的病史,故重点考虑肾性高血压及内分泌疾病。体格检查除常规检查外,应该进行肾功能、肾素-血管紧张素-醛固酮系统、血气分析的检查,必要时进行影像学检查进行定位。

(三)辅助检查

- 血常规:WBC 5.57×10^9/L,淋巴细胞百分比 26.2%,中性粒细胞百分比 61.7%,Hb 157g/L,PLT 203×10^9/L。
- 粪便常规/潜血:(−)。
- 肝功、肾功、血脂:钾 3.5mmol/L,钠 142mmol/L,氯 104mmol/L,TCO_2 29.5mmol/L,钙 2.35mmol/L,GLU 8.2mmol/L,UA 396μmol/L,磷 0.97mmol/L,前白蛋白(PA)284mg/L,总胆固醇(TC)3.73mmol/L,TG 1.21mmol/L,高密度脂蛋白胆固醇(HDL-C)1.08mmol/L,低密度脂蛋白胆固醇(LDL-C)2.07mmol/L,载脂蛋白 A_1(ApoA$_1$)1.35g/L,载脂蛋白 B_1(ApoB$_1$)0.78g/L,脂蛋白 a[Lp(a)]200mg/L,超敏 C 反应蛋白(hsCRP)1.63mg/L,游离脂肪酸(FFA)393μmol/L,ALT 65U/L,Cr(E)81μmol/L。
- 血气分析:pH 7.457,HCO_3:28mmol/l,二氧化碳分压(PCO_2):80mmHg。
- 24h 尿游离皮质醇(UFC):56μg。
- 24h 尿儿茶酚胺:去甲肾上腺素(NE)20μg,E 5μg,多巴胺(DA)130μg。
- 立位试验及卡托普利试验见表 9-5-1:

  试验当日复查电解质:血钾 3.4mmol/L,血钠 141mmol/L。24h 尿钾+钠:24h 尿钾 84.6mmol/24h,24h 尿钠 127mmol/24h。

  立位试验:醛固酮 15.11ng/dl,血管紧张素 115.33pg/ml,肾素活性 0.1ng/(ml·h)
- 肾上腺增强 CT+三维重建+CTA:左肾上腺外侧支小腺瘤可能,直径 1cm,对侧肾上腺无萎缩。

ER-5-2-1　知识链接:低钾血症的定义与临床表现

表 9-5-1　卡托普利试验

检测时间	醛固酮/(ng·dl⁻¹)	血管紧张素/(pg·ml⁻¹)	肾素活性/(ng·ml⁻¹·h⁻¹)
服药前	14.91	25.92	0.1
服药后	15.40	30.46	0.1

【思考题 4】本患者最可能的诊断及鉴别诊断是什么?

(四) 病例特点

1. 中年男性,缓慢起病,发病时年龄小于 40 岁。

2. 主要临床表现为联合治疗控制不佳的高血压和低钾血症。

3. 实验室检查提示高醛固酮、低肾素,卡托普利不能抑制醛固酮分泌。

4. CT 发现左肾上腺 1cm 占位。

诊断主线索:

高血压、低血钾伴醛固酮升高。

思维引导:

该患者主要的临床表现为高血压、低钾血症。从高血压考虑,高血压分为原发性高血压和继发性高血压,根据患者发病年龄早且常规降压效果欠佳,考虑继发性高血压可能。该患者合并低血钾,从一元论应考虑体内醛固酮的升高或作用增强。应鉴别诊断的疾病包括皮质醇增多症、嗜铬细胞瘤、利德尔综合征(Liddle syndrome)、肾血管性高血压、原发性醛固酮增多症等疾病。

患者皮质醇测定正常,无库欣综合征相关临床表现可除外高皮质醇血症;立位醛固酮和肾素活性测定发现高醛固酮、低肾素,提示原发性醛固酮增多症可能性大,可除外肾动脉狭窄或嗜铬细胞瘤等导致继发性醛固酮增多疾病。患者有高血压和低钾血症,醛固酮测定升高,可除外利德尔综合征。利德尔综合征患者可以出现高血压和低钾血症类似醛固酮增多症表现,但醛固酮不高,是由编码肾小管上皮细胞上皮钠离子通道(ENaC)基因突变所导致的钠转运异常性疾病。继之行原发性醛固酮增多症的确诊试验——卡托普利试验,醛固酮不能被卡托普利抑制,肾素活性未升高,故定性诊断原发性醛固酮增多症。肾上腺影像学提示左侧肾上腺外侧支小腺瘤,故考虑醛固酮瘤可能大。必要时可行肾上腺静脉取血检查。

(五) 鉴别诊断

1. **皮质醇增多症**　本病由肾上腺分泌过多皮质醇导致。皮质醇增多可引起葡萄糖、脂肪、蛋白质、水盐代谢紊乱,并可有满月脸、水牛背、锁骨上脂肪垫等特征表现。该患者无上述临床表现,查 24h UFC 正常,不支持本病。

2. **嗜铬细胞瘤 / 副神经节瘤**　本病为分泌儿茶酚胺的肿瘤,可有发作时头痛、心悸、大汗三联征,并有发作时血压波动,通常还出现体重下降、便秘、低热等症状。该患者无发作症状,且 24h 尿儿茶酚胺正常,不支持本病。

3. **利德尔综合征**　本病为单基因遗传病,患者有高血压、低血钾等症状,但肾素 - 醛固酮系统受抑制,螺内酯治疗无效,氨苯蝶啶效果良好。该患者醛固酮水平高,不支持本病。

4. **肾血管性高血压**　本病由于肾动脉狭窄,导致肾脏缺血,激活肾素 - 醛固酮系统。本病通常有进行性高血压,肾区可能听到血管杂音,血管超声可发现肾动脉狭窄,血管造影可确诊。该患者无血管杂音,且肾素水平低,不支持本病。

5. **原发性醛固酮增多症**　属于是一组醛固酮分泌增多,肾素、血管紧张素系统受抑制但不受钠负荷调节的疾病。醛固酮分泌增多可导致血浆肾素受抑制、高血压、钠潴留、低血钾以及心血管损害等,该患者有高血压、低钾血症等醛固酮增多症的临床表现,卡托普利升高提示定性诊断为原发性。原发性醛固酮增多症主要分为 5 型,即醛固酮瘤、特醛症、原发性肾上腺皮质增生(又称单侧肾上腺增生)、家族性醛固酮增多症及分泌醛固酮的肾上腺皮质癌,定位诊断提示左侧肾上腺外侧支小腺瘤,故考虑醛固酮瘤可能大。

(六) 最可能的诊断

原发性醛固酮增多症

　　左肾上腺醛固酮腺瘤

糖尿病(待分型)

主要疾病诊断依据:

1. 顽固性高血压。

2. 肾性失钾。

3. 立位高醛固酮、低肾素。

4. 卡托普利试验血清醛固酮不能抑制,且服药后醛固酮肾素比值仍高。

5. 左侧肾上腺小腺瘤。

诊断思维要点:

正确地梳理出主线索可以有效缩小鉴别诊断的范围。结合病例特点和病历资料,综合权衡与鉴别诊断的疾病相符及不相符的表现,利用排除诊断法,依次排除可能性小的疾病,把不能排除的疾病作为初步诊断。

该患者发病年龄早,常规的降压治疗效果不佳,故考虑继发性高血压,但患者同时又低血钾,考虑内分泌相关疾病,然后通过定性诊断及定位诊断考虑原发性醛固酮增多症,左肾上腺醛固酮腺瘤。

【思考题5】如何制订患者下一步的治疗方案?

(七)治疗

治疗原则:对症支持,祛除病因,营养支持,健康教育。

1. 对症支持治疗　对症降压,补钾治疗。

2. 祛除病因治疗　醛固酮拮抗剂(螺内酯)治疗可有效控制血压和改善低钾血症。明确肾上腺腺瘤患者可行腺瘤切除术。

3. 营养支持

4. 健康教育

诊断思维要点:

针对病因的治疗是治疗学思维中最根本、最重要的治疗。只有找到病因、祛除病因,才有可能真正逆转或者治愈疾病。该患者致病因素明确,为高水平醛固酮引起,所以予醛固酮拮抗剂或手术切除醛固酮瘤。

(八)诊疗后续

患者接受腹腔镜下左侧肾上腺腺瘤切除术,术后1周血钾升至3.9mmol/L,血压降至150/90mmHg左右,单药硝苯地平控释片30mg,q.d.,控制到138/84mmHg。

【小结】

1. 临床上发病年龄小于40岁的高血压患者,应该考虑继发性高血压的可能,尤其是应用多种降压药物效果不佳时,应该进行继发性高血压的鉴别诊断。应围绕"高血压"的问诊要点,系统全面地收集病史资料,并结合体格检查、影像学检查、实验室检查等临床资料,综合分析,归纳总结病例特点,考虑继发性高血压;患者同时合并低血钾,围绕"一元论解释高血压和低钾血症"这一主线索展开鉴别诊断,运用综合诊断法和排除诊断法,最终考虑诊断为"原发性醛固酮增多症,醛固酮腺瘤"。

2. 针对病因的治疗是治疗学思维中最根本、最重要的治疗。只有找到病因、祛除病因,才有可能真正逆转或者治愈疾病。该患者致病因素明确,为高水平醛固酮引起,所以予醛固酮拮抗剂或手术切除醛固酮瘤。充分体现了治疗学思维。

三、皮肤痤疮、体重增加、间断头痛

住院患者,女,29岁。

主诉:皮肤痤疮4年,体重增加2年,间断头痛1年。

【思考题1】针对这一主诉,应该怎样进行病史采集,需要获得哪些临床信息?

病史资料收集与思维引导:

针对以上主诉,可知患者在病程中出现三个主要症状,分别为"皮肤痤疮""体重增加"和"间断头痛",如何将这三个看似不相关的症状归纳为一元论,后面潜在的病因是什么,还需要分别仔细询问这几个主要症状的特点、演变过程及诊疗经过。

女性出现"皮肤痤疮"提示可能存在高雄激素血症,还应该进一步询问与高雄激素血症相关的症状,如月经周期的情况(是否存在月经稀发或者闭经,是否存在毳毛增多、脱发等)。

　　"体重增加"的问诊要点在于鉴别体重增加是脂肪的含量增加所致还是水肿所致,前者症状还需要询问体重增加后体型的改变以明确脂肪堆积的特点,是均匀性肥胖还是向心性肥胖,体重增加后是否伴发了皮肤紫纹、皮肤变薄、皮肤瘀斑,紫纹是细的还是宽大的?判断是否存在水肿引起体重增加要询问患者是否存在可凹性水肿,如有,则需要进一步询问尿量是否减少,是否存在怕冷乏力、气短、夜间不能平卧等症状。

　　关于"间断头痛"的症状,头痛的性质和伴随症状对判断病因有重要提示意义,如头痛的部位(是否放射)、性质和程度(钝痛还是刺痛)、间断/持续性、伴随症状(喷射性呕吐、视物不清等症状、心慌、发热、测量血压情况)、加重和缓解因素。

（一）病史资料

　　现病史:患者于 4 年前出现广泛分布于下颌、胸背部的痤疮,不伴瘙痒、疼痛,予炉甘石洗剂及口服中药治疗效果不佳。2 年前出现体重增加,体重从 55kg 上升至 65kg,以腰腹围增加为主,期间饮食及生活运动方式无改变。1 年前出现间断头痛,为头顶部胀痛,情绪激动或紧张后容易出现。

　　既往史:17 岁因右侧乳腺纤维瘤,行 2 次手术切除;否认传染病史;否认外伤及输血史;否认药物、食物过敏史。

　　个人史:办公室职员,饮食不规律。无烟酒嗜好。

　　婚育史:未婚未育。

　　月经史:初潮 13 岁,既往月经规律,近 4 年月经稀发,月经周期 30~90d。

　　家族史:父亲有肾结石病史,母亲有子宫肌瘤及甲状腺结节病史,均行手术切除。一个妹妹体健。否认家族中有类似疾病史。

对问诊的点评:

　　在患者出现面部痤疮时应问诊月经改变情况,追问月经颜色、量及月经持续时间等的变化、末次月经时间。在体重方面,应追问体重增加是否伴随水肿,追问尿量、是否能够平卧、是否存在怕冷乏力等症状;在问诊有头痛时,应追问相应的伴随症状如喷射性呕吐、视物不清、头痛 + 心慌 + 大汗三联征、发热、加重和缓解因素、诊治经过。现病史应该询问患者的睡眠、两便等一般情况。

【思考题 2】对该患者进行体格检查时,需要特别关注的情况有哪些?

思维引导:

　　在全面体格检查的基础上,还需重点关注体重增加后是否伴随存在高皮质醇血症的特征,如向心性肥胖、锁骨上脂肪垫、水牛背、满月脸、多血质等表现;皮肤除了注意痤疮以外,也需要关注有无色素沉着、皮肤紫纹、皮肤瘀斑等体征。关于高雄激素血症的表现,需要关注是否存在四肢体毛增多、面部和背部毳毛增多、腹部正中长毛增多等,还需关注阴毛的表现。

（二）体格检查

　　T 36.4℃,P 86 次 /min,R 20 次 /min,BP 152/95mmHg,身高 156.0cm,体重 68.0kg,BMI 27.9kg/m^2,腰围 91.0cm。

　　意识清晰,自主体位,体格检查合作。脸圆、多血质,向心性肥胖、锁骨上脂肪垫(+)、水牛背(+),黑棘皮征(±),指间关节、乳晕等部位皮肤有色素沉着,面部、下颌、背部皮肤可见多发痤疮。甲状腺饱满,双肺呼吸音清,腹软,肝脾肋下未及,腹正中线可见长毛、阴毛Ⅵ期,双下肢无水肿。

对体格检查的点评:

　　该患者的体格检查较为全面,但是没有描述下腹部及大腿有无紫纹。

【思考题3】为明确诊断并评估初步诊断,计划安排哪些辅助检查?

思维引导:

综合患者的症状和体征,患者有面部痤疮、月经稀发等雄激素水平增高的表现和向心性肥胖、满月脸、水牛背等高皮质醇血症的临床表现,除常规检查外还应该进行皮质醇水平和节律、性激素水平、小剂量地塞米松抑制试验等检查。

(三)辅助检查

- 血常规:WBC 7.6×10^9/L,中性粒细胞百分比76%,Hb 136g/L,PLT 282×10^9/L。
- 尿常规:(-)。
- 生化:肝肾功能正常,K 3.2mmol/L↓,Na 140mmol/L,GLU 6.6mmol/L↑,CHO 6.96mmol/L↑,TG 2.96mmol/L↑,LDL-C 3.96mmol/L↑,HDL-C 0.88mmol/L↓。
- 甲状腺功能:正常。
- 血皮质醇(8AM):31.19 6μg/dl↑(4~22.3μg/dl),24h尿皮质醇439.66μg↑(12.3~103.5μg)
- 小剂量地塞米松抑制试验:服用地塞米松2mg/d,每日一次,2d后复查血皮质醇(8AM)29.65μg/dl,服药第二日24h尿皮质醇559.22μg。
- 性激素除睾酮外正常:FSH 5.21IU/L(4.54~30.34IU/L),促黄体生成素(LH)3.41IU/L(2.12~10.89IU/L),雌二醇128.32pg/ml(27~122pg/ml),睾酮0.78ng/ml(0.1~0.75)。

思维引导:

根据患者的症状、体征和初步的化验检查,患者生化检查中发现的异常有空腹血糖升高、高脂血症、血和尿皮质醇升高、睾酮水平升高。小剂量地塞米松抑制试验不能抑制,初步提示患者为皮质醇增多症。

该患者为成年女性,体重增加,水肿不明显,提示非水肿导致,而是脂肪堆积所致。虽然有月经稀发,检查提示存在高雄激素血症,但体重增加后体型呈现向心性肥胖,并不是均匀肥胖,与代谢综合征和多囊卵巢综合征不符,指向皮质醇增多症的倾向已经很大。

体重增加的病因:①代谢综合征,通常还伴随糖脂代谢紊乱,常需要和高皮质醇血症鉴别;②多囊卵巢综合征,通常伴随高雄激素血症和胰岛素抵抗;③胰岛素瘤,因为长期反复低血糖症导致主动进食多,脂肪堆积;④性腺功能减退,如性腺激素不足也会引起脂肪的异常堆积;⑤普拉德-威利综合征(Prader-Willi syndrome):是一种儿童起病的遗传缺陷疾病,患者食欲亢进,伴随胰岛素抵抗和脂肪堆积、第二性征不发育;⑥甲状腺功能减退症,甲减的体重增加虽然以黏液性水肿为主,可导致体重增加,伴随怕冷、乏力、皮肤干燥等症状。

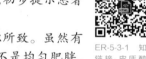

ER-5-3-1 知识链接:皮质醇增多症

ER-5-3-2 知识链接:本例相关循证医学依据

(四)病例特点

1. 青年女性,慢性病程。
2. 临床表现为皮肤痤疮、向心性肥胖等皮质醇增多症的临床表现。
3. 辅助检查提示皮质醇异常伴血脂、血糖代谢紊乱,小剂量地塞米松抑制试验不被抑制。

思维引导:

在总结病例特点基础上,找到诊断主线索:皮质醇增多症。

【思考题4】本患者定性诊断皮质醇增多症明确,如何进行病因诊断?

(五)病因诊断(定位诊断)

- ACTH:62.9pg/ml。
- 大剂量地塞米松抑制试验:对照日24h尿游离皮质醇604.85μg,服用地塞米松后第二日24h尿游离皮质醇243.8μg,提示被抑制。
- 鞍区增强磁共振:未见明确垂体占位。
- 胸部CT:未见异常。
- 双侧岩下窦静脉取血+去氨加压素(DDAVP)兴奋试验结果,如表9-5-2。

表 9-5-2　双侧岩下窦静脉取血试验

ACTH/(pg·ml^{-1})	0	3/min	5/min	10/min
左侧岩下窦	484	2 010	1 640	1 500
右侧岩下窦	1 610	837	812	260
外周	77.1	97.1	106	115

注:ACTH. 促肾上腺皮质激素。

患者经过初步的定性诊断明确为皮质醇增多症,而该病的病因多样,包括垂体 ACTH 腺瘤(库欣病占70%)、异位 ACTH 综合征(20%)、肾上腺腺瘤 / 腺癌 / 结节性增生(10%),需要通过系列检查来进行病因的鉴别诊断。

第一步:ACTH 检查　皮质醇增多症可以根据病因分为 ACTH 依赖性和非 ACTH 依赖性。ACTH 依赖性皮质醇增多症见于垂体 ACTH 腺瘤、异位 ACTH 综合征,是因为肿瘤分泌过多的 ACTH 而刺激肾上腺产生更多的皮质醇,故生化表现为皮质醇高,ACTH 不被抑制,通常 >20pg/ml。肾上腺皮质腺瘤、腺癌、增生自主分泌皮质醇过多,抑制垂体分泌 ACTH,属于非 ACTH 依赖性皮质醇增多症,生化表现为皮质醇高,ACTH 被抑制,通常 <10pg/ml。本例患者在高皮质醇血症的状态下,ACTH>20pg/ml,符合 ACTH 依赖性皮质醇增多症,但无法区分是垂体 ACTH 腺瘤还是异位 ACTH 综合征,需要大剂量地塞米松抑制试验及影像学检查来加以鉴别。

第二步:大剂量地塞米松抑制试验　大剂量地塞米松抑制试验做法如下:地塞米松服用方法为每次 2.0mg,间隔 6h 一次,服用地塞米松前和后留取 24h 尿皮质醇(服药第 2 日)或采集清晨血皮质醇(服药 2 日后),如服药第 2 日的 24hUFC 与对照日相比,抑制率≥ 50% 为被抑制,反之为不被抑制。大剂量地塞米松抑制试验被抑制提示垂体 ACTH 腺瘤的可能性大。本例患者大剂量地塞米松抑制试验的抑制率为 59.7%,故支持库欣病。

影像学检查:对于 ACTH 依赖性皮质醇增多症,进行鞍区增强磁共振是为了明确有无垂体占位,进行胸部 CT 是为了明确有无可能的异位分泌 ACTH 的神经内分泌肿瘤病灶。但即便进行了鞍区增强磁共振,对于垂体 ACTH 微腺瘤有 70%~80% 的检出率。本例患者进行鞍区增强磁共振检查,结果为未见明确占位,为了明确患者是影像学阴性的垂体 ACTH 腺瘤还是异位 ACTH 综合征,需要进行双侧岩下窦静脉取血。

第三步:双侧岩下窦静脉取血　该检查是经股静脉插管至双侧岩下窦,同时在双侧岩下窦和外周取血ACTH,取血时间点为 0min、应用 DDAVP(去氨加压素)刺激后 3min,5min 和 10min。判断标准为 0min 时岩下窦 / 外周的 ACTH 比值≥ 2,应用 DDAVP 刺激后岩下窦 / 外周的 ACTH 比值≥ 3 支持垂体 ACTH 腺瘤,该项检查为确诊垂体 ACTH 腺瘤的金指标。本例患者在 0min 和 DDAVP 刺激后岩下窦 / 外周 ACTH 比值的峰值分别为 20.1 和 20.7,因此支持垂体 ACTH 腺瘤的诊断。

根据上述检查结果,最终的定位诊断提示垂体 ACTH 腺瘤,临床表现为皮质醇增多症。

(六) 最可能的诊断

垂体 ACTH 腺瘤

诊断依据:

1. **症状**　皮肤痤疮、月经稀发,体重增加伴向心性肥胖;高血压。

2. **实验室检查**　空腹血糖升高,低钾血症,高脂血症。

3. **定性检查**　小剂量地塞米松抑制不被抑制。

4. **定位检查**　ACTH 水平升高,大剂量地塞米松抑制可被抑制≥ 50%。

5. **影像学检查**　鞍区增强磁共振虽然未见明确占位,但双侧岩下窦静脉取血检查岩下窦 / 外周的ACTH 比值在基础值 >2,DDAVP 兴奋后 >3。

诊断思维要点:

1. 正确地梳理出主线索可以有效缩小鉴别诊断的范围　结合病例特点和病史资料,综合权衡与鉴别诊断的疾病相符及不相符的表现,利用排除诊断法,依次排除可能性小的疾病,把不能排除的疾病作为初步诊断。

本例患者临床表现多样,但多个症状中体重增加最为主要,其他有特征性的体格检查如该患者具有向心性肥胖、双侧锁骨上脂肪垫及水牛背,限定了体重增加的病因,指向皮质醇增多症可能性最大,而且患者同时出现皮肤痤疮、高血压、高血糖、低血钾等表现,也可用皮质醇过多解释。

2. 应用形式逻辑中的必要条件对病因加以判断　本例患者经过初步检查定性诊断为皮质醇增多症,但仅凭临床表现很难判断病因,需要经过一系列检查来明确病因是垂体瘤、异位 ACTH 综合征,还是肾上腺肿瘤。选择检查需要遵循从易到难的顺序。

(1)ACTH 和大剂量地塞米松抑制试验是采血和留尿的检查,放在病因诊断的第一步,本例患者通过 ACTH 升高和大剂量地塞米松抑制试验被抑制的两个依据提示为 ACTH 依赖性皮质醇增多症,而且以垂体 ACTH 腺瘤可能性大。

(2)下一步首先要进行的检查为鞍区磁共振,但影像学检查为阴性,考虑到垂体 ACTH 腺瘤多为微腺瘤,磁共振对诊断微小垂体瘤尤其是垂体 ACTH 腺瘤存在局限性,很难探查到微小腺瘤,不能因为磁共振结果阴性排除垂体瘤的存在,此时就应该选择特殊检查,尤其是双侧岩下窦静脉取血。

(3)双侧岩下窦静脉取血通过比较垂体引流静脉和外周静脉中 ACTH 的浓度来提示可能的肿瘤位置,结果提示垂体引流静脉中的 ACTH 水平远远高于外周静脉,即提示真正的病因仍然在垂体瘤。

3. 在临床实践中应注意运用循证医学理念　循证临床指南是临床决策的重要参考资料,是针对多数情况或典型情况提供的具有普遍性的指导原则。在做出临床决策时应综合临床指南、患者的临床情况和治疗意愿、医生的个人经验。本例把垂体 ACTH 腺瘤作为诊断遵循了循证医学思维模式。

【思考题 5】如何制订患者下一步的治疗方案?

(七)治疗

治疗原则:经蝶垂体探查手术,并发症的筛查。

1. 手术前进行对症治疗,纠正高血压、低血钾和高血糖,评估感染和血栓的风险。

2. 在并发症的筛查方面,还要评价有无骨质疏松和泌尿系统结石。多发内分泌腺瘤病 1 型为遗传性疾病,甲状旁腺功能亢进是最早出现及最常见的病变,是肾结石的高危因素,因为家族中父亲有肾结石病史,故从演绎推理的观点出发,该患者应该进行该疾病的筛查。

治疗思维要点:

针对病因的治疗是治疗学思维中最根本、最重要的治疗。只有找到病因、祛除病因,才有可能真正逆转或者治愈疾病。皮质醇增多症的病因多为肿瘤或增生,因此各种病因的皮质醇增多症都应首选手术治疗。如果患者一般状况差,不能耐受手术,对于垂体瘤患者也可以考虑二线的鞍区放疗来缓解病情。

(八)诊疗后续

患者在神经外科进行经鼻蝶垂体腺瘤探查手术,术后第 2 日血皮质醇降至 <0.5μg/dl,随诊过程中体重下降,血钾升至正常。术后病理:垂体腺瘤,直径约 3mm,免疫组化 ACTH(+),根据手术和随访情况,证实患者为垂体 ACTH 腺瘤。

【小结】

1. 本案例患者以“皮肤痤疮 4 年,体重增加 2 年,间断头痛 1 年”为主诉入院,我们应围绕“体重增加”和“头痛”的问诊要点,全面收集病史资料。首先应除外外源性糖皮质激素的使用,并结合体格检查中的特征性体征“向心性肥胖”来进行可能病因的推断,通过检查进行了皮质醇增多症的定性诊断,并结合垂体磁共振及双侧岩下窦静脉取血为病变位置在垂体提供了有力的证据。

2. 治疗上,患者经过前期系列检查判断病灶在垂体后,在神经外科进行了垂体腺瘤的探查手术,术中发现直径约 3mm 的微腺瘤,手术完整切除,术后皮质醇下降明显,达到治愈的标准。最终确定诊断为“垂体 ACTH 微腺瘤”。

四、口干、多饮、多尿

住院患者,男,41 岁

主诉:口干、多饮、多尿 3 个月。

【思考题 1】针对这一主诉,应该怎样进行病史采集,需要获得哪些临床信息?

病史资料收集与思维引导:

针对以上主诉,可知患者同时有 3 个症状,但是口干无明显特异性,既可以是内分泌代谢病又可以是风湿免疫系统疾病,故我们可以重点围绕患者多饮、多尿进行展开,包括诱因、程度、日夜尿量、饮水量和尿量的关系等。

引起多饮、多尿的常见原因有糖尿病、精神性多饮、尿崩症和电解质紊乱等,所以问诊时应该重点询问与这类疾病相关的伴随症状。例如:患者是否伴有多食易饥,体重下降;饮水量及尿量波动是否大,是否有白天多、夜间少的规律;限制饮水后尿量有无明显减少;是否有其他电解质紊乱的表现,如乏力、淡漠等。

(一) 病史资料

现病史:患者于 3 个月前无明显诱因开始出现口干、多饮、多尿,每日饮水量 2~3L,日间饮水量和尿量较多,夜尿 1~2 次,无明显多食、易饥,体重无明显下降。1 个月前就诊于外院测随机指血血糖 10mmol/l,血脂高(具体不详),BP 140/110mmHg,诊断为"2 型糖尿病、高血压病、高脂血症"。予二甲双胍 0.5g t.i.d.,阿司匹林 0.1g q.d.,阿托伐他汀 20mg q.n.,氯沙坦 25mg q.d. 口服。平素饮食不规律,主食约 450g/d,肉类 100g/d,蔬菜、水果量适中,运动量较小。服药后监测血糖,空腹血糖(FBG)控制在 6.8~8.7mmol/L,2h 餐后血糖(PBG):13.0~16.0mmol/L,无低血糖发作。未规律监测血压。于 1 周前就诊我院门诊,查尿常规:PRO(−),GLU(−),酮(KET)(−),隐血(BLD)(−)。血清检测:FBG 9.5mmol/L,Cr 63μmol/L。同时查血空腹 C 肽 2.21ng/ml,胰岛素 3.04μIU/ml。糖化血红蛋白(HbA$_1$c)7.7%。血脂:TC 6.83mmol/L,TG 7.87mmol/L,HDL-C 1.18mmol/L,LDL-C 3.38mmol/L。

患者发病以来精神、食欲、睡眠可,大便 3~4 次/d,为稀便。无视力下降、视物模糊。无明显尿中泡沫增多或肉眼血尿。否认性功能减退、阳痿。无恶心、呕吐。不伴四肢麻木、发凉、蚁走感。否认间歇性跛行。不伴体位变动时头晕、半身出汗。无活动后头晕、心悸、胸闷、胸痛。无怕热、多汗、心悸;否认脸变圆红、皮肤紫纹;否认手足增大、面容变丑;否认发作性头痛、心悸、大汗。

既往史:否认冠心病、慢性肝肾疾病等病史。否认肝炎、结核病、伤寒、猩红热等传染病史。否认手术、外伤史。否认药物及食物过敏史。

个人史:生于原籍北京,未到过外地。否认到过疫区,否认毒物接触史。吸烟 20 年,每天 20 支。饮酒 1 次/周,每次白酒 250ml。

婚育史:已婚,育有 1 子,爱人及子身体健康。

家族史:父亲 60 多岁诊为糖尿病,兄弟姐妹 6 人,一姐姐曾测血糖升高(FBG>7mmol/L,具体不详),余家族史无特殊。

对问诊的点评:

现病史问诊相对全面,但问诊多饮、多尿时应追问限制饮水后尿量的变化情况;饮酒史应该询问饮酒的年数。

【思考题 2】对该患者进行体格检查时,需要特别关注的情况有哪些?

思维引导:

糖尿病发病比较隐匿,部分糖尿病患者就诊前已患病多年,故除了常规体格检查之外,还应该关注视力、外周神经和血管并发症的体征。

(二) 体格检查

T 36.5℃,P 92 次/min,R 20 次/min,BP 140/110mmHg,体重 83.5kg,身高 172.0cm,BMI 28.2kg/m²,腰围 98.0cm。腹型肥胖,未见黑棘皮征。锁骨上脂肪垫、水牛背(−)。眼睑无水肿、球结膜无充血、水肿,巩膜无黄染,颈动脉区未闻及血管杂音。甲状腺无肿大。双乳对称 I 期。双肺呼吸音清,未闻及干、湿啰音。心界无扩大,心率 92 次/min,律齐,各瓣膜听诊区未闻及杂音。腹平坦,无压痛、反跳痛、肌紧张。肝、脾肋下未触及。腹部未闻及血管杂音。肌张力正常,肌力 V 级,双下肢无水肿。右足背动脉搏动可。左足背动脉搏动未及,双足皮温、肤色可。皮肤浅感觉对称无减退。病理反射未引出。外阴及肛门未查。

对体格检查的点评:

该例患体格检查比较全面,而且能重点关注对其他内分泌疾病有鉴别意义的体征。

【思考题 3】为明确诊断并评估病情,计划安排哪些辅助检查?

思维引导:

该患者有多饮、多尿等表现,虽无食欲增加,但外院检测血糖高,曾诊断为"2 型糖尿病",除常规检查外实验室检查应该重点关注胰岛素水平、血糖、尿糖、糖化血红蛋白。

(三)辅助检查

– 尿常规:PRO(–),GLU(–),KET(–),BLD(–)。
– 空腹血 C-P 2.21ng/ml(1.8~4.2ng/ml),胰岛素 3.04μIU/ml(5.2~17.2μIU/ml),HbA$_1$c 7.7%(4.5%~6.3%)
– 肾功能正常。
– 血脂:TC 6.83mmol/L,TG 7.87mmol/L,HDL-C 1.18mmol/L,LDL-C3.38mmol/L。
– 1 型糖尿病相关抗体:谷氨酸脱羧酶抗体(GADA)(–),胰岛素细胞抗体(ICA)(–),胰岛细胞抗原 2(IA-2)抗体(–)。

【思考题 4】本患者最可能的诊断及鉴别诊断是什么?

(四)病例特点

1. 中年男性,隐匿起病,慢性病程。
2. 有口干、多饮、多尿等糖尿病的临床表现,诊断糖尿病后未严格控制饮食和加强运动。
3. 合并高血压、高脂血症;有糖尿病家族史,吸烟饮酒史。
4. 实验室检查提示空腹血糖高,胰岛素水平降低。

诊断主线索:

口干、多饮、多尿伴血糖升高。

思维引导:

糖尿病的诊断过程为先定性诊断,根据空腹和 / 或餐后 2h 血糖水平诊断糖尿病。然后进行分型诊断。鉴别诊断主要为分型方面的鉴别。最后分析患者的糖尿病并发症,依次按照急性并发症和慢性并发症处理。其中,在慢性并发症中,大血管和微血管并发症分别进行分析。结合病例,分析该患者是否已经有并发症,及为明确并发症需要进行的检查。

(五)鉴别诊断

1. 成人迟发型自身免疫性糖尿病(LADA) 是 1 型糖尿病的一种特殊类型,患者病程较短,需警惕 LADA 可能性。LADA 早期表现可与 2 型糖尿病无异,虽然多见于体型偏瘦患者,但并不绝对,随着病程进展会有胰岛 β 细胞进行性功能衰退,最终发展至胰岛素绝对缺乏,表现为酮症倾向、对胰岛素依赖等,相关自身抗体阳性为诊断所必需。但 LADA 随着病程的进展,1 型糖尿病相关自身抗体滴度会逐渐下降,甚至转阴,此种情况下仅可通过对病情的随访最终明确诊断。

2. 继发于其他内分泌疾病的糖尿病 如肢端肥大症、库欣综合征、胰腺胰高糖素瘤、嗜铬细胞瘤、甲状腺功能亢进症、胰腺生长抑素瘤、肾上腺醛固酮瘤等。本例患者临床表现无体内升糖激素水平升高的相关症状,目前不考虑,必要时可行相关内分泌激素的筛查进一步除外。

3. 器质性胰腺疾病所致的糖尿病 胰腺炎、创伤 / 胰腺切除术后、胰腺肿瘤、胰腺囊性纤维化、血色病、纤维钙化性胰腺病及其他。该患者没有胰腺手术史,且没有胰腺外分泌功能不足的其他表现,故目前不支持该病。

4. 2 型糖尿病 有糖尿病的典型症状(烦渴、多饮、多尿及短期内体重下降),多成年起病,患者多体型偏胖。一次空腹血糖明显升高(>7mmol/L),或随机血糖 >11.1mmol/L,或口服葡萄糖耐量试验(OGTT)2h 血糖

>11.1mmol/L,复测后可以确诊。该患者中年男性,慢性病程,有糖尿病家族史,体型腹型肥胖,合并高血压、血脂异常等 2 型糖尿病高危因素,同时有口干、多饮、多尿等糖尿病的表现,故考虑 2 型糖尿病。

（六）最可能的诊断

2 型糖尿病

高脂血症

高血压病

肥胖症

主要疾病诊断依据:

1. 患者体型偏胖、血脂高、一级亲属患糖尿病等高危因素。

2. 有多饮、多尿、口干等糖尿病的临床表现。

3. 实验室检查提示空腹血糖高,胰岛素水平降低。

【思考题 5】本患者可能有哪些并发症?

糖尿病患者可能有如下并发症:

1. **急性并发症**　包括酮症酸中毒、高血糖高渗、低血糖。患者目前病程较短,口服降糖药治疗,无上述症状出现,未发生过急性并发症。

2. **慢性并发症**　包括大血管并发症、微血管并发症和神经病变等。

(1)大血管并发症:主要是心脑血管、下肢动脉的动脉粥样硬化性缺血性疾病。

(2)微血管并发症:①眼底病变,否认视力下降、视物模糊,应每年检查眼底;②肾脏病变,否认明显尿中泡沫增多或肉眼血尿,检查尿微量白蛋白肌酐比值或 8h 尿白蛋白排泄率。

(3)神经病变:包括周围神经病变和自主神经病变。①周围神经病变:患者可有四肢麻木、发凉、蚁走感、手套袜套样感觉减退、异常,必要时可行肌电图检查;②自主神经病变:可有尿频、尿急、排尿不尽感,可测膀胱残余尿,必要时行尿动力学检查。该患者无相关并发症的表现,且肾功能正常。

【思考题 6】如何制订患者下一步的治疗方案?

（七）治疗

治疗原则:个体化的综合管理(包括糖尿病教育、血糖监测、控制饮食、运动和药物,综合管理体重、血压、血脂和尿酸等代谢指标),并发症的治疗。

1. **健康教育**　入院后加强糖尿病宣教,生活方式干预,予糖尿病低盐低脂饮食,根据肥胖程度和活动量计算每日摄入的热卡数,戒烟限酒,增加有氧活动量(每周≥ 150min),减轻体重。

2. **对症治疗**

(1)监测血糖:患者目前刚开始口服降糖药单药治疗(二甲双胍 0.5g t.i.d.)维持 1 个月,未严格控制饮食。入院后如经过生活方式的控制,血糖能够得以改善,则无须调整用药,继续二甲双胍治疗。如果血糖仍明显升高未达标,可以选择不同作用机制的降糖药联合治疗。

(2)患者既往高血压,自述平素未规律监测血压,入院时查血压高于正常,继续监测血压,必要时可将氯沙坦加量至 50mg q.d.,或加用 CCB 类降压药(糖尿病患者合并高血压,首选 ACEI 或 ARB 类药物,使血压达标)。

(3)患者目前血脂紊乱,甘油三酯明显升高(易发生急性胰腺炎),在生活方式干预的基础上,首选贝特类降脂药。甘油三酯正常后,根据患者血脂及大动脉粥样硬化的情况确定是否给予他汀类降脂药物治疗(糖尿病患者血脂紊乱常为 LDL-C 升高,且为动脉粥样硬化的危险因素)。如果胆固醇和 LDL-C 不达标(合并冠心病,LDL-C<1.8mmol/L;不合并冠心病,LDL-C<2.6mmol/L),则首选他汀类降脂药。

（八）诊疗后续

患者戒烟酒,并开始严格控制饮食,增加运动量,2 个月后体重下降 5kg,仍服用降糖药二甲双胍,在门诊复查 HbA_1c 6.6%,血压、血脂在正常水平。

【小结】

1. 患者有糖尿病家族史,有腹型肥胖,合并高血压、血脂异常等高危因素,同时又有多饮、多尿等糖尿病的临床表现,通过测血糖提示糖尿病。重点是需要对糖尿病的分型进行鉴别,通过胰岛素抗体、激素筛查及后续的随访等,最后明确为 2 型糖尿病。不同分型糖尿病患者的病因、发病机制不同,治疗方案也不同,因此准确分型至关重要。

2. 对于 2 型糖尿病等慢性病的治疗,除了药物治疗外,还需要进行健康教育等治疗。指导患者进行健康的生活方式,肥胖的患者一定要指导其科学减肥。从病因学的角度来讲,可让患者远离或祛除疾病的高危因素,从而达到预防甚至治疗疾病的效果。

(朱惠娟)

第六节　神经系统疾病

一、右侧肢体无力

住院患者,男,51 岁。

主诉:右侧肢体无力伴言语不清 8h。

【思考题 1】针对这一主诉,应该怎样进行病史采集,需要获得哪些临床信息?

病史资料收集与思维引导:

针对肢体无力主诉,应全面系统地思考,有针对性地询问病史资料及体格检查。突然发生的肢体无力及言语不清提示急性脑血管病。

疑似急性脑血管病病史的问诊要点:

①诱因:情绪激动、用力排便、体位变化、发热、大量腹泻 / 呕吐、服用降压药物等;②发病时的状态:活动状态、安静状态、睡眠中起病;③发病的确切时间:精确到小时、分钟,若不能提供确切病史,则以最后看起来正常的时间为准;④伴发症状:头痛、头晕 / 眩晕;恶心、呕吐;视力下降、视野缺损、视物成双、单眼或双眼黑矇;胸闷、胸痛、心悸、大汗;是否有口齿不清、不能理解他人语言或语言表达困难;意识丧失或意识水平下降、睡眠增多等;⑤症状的演变:发病后迅速到达高峰或缓慢逐渐进展,发病前是否有短暂的类似症状发作;⑥诊疗经过:急性脑血管病,特别是急性缺血性脑血管病,在发病初期给予的治疗及能够获得的生命体征资料(如救护车送往医院的途中是否行血压、心电图等检查及其发现,是否在就诊途中自行服用降压药或其他药物,救护车转运途中是否使用药物等)。

(一) 病史资料

现病史:患者无明显诱因于 8h 前(8 :30am)与人聊天时突然出现右侧肢体无力,上肢尚能抬起,持物费力,下肢无法维持站立,身体向右侧倾斜,发音不清,言语含混,可理解他人语言,家人发现其口角歪斜、右口角流涎,不伴头痛、头晕及恶心呕吐,不伴复视及视物不清。发病 2h 10min(10 :40am)后到达急诊,立即行颅脑 CT 检查回报:未见明显异常。急诊立即给予标准剂量重组组织型纤溶酶原激活剂(rt-PA)溶栓治疗(0.9mg/kg,患者体重 75kg,总剂量 67.5mg)。溶栓治疗过程中肢体无力加重,且出现部分语言表达及理解障碍[美国国立卫生院卒中量表(NIHSS)评分 14 分,提问 2 分 + 凝视 1 分 + 面瘫 2 分 + 失语 2 分 + 右上肢 4 分 + 右下肢 3 分]。立即行多模态磁共振检查,包括磁共振 T_2+ 液体衰减反转回复序列(FLAIR)+ 弥散加权成像(DWI)+ADC+ 磁共振血管造影(MRA),发现左侧颈内动脉末端闭塞,左侧大脑中动脉未显影。给予血管内取栓治疗,取栓 1 次成功。发病 7h(3pm),血管再通,为进一步诊治,收入院。

既往史:否认肝炎、结核等传染性疾病病史,否认高血压病、冠心病、糖尿病病史。

个人史:吸烟 30 年,20~30 支 /d;饮酒史 30 年,饮白酒 100ml/d。

家族史:无特殊。

对问诊的点评:

本例病史询问中,发病时间、治疗过程及时间点询问清晰,诊断及治疗思路明确,但对于伴发症状及既往史的询问略有欠缺,不利于病因及发病机制诊断。对于疑似卒中的患者需着重了解血管及心脏病危险因素;注意询问用药史、药物滥用、偏头痛、痫性发作、感染、创伤及妊娠史等。

ER-6-1-1　知识链接:急性缺血性脑卒中诊断流程

【思考题 2】根据上述摘要,在体格检查时应重点关注哪些体征?

思维引导:

根据病史,患者存在缺血性脑卒中,下一步体格检查需要完成详细的神经系统体格检查及全面的内科系统体格检查。神经系统体格检查应注意全面、系统,包括高级皮质功能、脑神经、运动系统、感觉系统、反射、脑膜刺激征等。体格检查同时应思考症状体征是否符合血管分布。此外,卒中患者常合并多种并发症,体格检查时不可忽略心肺腹的内科全面体格检查,对于怀疑需排除心源性栓塞可能的患者,体格检查时应格外注意心律、心脏杂音。

(二)体格检查

T 37.0℃,P 64 次 /min,R 17 次 /min,BP 141/89mmHg。

双肺呼吸音清,未闻及干湿啰音,心律齐,未及明显杂音。腹软,无压痛及反跳痛,肝脾肋下未触及。

意识清楚,构音障碍,双瞳孔等大等圆,直径 2mm,双侧对光反射灵敏,双眼球各向运动灵活。双侧额纹对称,闭眼、蹙额、皱眉正常,右侧鼻唇沟变浅、口角下垂,示齿时口角歪向左侧,伸舌时舌尖偏向右侧。左侧上肢、下肢肌力 5 级,右上肢肌力 4 级,右下肢肌力 3 级。右侧巴宾斯基征(Babinski sign)阳性,双侧深浅感觉对称存在,颈无强直,克氏征、布氏征阴性。NIHSS 评分 5 分(面瘫 1 分 + 构音 1 分 + 右上肢 1 分 + 右下肢 2 分)

对体格检查的点评:

本例体格检查中,缺乏对记忆力、定向力、计算力的询问。其他体格检查要点已基本覆盖。

【思考题 3】根据以上病史和体格检查资料,为明确诊断并评估病情,计划安排哪些辅助检查?

思维引导:

对于卒中的患者,首先应明确是缺血性卒中还是出血性卒中,患者在急诊时已完善了 CT,除外了出血性卒中,予溶栓治疗,并完善了颅脑 MRI,发现左侧大脑中动脉闭塞,予血管内取栓治疗。下一步检查应寻找缺血性卒中的病因和发病机制。应完善血常规、血生化(包括肝肾功能、血糖情况、糖化血红蛋白、血脂情况)等,寻找有无导致动脉粥样硬化形成的高危因素,如糖尿病、高脂血症;心房颤动、心房扑动是心源性脑栓塞常见的原因,应常规完善心电图,寻找有无心律失常的证据,必要时完善 24h 动态心电监测;完善超声心动图,明确有无心脏附壁血栓、心房黏液瘤和二尖瓣脱垂,必要时完善经食管超声心动图。此外,主动脉弓或颈动脉粥样硬化斑块破裂继发血栓形成,血栓脱落可形成栓子导致脑栓塞,因此应完善主动脉弓超声和双侧颈动脉超声。患者右下肢肌力 3 级,应注意下肢静脉血栓的预防,可先行下肢静脉超声检查。

(三)辅助检查

实验室检查

– 血常规:未见异常。

– 血生化:肝肾功能、空腹血糖、电解质均正常。TG 正常,TC 6.96mmol/L ↑,HDL-C 0.92mmol/L ↓,LDL-C5.44mmol/L ↑。

– HbA_1C:5.8%。

– CRP:5.45mg/L ↑。

颅脑影像学检查

– 头 CT(发病 2h):未见明显异常。

– 头部 MRI(发病后 5h):示左侧放射冠缺血灶,左额叶皮质下缺血性白质病变;MRA 示左侧大脑中动脉闭塞? 左侧大脑中动脉起始部管腔内血栓形成可能(图 9-6-1)。

– 大脑中动脉高分辨磁共振:左侧大脑中动脉水平段管腔狭窄,伴偏心性管壁增厚(图 9-6-1)。

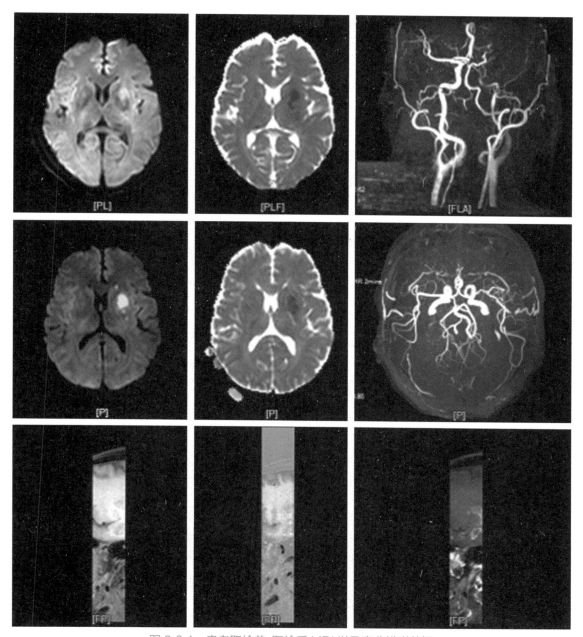

图 9-6-1　患者取栓前、取栓后 MRI 以及高分辨磁共振

心源性栓塞相关检查

– 急诊心电图(发病 3h):示窦性心律、正常心电图。

– 24h 动态心电监测:未见异常。

– 超声心动图:心脏各房室腔大小正常,室壁厚度及运动幅度正常,各大血管位置、结果正常,未见明显狭窄与扩张,CDFI 未见异常血流信号。各瓣膜形态结构正常,起闭良好。

– 经食管超声心动图:室间隔连续完整,卵圆孔处薄弱,呈纤细样回声,原发隔与继发隔间纤细裂隙,宽约 0.6mm。CDFI 裂隙处未见异常血流信号。右心造影,患者 Valsalva 式呼吸后见微泡自裂隙处进入左房,10~15 个。

非心源性栓塞相关检查

– 双颈动脉血管超声:左侧颈动脉分叉处等回声斑块,直径 13.6mm × 1.9mm。

– 主动脉弓超声:未见明显异常。

– 双下肢静脉超声:双下肢静脉血流通畅。

【思考题 4】本患者最可能的诊断及鉴别诊断是什么?

(四) 病例特点

1. 中年男性,急性病程。

2. 主要表现为突然发生的右侧肢体无力,后加重出现失语及侧视麻痹。于急诊行静脉溶栓及血管内取栓治疗,血管再通。

3. 既往史:长期大量吸烟史,否认高血压病、糖尿病。

4. 体格检查示右侧中枢性面舌瘫伴右侧肢体偏瘫、右侧病理征阳性。

5. 影像学检查提示左侧大脑中动脉起始部管腔内血栓形成可能。

诊断主线索:

突发右侧肢体无力、失语,影像学无脑出血表现。

思维引导:

脑血管疾病是指由各种原因导致的脑血管性疾病的总称。卒中为脑血管疾病的主要临床类型,包括缺血性卒中和出血性卒中,以突然发病、迅速出现局限性或弥散性脑功能缺损为共同临床特征。急性脑血管病的诊断,应按照以下步骤进行临床思维:①卒中的诊断(是否为卒中);②类型的诊断(缺血性卒中、出血性卒中);③卒中严重程度的评价;④是否可以血管再通(静脉溶栓、血管内治疗);⑤病因及发病机制的诊断。

患者突然出现右侧肢体偏瘫、发音不清,临床初步考虑脑卒中,之后通过影像学检查除外出血性卒中,明确为缺血性卒中并进行了溶栓、血管内治疗。下一步需围绕病因及发病机制进行鉴别诊断,包括动脉粥样硬化斑块破裂、动脉夹层、心源性栓塞(图 9-6-2)。

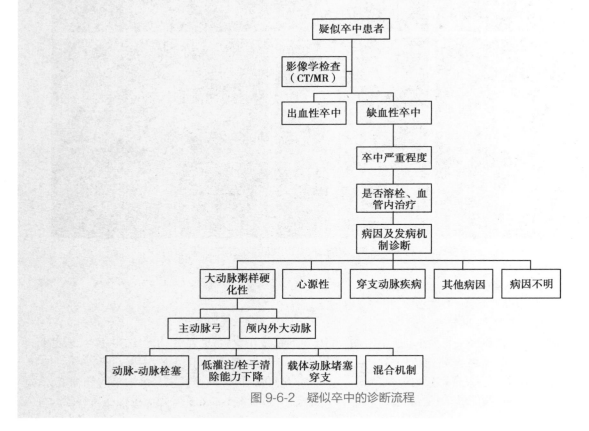

图 9-6-2　疑似卒中的诊断流程

(五) 鉴别诊断

1. 心源性栓塞　是脑卒中的常见病因,通常表现为急性多发梗死灶,特别是累及双侧前循环或前后循环共存的、在时间上很接近的、包括皮质在内的梗死灶;同时无相应颅内外大动脉粥样硬化证据;不存在能引起急性多发梗死灶的其他原因,如血管炎、凝血系统疾病、肿瘤性栓塞等;需有心源性卒中证据。心源性卒中的潜在病因包括二尖瓣狭窄、心脏瓣膜置换、既往 4 周内的心肌梗死、左室附壁血栓、左室室壁瘤、永久性或阵发性心房颤动或心房扑动(伴有或不伴有超声自发显影或左房栓子)、病态窦房结综合征、扩张性心肌病、射血分数 <35%、心内膜炎、心内肿物、伴有原位血栓的卵圆孔未闭(PFO)、在脑梗死发生之前伴有肺栓塞或深静脉血栓形成的 PFO。本例患者有经食管超声提示的卵圆孔未闭,应除外心源性栓塞的可能。但该患者发病后以左侧大脑中动脉受累为主,其余血管分布区未见病灶,超声心动图、经食管超声心动图、心电图检查及 24h 心电图监测未发现心律失常,除 PFO 以外,未发现原位血栓、肺栓塞或深静脉血栓等,故除外。

2. **动脉夹层**　是中青年卒中的常见病因,指各种原因使血液成分通过破损的颅内动脉内膜进入血管壁,导致血管壁间剥离分层形成血肿,或颅内动脉壁内自发性血肿,造成血管狭窄、闭塞或破裂,临床表现为头痛、缺血性或出血性症状,体积较大的夹层病变还可对脑组织或脑神经产生压迫,进而引起相应的症状。本例患者为中年男性,表现为逐渐加重的肢体无力,后出现语言障碍,MRA 检查发现大脑中动脉闭塞,应考虑有动脉夹层的可能,但高分辨磁共振黑血序列未见壁间血肿,故除外。

3. **动脉粥样硬化性**　高分辨磁共振发现患者左侧大脑中动脉水平段管腔狭窄,伴偏心性管壁增厚,未见壁间血肿。颈动脉超声亦提示左颈动脉分叉处粥样硬化性斑块形成。结合患者多年吸烟病史,实验室检查显示高胆固醇血症,考虑病因为大动脉粥样硬化性。

(六)最后诊断

脑梗死

左侧颈内动脉系统

大动脉粥样硬化性

高胆固醇血症

主要疾病诊断依据:

该患者突发肢体无力,加重伴有语言障碍,CT 未见出血征象,因此急性缺血性卒中的诊断明确,此后磁共振及数字减影血管造影(DSA)进一步明确责任血管为左侧颈内动脉系统。

急性缺血性脑卒中诊断标准:

1. 急性起病。

2. 局灶神经功能缺损(一侧面部或肢体无力或麻木,语言障碍等),少数为全面神经功能缺损。

3. 影像学出现责任病灶或症状体征持续 24h 以上。

4. 排除非血管性病因。

5. 脑 CT/MRI 排除脑出血。

思维引导:

患者影像学提示大脑中动脉水平段管腔狭窄,病灶分布累及大脑中动脉穿支分布区及大脑中动脉皮质支供血区,提示存在"载体动脉堵塞穿支"(可见左侧大脑中动脉病变,其穿支动脉分布区急性梗死)、"动脉-动脉栓塞"(可见左侧大脑中动脉分布区流域性梗死伴有卫星灶)两种机制,因此发病机制考虑为混合机制。

【思考题 5】如何制订患者下一步的治疗方案?

(七)治疗

1. **超急性期治疗**　患者发病后给予 rt-PA 静脉溶栓桥接动脉取栓治疗,经治疗后血管再通。

2. **抗栓治疗**　患者血管再通24h后,复查头CT未见出血,给予阿司匹林100mg q.d.、氯吡格雷75mg q.d.双联抗血小板治疗,同时给予阿托伐他汀钙40mg Qn强化他汀稳定斑块。

3. **二级预防**　在给予抗栓、他汀治疗的同时,寻找可干预危险因素,定期监测血脂,有针对性进行二级预防。

4. **健康宣教**　戒烟戒酒,低脂饮食。

(八)诊疗后续

出院后随访,患者按照出院建议进行生活方式的调整,同时严格按照出院医嘱服用二级预防药物,随访期内无卒中复发。

【小结】

缺血性卒中是神经内科常见疾病,对于其诊断应该包括卒中类型的诊断、疾病严重程度诊断、病因及发病机制几个层面的诊断。血管再通治疗包括静脉溶栓及血管内治疗有其明确的适应证和禁忌证,应该熟练掌握,灵活运用。神经系统体格检查和全身系统性体格检查应该兼顾,不能顾此失彼。此外,在急性期处理的同时就应该着手病因及发病机制的诊断,尽早制定相应的二级预防策略。在关注疾病治疗的同时,也需要兼顾并发症的防治,最大限度地改善患者的预后。

推 荐 阅 读

[1] 王拥军 . 血管神经病学 . 北京 : 科学出版社 , 2015 : 13.
[2] 中华医学会神经病学分会 , 中华医学会神经病学分会脑血管病学组 , 中国医学科学院北京协和医院神经科 , 等 . 中国急性缺血性脑卒中诊治指南 2018, 中华神经科杂志 , 2018 ; 51 (9) : 666-682.
[3] GAO S, WANG Y J, XU A D, et al.Chinese ischemic stroke subclassification.Frontiers in Neurology, 2011 : 2.

二、急性头痛伴发热

住院患者 , 男 , 54 岁。

主诉 : 头痛伴恶心、呕吐 3d, 发热 2d。

【思考题 1】针对这一主诉,应该怎样进行病史采集,需要获得哪些临床信息?

病史资料收集与思维引导:

根据以上患者的年龄、性别、主诉、起病速度、病程等多方面因素,可以首先判断患者为急性炎性疾病的可能性大。引起头痛的病因众多,大致可分为原发性和继发性,前者不能归因于某一确切病因,也可称为特发性头痛,如偏头痛、紧张型头痛;后者则包括脑血管疾病、颅内感染、颅脑外伤、全身性疾病导致的局部症状、滥用精神活性药物等。

详细的病史采集对于头痛的病因判断具有重要价值,在头痛的问诊方面需包括以下要点:头痛发生的速度、发作频率、发作时间、持续时间,头痛的部位、性质、疼痛程度及伴随症状,头痛的诱因、前驱症状、加重/缓解因素。既往史方面需注意询问肿瘤史、全身性慢性疾病史、外伤史、中毒史、近期服药史、近期感染史,个人史方面需注意询问传染病接触史、近期旅游史、注射疫苗史、冶游史,还需注意询问家族史。

发热的问诊方面,需注意体温上升、下降的速度(骤升、缓升/骤降、缓降),发热的规律、持续时间(热型),热峰,是否伴畏寒、寒战。

(一)病史资料

现病史:患者 3d 前晨起无明显诱因出现头顶胀痛,症状逐渐加重,转为剧烈全头痛,伴恶心、呕吐,呕吐呈频繁的喷射性呕吐,呕吐物为胃内容物,伴左侧面部、左耳周围区域红肿及颈背部疼痛。外院予甘露醇、补液等对症支持治疗(具体不详),症状无明显缓解。当日下午转至我院急诊,急诊予头孢曲松钠 2g 静点,地塞米松 5mg 静点,甘露醇、昂丹司琼等对症支持治疗,呕吐频次较前明显减少。2d 前午后出现发热,最高 37.9℃,伴左侧外耳道流脓,予物理降温后退热。为进一步诊治入院。

既往史:14 年前诊断左侧外耳道腺样囊性癌,行外耳道肿物切除、外耳道成形术,术后规律放化疗,1 年前发现肿瘤的肺部转移,未做特殊治疗,3 年前发现左侧外耳道腺样囊性癌复发,行第二次肿瘤切除手术。2 年前发现肿瘤骨转移,行安罗替尼靶向药物治疗 18 周期。1 年前依维莫司靶向药物治疗至今。以后每月注射双膦酸盐。发病前 4 个月出现头晕,查颅脑 MRI 正常。否认高血压病、糖尿病等慢性病史。否认乙型肝炎、结核等传染病接触史。

个人史:否认近期外出旅游,否认毒物接触史,否认冶游史。

婚育史:适龄结婚,配偶体健。

家族史:无特殊。

对问诊的点评:

在头痛的问诊方面,现病史中涵盖了头痛的部位范围、程度、伴随症状,还需询问头痛持续时间及节律性(是持续疼痛或间断疼痛)、加重/缓解因素。发热的问诊方面,还需询问发热的持续时间、伴随症状(有无畏寒、寒战)。结合患者肿瘤病史、靶向药物治疗史,需考虑免疫异常情况下的特殊感染性疾病。

【思考题2】根据上述摘要,在体格检查时应重点关注哪些体征?

思维引导:

患者无明显反应迟钝、癫痫,仍需对语言、运动、感觉、共济、不自主运动等方面加以评估,如发现神经系统定位体征,则需要根据具体情况定位。对所有可疑中枢神经系统(central neural system,CNS)感染患者来说,脑膜刺激征都是必查的一项体征,也最为关键。

(二)体格检查

T 38℃,P 70 次/min,R 20 次/min,BP 152/87mmHg。

发育正常,营养良好,急性面容,平车入室。

内科体格检查:左侧面部、耳颞部红肿。全身浅表淋巴结无肿大。外耳道内黄色新生物伴耳廓后窦道,均可见脓性分泌物。双肺呼吸音清,无胸膜摩擦音。心浊音界正常,心率70 次/min,律齐,各瓣膜听诊区未闻及杂音,无心包摩擦音。腹平坦,无压痛、反跳痛、肌紧张。

神经系统体格检查:意识清楚,语言流利,左眼内收位,左眼外展、上视受限,左侧睑裂闭合不全,左侧额纹、鼻唇沟浅,左耳听力下降,气导>骨导,Weber偏右,双侧咽反射正常,伸舌左偏。左下肢肌力4+级,余肢体肌力5级,肌张力适中,腱反射对称减弱,双侧巴氏征阳性。左侧跟膝胫实验欠稳准,余肢体共济运动可。颈强3横指,克氏征阳性。

对体格检查的点评:

该患者体格检查中未提及感觉相关检查,其他要点已基本涵盖。

【思考题3】根据以上病史和体格检查资料,为明确诊断并评估病情,计划安排哪些辅助检查?

思维引导:

患者体格检查显示左颞叶、颅底神经及双侧锥体束体征,首先应完善颅脑影像学检查,明确有无颅内病变,因患者存在左侧耳廓后窦道且有脓性分泌物,需首先考虑颅内感染可能,完善病原学相关检查。

(三)辅助检查

实验室检查

－血常规:WBC 17.75×10^9/L,中性粒细胞百分比 92.9%。

－超敏C反应蛋白(hsCRP):4.2mg/L。

－PCT:0.16ng/ml。

－血沉:89mm/h。

－病原学相关检查:

耳廓后窦道细菌培养:粪肠球菌;多次血培养结果均阴性;真菌D-葡聚糖:<60pg/ml;曲霉菌半乳甘露聚糖:阴性;便阿米巴:阴性。

－肿瘤标志物九项:神经元特异烯醇化酶(NSE)33.87ng/ml(0~25ng/ml)。

影像学检查

－颅脑CT:左颞叶可见团片状稍高、低混杂密度影,边界欠清。左中耳乳突、外耳道壁局部骨质不完整、密度异常(图9-6-3)。

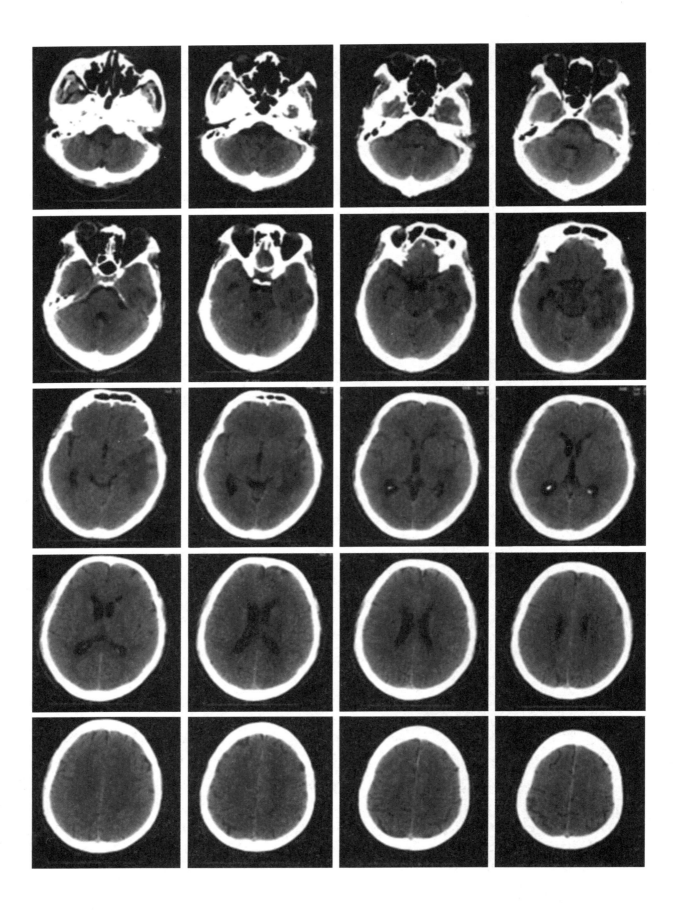

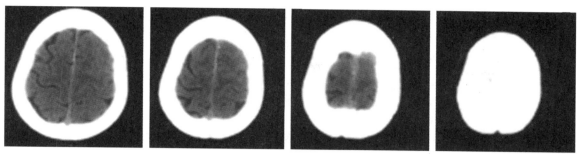

图 9-6-3　颅脑 CT

- 颅脑 MRI：左颞脓腔约 2.5cm×2.5cm 表现为 T_1 均质低信号，囊肿壁为 T_1 等信号或稍高信号，在 T_2 等信号或稍低信号；弥散加权成像（DWI）表现为高信号，ADC 值降低。增强 MRI：显示脓肿壁呈环形强化，强化的环较薄、内壁光滑（图 9-6-4）。阅片：左侧颞叶可见不规则环形病变，外壁呈短 T_2 信号，FLAIR 环壁呈稍低信号，灶周可见显著水肿信号。DWI 病灶中心弥散受限，增强可见环状强化。

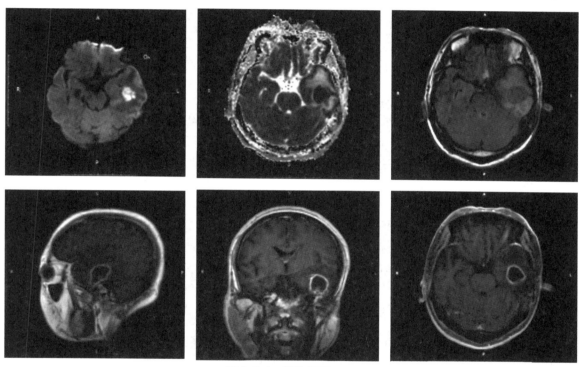

图 9-6-4　颅脑增强 MRI

- 耳部 CT：左中耳乳突、外耳道壁局部骨质不完整、密度异常；左耳外耳道、乳突区局部异常增生（图 9-6-5）。

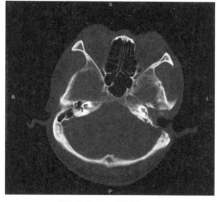

图 9-6-5　耳部 CT

【思考题4】本患者最可能的诊断及鉴别诊断是什么？

思维引导：

脑脓肿在不同影像学中的表现。①CT：脓腔表现为均质低密度；囊肿壁为等密度或稍高密度。②MRI：脓腔表现为 T_1 均质低信号，囊肿壁为 T_1 等信号或稍高信号，在 T_2 等信号或稍低信号；DWI 表现为高信号，ADC 值降低。（5%~21% 脑脓肿患者的脓腔内 DWI 无扩散受限表现，一些少见类型肿瘤 DWI 也可表现为水分子扩散受限）。③增强颅脑 CT 或 MRI：显示脓肿壁呈环形强化，强化的环较薄、内壁光滑。

就一般的颅内感染而言，对无腰穿禁忌者一定要参考脑脊液检查结果，但对于有占位效应、距离脑膜或脑室较近的脑脓肿，则需避免腰穿，以免引起不必要的病情加重。脑脓肿的临床表现与脓肿所处的时期、部位有着密切关系。常见有全身感染症状，高颅压症状，局限性神经体征如癫痫、单瘫、偏瘫、失语等，还可出现脑疝危象表现。本患者为中年男性，急性起病，有发热、头痛等表现，脑脓肿位于左侧颞叶，影像学有脑组织肿胀、移位，压迫了同侧颅底的神经，所以出现多脑神经麻痹表现及双侧锥体束受累等表现。此外，该患者脑脓肿壁与脑室壁关系密切，且患者有脑疝前期表现，为腰穿禁忌证，所以无法获得颅压及脑脊液等提示感染类型的直接证据。此时，病史、影像及对治疗的反应对本例的确诊至关重要。

确诊脑脓肿只是第一步，更重要的是病因分析，因为临床上不乏免疫功能正常的患者间隔数年、反复多个部位发生脑脓肿的情况，需要积极查找病因，及时祛除危险因素。

（四）病例特点

1. 中年男性，急性起病。
2. 主要表现为发热伴头痛，抗生素治疗有效。
3. 有左颞叶、颅底神经及双侧锥体束、脑膜及脑脊液循环系统受累的症状及体征。
4. 发病前有左侧外耳道流脓病史。
5. 影像学提示脑脓肿征象。

诊断主线索：

颅内占位伴感染征象。

思维引导：

定位诊断：①患者头部 MRI 示左侧颞叶可见不规则环形病变，定位左侧颞叶；②患者左侧额纹、鼻唇沟浅，考虑左侧周围性面瘫，定位于左侧面神经；③患者术后有左耳聋，体格检查示左侧气导＞骨导，Weber 偏右，考虑左侧神经性耳聋，结合病史，定位于左侧蜗神经；④体格检查示伸舌左偏，咽反射正常，定位于左侧舌下神经；⑤体格检查示左眼内收位，左眼外展、上视受限，左侧睑裂闭合不全，考虑左侧动眼神经不全麻痹所致，定位于左侧动眼神经；⑥体格检查示左下肢肌力 4+ 级，双侧巴氏征阳性，定位于双侧锥体束。

定性诊断：①中年男性，急性起病，发病前有外耳道流脓病史；②有左侧颞叶、颅底神经及双侧锥体束、脑膜及脑脊液循环系统受累的症状及体征；③外周血 WBC 及中性粒细胞百分比明显升高，头 MRI 符合脑脓肿影像学特点；④抗生素治疗有效。综上，定性诊断考虑脑脓肿可能性大。但患者既往有肿瘤史，也需警惕脑转移瘤继发感染。

（五）鉴别诊断

1. **阿米巴脑脓肿**　患者急性起病，表现为头痛伴恶心、呕吐，头 MRI 示左侧颞叶可见不规则环形病变，增强可见环状强化，需考虑阿米巴脑脓肿可能。但患者无野外池塘游泳史，便阿米巴阴性，单用抗生素后病情改善，不支持阿米巴脑脓肿诊断，考虑阿米巴脑脓肿可能性小。

2. **脑转移瘤**　患者有左侧外耳道腺样囊性癌病史，且已有肺及骨转移，既往 2 次左耳肿瘤切除术，耳部 CT 显示左中耳乳突、外耳道壁局部骨质不完整、密度异常；左耳外耳道、乳突区局部异常增生，提示恶性肿瘤复发可能性大。发病以来体温基本正常，有头痛、呕吐等颅高压表现，头 MRI 示左侧颞叶可见不规则环形病变，增强可见环状强化，需考虑脑转移瘤。但患者发病前有外耳道流脓病史，外周血白细胞及中性粒细胞相对值明显升高，抗生素治疗有效，此为不支持点。

3. **粪肠球菌脑脓肿**　患者头痛、发热前有外耳道流脓病史，且影像学提示左侧中耳乳突局部骨质不完整，说明可能存在中耳化脓性感染且直接波及脑实质，导致颅内直接感染形成耳源性脑脓肿，感染亦可能通过静脉传入脑组织。耳源性脑脓肿最常见的部位为同侧颞叶,其次为小脑。本例虽无法直接获得脑脊液进行病原学检查,但考虑病原体应与耳瘘引流物的培养结果一致,即粪肠球菌。肠球菌属链球菌,粪肠球菌是存在于人上呼吸道、消化道、生殖道的正常菌群,为条件致病菌,是院内菌血症(重症患者)的第三位病因。引发颅内感染少见(0.8%~4%),常表现为化脓性脑膜炎,长期应用抗生素或免疫力下降是易患因素。患者肿瘤病史长,有放化疗史、靶向药物治疗史,存在免疫力下降,为易感人群。故考虑粪肠球菌脑脓肿可能性大。机制推测与患者长期炎症形成窦道有关。

（六）初步诊断

粪肠球菌脑脓肿

【思考题 5】如何制订患者下一步的治疗方案?

（七）治疗

1. 针对病因的治疗　本例病因明确,予抗生素治疗。在细菌培养未出结果时经验性选用广谱抗生素,后根据脓液培养及药敏试验选用敏感抗生素和易透过血脑屏障的药物。抗生素的应用多主张大剂量、足疗程,以静脉用药为宜。耳源性脑脓肿多为需氧菌和厌氧菌混合感染。本例抗生素的应用依据足量、足疗程、联合,以及后期降阶梯序贯原则(表 9-6-1),覆盖了需氧菌及厌氧菌。结合患者情况,适时调整抗生素的升阶梯治疗或降阶梯治疗,最后转换至口服二代头孢单药治疗。广谱抗生素应用时间过长,会导致霉菌感染或某些条件致病菌引起感染的机会增加,临床上需注意监测。

表 9-6-1　该病例抗感染治疗流程

时间	治疗方案
7 月 18 日—7 月 20 日	万古霉素 2g q.12h.,头孢他啶 2g q.8h.,甲硝唑注射液 100ml q.12h.
7 月 20 日—8 月 11 日	利奈唑胺 600mg q.12h.,头孢他啶 2g q.8h.,甲硝唑注射液 100ml q.12h.
8 月 12 日—8 月 23 日	万古霉素 2g q.12h.,头孢他啶 2g q.8h.,甲硝唑注射液 100ml q.12h.
8 月 30 日—9 月 4 日	万古霉素 0.5g q.8h.,美罗培南 0.5g q.8h.
9 月 4 日—9 月 20 日	头孢他啶 2g q.8h.,甲硝唑注射液 100ml q.12h.

2. 激素治疗　可减轻炎症所致的脑水肿,改善临床症状与体征,但同时可抑制白细胞进入病灶,使病灶内的巨噬细胞减少,阻碍脓肿壁的形成,因此使用激素时需短期、小剂量,同时选用大量有效抗生素,防止炎症扩散。本例患者在急诊早期应用了 1 周 10mg q.d. 地塞米松,但感染控制、水肿减轻以后即予停用。

3. 手术治疗　常用穿刺引流术和脓肿切除术。本例采用了脓肿抽吸术。发病早期,脑脓肿壁薄,不宜手术引流。内科保守治疗 5 周后,考虑到脑脓肿与脑室距离很近,有破入脑室导致病情急剧加重的风险,且保守治疗后患者发热、头痛基本改善,一般状况好,复查影像学脓肿壁较前增厚,此为手术治疗的有利条件,故外科行穿刺抽脓术。术中送检组织报告:镜下脑组织,白质疏松,胶质细胞增生,血管周围偶见淋巴细胞及浆细胞浸润。送检组织培养:无细菌生长。引流物中无细菌生长,考虑与大剂量抗生素的应用有关。术后患者恢复明显加快。

4. 并发症治疗　甘露醇脱水降颅压、左侧耳廓后窦道处局部清除脓性分泌物、静脉营养、纠正电解质紊乱、调节菌群失调等。

（八）诊疗后续

此患者在出院后门诊随访半年内,脓肿体积逐渐缩小,无头痛等不适。

【小结】

颅外化脓性感染侵入颅内引起局灶性脓肿称为脑脓肿。临床表现包括原发感染表现、全身感染表现、颅内压增高、神经系统局灶性损害症状(定位症状),以及严重时的脑疝症状。诊断依据可能的传播途径、前驱感染史、典型的临床表现、脑膜刺激征、影像学典型表现以及患者对治疗的反应等建立。如果有条件,可外科诊断性穿刺。脑脓肿的治疗原则:①一旦诊断,尽早治疗;②对于不同来源、不同部位和不同发展阶段的脑脓肿,应综合性选择合理的治疗方法,抗生素应用可参考化脓性脑膜炎相关治疗原则。

三、震颤伴运动迟缓

住院患者,男,60 岁。

主诉:肢体僵硬、抖动 9 年,加重伴运动迟缓 5 年。

【思考题 1】针对这一主诉,应该怎样进行病史采集,需要获得哪些临床信息?

病史资料收集与思维引导:

针对以上主诉,应全面系统地思考。患者主诉运动障碍,运动障碍表现以锥体外系受累为主,并且表现为运动减少 - 肢体僵硬症状,因此下一步需要有针对性地询问病史及体格检查。

肢体僵硬的问诊要点:部位,僵硬表现(疼痛、发僵感、写字变小、面具脸等)。

抖动的问诊须包括:①部位与发展。抖动从一侧肢体开始还是从两侧肢体同时开始,有无下颌或头部抖动。②抖动的特点。包括静止性、姿势性、动作性震颤,对病因有提示作用。静止性震颤于静止时发生,典型表现为"搓丸样",随意运动时减轻或停止,紧张或激动时加剧,入睡后消失,最常见于帕金森病;姿势性震颤指患者保持某个姿势时出现震颤,多发生于上肢或头部,常见于生理性、药源性、肌张力障碍性;动作性震颤在动作时发生,愈接近目标时越明显,主要见于小脑损伤。③抖动的幅度。是否影响日常生活。④加重或缓解因素。情绪激动是否加重,饮酒后是否好转,多数类型的震颤可因情绪激动加重,少量饮酒可使特发性震颤暂时缓解但次日加重,可使小脑性震颤加重。

运动迟缓的问诊要点:经常做的动作如刷牙、洗脸、穿衣服、系鞋带、系扣子等精细动作是否减慢。

此外,需询问患者有无步态姿势异常,问诊要点:身体是否前倾,双手连带动作是否减少,是否有小碎步、前冲步态、冻结步态等。

另外,患者是慢性病程,有运动障碍疾病的表现,需要询问一些非运动症状,如嗅觉、情绪、睡眠障碍、自主神经功能、认知功能、精神症状。需询问是否有相关的治疗,效果如何。同时患者为老年男性,既往史除常规的高血压病等慢性病史外,需要询问有无脑外伤、一氧化碳中毒病史,有无特殊药物使用史(如抗精神病药物)及其他特殊病史。个人史需询问有无吸烟饮酒史、生长发育史。家族史须问家族中有无类似疾病患者。

(一)病史资料

现病史:患者 9 年前无明显诱因出现右上肢发僵感,右手写字变小,脸部表情变少,伴右侧肢体抖动,表现为静止性震颤,紧张、激动时加重,运动时减轻,睡眠时消失。不规律服用多巴丝肼片,疗效欠佳。5 年前发展为四肢抖动,抖动性质同前。并出现穿衣、洗脸、转身等动作缓慢。家属诉患者讲话缓慢、语调变低。走路时身体前倾、小碎步、步伐前冲、双下肢拖曳、摆臂动作减少,以右侧为著。3 年前规律服用多巴丝肼片,症状改善。近半年来患者出现便秘、饮水呛咳、吞咽困难,同时出现多巴丝肼片药效缩短,每次仅持续 2h 左右,夜间睡眠时因翻身困难,醒来后难以再次入睡;患者家属诉其情绪不佳,睡眠中存在大喊大叫、肢体舞动等情况,无嗅觉减退、体位性头晕、认知功能下降等症状。现服用多巴丝肼片 250mg,3 次 /d(餐前 1h),盐酸普拉克索片 0.375mg,3 次 /d(三餐后),多巴丝肼片 250mg(睡前),多巴丝肼片 187.5mg(夜间备用),服用后约 0.5h 起效,每次维持时间约 2h,药效消失后抖动明显,行走困难。为进一步诊治,收入院。患者起病以来食欲可,小便正常,大便秘结,体重无明显变化。

既往史:前列腺增生 1 年,服用盐酸坦洛新后症状改善,已停药。无脑外伤史。

个人史及家族史:否认吸烟饮酒史,毒物接触史、一氧化碳中毒史等;家族史无特殊。

对问诊的点评:

上述病史中对患者的震颤情况、动作迟缓情况、步态均做出了详细的问诊;对治疗经过的问诊显示患者目前治疗存在药性减弱、药物维持时间变短的情况,即剂末现象;对非运动症状亦进行了问诊,包括嗅觉减退、睡眠障碍、自主神经功能障碍、认知功能、情绪等,但自主神经功能障碍中需要详细询问便秘的具体情况和严重程度,且现病史中提到"家属诉患者情绪不佳",应具体描述"情绪不佳"的情况,评价是否有焦虑、抑郁情况,另外还需要询问是否有幻觉等精神障碍。

【思考题 2】根据上述摘要，在体格检查时应重点关注哪些体征？

(二) 体格检查

卧位心率 86 次/min，右侧卧位血压 115/65mmHg，立位心率 98 次/min，右侧立位血压 92/51mmHg（服用多巴丝肼片 250mg 后 2.5h）。心肺腹体格检查未见异常。

意识清楚，言语流利，定向力、记忆力、计算力正常。双侧瞳孔等大等圆，直径 3mm，双侧瞳孔直接及间接对光反射灵敏，眼球各向运动充分，未见眼震。双侧面部针刺觉对称，双侧角膜反射正常引出，双侧咀嚼对称有力。双侧额纹、面纹对称，闭目及示齿有力。双耳粗测听力可，Weber 征居中，Rinne 试验双侧气导＞骨导。双侧软腭上抬有力，双侧咽反射存在。双侧转颈、耸肩有力，伸舌居中，未见舌肌纤颤。四肢肌容积正常，四肢肌力 5 级，四肢肌张力呈铅管样增高，右侧为著。双侧指鼻、跟膝胫试验稳准，龙贝格征（Romberg sign）阴性。四肢可见静止性震颤，右侧为著。行走时躯干稍前倾，双上肢联带动作减少，双下肢行走拖曳，右侧为著，后拉试验阳性。双侧针刺觉及音叉振动觉对称。四肢腱反射对称引出。双侧掌颏反射、霍夫曼征（Hoffmann sign）阴性，双侧巴氏征阴性。颈无强直，脑膜刺激征阴性。

对体格检查的点评：

帕金森综合征的体格检查要点：除了常规的神经系统体格检查外，必须要重点关注卧立位血压、面部表情、眼球活动、肌张力、步态姿势、不自主运动、后拉试验以及病理征。该患者体格检查已涵盖上述体格检查要点。

【思考题 3】根据以上病史和体格检查资料，为明确诊断并评估病情，计划安排哪些辅助检查？

思维引导：

下一步需要安排的辅助检查除了常规的检查外，需要进行帕金森相关的检查，如黑质超声、震颤分析、药物测评等，目的是明确诊断和指导下一步药物调整。

(三) 辅助检查

- 血常规、尿常规＋沉渣、粪便常规＋潜血、生化全项、乙肝病毒抗体、类风湿因子、抗链球菌溶血素 O（ASO）、血沉、凝血四项、蛋白电泳、甲状腺功能：均未见明显异常。
- 胸部 X 线：两肺纹理重。
- 黑质超声：黑质回声Ⅲ级。
- 震颤分析：右上肢静止性震颤，频率 4.6Hz，收缩形式：同步＋交替；右下肢姿势性震颤，频率 5.9Hz，收缩形式：同步；左下肢姿势性震颤，频率 6.0Hz，收缩形式：同步。
- 头颅 MRI：脑内多发点片状缺血性、白质病变，左侧乳突炎。
- 多巴丝肼片 250mg 测评：

基线帕金森病统一评分量表第三部分（UPDRS Ⅲ）评分 73 分，卧位血压 140/81mmHg，立位血压 135/89mmHg，右侧对指计数 51 次/min，左侧对指计数 39 次/min。

服药后 1 小时 UPDRS Ⅲ 评分 12 分，改善率 83.6%，卧位血压 106/66mmHg，立位血压 106/72mmHg，右侧对指计数 93 次/min，左侧对指计数 91 次/min。

服药后 2 小时 UPDRS Ⅲ 评分 40 分，改善率 45.2%，卧位血压 125/76mmHg，立位血压 130/77mmHg，右侧对指计数 85 次/min，左侧对指计数 78 次/min。

服药后 3 小时 UPDRS Ⅲ 评分 51 分，改善率 30.1%，卧位血压 123/73mmHg，立位血压 129/77mmHg，右侧对指计数 79 次/min，左侧对指计数 68 次/min。

服药后 4 小时 UPDRS Ⅲ 评分 69 分，改善率 5.5%，卧位血压 132/81mmHg，立位血压 147/80mmHg，右侧对指计数 63 次/min，左侧对指计数 65 次/min。

【思考题 4】本患者最可能的诊断及鉴别诊断是什么？

思维引导：

总结病史、体格检查、影像学检查、药物测评等结果，综合分析患者的临床特点，总结归纳病例特点，整理出诊断线索。

（四）病例特点

1. 老年男性，慢性病程。

2. 主要表现为肢体僵硬、抖动，之后逐渐出现运动迟缓、步态姿势异常，对左旋多巴类药物反应良好，既往史无特殊。

3. 体格检查显示静止性震颤、运动迟缓、步态姿势异常，不对称性受累。

4. 辅助检查提示黑质Ⅲ级，颅脑核磁未见异常，复方左旋多巴测评显著有效。

诊断主线索：

帕金森综合征，左旋多巴类药物有效。

思维引导：

运用运动障碍疾病的诊断思路，首先根据患者的症状和体征，判断患者属于运动减少的锥体外系综合征类型。同时患者具备运动迟缓、静止性震颤和肌强直，这三种症状为帕金森综合征的核心运动症状，诊断帕金森综合征必须具备运动迟缓，且至少存在静止性震颤和肌强直两项中的一项，因此该患者可诊断帕金森综合征。常见的帕金森综合征包括帕金森病、继发性帕金森综合征、遗传性帕金森综合征、帕金森叠加综合征和帕金森病，需结合患者病情在上述疾病中进行鉴别诊断。

（五）鉴别诊断

1. **继发性帕金森综合征** 原因包括感染（如脑炎、慢病毒感染）、药物、毒物（如杀虫剂、除草剂、一氧化碳等）、血管因素（如多发性脑梗死、低血压性休克）、脑外伤等，常见的有药物性帕金森综合征和血管性帕金森综合征。药物性帕金森综合征往往和患者使用抗精神病药物或其他多巴胺受体拮抗剂、多巴胺耗竭剂相关，而血管性帕金森综合征往往局限在双下肢，以步态异常起病，颅脑核磁可表现出明显的脑血管病变表现。该患者起病前无脑血管病史、脑外伤史、脑炎史，无相关药物服用史、毒物接触史，可除外继发性帕金森综合征。

2. **遗传性帕金森综合征** 往往起病年龄较小，可有家族史，多合并有肌张力障碍、认知功能障碍、精神障碍等，部分患者对左旋多巴类药物有显著疗效，可完善基因检测以明确诊断。患者中老年起病，无家族史，目前不考虑遗传性帕金森综合征。

3. **帕金森叠加综合征** 该患者诊断主要需与帕金森叠加综合征鉴别，包括皮质基底节变性、多系统萎缩、进行性核上性麻痹及路易体痴呆等。上述疾病多进展迅速，对左旋多巴药物反应差。早期可累及锥体外系及其他神经系统（皮质、锥体束、脑干、小脑以及自主神经功能系统），尤以多系统萎缩多见。该患者慢性病程，无明显的皮质、脑干、小脑以及自主神经功能系统受累表现，故考虑帕金森叠加综合征可能性不大。

4. **帕金森病** 是一种常见于中老年人的神经系统变性疾病，临床上以静止性震颤、运动迟缓、肌强直和姿势平衡障碍为主要特征。特点是慢性病程，对左旋多巴类药物有效，且有效的时间持续较长，长期使用左旋多巴类药物可出现运动并发症，包括运动波动和异动症等。

可按照如下思维导图考虑可能的疾病（图 9-6-6）：

（六）最可能的诊断

帕金森病

诊断依据：

结合运动障碍疾病协会 2015 年新版帕金森病诊断标准，患者具备运动迟缓，同时存在静止性震颤和肌强直，可纳入帕金森综合征的诊断标准。临床确诊的帕金森病需要具备：①不存在绝对排除标准；②至少存在 2 条支持标准；③没有警示征象。临床很可能的帕金森病需满足：①无绝对排除标准；②如有警示征象，1 条警示征象需对应 1 条支持标准抵消，不超过 2 条警示征象。

帕金森病的绝对排除标准包括：

1. 明确的小脑异常。

2. 向下的垂直性核上性凝视麻痹。

3. 在发病的前 5 年内，诊断为很可能的行为变异型额颞叶痴呆或原发性进行性失语。

4. 发病超过 3 年仍局限在下肢的帕金森综合征的表现。

5. 采用多巴胺受体阻滞剂或多巴胺耗竭剂治疗。

6. 对高剂量的左旋多巴治疗缺乏可观察到的治疗应答。

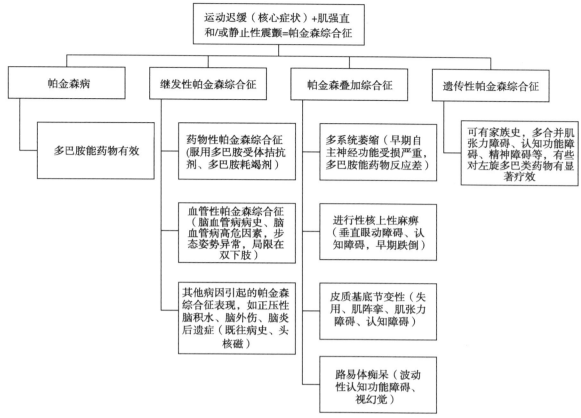

图 9-6-6　帕金森综合征的鉴别诊断思路

7. 明确的皮质性感觉丧失，明确的肢体观念运动性失用或者进行性失语。

8. 突触前多巴胺能系统功能神经影像学检查正常。

9. 明确记录的可导致帕金森综合征或疑似与患者症状相关的其他疾病。

帕金森病的警示征象包括：

1. 发病 5 年内需要使用轮椅。

2. 发病 5 年或 5 年以上，运动症状完全没有进展。

3. 发病 5 年内出现严重的发音困难或构音障碍、吞咽困难。

4. 出现喘鸣。

5. 发病 5 年内出现严重的自主神经功能障碍，包括：①直立性低血压，血压下降至少 30/15mmHg；②严重的尿潴留、尿失禁或勃起障碍。

6. 发病 3 年内反复（>1 次 / 年）摔倒。

7. 发病 10 年内出现不成比例地颈部前倾或手足挛缩。

8. 5 年也不出现任何一种常见的非运动症状。

9. 其他原因不能解释的锥体束征。

10. 双侧对称性的帕金森综合征。

帕金森病的支持标准包括：

1. 对多巴胺能药物治疗具有明确且显著的有效应答，治疗后 UPDRS Ⅲ 评分改善超过 30% 或主观记录；明确且显著的"开 / 关"期波动，有可预测的剂末现象。

2. 出现左旋多巴诱导的异动症。

3. 存在单个肢体静止性震颤。

4. 存在嗅觉丧失。

结合上述诊断标准，该患者没有绝对排除标准，符合支持标准的第 1、3 条，没有警示征象，故诊断为临床确诊的帕金森病。

【思考题5】如何制订患者下一步的治疗方案？

（七）治疗

1. 患者开始药物治疗3年，目前存在剂末现象，药物疗效时间缩短，根据帕金森病药物治疗相关指南，可增加复方左旋多巴服用次数，加用儿茶酚胺-O-甲基转移酶（COMT）抑制剂或单胺氧化酶B型（MAO-B）抑制剂，加用多巴胺受体激动剂、金刚烷胺或盐酸苯海索，或可以考虑脑深部电刺激（DBS）手术治疗。

2. 康复锻炼治疗。

思维要点：

帕金森病的治疗主要是药物治疗，进展期帕金森病可考虑脑深部电极植入术。到目前为止，帕金森病无治愈手段，治疗的主要目的是改善帕金森病患者的症状，从而提高生活质量。药物治疗主要包括复方左旋多巴类药物、MAO-B抑制剂、COMT抑制剂、多巴胺受体激动剂、抗胆碱能药物以及金刚烷胺。帕金森病患者的治疗选择需要根据患者的病情严重程度、年龄、疾病分型、合并症、药物不良反应以及患者实际需求等多方面进行考虑。该患者目前存在剂末现象，为进展期帕金森病，可考虑多种药物联合治疗，也可以选择手术治疗改善症状。

（八）诊疗后续

患者选择了DBS手术治疗，术后症状控制良好，剂末现象较前明显减少，服用药物剂量较前减少。

【小结】

本案例的患者为老年男性，病史已有9年，有运动迟缓、静止性震颤、肌强直及步态姿势异常等运动症状表现，且对多巴胺能药物反应持续良好。通过此病例，我们要学习到运动障碍性疾病的问诊、体格检查和辅助检查有其特殊的要点，通过综合分析，围绕"帕金森综合征"这个要点进行诊断和鉴别诊断。帕金森病的临床特点主要是单侧起病，多见静止性震颤，病情缓慢发展，对多巴胺能药物持续有效是诊断的要点。同时，帕金森病患者不仅有运动症状，还有非运动症状需要关注。与帕金森病需要鉴别的疾病包括帕金森叠加综合征、继发性帕金森综合征、遗传性帕金森综合征，其他的帕金森综合征有各自的特点，且很多对于多巴胺能药物反应不佳。帕金森病的治疗主要是药物治疗，同时进展期帕金森病患者可考虑脑深部电极植入术。

四、发作性四肢抽搐、意识丧失

住院患者，女性，25岁

主诉：发作性四肢抽搐6年，左上肢抖动半年，加重20d。

【思考题1】针对这一主诉，应该怎样进行病史采集，需要获得哪些临床信息？

病史资料收集与思维引导：

针对以上主诉，首先考虑是否为癫痫，需按以下步骤逐层分析：①确定发作性事件是否为癫痫发作；②确定癫痫发作的类型；③确定癫痫及癫痫综合征的类型；④确定病因；⑤确定残障情况和共患病。

发作性症状的问诊要点：首次发作时间，发作前状态或促发因素（觉醒、清醒、睡眠、饮酒、少眠、过度疲劳、心理压力、精神刺激、发热、体位、运动、前驱症状以及与月经的关系等），发作起始时的症状/体征（先兆、运动性表现等），发作时表现（睁眼、闭眼、姿势、肌张力、运动症状、自主神经症状、自动症、意识状态、舌咬伤、尿失禁等），发作演变过程，发作持续时间，发作后表现（清醒、烦躁、嗜睡、朦胧状态、失语、遗忘、头痛、肌肉酸痛等），发作频率和严重程度，脑电图检查情况，其他辅助检查（血压、血糖、电解质、心电图、头部影像学等）等诊疗经过，有无其他发作形式（如有，应按上述要点询问发作细节），发作间期状态（精神症状、记忆力、焦虑、抑郁等），发作间期有无精神运动异常；既往史方面需注意有无高热惊厥、脑炎、颅脑外伤史，了解围产史（早产、难产、缺氧窒息、产伤、颅内出血等）、精神运动发育史、家族史（癫痫、热惊厥、偏头痛、睡眠障碍、遗传代谢病等）。

（一）病史资料

现病史：患者病史6年，共4种发作形式。

第一种：6年前"感冒"发热后出现发作性四肢强直，约10余秒后出现阵挛、意识丧失、牙关紧闭、头后仰，持续半分钟左右肢体抽搐缓解,意识恢复,不伴大小便失禁,无幻嗅、幻视、腹部不适等前驱症状,意识恢复后对发作情况不能回忆,1 年内共发作 4 次,曾在我院急诊科就诊,颅脑 CT 及 MRI 提示双侧基底节病变,未行腰穿,按"癫痫 病因待查"给予"左乙拉西坦片 0.25g,每日一次"等治疗,后未再发作,服药 1 年后自行停药,近 5 年至 4d 前未再出现此种发作。4d 前患者无明显诱因再次出现发作性四肢抽搐、意识丧失,表现同前,发作频繁,1d 内发作 5 次,伴发热、咳嗽,于我院急诊留观,考虑"癫痫持续状态、肺部感染",予镇静、脱水降颅压、抗癫痫、抗感染、补液等治疗,近 2d 未再出现四肢抽搐。目前患者生命体征平稳,嗜睡,言语欠流利。

第二种:半年前因工作压力大,精神紧张,出现发作性左侧肢体抖动伴左前臂针扎样疼痛,10 余次 /d,意识清楚,无肢体强直及眼睑痉挛,5~10s 缓解,开始未在意,数日后逐渐在左侧肢体抖动 10s 后出现继发性四肢抽搐、意识丧失,院外按"癫痫"给予左乙拉西坦片、拉莫三嗪片治疗,药物逐渐加量,但效果欠佳,仍每日数次至 10 次左侧肢体抖动伴左前臂针扎样疼痛发作,患者再次自行停服全部药物。

第三种:20d 前患者无明显诱因出现发作性面肌、舌肌抽搐,意识清楚,左侧为著,左右发作频率比约 5∶1,开始持续约 5s 缓解,持续时间逐渐延长,有时可达 1min,发作频繁,每天发作次数不能计算,影响进食。目前无法经口进食。

第四种:20d 前患者无明显诱因出现发作性愣神,多在家属让患者进食时发作,无肢体摸索、咂嘴等动作,持续 30s 左右缓解,平均每天发作 5 次左右,院外再次给予左乙拉西坦片治疗,效果欠佳。

患者起病以来精神、睡眠、食欲可,大小便无殊,体重无明显减轻。

既往史:无脑炎、脑外伤史,无高热惊厥史,无药物过敏史。

个人史:足月剖宫产,3 岁前发育正常,3 岁说话,上学智力中等偏下,体育水平一般,未婚。

家族史:有一姨妈可能患有线粒体脑肌病(44 岁发病,主要表现为智力受损),该姨妈之子 8 岁时夭折,据说死于呼吸衰竭,具体不详。

对问诊的点评:

本例病史询问中,关于第一种发作形式,描述 6 年前的发作后情况时,仅描述"缓解后对发作情况不能回忆",缺少对缓解后意识状态的描述,如清醒、烦躁、嗜睡、朦胧状态等,虽然描述了"共发作 4 次",但没有指出在多长时间内发作了 4 次,且未对发作间期的状态进行描述,4d 前再次出现第一种发作形式,缺少对发作前状态或促发因素的问诊;对第三种和第四种发作形式也缺少对发作前状态或促发因素的问诊。

【思考题 2】根据上述病史资料,在体格检查时应重点关注哪些体征?

思维引导:

体格检查时重点应放在神经系统,包括意识状态、精神状态、局灶体征(偏瘫 / 偏盲等)、各种反射和病理征等。此外,要注意观察头颅形状和大小、外貌、身体畸形及关注某些神经皮肤综合征(如结节性硬化、神经纤维瘤病、表皮痣综合征等)的体征。

(二)体格检查

T 36.3℃,P 80 次 /min,R 16 次 /min,右上肢 BP 121/86mmHg,左上肢 BP 120/85mmHg。

体型偏瘦,双肺呼吸音粗,未闻及明显干湿啰音,心率 80 次 /min,心律齐,未闻及明显杂音。腹平坦,无压痛、反跳痛、肌紧张,肝脾肋下未触及。

轻度嗜睡,构音障碍,时间、地点、人物定向力及记忆力、计算力基本正常,体格检查欠合作。双侧瞳孔等大等圆,直径 3mm,双侧瞳孔直接及间接对光反射灵敏,眼球各向运动充分,未见眼震。双侧面部针刺觉对称,双侧角膜反射正常引出,双侧咀嚼对称有力。双侧额纹、面纹对称,闭目及示齿有力。双耳粗测听力可,Weber 征居中,Rinne 试验双侧气导 > 骨导。双侧软腭上抬有力,双侧转颈、耸肩有力,伸舌居中,未见舌肌纤颤。四肢肌容积、肌张力正常,肌力 4 级。共济运动不能合作。双侧肢体针刺觉及音叉振动觉对称。四肢腱反射对称减弱。双侧掌颏反射、霍夫曼征(Hoffmann sign)阴性。双侧巴氏征未引出。颈无强直,脑膜刺激征阴性。

> 对体格检查的点评:
>
> 该患者体格检查已涵盖需注意的要点。

【思考题3】根据以上病史和体格检查资料,为明确诊断并评估病情,计划安排哪些辅助检查?

思维引导:

根据病史及体格检查资料,初步判断为癫痫发作,下一步需完善辅助检查,以明确为原发性或症状性癫痫,需行颅脑 CT 和 MRI 明确有无颅内结构异常或病变;患者有可疑线粒体脑肌病家族史,体形偏瘦,上学智力中等偏下,体育水平一般,需完善认知功能评估、血乳酸、肌酶、肌电图检查,必要时完善基因检测、肌肉活检,此外应完善血、尿小分子代谢物筛查,寻找有无其他遗传代谢病证据。

(三)辅助检查

实验室检查:

- 血常规:RBC 3.85×10^{12}/L(3.5×10^{12}~5.5×10^{12}/L),Hb 99g/L(110~160g/L),WBC 6.73×10^9/L(3.5×10^9~9.5×10^9/L),淋巴细胞百分比 19.5%(20%~50%),PLT 266×10^9/L(100×10^9~300×10^9/L),HCT 32.5%(37%~50%)。
- 尿常规 + 尿沉渣:尿胆原 +−3.3μmol/L(阴性),红细胞 100.6/μl(0~5/μl)、病理管型 0.44/ml(0/ml)、红细胞 18.1/HPF(0/HPF)。
- 肝肾功、血脂、甲状腺功能、凝血功能、血沉、C 反应蛋白、免疫球蛋白、抗 O、类风湿因子、蛋白电泳、肿瘤标志物无明显异常。
- 肌酸激酶 282.1IU/L(24~194IU/L)、尿酸 76.9μmol/L(142.0~416.0μmol/L)。
- 淋巴细胞亚群分析无明显异常。
- 抗中性粒细胞胞浆抗体谱、抗心磷脂抗体均阴性。
- OGTT:无明显异常。
- 血气分析:无明显异常。
- 血氨 62.13μmol/L(9~33μmol/L),乳酸 4.5mmol/L(0.7~2.1mmol/L)。
- 腰椎穿刺术:脑脊液压力 215mmH$_2$O,生化、常规未见明显异常。
- 血小分子代谢物筛查:氨基酸、酰基肉碱未见特异性改变,未发现可疑特异性氨基酸、有机酸和脂肪酸代谢异常。
- 尿小分子代谢物筛查:未发现异常代谢产物,可以除外本中心所设定的遗传代谢疾病。另有增加的甘露醇,考虑是外源性的,与之前用甘露醇脱水降颅压相关。

影像学检查:

- 胸片:两肺纹理稍重,左肺渗出性改变可能。
- 颅脑 CT:双额多发低密度病变,双侧基底节区小软化灶。
- 颅脑 MRI:双侧基底节软化灶;双侧额顶叶病变,建议增强;右侧乳突炎性病变。
- 26d 后复查颅脑 MR:左侧额顶叶皮层及皮层下病灶较前缩小,双侧枕叶可见新发小片状 DWI 高信号病灶,皮层为主,未见明显增强。
- 颈椎 MR:颈 4~颈 5、颈 6~颈 7 椎间盘轻度突出征象;颈髓局部信号欠均匀,伪影可能性大。
- 脑电图:中度异常脑电图。间期:右侧额、颞区为著弥漫性慢波。右枕、后颞尖波。右侧颞区尖波。发作期:本次监测的发作结合症状学及 EEG 考虑为复杂部分性发作可能性大,EEG 最先出现节律性改变的位置在右额、前颞区。
- 肌电图:①针极肌电图,左侧三角肌、股四头肌静息时未见自发电位,小力收缩和大力收缩均无法配合,所检神经肌肉未见神经源性及肌源性损害;②神经传导检测,未见异常;③交感皮肤反应,四肢波形分化尚可,重复性尚可,潜伏期正常;④脑干听觉诱发电位,双侧 I、III、V 波波形分化尚可,重复性尚可,峰潜伏期及峰间潜伏期均正常,峰潜伏期及峰间潜伏期的侧间差正常;⑤体感诱发电位 - 上肢,分别刺激左右侧正中神经,双侧 N$_9$、N$_{13}$、N$_{20}$ 波形分化尚可,重复性尚可,峰潜伏期及峰间潜伏期正常,峰潜伏期及峰间潜伏期的侧间差正常;体感诱发电位 - 下肢:分别刺激左右侧胫神经,双侧腘窝(N_6)、T_{12}(N_{22})、皮层(P_{40})波形分化尚可,重复性尚可,峰潜伏期及峰间潜伏期正常,峰潜伏期及峰间潜伏期的侧间差正常。结论:神经传导速度、针极肌电图未见周围神经、肌肉的损害。自主神经系统、深感觉传导通路、听觉传导通路未见异常。

– 蒙特利尔认知评估量表(MOCA):25 分。

– 基因检测:线粒体基因组 DNA 上检测到 1 个与线粒体疾病相关的阳性点突变:m.10191T>T/C,此变异位点在线粒体基因数据库 MITOMAP(Mitochondrial Genome Map)中记录与以下疾病相关:雷氏病(Leigh's disease)/ 类 Leigh 综合征(Leigh-like syndrome)/ 癫痫、卒中、视神经萎缩、认知下降(epilepsy,stroke,optic atrophy,cognitive decline,ESOC)。与参考序列(NC_012920.1)相对比,受检者在线粒体脱氧核糖核酸(mtDNA)上共检测到 46 个单核苷酸多态性(SNP)位点,与参考序列(NM_000311)相比对,受检者在朊病毒蛋白基因(PRNP)上未检测到明确致病的 DNA 突变。

【思考题 4】本患者最可能的诊断及鉴别诊断是什么?

思维引导:

总结病史、体格检查、影像学检查、实验室检查、功能学检查结果,综合分析,运用逻辑学思维,归纳总结病例特点,整理出诊断主线索,行基因检测验证并明确诊断。归纳以上检查的意义。

(四)病例特点

1. 青年女性,慢性病程。

2. 发作性四肢抽搐 6 年,左上肢抖动半年,共 4 种发作形式。

3. 轻度嗜睡,构音障碍,四肢肌力 4 级,四肢腱反射对称减弱。

4. 颅内双侧皮层及深部白质多发长 T_1 长 T_2,FLAIR 上高信号,部分病灶具有可逆性,其余为软化灶。

5. 有可疑线粒体脑肌病家族史。

诊断主线索:

慢性反复发作性病程,颅内多发病灶,血乳酸增高,可疑线粒体疾病家族史。

思维引导:

围绕诊断主线索,运用系统思维综合分析神经系统疾病。发作性四肢抽搐、意识丧失 6 年,左上肢抖动半年,加重 20d,符合 2 次以上非诱发性发作,且间隔大于 24h,具有发作性、短暂性、重复性、刻板性特点,脑电图示发作期可见节律性改变,故癫痫诊断明确;患者颅脑 MRI 等影像学提示颅内多发病变,故考虑症状性癫痫(又称继发性癫痫)可能性大。四种发作形式包括:发作性肢体及面肌抽搐,考虑为单纯部分性发作,多见于额叶运动区癫痫发作;发作性愣神考虑为复杂部分性发作,多见于颞叶癫痫;发作性四肢抽搐、意识丧失,考虑为继发全面强直阵挛发作,4d 前频繁出现发作性四肢抽搐、意识丧失,符合癫痫持续状态,定位于广泛大脑皮层。

症状性癫痫的病因可分为 6 大类:遗传性、结构性、代谢性、免疫性、感染性及病因不明。患者血乳酸增高,提示无氧代谢增强,智力发育可能稍迟缓(3 岁说话、学习成绩中偏下等),体育成绩一般,家族史显示其姨妈可能患有线粒体脑肌病,且颅内病灶以皮层损害为主,病灶具有可逆性。综上,病因考虑线粒体脑肌病可能性大,需进一步行肌肉活检及基因检测以明确。下一步应与其他可表现为发作性四肢抽搐、意识丧失的疾病进行鉴别,包括自身免疫性脑炎相关性癫痫,感染性脑炎相关性癫痫,代谢、中毒性脑病,缺血缺氧性脑病,外伤后癫痫。

(五)鉴别诊断

1. **感染性脑炎相关性癫痫**　病前应有前驱感染史,脑脊液有炎性改变,结合此患者慢性反复发作性病程,无感染中毒症状,可基本排除。

2. **代谢性脑病**　可以表现为癫痫发作,颅内可有多发病灶,但患者血、尿代谢筛查阴性,可排除。

3. **Leigh 综合征**　是线粒体脑肌病的一个亚型,又称亚急性坏死性脑病,由于基底节区、间脑、小脑或脑干的局灶性、坏死性病变,导致患者中枢神经系统功能的进行性下降,其临床特征包括精神运动迟缓、乏力、低张力、躯干性共济失调、意向性震颤和血液、脑脊液或尿液中乳酸增高。Leigh 综合征在遗传学上和临床上都具有异质性,有时表现非典型但高度提示 Leigh 综合征,也称为类 Leigh 综合征。患者有可疑线粒体脑肌病家族史,且血乳酸升高,基因检测亦提示 Leigh 综合征可能,首先考虑此疾病可能。下一步可完善肌活检,明确有无大量异常线粒体堆积。

(六) 最可能的诊断(线粒体脑肌病、定位、定性)

线粒体疾病

　类 Leigh 综合征

　　症状性癫痫

　　　单纯部分性发作

　　　复杂部分性发作

　　　继发全面强直阵挛发作

　　癫痫持续状态

诊断依据:

1. 可能的智力发育迟缓。

2. 发作性四肢抽搐、意识丧失、左上肢、面部抖动。

3. 可疑线粒体脑肌病家族史。

4. 颅内多发病变,病灶可逆。

5. 腰穿排除感染性及自身免疫性脑炎。

患者完善肌肉活检,取左侧肱二头肌,本例肱二头肌肌肉活检光镜下未见破碎红纤维,电镜见横纹肌组织肌细胞内肌丝破坏,肌节排列紊乱,糖原增多,线粒体电子密度增高;结合患者基因检测结果 m.10191T＞T/C,支持类 Leigh 综合征。

【思考题 5】如何制订患者下一步的治疗方案?

(七) 治疗

1. 针对发病机制治疗　艾地苯醌、丁苯酞、辅酶 Q10、维生素 C、维生素 B$_1$、维生素 B$_2$、维生素 E 等细胞呼吸链成分、辅酶补充治疗,及三磷酸腺苷的能量补充治疗。

2. 对症支持治疗

(1) 控制癫痫发作:左乙拉西坦片 0.75g,口服,每 12 小时一次;氯硝西泮 1mg,口服,每 12 小时一次;苯巴比妥钠针 0.1g,肌内注射,每 12 小时一次。

(2) 营养支持:患者不能经口进食,既往无糖尿病病史,鼻饲肠内营养乳剂 1 000ml/d。

3. 健康教育　加强营养支持,避免感染、劳累等。

(八) 诊疗后续

患者症状好转,至康复科行功能锻炼。

【小结】

患者青年女性,慢性病程,以发作性抽搐为主要症状,有可能的智力发育迟缓和可疑线粒体脑肌病家族史。颅脑 MRI 可见颅内多发病变,部分病灶可逆,腰穿排除感染性及自身免疫性脑炎。肌肉活检见横纹肌组织肌细胞内肌丝破坏,肌节排列紊乱,糖原增多,线粒体电子密度增高;基因检测 m.10191T＞T/C。患者癫痫发作发病年龄较大,非幼儿起病,故支持类 Leigh 综合征。

五、颅脑外伤

住院患者,男,38 岁。

主诉:车祸致头部外伤后意识障碍 20h。

【思考题 1】对该患者进行病史询问时,应着重询问哪些要点?

病史资料收集与思维引导:

针对以上主诉,应全面系统地思考,有逻辑地询问病史资料及体格检查,但外伤患者往往送至急诊室病情较危急,询问病史及体格检查需要非常有针对性,要求能够迅速了解患者受伤严重程度并做出诊断。

头部外伤询问要点:具体受伤机制,如是车祸伤,应询问撞击时的具体情况,如着力部位、伤者是否翻滚、是否被抛出等;如是高处坠落,应询问具体的高度、坠落时的着力部位、坠落中间是否碰撞何物、坠落至何物上(如草地、水泥地面)。这些信息有助于判定受伤的严重程度,如后面影像学提示有颅内出血,可以判定具体的受伤机制(对冲伤还是冲击伤等)。

意识障碍询问要点:是否外伤后即刻出现意识障碍、程度(包括是否能唤醒、是否能言语、肢体是否能活动等),意识障碍持续的时间(是一直持续,还是进行性加重,或是有中间清醒期)。如有中间清醒期,考虑急性硬膜外血肿的可能;如持续意识不清或昏迷,考虑原发伤较重;如意识不清急性加重,考虑颅内进展性出血的可能。

伴随症状的询问要点:是否有呕吐,包括呕吐物的颜色等,可以明确有无颅高压症状、有无应激性溃疡等;是否有四肢抽搐等(明确是否有癫痫发作);是否有外耳道或鼻腔流血流液(明确是否有外伤性脑脊液漏或颅底骨折等情况)。

(一)病史资料

现病史:患者于 20h 前酒后骑电瓶车与小轿车相撞致头部外伤,当时患者被撞后从电瓶车上飞出,头部着地,即刻出现意识不清,呼之不应,伴呕吐数次,伴大小便失禁,无明显四肢抽搐。120 紧急送往当地医院急诊救治,当时体格检查患者神志不清,格拉斯哥昏迷量表(GCS)评分 9 分(酒后),双瞳等大,对光反射存在。于当地医院急诊行颅脑 CT 提示左颞脑挫伤,左额颞顶急性硬膜下血肿,左额颞广泛蛛网膜下腔出血,基底池积血。胸部 CT 提示双侧肺挫伤。当地医院立即予气管插管,咪达唑仑镇静及对症支持治疗。后家属要求进一步转入我院急诊,我院急诊予复查颅脑 CT 提示左颞脑挫伤较前明显扩大,左额颞顶急性硬膜下血肿,中线移位,基底池部分受压,左额颞广泛蛛网膜下腔出血,基底池积血,右额、眶顶、上颌窦外侧壁多发骨折,右颧弓骨折。胸部 CT 提示双肺挫伤,肺不张。予以急诊收治入院。

既往史:无特殊。否认高血压病、糖尿病等慢性病史,否认既往外伤、输血、传染病、手术及过敏史,否认长期服用抗凝药物及抗血小板药物病史。

个人史:无特殊。

家族史:无特殊。

对问诊的点评:

该患者的问诊已基本覆盖上述要点。

【思考题 2】对该患者进行体格检查时,需要特别关注的情况有哪些?

思维引导:

对于颅脑外伤的患者,首先需关注生命体征,如血压上升、脉搏缓慢、呼吸加深变慢提示有颅内压增高,血压忽高忽低、呼吸忽快忽慢、心律不规则及中枢性高热提示有脑干损伤,呼吸浅而不规则或叹息状提示中枢性呼吸衰竭,必要时行心电血压监测、开放气道、吸氧、气管插管、呼吸机辅助呼吸,存在休克需建立静脉通道,补液抗休克,如伤口存在大出血,需进行伤口止血、包扎、固定。之后检查神经系统体征,行 GCS 评分,明确有无头痛、呕吐、视神经乳头水肿等高颅压表现,观察意识障碍、瞳孔变化、锥体束征,明确有无脑疝形成,通过上述检查初步判断是否存在脑挫伤、颅内血肿、脑疝、脑干损伤等严重情况。此外,还需进行全身体格检查,检查有无合并其他部位损伤。

(二)体格检查

T 36.5℃,R 16 次 /min,P 92 次 /min,BP 120/70mmHg。

体型中等,体格检查不配合,皮肤、巩膜无黄染,未见皮肤色素沉着、肝掌、蜘蛛痣、扑翼样震颤。浅表淋巴结无肿大。甲状腺未及肿大。心肺(−)。腹软,全腹无压痛、反跳痛、肌紧张,肝肋下未及,质软,压痛(−),脾肋下未及。移动性浊音(−),肠鸣音正常。双下肢不肿。

神志不清,气管插管,GCS 评分 6 分,右侧熊猫眼,视力视野体格检查不配合,双侧瞳孔直径 2mm,对光迟钝,无明显鼻腔流血流液,双侧外耳道无明显流血流液,右侧巴氏征阳性。刺激后四肢可见活动,具体肌力体格检查不配合。

对体格检查的点评：

该患者的体格检查已基本覆盖上述要点。

【思考题3】为明确诊断并评估病情,计划安排哪些辅助检查?

（三）辅助检查

－血常规:WBC 11.44×10⁹/L,中性粒细胞百分比 85.3%,PLT 60×10⁹/L,Hb126g/L,红细胞平均体积（MCV)35.5%。

－肝肾功能、电解质:ALT 42IU/L,AST 74IU/L,ALB 39g/L,Cr 60μmol/L,K 4.0mmol/L,Na 137mmol/L。

－凝血:INR 1.01,PT 11.6s,APTT 19.0s,纤维蛋白原(Fbg)2.8g/L,D-Dimer 13.24FEUmg/L,FDP 27.4μg/ml。

－血糖:8mmol/L。

－颅脑 CT:左颞脑挫伤,左额颞顶急性硬膜下血肿,中线移位,基底池部分受压,左额颞广泛蛛网膜下腔出血,基底池积血,右额、眶顶、上颌窦外侧壁多发骨折,右颧弓骨折(图 9-6-7,图 9-6-8)。

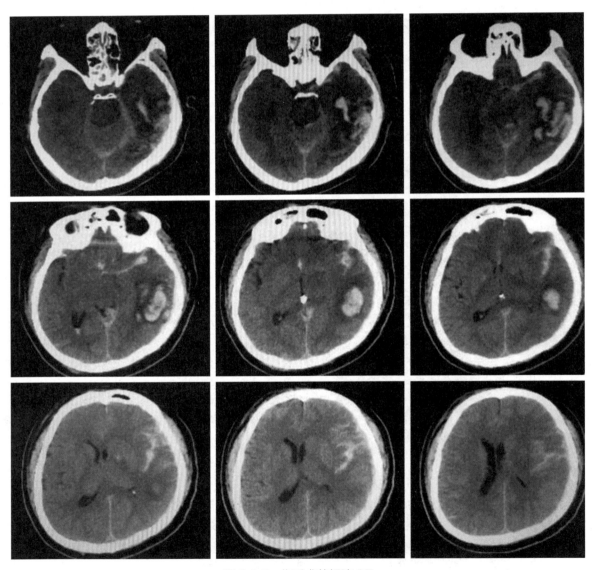

图 9-6-7　伤后术前颅脑 CT

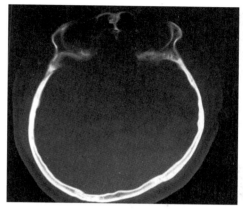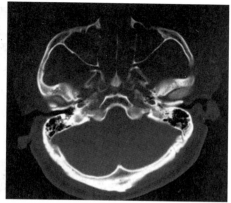

图 9-6-8　伤后术前颅脑 CT 骨窗位

【思考题 4】本患者最可能的诊断及鉴别诊断是什么？

（四）病例特点

1. 男性,38 岁。

2. 车祸致头部外伤后意识障碍 20h 入院,外伤史明确。

3. 体格检查:神志不清,气管插管,GCS 评分 6 分,右侧熊猫眼,视力视野体格检查不配合,双侧瞳孔直径 2mm,对光迟钝,无明显鼻腔流血流液,双侧外耳道无明显流血流液,右侧巴氏征阳性。

4. 我院急诊颅脑 CT 提示左颞脑挫伤较前明显扩大,左额颞顶急性硬膜下血肿,中线移位,基底池部分受压,左额颞广泛蛛网膜下腔出血,基底池积血,右额、眶顶、上颌窦外侧壁多发骨折,右颧弓骨折。胸部 CT 提示双肺挫伤,肺不张。

5. 患者意识存在进行性下降,从当地医院 GCS 评分 9 分下降至入我院急诊 GCS 评分 6 分。

诊断主线索:

患者车祸伤病史明确,根据体检及 CT 表现,患者存在头部及胸部外伤,首要诊断应该为多发伤,患者 GCS 评分 <9 分,根据 GCS 评分分级,应该诊断为重度颅脑创伤。对于颅脑外伤的诊断,随着 CT 的普及,诊断目前并不难。但对于主要为头部外伤的患者,诊断时需要综合考虑全身其他部位是否也存在多发伤的情况。

（五）初步诊断

多发伤

　重度颅脑创伤

　　左颞脑挫伤

　　左额颞顶急性硬膜下血肿

　　广泛蛛网膜下腔出血,基底池积血

　　右额、眶顶、上颌窦外侧壁多发骨折,右颧弓骨折

　双肺挫伤

【思考题 5】如何制订患者下一步的治疗方案？

（六）治疗

对于颅脑外伤,根据患者外伤病史及影像学资料诊断目前并不难,比较难的是如何治疗。对于颅脑外伤患者,往往病情较急,特别是对于颅内出血导致颅高压甚至脑疝患者,往往需要迅速做出诊断后立即完善术前准备,进行急诊手术治疗。

1. **一般对症支持治疗**　止血(氨甲环酸、维生素 K_1 等,如果患者有凝血功能异常,考虑创伤后凝血功能障碍,还需要使用凝血酶原复合物、纤维蛋白原等迅速纠正凝血功能,防止进展性颅内出血),脱水(甘露醇、高渗盐水等),预防癫痫(丙戊酸钠等),预防应激性溃疡(质子泵抑制剂等)。

2. **伤后凝血功能障碍的治疗**　患者 GCS 评分 6 分,颞叶脑挫伤 >20ml 伴中线移位及基底池受压,已经达到急诊手术指征,但患者血小板低,存在相对手术禁忌,因此给予积极术前准备,一边手术一边积极纠正凝血功能。凝血功能障碍纠正方案如下:考虑患者凝血功能障碍主要表现为血小板低,但预约血小板血库提示血小板紧缺,当天没有血小板输注,为此我们进行另外的替代方案进行纠正,包括给予氨甲环酸 1g 静脉滴注

（20min 内滴完），再给予氨甲环酸 1g 静脉维持 8h，予以新鲜冰冻血浆 400ml，冷沉淀 6u，纤维蛋白原 1.5g。准备人重组凝血因子Ⅶa，考虑到手术主要目的是减压，因此，首先进行去大骨瓣减压术，如去大骨瓣后硬膜张力仍高，如果有人重组凝血因子Ⅶa，考虑输注入重组凝血因子Ⅶa 后行颅内血肿清除术。

3. 手术治疗　手术方案为大骨瓣减压＋颅内血肿清除术。一边开颅一边按上述方案积极纠正凝血功能，去大骨瓣后硬膜张力仍高，立即给予人重组凝血因子Ⅶa 2mg 后进一步行开颅血肿清除术。

4. 颅内压（ICP）监测　开颅术后给予脑室穿刺 ICP 监测术，便于术后实时监测 ICP 并指导降颅压治疗（图 9-6-9）。

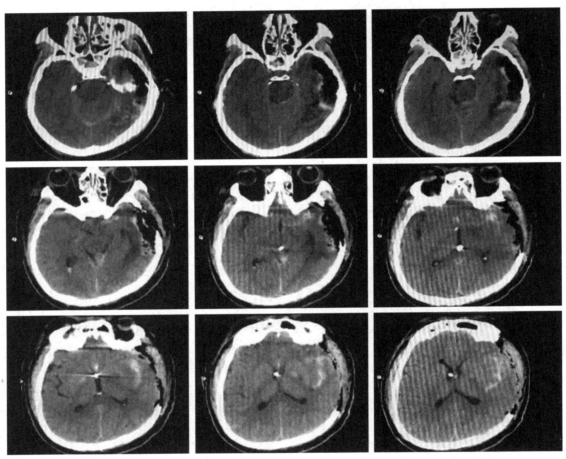

图 9-6-9　术后头颅 CT

5. 术后治疗策略　术后仍需积极控制 ICP 平稳，首先给予小剂量甘露醇脱水（125ml q.8h.），如 ICP 高于 20mmHg，再考虑加大脱水药剂量。同时予以积极镇静镇痛，开放脑室外引流等治疗，积极控制肺部感染。

（七）诊疗后续

患者术后 1 个月病情平稳，神志转清，简单遵嘱，自主睁眼，四肢活动可，无明显四肢肌力下降，气管切开未封管，转康复医院进一步康复治疗。

【小结】

颅脑创伤患者往往送至急诊室病情较危急，询问病史及体格检查需要非常有针对性，要求能够迅速了解患者受伤严重程度并做出诊断。患者的病史收集及体格检查如具体受伤机制、意识障碍程度、持续时间以及一些伴随症状如是否有呕吐、是否有四肢抽搐、是否有外耳道或鼻腔流血流液都有助于快速判断病情。

对于颅脑外伤，根据患者外伤病史及影像学资料诊断目前并不难，比较难的是如何治疗。对于颅脑外伤患者，往往病情较急，特别是对于颅内出血导致颅高压甚至脑疝患者，往往需要迅速做出诊断后立即完善术前准备，进行急诊手术治疗。对于存在一定合并症，如凝血功能障碍

ER-6-5-1　知识链接：本例相关知识

或是急诊手术指征存在争议的患者,往往比较难判断是立即急诊手术还是保守治疗,此时 ICP 监测可能对于患者进一步的处理有着指导性的作用。ICP 指导下的颅脑创伤救治已经成为目前国内外颅脑创伤救治的常规化流程,因此,对于颅脑创伤患者,特别是重型颅脑创伤患者,掌握 ICP 监测指导下的颅脑创伤救治,以及阶梯式的颅内压控制策略十分重要。

六、突发头痛伴意识障碍

急诊患者,女,61 岁。

主诉:突发剧烈头痛伴意识障碍 2h。

【思考题 1】对该患者进行病史询问时,应着重询问哪些要点?

病史资料收集与思维引导:

头痛的问诊要点:发病情况、部位、性质、程度、发生时间、持续时间、伴随症状(是否有恶心、呕吐、眩晕、视力障碍、癫痫发作、脑膜刺激征、神经功能紊乱等)、有无加重/缓解因素。

意识障碍的问诊要点:意识障碍出现的时间,程度(最轻的意识障碍是嗜睡,其次为意识模糊、昏睡或谵妄程度较前均更加严重,昏迷则为最严重的意识障碍),伴随症状(是否有发热、呼吸缓慢、心动过缓、高血压、脑膜刺激征等),有/无加重或缓解。

(一)病史资料

现病史:患者入院前 2h 突发剧烈头痛伴恶心呕吐。起初患者意识尚清,后逐渐出现意识障碍伴二便失禁,无明显肢体抽搐。发病后先送至外院,行颅脑 CT 提示蛛网膜下腔出血(SAH)、左颞血肿。后立即送至我院急诊,入院时患者 GCS 评分 8 分,双瞳等大等圆,对光反应迟钝,颈项强直,余体格检查不配合。呼吸急促,予气管插管后复查颅脑 CT 提示 SAH、左颞血肿。进一步行颅脑 CTA 提示左侧大脑中动脉(MCA)动脉瘤。为进一步诊治,收入我科。

既往史:既往体健,否认高血压病、糖尿病等慢性病史,无传染病史,无手术史,无长期服用药物,否认食物药物过敏史。

个人史:无特殊。

家族史:亲属中有脑血管意外患者。

对问诊的点评:

本例病史询问过程中存在以下不足:在头痛方面应追问诱发、缓解因素、持续时间、是否有神经功能障碍等;在意识障碍方面应追问患者意识障碍的程度,以及是否出现生命体征不稳等情况;既往史方面应追问既往是否有出现过脑血管意外。

【思考题 2】对该患者进行体格检查时,需要特别关注的情况有哪些?

思维引导:

在全面体格检查的基础上,需重点关注患者头痛性质及部位,其始发部位常与动脉瘤破裂部位有关。常见伴随症状有呕吐、短暂意识障碍、项背部或下肢疼痛、畏光等。绝大多数病例发病后数小时内出现脑膜刺激征,以颈强直最明显,克尼格征(Kernig sign)、布鲁津斯基征(Brudzinski sign)可阳性。眼底检查可见视网膜出血、视神经乳头水肿,约 25% 的患者可出现精神症状,如欣快、谵妄、幻觉等。还可有癫痫发作,局灶神经功能缺损体征,如动眼神经麻痹、失语、单瘫或轻偏瘫、感觉障碍等。

(二)体格检查

T 36.5℃,R 16 次/min,P109 次/min,BP 162/81mmHg。

皮肤、巩膜轻度黄染,未见皮肤色素沉着、肝掌、蜘蛛痣、扑翼样震颤。浅表淋巴结无肿大。甲状腺未及肿大。心肺(-)。腹软,全腹无压痛、反跳痛、肌紧张,肝脾未触及。移动性浊音(-),肠鸣音正常。双下肢不肿。自主呼吸,气管插管,GCS 评分 8 分,Hunt-Hess IV 级,双侧瞳孔直径 3mm,等大等圆,对光反射迟钝,左侧肢体可见自主活动,右侧肢体无自主活动,右下肢腱反射亢进,病理征(+);余体格检查不配合。

ER-6-6-1 知识
链接:Hunt-Hess
分级

对体格检查的点评:

该患者体格检查已基本覆盖需注意的要点。

【思考题3】为明确诊断并评估病情,计划安排哪些辅助检查?

思维引导:

急诊遇到此类患者,根据患者突发剧烈头疼、伴随恶心呕吐、短时间内出现意识障碍,应考虑脑血管意外疾病,故下一步应完善血常规、肝功能、凝血功能、肝炎病毒血清学指标等实验室检查以及颅脑影像学(CT及CTA)等影像学检查。

(三)辅助检查

- 血常规、尿常规、肝肾功能、电解质、血型、血糖、凝血功能、乙肝血清学指标、HIV、快速血浆反应素环状卡片试验(RPR)、TPPA、胸片、心电图均无明显异常。
- 影像学检查:CT提示SAH,左颞血肿(图9-6-10),改良Fisher分级0级;CTA提示左侧MCA分叉部动脉瘤(图9-6-11)。

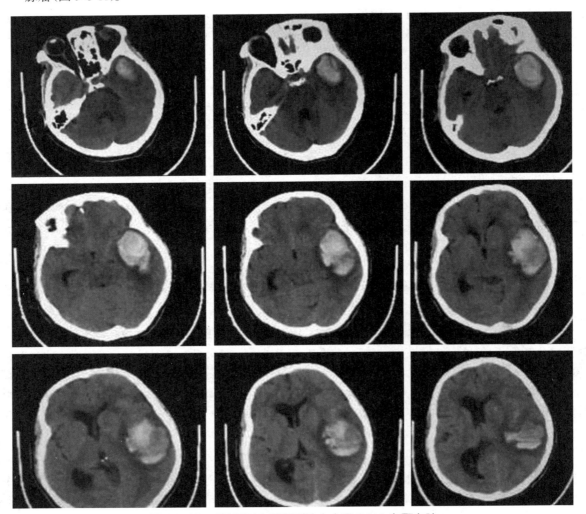

图9-6-10 CT提示左侧侧裂池内少量SAH,左颞血肿

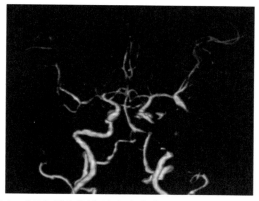

ER-6-6-2 知识
链接:改良 Fisher
分级

图 9-6-11 CTA 见左侧大脑中动脉分叉部动脉瘤,瘤体指向颞叶

【思考题 4】本患者最可能的诊断及鉴别诊断是什么?

思维引导:

头痛是神经科最常见的症状,包括颅内、外各种性质的疼痛。可见于多种疾病,大多无特异性,还可以见于全身感染、精神紧张等。因此,在诊疗过程中需要系统全面考虑问题,结合体格检查、影像学(对此病例诊断有重要意义)、实验室检查、功能检查等表型资料,综合分析各资料特点,运用逻辑学思维,归纳总结病例特点,整理出诊断主线索,以明确诊断,进而指导治疗。

突发的剧烈头痛,持续不减,并伴有不同程度的意识障碍而无发热者,多提示颅内血管性疾病(如蛛网膜下腔出血);急性起病同时伴有体温升高者则多为感染性疾病;长期反复的发作性或搏动性头痛多为血管性头痛或神经官能症;慢性进行性头痛并伴有颅内压力增高的患者,需警惕是否有颅内占位病变。

(四)病例特点

1. 中年女性,急性病程。

2. 突发剧烈头痛 2h,伴恶心呕吐及意识障碍、二便失禁。

3. 患者 GCS 评分 8 分,对光反应迟钝,颈项强直。

4. 颅脑 CT 提示左侧侧裂池内少量 SAH,左颞血肿;CTA 见左侧 MCA 分叉部动脉瘤,瘤体指向颞叶。

诊断主线索:

突发剧烈头痛伴意识障碍 2h。

思维引导:

围绕诊断主线索,运用系统思维,考虑到相关的多种神经系统疾病以及有相关表现的其他系统疾病。突发剧烈头痛伴意识障碍,且无缓解趋势,多提示为脑血管事件。及时行颅脑 CT 及 CTA 可快速、准确地了解患者颅内情况,并初步排查引起脑血管事件的原因。

SAH 多起病急骤,可有/无先兆症状,发病突然、剧烈头痛、畏光、恶心呕吐、面色苍白/全身冷汗。还可出现眩晕、项背痛或下肢疼痛。半数患者出现精神症状,如烦躁不安,意识模糊,定向力障碍等。以一过性意识障碍多见,严重者昏迷,甚至出现脑疝死亡。20%~30% 出血后合并脑积水。SAH 后 1~2d 出现脑膜刺激征。

对于有意识障碍的患者,需要准确地判断出患者是否昏迷。其中昏迷又分为以下 3 个阶段:

1. 轻度昏迷 意识大部分丧失,无自主运动,对声、光刺激无反应,对疼痛刺激尚可出现痛苦的表情或肢体退缩等防御反应,角膜反射、瞳孔对光反射、眼球运动及吞咽反射等可存在。

2. 中度昏迷 对各种刺激均无反应,对于强烈的刺激可出现防御反射。角膜反射减弱,瞳孔对光反射迟钝,眼球无转动。

3. 深度昏迷 全身肌肉松弛,对各种刺激全无反应。深、浅反射均消失。

熟练掌握 GCS 有助于快速判断患者意识障碍程度,GCS 评分法最高分为 15 分,表示意识清楚,12~14 分为轻度意识障碍,9~11 分为中度意识障碍,8 分以下为昏迷,分数越低,意识障碍程度越重。具体评分标准如表 9-6-2:

表 9-6-2　GCS 评分表　　　　　　　　　　　　　单位：分

项目	患者反应	评分
睁眼反应	自动睁眼	4
	呼唤睁眼	3
	刺痛睁眼	2
	刺痛无反应	1
运动反应	遵嘱动作	6
	刺痛定位	5
	刺痛时肢体回缩	4
	刺痛时肢体屈曲	3
	刺痛时肢体伸直	2
	刺痛无反应	1
语言反应	切题	5
	不切题	4
	含混不清	3
	唯有声叹	2
	无反应	1

（五）鉴别诊断

1. 海绵状血管瘤　是年轻人反复脑出血的常见原因之一，DSA 常为阴性；CT 见蜂窝状的不同密度区伴钙化灶，可略增强，周围脑组织轻度水肿，很少有占位效应。

2. 动静脉畸形　是一种先天性局部脑血管发生学上的变异。脑动脉和脑静脉之间缺乏毛细血管，致使动脉与静脉直接相通，形成动静脉之间的短路，导致一系列脑血流动力学的紊乱。临床上常表现为反复颅内出血、部分性或全身性癫痫发作、短暂性脑缺血发作和进行性神经功能障碍，也是引起颅内自发性蛛网膜下腔出血的第二位病因。

3. 出血型烟雾病　是一组以 Willis 环双侧主要分支血管（颈内动脉虹吸段及大脑前、中动脉，有时也包括大脑后动脉起始部）慢性进行性狭窄或闭塞，继发出现侧支异常的小血管网为特点的脑血管病。一部分患者以脑出血、脑室出血或 SAH 为首发表现。

4. 高血压脑出血　常发生于 50~70 岁，男性略多，有较长期的高血压动脉硬化病史，冬春季易发，出血后血压明显升高，临床症状常在数分钟至数小时达到高峰。脑 CT 扫描检查可见脑内血肿呈高密度区域。

5. 动脉瘤　是引起自发性蛛网膜下腔出血最常见的疾病。部分患者在动脉瘤破裂前常有明显的诱因，如重体力劳动、咳嗽、用力大便等。部分患者可以无明显诱因，甚至发生在睡眠中。多数患者突然发病，通常以头痛和意识障碍为最常见和最突出的表现。DSA 可确定动脉瘤的部位。

（六）最后诊断

左侧 MCA 分叉部动脉瘤

　蛛网膜下腔出血

　左侧颞叶血肿

【思考题 5】如何制订患者下一步的治疗方案？

（七）治疗

手术治疗

1. 完善术前检查及准备。

ER-6-6-3　开颅大脑前动脉动脉瘤夹闭术（视频）

2. 手术安全性评估。血、尿常规，肝肾功能，电解质，血糖，凝血功能，血型，乙肝血清学指标，RPR，HIV，胸片，心电图等。

3. 手术方案评估。入路选择，手术要点。

4. 急诊行全脑血管造影＋开颅血肿清除＋动脉瘤夹闭术。

治疗思维要点：

近 2/3 的 SAH 患者在获得专科治疗前死亡，提高院前及急诊室的诊治水平是我们的面临的挑战。控制过高的血压(>180mmHg)和止血剂(如氨甲环酸)的应用是行之有效的方法。针对病因的治疗是治疗学思维中最根本、最重要的治疗。动脉瘤的直接夹闭或血管内介入治疗不仅能防止再出血，也为以后的血管痉挛治疗创造条件。目前血管痉挛的治疗效果不佳，治疗过程中维持血容量正常不扩容、维持血液浓度正常不稀释、维持血压正常不升高可减少血管痉挛的发生。

除积极采取外科措施外，内科对症支持治疗同样重要，应保持患者呼吸道通畅，限制额外刺激，保持大便通畅。同时，监测血压、血氧饱和度、中心静脉压、颅内压及 24h 出入液等都有助于判断患者病情变化，并及时调整治疗方案。

ER-6-6-4　知识链接：指南推荐

（八）诊疗后续

患者于发病后行左侧大脑中动脉分叉部动脉瘤夹闭，术后予以止血、防止血管痉挛、营养等对症支持治疗，一般情况好转，2 周后出院。出院时患者神清，GCS 评分 15 分，右侧肢体肌力 4 级，肌张力正常。半年及 1 年后随访，证实动脉瘤夹闭效果良好，未见复发及残留。

【小结】

本案例患者以"突发剧烈头痛伴意识障碍 2h"为主诉入院，我们应围绕"头痛"和"意识障碍"的问诊要点，系统全面地收集病史资料，并结合体格检查、影像学检查、实验室检查等表型资料，综合分析，归纳总结病例特点，进而围绕"蛛网膜下腔出血"这一主线索展开鉴别诊断，运用综合诊断法和排除诊断法，结合影像学，最终确定病因为"左侧大脑中动脉瘤分叉部动脉瘤破裂出血"。治疗上，以祛除病因(夹闭动脉瘤)、积极预防血管痉挛、监测患者生命体征、营养支持为主要原则，充分体现了治疗学思维。

（毛　颖）

七、大脑半球多发性占位病变

住院患者，男，37 岁

主诉：发作性左侧面部和肢体抽搐 3 次。

【思考题 1】对该患者进行病史询问时，应着重询问哪些要点？

病史资料收集与思维引导：

针对以上主诉，首先需要明确是不是癫痫，需要针对 3 次发作情况进行详细的询问：3 次发作情况是否相同？有无诱因？有无发作先兆？发作起始部位？发作累及的部位？有无意识丧失？发作形式？持续时间？发作后状态，有无肢体瘫痪？其次需要明确是原发性癫痫还是继发性癫痫，需要询问是否合并有头痛、呕吐、视物模糊等颅内压增高的表现？是否合并有肢体偏瘫、感觉障碍和言语障碍等神经功能障碍表现？既往是否有类似的癫痫发作病史？有无癫痫家族史？再次需要进一步明确病因和损伤部位。需要询问病程中有无头痛、发热病史？有无接触寄生虫(如生食猪肉等)、疫区生活史？既往有无恶性肿瘤病史？

（一）病史资料

现病史：患者 2018 年 11 月 23 日晚上 10 时于睡眠中突然出现左侧面部抽搐，随后左侧上肢及左侧下肢出现不能控制的强直和抽搐，发作当时意识清楚，数 10 秒后发作停止，未遗留肢体无力等不适。11 月 24 日凌晨又有类似发作一次，持续数 10 秒。11 月 24 日上午至当地医院就诊，行颅脑 MRI 扫描发现"右侧中央区占位性病变"，予以口服丙戊酸钠 0.5 b.i.d. 控制癫痫。11 月 24 日下午出现第 3 次发作，持续数 10 秒，3 次发作表现基本相同，发作期间患者均意识清楚，其后无类似发作。2018 年 11 月 25 日来我院门诊就诊。发病以来,精神、睡眠稍差,胃纳可,大小便正常,体重无明显下降。

既往史:既往体健,无高血压病、糖尿病等慢性病史,否认乙肝、结核等传染病史,无手术外伤史,无食物、药物过敏史。

个人史:否认不洁性生活史,无生食习惯,不抽烟,无酗酒。

家族史:无特殊。

对问诊的点评:

本例病史采集,详细描述了癫痫发作的情况,但病史中未提及病程中患者是否有其他表现,如头痛、发热等;是否合并有其他神经系统症状,如视物模糊、肢体无力、感觉障碍等。

【思考题2】对该患者进行体格检查时,需要特别关注的情况有哪些?

思维引导:

在全面体格检查的基础上,需要重点关注神经系统体征:患者的意识评估,如计算力、定向力、记忆力等的评估;眼底的检查,是否存在视神经乳头水肿? 是否存在面瘫? 四肢的肌力、肌张力、感觉系统的检查,尤其是病理征的检查。

(二) 体格检查

T 36.8℃,R 16 次 /min,P 80 次 /min,BP 128/84mmHg。

神志清楚,对答切题,计算力、定向力、记忆力等正常。体型中等,皮肤、巩膜无黄染,无皮疹,未见皮肤色素沉着,浅表淋巴结未扪及肿大,甲状腺未扪及肿大,心肺(−),腹部平软,无压痛、反跳痛,肝肋下未扪及,肠鸣音正常,双下肢不肿。双眼矫正视力1.0,视野无缺损,未见视神经乳头水肿。双瞳等大等圆,对光反应灵敏。面部感觉正常,角膜反射灵敏,皱眉、闭眼、鼓腮、露齿等动作对称,双耳听力正常,悬雍垂居中,咽反射正常,伸舌居中。四肢肌力、肌张力正常,感觉系统检查未见异常,生理反射存在,未引出病理反射。

对体格检查的点评:

该患者体格检查已基本覆盖需注意的要点。

【思考题3】为明确诊断并评估病情,计划安排哪些辅助检查?

思维引导:

对以局灶性癫痫发作为表现的患者,需要考虑到继发性癫痫的可能性,除了常规的颅脑CT和MRI检查帮助定位诊断以外,还需要考虑到相关疾病的病因诊断,并进行相关的可疑疾病的病因学筛查,避免只考虑到中枢神经系统原发性疾病。

(三) 辅助检查

– 血常规:WBC 3.9 × 10⁹/L,中性粒细胞百分比 63.3%,嗜酸性粒细胞百分比 1.3%,Hb 146g/L,MCV 86fl,PLT 97 × 10⁹/L。

– 肝功能:ALT 9IU/L,AST 15IU/L,ALB 49g/L,TBil 4μmol/L。

– 肾功能:Scr 87μmol/L,BUN 6mmol/L。

– 凝血功能:PT 11s,INR 0.95(0.92~1.15),APTT 21.7s。

– 乙肝五项及丙肝抗体(−)。

– RPR 阳性(++)(1∶8),TPPA 抗体阳性。

– 颅脑 MRI 平扫及增强(2018 年 11 月 24 日)如图 9-6-12:

患者于 2018 年 12 月 7 日收治入院,术前再次评估,影像学检查结果如图 9-6-13:

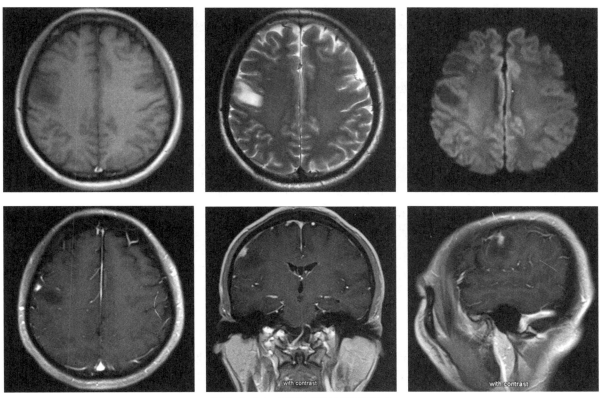

图 9-6-12　颅脑 MRI 平扫及增强

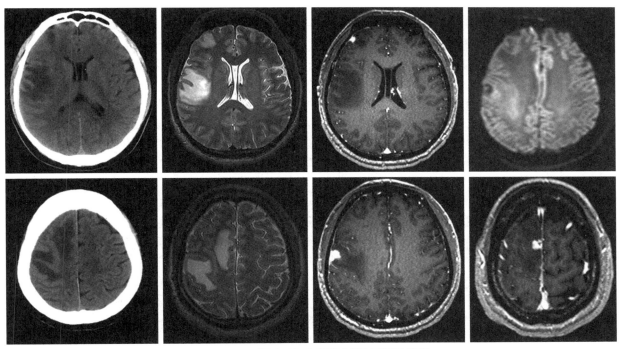

图 9-6-13　颅脑 CT 和颅脑 MRI 平扫及增强

【思考题 4】本患者最可能的诊断及鉴别诊断是什么?

思维引导:

总结病史、体格检查、实验室检查和影像学资料,运用逻辑学思维,归纳总结病例特点,整理出诊断主线索,做出定位诊断和定性诊断。

（四）病例特点

1. 男性，37 岁，亚急性病程。

2. 发作性左侧面部和肢体抽搐 3 次，口服抗癫痫药物后控制。

3. 无头痛、肢体无力、感觉障碍等神经系统症状和体征。

4. 两周之内由颅内单发病灶进展为颅内多发（3 个）病灶。

5. RPR 阳性（++）（1∶8），TPPA 抗体阳性。

诊断主线索：

局灶性癫痫发作，颅内单发病灶迅速进展成颅内多发病灶，RPR 阳性，TPPA 抗体阳性。

思维引导：

围绕诊断主线索，运用系统思维，考虑到相关的多种神经系统疾病以及有相关表现的其他系统疾病。

定位诊断：患者以典型的局灶性癫痫发作起病，发作起始部位是左侧面部，据此可定位于右侧中央区皮层外侧（面部运动区皮层）周围，患者发病时的颅脑 MRI 检查证实了该定位诊断。

定性诊断：患者以癫痫起病，病程中无发热，无其他神经系统症状和体征，病情进展较快，在两周内颅内病灶由单发病灶进展为多发病灶，病灶强化结节位于皮层表面，伴有明显的病灶周围白质水肿，定性诊断需要考虑到：特异性感染性病变、非特异性炎性病变、中枢神经系统原发性肿瘤和转移瘤等，需要进行相关的检查和评估。

（五）鉴别诊断

1. **感染性疾病** 患者年龄较轻，病情进展迅速，虽然病程中无发热、头痛等急性感染症状，但患者以癫痫起病，颅脑 MRI 增强显示 3 个占位病灶都位于皮层表面，呈明显的结节样强化，伴有明显的病灶周围白质水肿，呈现炎性肉芽肿样表现，与常见的细菌感染引起的脑脓肿改变不同，后者 DWI 呈高信号，本例 DWI 为低信号，需要考虑到寄生虫、梅毒、结核分枝杆菌等引起的颅内多发性感染性疾病的可能，并进行相关的血液和脑脊液标本的检查。

2. **转移瘤** 颅内多发性转移瘤多见于 40 岁以上中老年人，以局灶性神经功能障碍为首发症状，颅内压增高症状明显，转移病灶本身很小，但却可以引起广泛的水肿。脑转移瘤患者多数会有其他系统恶性肿瘤病史，但临床上也会遇到以颅内转移瘤为首发表现的，因此需要进行详细的体格检查，结合肺部 CT、腹部 B 超，甚至是全身 PET-CT 检查，以明确身体其他部位是否存在病变。

3. **原发性中枢神经系统淋巴瘤（PCNSL）** 颅内多发占位性病变需要考虑到 PCNSL，该病常呈慢性或亚急性起病，一般发病在 50 岁以上，男女均可发病，后期进展较快，临床上多以反应迟钝、认知障碍及精神症状为主。病变以中线及旁中线结构脑实质最易受累，多以基底节、丘脑、脑干、脑室旁为中心，可有占位效应，也可在皮质下白质区呈斑片状浸润性生长。CT 平扫可呈低、等或高密度，MRI 可见稍长 T_1、稍长 T_2 信号，DWI 呈稍高信号。CT 或 MRI 增强后多呈均一团块、结节或云雾状强化。

4. **脱髓鞘病变** 包括急性播散性脑脊髓炎、多发性硬化和假瘤样脱髓鞘病。本例需要重点与急性播散性脑脊髓炎相鉴别，该病好发于儿童和青壮年，多在感染或疫苗接种后 1~2 周急性起病，临床表现为突然出现的发热、头痛、抽搐、意识障碍和精神异常，还可伴随脑局灶性损害的表现，如偏瘫、视力障碍、共济失调等，病变广泛分布于大脑、脑干、小脑和脊髓，灰质、白质均可受累，以白质为主。

5. **脑胶质瘤病** 胶质瘤是最常见的颅内原发性肿瘤，可以呈现多中心起源，出现在不同的脑叶。脑胶质瘤病以神经胶质细胞弥漫性生长为特征，多累及 3 个或 3 个以上脑叶，常累及两侧半球，最常见的位置是脑白质，并侵犯深部结构，如胼胝体、基底节和丘脑等部位，MRI 表现为片状弥漫性 T_1 低信号、T_2 高信号，可无明显强化，如果增强后肿瘤内部有强化，往往提示肿瘤恶性程度较高。

思维引导：

以癫痫为主要表现的颅内多发性占位，除了肿瘤性病变以外，需要考虑到炎性病变的诊断，包括特异性感染性病变（如寄生虫、梅毒、结核分枝杆菌等）和非特异性炎性病变（如脱髓鞘病变和血管炎等），需要结合临床表现和影像学特点，系统地思考，利用排除诊断方法，结合相关的辅助检查，逐一进行排除，对于一些诊断困难的病例，需要进行病灶活检或切除，以获取病理，明确诊断。

（六）最后诊断

为明确病变性质,需对病灶进行活检。本例患者存在 3 个强化病灶,手术方案制订时,需要考虑到不同性质的病灶处理的原则不同。一般会选择先手术切除或活检非功能区的病灶(本例选择先处理额叶前部的病灶),根据术中冰冻的结果,再来决定是否需要处理其他病灶。

该患者术中冷冻切片和石蜡病理切片均诊断:浆细胞增生性肉芽肿性病变。结合血清学检查结果:RPR阳性(++)(1:8),TPPA 抗体阳性,诊断为梅毒感染引起的中枢神经系统多发性肉芽肿性病变。

【思考题 5】如何制订患者下一步的治疗方案?

（七）治疗

1. 对症治疗　包括脱水、抗癫痫等。

2. 对因治疗　根据病理结果,予以抗梅毒感染治疗。

3. 健康教育　包括癫痫的防治等;建议患者性伴侣进行梅毒血清学检查,如确认为梅毒感染则亦需相应治疗。

（八）诊疗后续

患者经过抗梅毒治疗后,RPR 转阴性,颅脑 MRI 增强随访示:颅内强化病灶消失,脑水肿明显消退。目前患者继续口服抗癫痫药物治疗,无再次癫痫发作。

【小结】

本案例患者以"发作性左侧面部和肢体抽搐 3 次"为主诉入院,我们应围绕"癫痫"的问诊要点,系统全面地采集病史资料,并结合体格检查、影像学检查、实验室检查等病例资料,综合分析,归纳总结病例特点,对继发性癫痫进行发散性思维,运用排除诊断法,最终结合病理检查结果明确为"梅毒感染引起的中枢神经系统多发性肉芽肿性病变"。治疗上,以对症处理结合对因治疗为主要原则,充分体现了治疗学思维。

（王拥军　毛　颖）

第七节　血液系统疾病

一、面色苍白伴心慌气促

门诊患者,男,58 岁。

主诉:头晕、乏力、面色苍白 3 个月,活动后心慌气促加重 1 个月。

【思考题 1】针对这一主诉,应该怎样进行病史采集,需要获得哪些临床信息?

病史资料收集与思维引导:

本例病史询问是在患者门诊就诊场景下,要求医生简明扼要、抓住关键。患者发病表现为慢性过程,头晕、乏力,伴活动后心慌、气促常常是贫血患者最早的自觉症状,皮肤黏膜苍白是贫血患者最常见的体征。

贫血的症状是门诊患者就诊时最常见的主诉。该患者描述的身体不适的两个主要症状分别为"头晕、乏力 3 个月"和"活动后心慌气促加重 1 个月",而"面色苍白"则是患者被别人发现的客观伴随的疾病体征。这些症状和体征从病理生理学上反映的是机体血液红细胞携氧功能的下降,致使各脏器和组织发生缺氧改变。贫血是症状,不是一种疾病,可以发生于内科、外科、妇产科及儿科的多种疾病。临床医生首先应当确立贫血的诊断,下一步更重要的是寻找引起贫血的潜在疾病,只有查明病因,才能合理有效地治疗。

对贫血患者详细的病史采集应包括发病形式、发病时间及病程、饮食习惯、既往用药、职业暴露、毒物或化学物接触、出血倾向或出血史、慢性病史、月经史、生育史、黑便史及大便习惯改变、体重变化、尿色变化、家族遗传史以及有无发热等,并对诸项内容的重要性分别进行评估和综合分析。可为贫血病因的查寻提供有用的线索。

（一）病史资料

现病史:3 个月前患者无明显诱因出现头晕,伴乏力、困倦、食欲降低。无发热、腹痛、腹泻及黑便。小便颜色、性状无明显变化。同期,家人发现其"面色苍白",未给予特别关注。1 个月前上述症状加重,且在上楼时感心慌、气促。发病以来,精神、睡眠稍差,体重无明显下降。

既往史:2 年前因"胃溃疡出血"行胃大部切除术,术后无特殊用药史。

家族史与个人史:家族中无类似症状和特殊疾病患者。自胃大部切除术后已戒酒。

对问诊的点评:

饮酒史应该询问既往饮酒量、频率、暴露时间。结合该患者的既往史,还应尽可能了解胃大部切除术后当时的病理诊断、后续治疗、随访情况,包括术后饮食习惯、消化功能、大便性状有无变化。家族史的信息有助于帮助排除遗传性疾病所导致的贫血。

【思考题 2】对该患者进行体格检查时,需要特别关注的情况有哪些?

思维引导:

根据患者的病史,还应该评估贫血的程度、引起贫血的脏器功能受损表现,体格检查应该关注皮肤黏膜情况、舌头和心肺的体格检查、有无水肿等体征。

(二)体格检查

中度贫血貌,巩膜未见黄染,舌苔少,呈"镜面舌"表现。皮肤黏膜无出血,浅表淋巴结未扪及肿大。甲状腺不大,未扪及包块。双肺听诊无干湿啰音,心界无扩大,心率 86 次/min,律齐,各瓣膜区未闻及杂音。腹软,无压痛,肝脾未触及。双下肢无水肿。神经系统检查无明显阳性体征。

对体格检查的点评:

全面而有序的体格检查,一方面可以判断患者是否存在贫血及贫血的程度,另一方面可以针对贫血相关的潜在疾病寻找诊断的线索。皮肤黏膜检查的内容包括颜色、皮疹、溃疡、毛发、舌及指甲的改变。皮肤黏膜苍白是贫血的共同表现,并大致反映贫血的程度。皮肤巩膜黄染提示溶血性贫血。胸骨压痛和全身表浅淋巴结及肝脾大常与血液恶性疾病相关。心脏杂音可由贫血引起,但应排除可能的器质性病变。痔疮出血或妇科疾病亦不能忽略,必要时应作专科检查。神经系统检查应包括眼底。脊髓后索和侧索变性体征(如共济失调、感觉异常等)提示恶性贫血。该患者阳性体征是皮肤黏膜苍白和镜面舌。

【思考题 3】为明确诊断并评估病情,计划安排哪些辅助检查?

思维引导:

患者贫血貌、既往因"胃溃疡出血"行胃大部切除术,故考虑贫血,应该进行血常规、便潜血、造血原料等的检查。

(三)辅助检查

- 血常规:血红蛋白 87g/L,网织红细胞 2.1%,MCV 121.8fl,平均红细胞血红蛋白含量(MCH)35.4pg, WBC 3.2×10^9/L,中性粒细胞百分比 54%,淋巴细胞百分比 35%,单核细胞百分比 6%,嗜酸细胞百分比 5%,血小板计数 57×10^9/L。

- 粪便常规/潜血(-),尿常规/尿胆原(-)。

对辅助检查的点评:

门诊首次辅助检查要做到有的放矢,且在当次就诊时间内能够完成,目的是为贫血提供确切的诊断依据。血常规可确定贫血的程度和形态学分类,网织红细胞计数反映红细胞生成的活性。尿液分析应注意胆红素代谢产物和隐血。血尿可能是泌尿系统出血所致,血红蛋白尿和尿胆原增高是溶血的证据。便潜血阳性提示消化道出血。该患者门诊检查结果提示中度大细胞性贫血。

根据病史、体格检查、实验室初步检查结果,归纳总结病例特点,整理出诊断主线索,并在此基础上进行鉴别诊断。

【思考题 4】本患者最可能的诊断及鉴别诊断是什么?

(四)病例特点

1. 中年男性,缓慢起病。
2. 头晕、乏力 3 个月,活动后心慌、气促加重 1 个月等贫血表现;既往有"胃大部切除"手术史。
3. 皮肤黏膜苍白,镜面舌。肝脾、淋巴结未扪及肿大。
4. 实验室检查提示大细胞贫血的特征。

诊断主线索:

大细胞性贫血

思维引导:

通过血常规检查,可以明确该患者存在中度贫血,形态学分类为大细胞性。从贫血诊断的角度出发,按红细胞形态学分为大细胞、小细胞及正细胞性贫血,是临床上应用最广泛的贫血诊断分类,优点是简单、快捷,能够为贫血的病因学诊断引导出线索,见表 9-7-1。作为血液科医生,还应当掌握贫血形态学诊断的显微镜检查(图 9-7-1)。

表 9-7-1 贫血的细胞形态学分类

类型	MCV/fl	MCH/pg	常见疾病
大细胞性贫血	>100	32~35	巨幼细胞贫血、伴网织红细胞增多的溶血性贫血、骨髓增生异常综合征、肝病
正细胞性贫血	80~100	32~35	再生障碍性贫血、溶血性贫血、急性失血性贫血
小细胞低色素性贫血	<80	<32	缺铁性贫血、铁粒幼细胞性贫血、珠蛋白生成障碍性贫血

注:MCV. 红细胞平均体积;MCH. 平均红细胞血红蛋白含量。

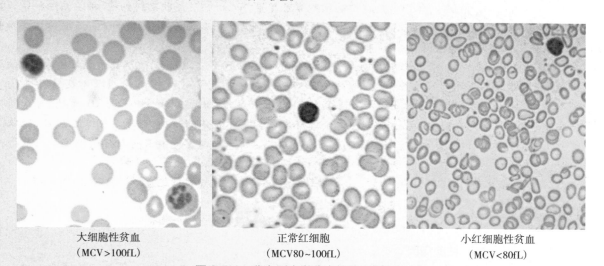

大细胞性贫血　　　　　　　　正常红细胞　　　　　　　　小红细胞性贫血
(MCV>100fL)　　　　　　　(MCV80~100fL)　　　　　　(MCV<80fL)

图 9-7-1 贫血形态学分类的显微镜镜检

MCV. 红细胞平均体积。

大细胞性贫血常见的疾病包括:①巨幼细胞贫血;②伴网织红细胞增多的溶血性贫血;③骨髓增生异常综合征;④肝病。该患者既往有消化系统疾病和胃大部切除手术史,存在引起巨幼细胞贫血的病理生理学基础,诊断上应紧扣这一主线,完成实验诊断学的确诊检查,同时除外其他疾病导致的大细胞性贫血。

(五)鉴别诊断

1. **溶血性贫血** 由于红细胞破坏增多,机体相应红细胞代偿增生加快,外周血网织红细胞增高,可导致红细胞 MCV 检测值增大。本例患者临床无溶血性贫血的表现,网织红细胞计数不高,尿胆原正常,溶血证据不足。

2. 骨髓增生异常综合征(MDS) 好发于中老年患者,临床常见血细胞一系至三系降低,外周血及骨髓涂片有病态造血的依据,常有细胞遗传学异常。本例患者慢性起病,病程较短,尚未对贫血给予过正规治疗,暂不支持该病诊断。需要仔细观察治疗反应,必要时可做骨髓形态学检查和骨髓细胞遗传学检查。

3. 肝脏疾病 大细胞性贫血可见于长期患肝病的患者,特别是酒精性肝硬化的患者多见。肝病性贫血的发病机制尚未完全阐明,但已证明患肝脏疾病时,叶酸、维生素 B_{12}、铁剂等造血原料在肝脏内的贮存减少。此外,乙醇可干扰叶酸的代谢,酗酒者常会有叶酸缺乏。本例患者缺乏肝病的临床证据,已戒酒 2 年。但对其肝肾功能的了解是必要的。

4. 巨幼细胞贫血 巨幼细胞贫血是因叶酸和/或维生素 B_{12} 缺乏而引起的贫血。骨髓、血液中红细胞和髓细胞系出现"巨幼变"是本病的重要特点。除贫血外,体内增殖较快的细胞亦可受累,如血细胞、皮肤黏膜细胞、神经鞘细胞等。临床上可出现全血细胞减少、舌炎,表现为舌痛和舌质绛红(牛肉舌),或舌乳头萎缩(镜面舌),以及周围神经病和亚急性脊髓联合变性的症状和体征。该患者既往有胃大部切除术后引起巨幼细胞贫血的病理生理学基础,有贫血的症状及镜面舌体征,实验室提示大细胞性贫血,故考虑本病可能性大。

(六)最可能的诊断

巨幼细胞贫血

诊断依据:

1. 临床和实验室检查提示中度贫血,红细胞形态学具有大细胞的特征。

2. 既往有胃大部切除术史,存在引起巨幼细胞贫血的病理生理学基础。

3. 除外其他疾病导致的大细胞性贫血。

诊断思维要点:

1. 巨幼细胞贫血是因叶酸和/或维生素 B_{12} 缺乏而引起的贫血。叶酸和维生素 B_{12} 参与细胞核 DNA 的合成,缺乏时造成细胞核发育障碍,故是一种全身性疾病。骨髓和血液中红细胞和髓细胞系出现"巨幼变"是本病的重要特点。除贫血外,体内增殖较快的细胞亦可受累,如血细胞、皮肤黏膜细胞、神经鞘细胞等。临床上可出现全血细胞减少、舌炎,表现为舌痛和舌质绛红(牛肉舌),或舌乳头萎缩(镜面舌),周围神经病和亚急性脊髓联合变性的症状和体征。

2. 该例患者既往有胃大部切除术史,导致分泌内因子的壁细胞丢失,其是病理解剖学上维生素 B_{12} 缺乏的主要原因,发病时间平均在术后 5 年(2~10 年)。如合并有消化功能障碍和异常(如吸收不良,腹泻),还可同时伴有叶酸缺乏。血清维生素 $B_{12}<74pmol/L$ 可诊断为维生素 B_{12} 缺乏,血清叶酸 $<6.81nmol/L$ 可诊断为叶酸缺乏。此外,自身免疫功能异常导致抗壁细胞抗体和抗内因子抗体的增加,也可造成维生素 B_{12} 吸收障碍。临床上对拟诊巨幼细胞贫血的患者,应当完善血清维生素 B_{12}、叶酸水平和自身抗体的测定。在缺乏检测条件时,给予叶酸和维生素 B_{12} 治疗性试验,如 4~6d 后网织红细胞上升,则有助于诊断。

3. 从临床思维出发,在本例的病因诊断中还应针对其他原因导致的大细胞贫血进行鉴别诊断。

【思考题 5】如何制订患者下一步的治疗方案?

(七)治疗

治疗原则:纠正贫血,祛除病因。

1. 维生素 B_{12} 维生素 $B_{12}100\mu g$,肌内注射,每日 1 次,直至血常规完全恢复。全胃切除或恶性贫血患者因维生素 B_{12} 吸收障碍为不可逆性,需终生维持治疗,维生素 $B_{12}100\mu g$,肌内注射,每月 1 次。该患者手术为胃大部切除,在贫血纠正后改为维生素 $B_{12}0.5mg$,口服,每日 1 次,维持治疗。

2. 叶酸 叶酸 5~10mg,口服,每日 3 次。吸收障碍者可改用注射制剂四氢叶酸钙,3~6mg,肌内注射,每日 1 次,直至血常规完全恢复。如伴有维生素 B_{12} 缺乏,单用叶酸可加重神经系统症状,应同时合用维生素 B_{12}。考虑到该患者胃大部切除术后可能影响叶酸吸收,故给予叶酸 5mg,口服,每日 3 次,维持治疗。

患者治疗前检查血清维生素 $B_{12}56.4pmol/L$,血清叶酸 5.61nmol/L。

治疗思维要点：

1. 针对病因的治疗是纠正贫血最根本、最重要的治疗。该患者致病因素明确，为胃大部切除术后，分泌内因子的壁细胞丢失，因此最重要的治疗为长期补充维生素 B_{12}。

2. 虽然叶酸的吸收主要在空肠，胃大部切除术可能也影响叶酸和其他造血原料的吸收，检查结果也得到证实，给予联合补充是合理的。

3. 治疗反应可作为有价值的诊断性试验，给予维生素 B_{12}/叶酸治疗后，通常可在 4~6d 内观察到患者网织红细胞上升，10d 左右达高峰，骨髓细胞"巨幼变"亦迅速改善，伴以血红蛋白上升。大多数患者血常规指标在 1~2 个月内恢复正常。如病情恢复不满意，应注意查找原因并加以纠正。

（八）诊疗后续

患者接受维生素 B_{12}100μg，肌内注射，每日 1 次；叶酸 5mg，口服，每日 3 次，直至血常规完全恢复。一般情况好转。目前以维生素 B_{12}、叶酸口服维持治疗。

【小结】

本案例患者以"头晕、乏力、面色苍白 3 个月，活动后心慌气促加重 1 个月"为主诉就诊，通过医生的诊治过程，总结和体现了对贫血患者的临床诊断和治疗思维。

1. 贫血是一个症状，而不是疾病，其诊断步骤可分为 3 步：①确立有无贫血及判断贫血的程度；②明确贫血的类型，包括红细胞形态学分类、发病机制分类，临床上常用形态学分类；③确立贫血的病因学诊断。

2. 详细询问病史、仔细体格检查，从病史及体格检查中搜索出贫血诊断的线索，给进一步实验室检查提供依据。正确地梳理出主线索可以有效缩小鉴别诊断的范围。

3. 实验室检查是诊断贫血的主要依据，应由简到难，有的放矢。多数患者可由血常规、网织红细胞计数结合病史体征给出指向性的诊断意见，再结合相应的病因学检查，达到确诊贫血病因（潜在疾病）的目的。

二、面色苍白伴巩膜发黄

住院患者，女性，39 岁。

主诉：头晕、乏力、心慌、面色苍白，伴双眼巩膜发黄半个月。

【思考题 1】针对这一主诉，应该怎样进行病史采集，需要获得哪些临床信息？

病史资料收集与思维引导：

该患者就诊时的两个主要症状群分别为"头晕、乏力、心慌、面色苍白"和"双眼巩膜发黄"，发病症状出现时间较短（半个月），说明起病较急。"头晕、乏力、心慌、面色苍白"症状反映该患者存在贫血，而"双眼巩膜发黄"则提示患者可能存在胆红素代谢异常的疾病。

结合该患者的临床症状，"贫血合并黄疸"是溶血性贫血最常见和典型的临床表现。问诊时病史采集应包括对贫血的病史搜寻，如贫血的发病形式、时间及病程，饮食习惯、职业暴露、毒物或化学物接触史，出血倾向或出血史、慢性病史、月经史、生育史、黑便史、体重变化等。针对黄疸还应该注意询问患者黄疸出现的时间，尿色变化，特别要注意有无肝胆疾病史，家族史的信息有助于排除遗传性溶血性贫血。

首先应当确立患者有无贫血，同时还应寻找引起胆红素代谢异常（黄疸）的潜在疾病。按照"一元论"的诊治思维，当出现多个疾病症状群时，首先应当综合分析患者的临床表现，用一个疾病的病理生理学变化去解释和理解疾病的临床症状和表现。在收集病史资料时，还应当注意鉴别诊断学上重要的症状和体征。

（一）病史资料

现病史：半个月前无明显原因出现乏力、面色苍白，同事发现其双眼巩膜发黄。活动后则心慌、气促，症状进行性加重。尿色加深如浓茶。发病以来无发热、无关节痛，大便正常。进食和睡眠稍差。

既往史：既往体健，无心、肝、肾、胆疾病史，无结核病史，无毒物接触史，无药物过敏史。

家族史与个人史：家族中无类似疾病患者。无偏食和烟酒嗜好。月经正常，28 岁时正常妊娠分娩，子健康。

对问诊的点评：

体格检查相对全面，还应该追问患者既往有无出血史，有无挑食、是否进食蚕豆等。

【思考题2】对该患者进行体格检查时，需要特别关注的情况有哪些？

思维引导：

根据患者的病史，体格检查时除应仔细关注贫血的常见体征、贫血程度、贫血引起的脏器功能受损的表现（如心动过速、心脏杂音）外，还应该注意检查引起黄疸相关疾病的体征，如皮肤巩膜黄染的程度、肝脾的大小、胆囊区有无叩痛，以及墨菲征（Murphy sign）是否阳性。

（二）体格检查

T 36.7℃，P 98次/min，R 19次/min，BP 112/68mmHg。

中度贫血貌，皮肤黏膜无皮疹和出血，全身浅表淋巴结未扪及肿大，巩膜轻中度黄染，舌乳头正常，甲状腺（-），双肺听诊无干湿啰音，心率98次/min，心律齐，心界无扩大，各瓣膜区未闻及杂音。腹平软，肝未触及，脾肋下2cm、质地中等、无触痛。墨菲征（-），腹水征（-），双下肢不肿，神经系统检查无明显阳性体征。

对体格检查的点评：

对该患者应进行全面而有序的体格检查，一方面判断患者是否存在贫血及贫血的程度，另一方面针对患者有巩膜黄染的临床表现，注意搜寻胆红素代谢异常相关的潜在性疾病。贫血合并黄疸常提示溶血性贫血，慢性溶血性疾病通常还会有脾脏大。当然，黄疸的表现还应注意排除肝、胆疾病存在的可能，如肝、脾的大小、质地，皮肤蜘蛛痣，腹水征常提示肝脏疾病，墨菲征阳性常是胆囊炎的体征。

【思考题3】为明确诊断及评估病情，应安排哪些辅助检查？

思维引导：

该患者存在明确的贫血症状和体征，伴有黄疸，下一步应该进行判断有无溶血性贫血的相关辅助检查。

（三）辅助检查

- 血常规：Hb 76g/L，网织红细胞计数（百分比）0.1284 × 10^{12}/L（22.3%），MCV 94fl，MCH 33.2g/L，WBC 6.8 × 10^9/L，中性粒细胞百分比69%，淋巴细胞百分比24%，单核细胞百分比6%，嗜酸性粒细胞百分比1%，PLT 140 × 10^9/L。
- 血涂片可见晚幼红细胞及嗜碱性点彩红细胞。
- 尿常规：尿胆原（++），尿胆红素（-），尿隐血（-）。
- 粪便常规（-），隐血（-），粪胆原（++）。
- 肝功能：ALT 28IU/L，AST 34IU/L，TBil 36.8μmol/L，DBil 8.2μmol/L，LDH 802IU/L。

【思考题4】本患者最可能的诊断及下一步应选择的实验室检查是什么？

（四）病例特点

1. 中年女性，起病较急。

2. 症状与体征提示贫血、黄疸和脾大；无肝、淋巴结肿大。

3. 既往体健，家族中无类似疾病患者。

4. 实验室检查提示溶血性贫血。

诊断主线索：

获得性溶血性贫血。

思维引导:

首次辅助检查血常规确定该患者贫血伴网织红细胞增高,涂片见晚幼红细胞及嗜碱性点彩红细胞提示红细胞代偿生成加速。尿液分析尿胆原增高是溶血的证据。血清胆红素增高且以间接胆红素增高为主,LDH 增高提示红细胞破坏溶血。根据病史、体格检查、实验室初步检查结果,符合诊断溶血性贫血两大证据链:①红细胞破坏增多;②红细胞代偿加速。此外,符合贫血伴网织红细胞增高、伴黄疸的特征。实验室鉴别诊断上还应注意与有贫血而无溶血(如出血、缺铁性贫血或巨幼细胞贫血治疗后的恢复期)或有黄疸而无溶血[家族性非溶血性黄疸、吉尔伯特综合征(Gilbert syndrome)]的疾病相鉴别。确定该病例溶血性贫血后,还需要通过结合病史、体检和初步辅助检查结果归纳总结病例特点,整理出诊断主线索,进一步寻找导致溶血的原因,选择相应的溶血性贫血特殊检查以明确病因诊断。

引起溶血性贫血的疾病很多,溶血性贫血有多种临床分类方法。按发病和病情可分为急性和慢性溶血。按溶血部位可分为血管内溶血和血管外溶血。临床意义较大的是按病因和发病机制分类(表 9-7-2),该分类可作为诊断线索,有的放矢地选择不同的特殊检查用于鉴别诊断。

表 9-7-2 溶血性贫血的病因和发病机制分类

遗传性	获得性
红细胞膜缺陷	免疫性
遗传性球形红细胞增多症	自身免疫性溶血性贫血
遗传性椭圆形红细胞增多症	血型不合输血
遗传性口形红细胞增多症	新生儿溶血病
β-脂蛋白缺乏症(棘状红细胞增多症)	免疫性药物性溶血性贫血
红细胞酶缺乏	微血管病性溶血性贫血
葡萄糖-6-磷酸脱氢酶缺乏症	溶血尿毒症综合征
丙酮酸激酶缺乏症	血栓性血小板减少性紫癜
磷酸葡萄糖异构酶缺乏症	弥散性血管内凝血
磷酸果糖激酶缺乏症	感染因素
磷酸丙糖异构酶缺乏症	原虫感染
己糖激酶缺乏症	细菌感染
磷酸甘油酸激酶缺乏症	物理因素
嘧啶 5′-核酸酶缺乏症	烧伤
腺苷三磷酸缺乏症	人工心脏瓣膜
腺苷酸激酶缺乏症	行军性血红蛋白尿症
谷胱甘肽合成酶缺乏症	化学因素
珠蛋白结构异常和合成障碍	化学毒物
血红蛋白病	药物
镰状细胞贫血	蛇毒
珠蛋白生成障碍性贫血	获得性膜缺陷
其他纯合子性血红蛋白病	阵发性睡眠性血红蛋白尿症(PNH)

通过病史、体格检查和初步辅助检查,患者具有贫血、黄疸、脾大的典型临床表现,诊断思维指向该患者存在溶血性贫血。按病因和发病机制可将溶血性贫血分为遗传性和获得性两大类,进一步通过特殊实验室检查来确定病因。这也是溶血性贫血诊断和鉴别诊断最重要的步骤。遗传性溶血性贫血的特殊实验室检查包括红细胞膜异常(如先天性球形/椭圆形/棘型红细胞增多症)、红细胞酶异常(如先天性 G-6PD、丙酮酸激酶缺乏症)、珠蛋白异常(如 α 或 β 地中海贫血和各种异常血红蛋白病)。获得性溶血性贫血的实验室检查主要分两大类:其一是针对继发性溶血的诱因和原发病而进行的检查(如感染、理化生物因素导致的溶血),其二是针对获得性溶血的机制进行的检查,这类检查包括确定溶血部位和血细胞自身抗体的检查。

如果患者血清间接胆红素及尿胆原明显增高,游离血红蛋白不增高,结合珠蛋白不降低,提示为血管外溶血。反之,若游离血红蛋白增高,结合珠蛋白降低,尿潜血或含铁血黄素试验阳性,则提示为血管内溶血。对于获得性血管外溶血,应进一步检查血细胞温型自身抗体(Coombs 试验)、单克隆抗体 Coombs 分型试验),

以确定 IgG/IgM/IgA/ 混合温抗体型自身免疫性溶血性贫血。对获得性血管内溶血,应进一进检查是否有阵发性睡眠性血红蛋白尿症[哈姆试验(Ham test)、血细胞 CD59/CD55 及 *PIG-A* 基因检测)],或冷抗体型自身免疫性溶血性贫血(冷凝集素试验、D-L 抗体检测)。综合患者症状、体征及相关实验室检查结果,临床上有贫血、黄疸的表现,实验室检查有红细胞破坏增多和红系造血代偿性增生的证据,第一步可确立溶血性贫血的诊断。根据初步诊断再选择相关溶血性贫血的特殊检查,确定溶血的疾病性质和类型。

本例患者成年发病,无家族类似发病者,遗传性溶血性贫血可能性小,考虑获得性溶血性贫血。

(五) 溶血性贫血的特殊检查

直接 Coombs 试验(++),抗 IgG(+++),间接 Coombs 试验(-)。

冷凝集素试验及冷热溶血试验均阴性,流式细胞术检测外周血(粒细胞、红细胞)CD55⁻、CD59⁻ 细胞均 <2%。

特殊检查点评:

溶血性疾病的特殊检测是病因学诊断和鉴别诊断最重要的部分,溶血性贫血实验室检查项目较多,应当有的放矢地选择。该病例排除了遗传性溶血性贫血,结合病史和临床溶血特征,定位为获得性血管外溶血,进一步检查直接 Coombs 试验阳性,抗 IgG(+++),间接 Coombs 试验、冷凝集素试验及冷热溶血试验均阴性。获得性自身免疫性溶血性贫血(IgG 温抗体型)诊断确立。流式细胞术分析 CD55⁻、CD59⁻ 细胞均 <2% 排除了溶血由 PNH 所导致。

【思考题 5】本患者最后诊断是什么?

(六) 最后诊断

自身免疫性溶血性贫血(IgG 温抗体型)。

诊断依据:

1. 具有贫血、黄疸、脾大的典型临床表现。

2. 临床和实验室检查提示溶血性贫血,有红细胞破坏增多和红细胞代偿加速的特征。

3. 既往无特殊其他疾病史,无遗传性溶血性疾病家族史。

4. 除外其他疾病导致的大细胞性贫血。

5. 直接 Coombs 试验阳性,抗 IgG(+++)。

诊断思维要点:

1. 自身免疫性溶血性贫血(AIHA)　是因为患者自身产生病理性抗体,附着于红细胞并造成其破坏的一种获得性溶血性贫血。根据抗体作用于红细胞所需温度的不同,其分为温抗体型和冷抗体型两类。临床上最常见的是温抗体型,在 37℃ 时呈现最大活性,结合或不结合补体,绝大多数为 IgG。附着抗体的致敏红细胞在单核 - 巨噬细胞系统(主要在脾脏)内破坏,发生血管外溶血。冷抗体型少见,临床上见于冷凝集素综合征和阵发性冷性血红蛋白尿症。致病抗体在前者多为 IgM 抗体,后者为 IgG 型溶血素(D-L 抗体)。冷抗体在 0~5℃ 与红细胞结合呈现最大活性,并能结合补体,易发生血管内溶血和血红蛋白尿。该患者临床表现为血管外溶血,直接 Coombs 试验阳性,抗 IgG(+++),冷凝集素(-)。临床诊断自身免疫性溶血性贫血(IgG 温抗体型)成立。

2. 温抗体型 AIHA　根据有无病因可寻分为原发性和继发性两种。后者约占 55%,常见病因包括结缔组织病(如系统性红斑狼疮和类风湿关节炎)、淋巴细胞增生性疾病(如慢性淋巴细胞白血病和淋巴瘤)、感染性疾病(如病毒感染)等。从临床思维出发,在本例的病因诊断中还应针对其他原因导致的 AIHA 进行鉴别诊断。患者经后续的免疫全套检查排除了结缔组织病,无血液系统肿瘤疾病的证据。

【思考题 6】如何为该患者制订治疗方案?

(七) 治疗

1. **病因治疗**　AIHA 有病因可寻的继发性患者应治疗原发病,如针对自身免疫性疾病、淋巴增殖性肿瘤的治疗。感染所致者常表现为病情急,但呈自限性的特点,有效控制感染后溶血即可缓解甚至治愈。

2. **糖皮质激素**　是治疗 AIHA 的首选和主要药物。常用泼尼松,开始剂量为 1~1.5mg/(kg·d),分次口服。

治疗有效者 1 周左右血红蛋白上升,每周可升高 20~30g/L。血红蛋白恢复正常后维持原剂量 1 个月,然后逐渐减量,一般每周减 5~10mg,减至 15mg/d 以下时,需维持治疗至少 3~6 个月。约 80% 以上的患者对糖皮质激素治疗有效。糖皮质激素足剂量治疗 3 周病情无改善者应视为治疗无效。激素治疗无效或维持量每日超过 15mg 者,应考虑联合其他免疫抑制剂治疗。

3. **脾切除**　本病脾切除的适应证是:①糖皮质激素治疗无效;②激素维持量每日超过 15mg;③不能耐受激素治疗或有激素应用禁忌证。目前尚无术前预测手术效果的可靠方法。脾切除的总有效率为 60%~75%。切脾禁忌者可行脾区放射治疗。

4. **免疫抑制剂**　用于糖皮质激素和脾切除治疗无效者。常用的免疫抑制剂包括:麦考酚吗乙酯,起始 500mg,每日两次;硫唑嘌呤 2~2.5mg/(kg·d),环磷酰胺 1.5~2mg/(kg·d),使用免疫抑制剂时应注意骨髓抑制毒性。

5. **输血**　本病输血应严格掌握适应证。因多数患者治疗收效较快,故输血仅限于再障危象或极度贫血危及生命者,以选用洗涤红细胞为宜。

6. **其他治疗**　包括大剂量丙种球蛋白冲击,0.4g/(kg·d)×5d;抗人 CD20 单克隆抗体(利妥昔单抗) 375mg/(m²·周),连续 4 周。利妥昔单抗在严重溶血的情况下使用有确切的疗效。

治疗思维要点:

1. 针对病因的治疗是控制溶血性贫血最根本、最重要的治疗。该患者致病因素明确,为自身免疫性溶血性贫血(IgG 温抗体型),采用泼尼松治疗,考虑到治疗的长期性和患者的依从性,联合了免疫抑制剂硫唑嘌呤,以利日后糖皮质激素减量。

2. AIHA 患者治疗收效较快,故输血仅限于再障危象或极度贫血危及生命者。当患者自身抗体滴度较高时,抗体覆盖红细胞,增加血型鉴别的难度,特别强调在 ABO 血型配型时应同时做反向定型,严格的血细胞配型是 AIHA 安全输血的必要前提。

3. 临床上偶见抗人球蛋白试验阴性的自身免疫性溶血性贫血,发生率为 5% 左右。在除外其他溶血病因后,可以通过对免疫抑制剂的治疗性反应(如泼尼松)来鉴别,治疗 1 周后若溶血减轻,血红蛋白得以稳定或上升,可以确定诊断。如病情恢复不满意,应注意查找原因并加以纠正。

(八) 诊疗后续

患者接受泼尼松 1.0mg/(kg·d),口服,分 2 次服用;硫唑嘌呤 100mg/d,叶酸 5mg,均口服,每日 3 次,治疗 1 个月后血常规完全恢复正常。激素逐渐减量,3 个月后停用,继续硫唑嘌呤维持治疗。6 个月后直接 Coombs 试验检查阴转,硫唑嘌呤减量维持。

【小结】

本案例患者以"头晕、乏力、心慌、面色苍白,伴双眼巩膜发黄半个月"为主诉就诊,医生在诊治过程中,首先确定了溶血性贫血的诊断,然后结合病史、体检和实验室检查定位于获得性血管外溶血性贫血,最后通过溶血性疾病的特殊实验室检查确诊为自身免疫性溶血性贫血(IgG 温抗体型)。总结和体现了对溶血性贫血患者的临床诊断和治疗思维。

1. 溶血性贫血包含众多疾病,其诊断思维可分为 3 步:①确立红细胞破坏增多的证据;②确立红细胞代偿性增生加速的证据;③特殊检查确立溶血性贫血的病因学诊断。

2. 贫血、黄疸、脾大是溶血性贫血最常见的临床症状,但也可能与其他疾病合并出现。通过详细询问病史、仔细体格检查,从病史及体格检查中搜索出溶血的诊断线索,给进一步实验室检查提供了依据。正确地梳理出主线索有效缩小了鉴别诊断的范围。

3. AIHA 是一类由自身抗体破坏成熟红细胞导致的溶血性贫血。依据自身红细胞抗体的特性分为温抗体型、冷抗体型或温冷双抗体型。绝大多数 AIHA 患者(约 80%)为 IgG 温抗体型。根据病因可分为原发性和继发性,半数以上 AIHA 患者为继发性。虽然免疫抑制剂治疗是针对 AIHA 的首选方法,但应强调对病因的搜寻和治疗,并在治疗中密切随访。有些"原发性"病例可能在病程中逐渐暴露出"继发性"的因素。

三、全血细胞减少

住院患者,男,55 岁。

主诉:乏力、面色苍白 6 个月,发现全血细胞减少。

【思考题 1】针对这一主诉,应该怎样进行病史采集,需要获得哪些临床信息?

病史资料收集与思维引导:

该患者临床表现为"乏力、面色苍白 6 个月",门诊就诊时医生获得了血常规全血细胞减少的证据而入院诊治。病史资料收集与临床思维应当围绕"全血细胞减少"这一特征来展开。病史询问时应注意有无偏食、尿色改变,有无皮疹、关节痛、黏膜干燥情况,以及既往血常规检查的结果和变化,治疗方法和疗效反应等。

临床医生应当熟悉可引起全血细胞减少的常见疾病,如巨幼细胞贫血、再生障碍性贫血、急性非白血病性白血病、骨髓增生异常综合征、骨髓纤维化、先天性范科尼综合征(Fanconi syndrome)、病毒和某些细菌/真菌感染、自身免疫性疾病、阵发性睡眠性血红蛋白尿、脾功能亢进、药物、放射线照射后等。以此为线索去搜集相关病史资料,逐一排查。

(一) 病史资料

现病史:患者 6 个月来自觉体力下降,活动后心慌气短,伴面色苍白,无腹痛腹泻、无发热、无咳嗽咳痰,偶有皮肤瘀斑。当地医院曾诊断"营养性贫血",予铁剂、叶酸、维生素 B_{12}、中药等治疗,症状无改善,且呈逐渐加重趋势。近两周乏力加重,稍活动即感胸闷气短。门诊查血常规 WBC 1.8×10^9/L,Hb 53g/L,MCV 95fl,MCH 28pg,平均红细胞血红蛋白浓度(MCHC)340g/L,PLT 56×10^9/L,为进一步诊治入院。发病以来,食欲减退,大小便正常。

既往史:既往体健,否认肝炎、肾病、结核、慢性支气管炎病史。无心脏疾患史,无手术外伤史。

个人史:职业为中学教师,间断染发 5 年。吸烟史 30 余年,10 支/d。

婚育史:28 岁结婚,育有两子,均成年,体健。

家族史:父母尚健在,家族中无类似疾病患者。

对问诊的点评:

问诊中应该追问患者的饮食习惯,患者个人史中除染发外应该询问患者有无其他毒物药物接触史,有无过敏史。其他问诊相对全面。

思维引导:

该患者既往体健,中年发病和无特殊家族史可除外先天性疾病(如范科尼贫血)所致,故将诊断方向放在可引起全血细胞减少的后天获得性疾病。常见的有巨幼细胞贫血、再生障碍性贫血、骨髓增生异常综合征、阵发性睡眠性血红蛋白尿和免疫性全血细胞减少等。针对相关疾病的体征进行体格检查,巨幼细胞性贫血患者要注意检查胃肠道疾病和脊髓后索和侧索变性的体征;皮疹、关节肿痛、畸形、口干、眼干常与自身免疫性疾病有关;血液系统疾病要注意肝脾淋巴结有无肿大,阵发性睡眠性血红蛋白尿常伴有贫血、黄疸等溶血体征。此外,由于白细胞减少,患者对感染的易感性增高,出现各种机遇性感染的概率增高,应注意体温变化和潜在感染灶(如肺、胆囊、鼻副窦、泌尿道、肛周等部位)的体征。

【思考题 2】对全血细胞减少的患者体格检查时,应注意哪些体征?

(二) 体格检查

T 36.1℃,P 96 次/min,R 20 次/min,BP 110/60mmHg。

双上臂外侧,右大腿前外侧皮肤瘀斑,全身浅表淋巴结未触及肿大。眼结膜苍白,巩膜无黄染,口腔黏膜可见小溃疡。胸骨无压痛,双肺未闻及干、湿啰音,心率 96 次/min,律齐,腹软,无压痛、反跳痛,肝脾不大,双下肢轻度水肿,神经系统检查无阳性发现。

对体格检查的点评:

该患者体格检查较全面。

【思考题 3】为明确诊断及评估病情,应安排哪些辅助检查?

思维引导:

　　贫血、皮肤黏膜瘀点瘀斑、口腔黏膜溃疡是该患者的主要体征,门诊检查发现全血细胞减少,针对全血细胞减少寻找潜在疾病是下一步治疗的基础。血细胞是人体造血器官履行生理功能的亚单位,全血细胞减少涉及红系、髓系、巨核系三系血细胞,各血细胞减少的严重程度与临床上贫血、出血、感染的症状轻重密切相关。进一步需要借助相应的辅助检查来确立引起全血细胞减少的病因学诊断以及疾病严重程度的判别。通常采用外周血和骨髓的常规检查,有时还需要血液和骨髓病理学和分子遗传学的特殊检查。

（三）辅助检查

- 血常规:WBC 2.32×10^9/L,中性粒细胞百分比 52%,淋巴细胞百分比 45%,单核细胞百分比 3%,RBC 1.8×10^{12}/L,Hb 54g/L,MCV 95fl,PLT 53×10^9/L。
- 血生化:ALT 34IU/L,AST 23IU/L,TBil 22μmol/L,DBil 7.6μmol/L,TP 62.6g/L,ALB 32.6g/L,Urea 7.5mmol/L,CREA 69μmol/L,GLU 6.38mmol/L。
- 凝血象:PT、APTT、TT、纤维蛋白原(FIB)水平正常。
- 免疫学指标:ANA(-),IgG、IgA、IgM、补体 C_3 正常,RF(-),CRP 正常。
- 流式细胞术红细胞 CD55、CD59 测定:阳性细胞分别为 97% 和 98%。
- 尿含铁血黄素试验(Rous test)(-);库姆斯试验(Coombs test)(-)。
- 骨髓形态学:骨髓增生明显活跃,单核细胞/嗜酸性粒细胞比率 =1.72/1;粒系占 58.5%,其中原始细胞 11.5%,中幼粒比例高,胞体大,核浆发育不平行,粒细胞成熟障碍,浆中颗粒减少;红系占 30.0%,有核红细胞胞体大,巨幼样变,核出芽,易见双核、多核红细胞,成熟红细胞明显大小不等,多染红细胞及大红细胞易见;淋巴细胞 3.0%;全片见巨核细胞 26 个,有多分叶现象,可见小圆巨核细胞(图 9-7-2)。

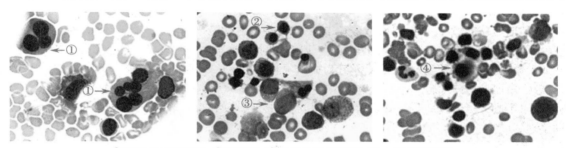

①异形多核红细胞;②核间桥;③异常原始粒细胞;④小圆巨核细胞。

图 9-7-2　骨髓细胞形态学异常

- 骨髓细胞铁染色:细胞外铁(++),内铁 42/50(Ⅰ 15,Ⅱ 12,Ⅲ 10,Ⅳ 5),无环状铁粒幼细胞。
- 骨髓细胞流式细胞学:幼稚群细胞比例 10.31%,表达 CD34、CD33、CD13、CD117、HLA-DR。
- 骨髓细胞染色体核型:共分析 20 个核分裂象,46 XY,del(7q)[5/20]。
- 骨髓活检病理:骨髓增生活跃,三系可见,粒系增生,成熟少,小梁旁幼稚粒细胞带增宽,可见远离骨小梁的原始造血细胞灶状聚集(ALIP 现象),部分细胞核浆发育不平衡;红系减少;巨核系轻度增生,细胞形态异常。网状纤维染色(+)。

【思考题 4】本患者最可能的诊断及鉴别诊断是什么?

思维引导:

　　从现有的病史、症状、体征和辅助检查结果,可以排除巨幼细胞贫血、再生障碍性贫血、脾功能亢进等。通过血细胞 CD55、CD59 流式细胞分析、尿 Rous 试验等检查排除了 PNH,免疫学检查和 Coombs 试验排除了免疫性全血细胞减少的可能。目前高度疑诊骨髓增生异常综合征(MDS)。

（四）病例特点

1. 中年男性,慢性起病。

2. 临床有贫血、出血的表现(乏力、面色苍白,活动后心慌气短,皮肤瘀斑);对常规治疗贫血的方法无效,症状逐渐加重。

3. 血常规提示全血细胞减少。

4. 骨髓病态造血的特征,骨髓染色体核型异常 del(7q)。

诊断主线索:

全血细胞减少。

思维引导:

MDS 是一组获得性造血干细胞水平的克隆性疾病,临床表现异质性,以难治性贫血伴白细胞减少和/或血小板减少为主要特征,骨髓增生伴病态造血,包括病态红系生成、病态粒系生成及病态血小板生成,在疾病过程中易发生急性白血病转变。MDS 的诊断依赖于多种实验室检测技术的综合使用,其中骨髓穿刺涂片细胞形态学和细胞遗传学检测技术是 MDS 诊断的核心。此外,MDS 的诊断是建立在排除性诊断之上的,应积极排除引起贫血或全血细胞减少的其他常见疾病。

(五) 鉴别诊断

1. **巨幼细胞贫血**　巨幼细胞贫血由于核酸合成障碍,影响三系血细胞的发育成熟,常可表现出全血细胞减少,MDS 骨髓象也可呈现红细胞系的"类巨幼样变",应当仔细鉴别。巨幼细胞贫血常有摄入不足和胃肠疾患史,血清叶酸、维生素 B_{12} 含量降低,对补充维生素 B_{12} 和叶酸的治疗有良好的反应。

2. **再生障碍性贫血**　再生障碍性贫血患者可有全血细胞减少、骨髓增生低下、骨髓小粒中主要是非造血细胞、巨核细胞减少等表现,无明显病态造血和细胞遗传学异常。

3. **免疫相关性全血细胞减少**　患者可有全血细胞减少并骨髓增生减低表现,但外周血网织红细胞或中性粒细胞比例往往不低甚或偏高,骨髓易见"红系造血岛"。T 细胞亚群 Th_2 细胞比例增高、$CD5^+B$ 细胞比例增高,血清 IL-4 和 IL-10 水平增高。对糖皮质激素、大剂量静脉滴注丙种球蛋白、CD20 单克隆抗体或环磷酰胺的治疗反应较好可资鉴别。

4. **急性造血功能停滞**　是一种良性、获得性、自限性造血功能衰竭症。多数患者有一定诱因(感染、药物、化学中毒、接触射线、疫苗接种等)。发病时表现为急剧、重度全血细胞减少伴骨髓衰竭(骨髓片尾可见大红细胞或大粒细胞)。祛除诱因并予支持治疗后血常规和骨髓在 6~8 周内恢复正常。

5. **急性白血病**　白细胞减少和低增生性急性白血病可表现为外周血两系或三系血细胞减少,早期肝、脾、淋巴结可不肿大。应仔细观察血涂片及骨髓检查,可发现原始粒、单核细胞或原(幼)淋巴细胞明显增多可帮助鉴别。

6. **骨髓增生异常综合征**　是一组起源于造血髓系定向干细胞或多能干细胞的异质性克隆性疾患,其基本病变是克隆性造血干、祖细胞发育异常(dysplasia),导致无效造血以及恶性转化危险性增高,主要特征是无效造血和高危演变为急性髓系白血病,该患者有外周血全血细胞减少及骨髓病态造血、骨髓细胞遗传学异常,其他全血细胞减少和病态造血的疾病证据不足,故考虑骨髓增生异常综合征可能性大。

(六) 最可能的诊断

骨髓增生异常综合征

诊断依据:

1. **临床特征**　全血细胞减少,难治性贫血,症状逐渐加重。

2. **骨髓病态造血的证据**　红系细胞类巨幼样变,髓系原始细胞 11.5%,小圆巨核细胞增多。

3. **骨髓细胞遗传学异常**　del(7q)。

4. 除外其他可导致全血细胞减少和病态造血的疾病。

思维引导:

MDS 是一类异质性很强的疾病,诊断后还应进分型和预后评估,为疾病的个体化分层治疗提供依据。MDS 分型经历了 1982 年法、美、英(FAB)的分型系统和世界卫生组织的分型系统,对临床工作有重要的指导意义。WHO 于 2016 年对 MDS 分型方法进行了最新补充和修订,弥补了 FAB 单纯以细胞形态学为基础分型的缺点,目前已经被广泛采用。MDS 患者常用危险度分层系统包括国际预后积分系统(IPSS)、WHO 分型预后积分系统(WPSS)和国际预后积分系统修订版(IRSS-R)。IPSS 危险度的分级根据以下 3 个因素确定:骨髓原始细胞比例、血细胞减少的程度和骨髓细胞遗传学特征,简单明了,临床实用性好(表 9-7-3)。

表 9-7-3　骨髓增生异常综合征的国际预后积分系统(IPSS)

预后变量	积分				
	0 分	0.5 分	1.0 分	1.5 分	2.0 分
骨髓原始细胞 /%	<5	5~10	—	11~20	21~30
染色体核型 [a]	好	中等	差	—	—
血细胞减少系列 [b]	0~1	2~3	—	—	—

注: [a] 预后好核型:正常,–Y,del(5q),del(20q);预后中等核型:其余异常;预后差核型:复杂(≥ 3 个异常)或 7 号染色体异常。[b] 中性粒细胞绝对计数 <1.8×10^9/L,血红蛋白 <100g/L,血小板计数 <100×10^9/L。IPSS 危险度分类:低危:0 分;中危 –1 :0.5~1 分;中危 –2 :1.5~2 分;高危:≥ 2.5 分。

（七）进一步分型和预后评估

该患者的三系发育异常,三系减少,髓系原始细胞 11.5%,根据 WHO(2016)诊断标准,完整诊断为:骨髓增生异常综合征伴原始细胞增多(MDS-EB-2)。

接下来还应该进行预后评估。

根据国际 IPSS 预后评估,该患者积分 3.0 分,诊断为 MDS-EB-2,高危。

（八）最后诊断

MDS-EB-2,高危

ER-7-3-1　知识链接:WHO(2016)修订的 MDS 分型

【思考题 5】如何为该患者制订治疗方案?

（九）治疗

1. 支持治疗　支持治疗最主要目标为提升患者生活质量。包括成分输血、促红细胞生成素、粒细胞集落刺激因子、去铁治疗等。

2. 免疫调节剂治疗　常用的免疫调节药物包括沙利度胺和来那度胺等。部分患者接受沙利度胺治疗后可改善红系造血,减轻或脱离输血依赖,但应注意长期应用后出现的神经毒性等不良反应。

3. 免疫抑制剂治疗　免疫抑制治疗包括抗胸腺细胞球蛋白和环孢素 A,可用于具备下列条件的患者:预后分组为较低危、骨髓原始细胞比例 <5% 或骨髓增生低下、正常核型或单纯 +8、存在输血依赖、HLA-DR15 阳性或存在 PNH 克隆。

4. 去甲基化药物　常用的去甲基化药物包括 5- 阿扎胞苷(azacitidine,AZA)和 5- 阿扎 -2- 脱氧胞苷(decitabine,地西他滨)。去甲基化药物可用于较高危组 MDS 患者,与支持治疗组相比,去甲基化药物治疗组可降低患者向急性髓细胞性白血病(AML)进展的风险、改善生存。较低危组 MDS 患者如出现严重粒细胞减少和 / 或血小板减少,也可应用去甲基化药物治疗,以改善症状。

5. 化疗　较高危组尤其是原始细胞比例增高的患者预后较差,化疗是选择非造血干细胞移植患者的治疗方式之一。可采取 AML 标准 3+7 诱导方案或预激方案。

6. 异基因造血干细胞移植　是目前唯一能根治 MDS 的方法,造血干细胞来源包括同胞全相合供者、非血缘供者和单倍型相合血缘供者。适应证为:①年龄 <65 岁、较高危组 MDS 患者;②年龄 <65 岁、伴有严重血细胞减少、经其他治疗无效或伴有不良预后遗传学异常(如 –7、3q26 重排、TP53 基因突变、复杂核型、单体核型)的较低危组患者。

7. 其他　雄激素对部分有贫血表现的 MDS 患者有促进红系造血作用,是 MDS 治疗的常用辅助治疗药物。

治疗思维要点:

1. MDS 患者自然病程和预后的差异性很大,提倡个体化治疗。应根据 MDS 患者的分型和预后分组,同时结合患者年龄、体能状况、合并疾病、治疗依从性等进行综合分析,选择治疗方案。

2. MDS 可按预后积分系统分为两组:较低危组(IPSS:低危组、中危 -1 组)和较高危组(IPSS:中危 -2 组、高危组)。较低危组 MDS 的治疗目标是改善造血、提高生活质量,较高危组 MDS 的治疗目标是延缓疾病进展、延长生存期和治愈。

（十）诊疗后续

该患者入院后确诊为骨髓增生异常综合征伴原始细胞增多（MDS-EB-2），高危组。在支持治疗下，患者与弟弟 HLA 配型不合，随即进行了 3 疗程地西他滨去甲基化治疗，血常规有改善。在中华骨髓库找到一位 12/12 完全相合的无血缘关系供者。随即行异基因造血干细胞移植，采用常规清髓性预处理方案，白细胞、血小板顺利植活。半年后复查患者血常规指标正常，无 GVHD 征象。目前已无病生存 5 年。

【小结】

1. 本案例患者以"乏力、面色苍白 6 个月"为主诉就诊，门诊血常规检查示全血细胞减少入院。通过医生的诊治过程，总结和体现了对全血细胞减少患者的临床诊断和治疗思维。

2. 实验室检查是诊断和鉴别全血细胞减少的主要方法，该例患者具有难治性贫血全血细胞减少、骨髓增生伴病态造血、细胞遗传学检测克隆性异常等表现，从而确诊 MDS。MDS 的诊断强调多种实验室检测技术的综合使用，其中骨髓穿刺涂片细胞形态学和细胞遗传学是 MDS 诊断的核心。此外，还应积极排除引起贫血或全血细胞减少的其他常见疾病。

3. MDS 是一类异质性很强的疾病，诊断后还应进分型和预后评估，为疾病的个体化分层治疗提供依据。按预后积分系统可分为较低危组和较高危组两组，较低危组 MDS 的治疗目标是改善造血、提高生活质量；较高危组 MDS 的治疗目标是延缓疾病进展、延长生存期和治愈。MDS 的治疗流程如图 9-7-3（参考中华医学会血液学分会制定的《骨髓增生异常综合征中国诊断与治疗指南（2019）》）。

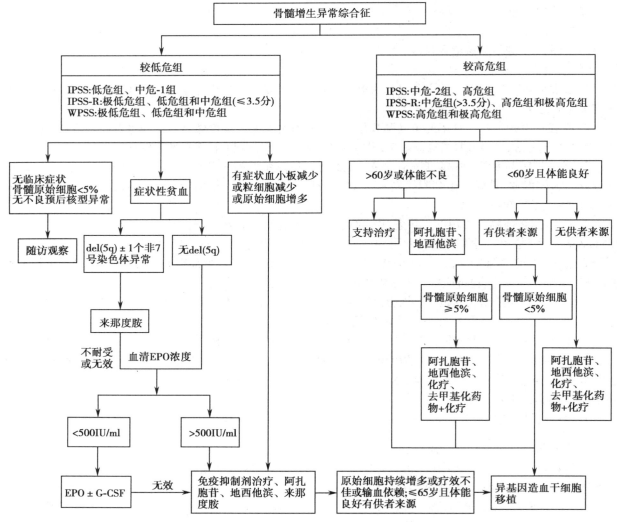

图 9-7-3 骨髓增生异常综合征的治疗流程图

IPSS. 国际预后积分系统；WPSS.WHO 分型预后积分系统；IPSS-R. 国际预后积分系统修订版；
del. 缺失；EPO. 促红细胞生成素；G-CSF. 粒细胞集落刺激因子。

四、白细胞增高

门诊患者,男,50岁。

主诉:上腹部胀满6个月,发现白细胞明显升高。

【思考题1】针对这一主诉,应该怎样进行病史采集,需要获得哪些临床信息?

病史资料收集与思维引导:

该患者以"上腹部胀满6个月"门诊就诊,血常规检查白细胞明显增高。病史资料收集与临床思维应当围绕"白细胞明显增高"这一特征来展开。白细胞增高是非特异的血细胞计数指标,要结合病史、症状和体征,考虑可能的原因。首先要除外类白血病反应,如感染、药物、妊娠、恶性肿瘤等引起的增高,然后才考虑血液系统疾病,如白血病(包括急性和慢性白血病)、骨髓增殖性肿瘤(包括真性红细胞增多症、原发性血小板增多症、原发性骨髓纤维化等)。此外,依据该患者就诊的主诉,并以此为线索去搜集相关病史资料,逐一排查。病史询问时应着重问是否有感染性疾病史、服药史,是否有乏力、低热、盗汗、体重下降等症状。

(一)病史资料和体格检查

现病史:患者6个月前出现上腹部胀满,伴有食量稍下降,无腹痛、恶心、呕吐、腹泻,无下肢水肿、无发热等。就诊于我院门诊,血常规示 WBC 70×10^9/L,Hb 98g/L,PLT 450×10^9/L,分类:原粒1%、早幼粒3%、中幼粒10%、晚幼粒30%、杆状核10%、分叶22%、嗜酸性粒细胞8%、嗜碱性粒细胞5%、单核细胞1%、淋巴细胞10%。

既往史:既往体健,否认肝炎、肾病、心脏疾患史,无结核、特殊寄生虫疾病史。

个人史:无毒物、放射线接触史,无烟酒嗜好。

家族史:家族史无特殊。

对问诊的点评:

患者门诊资料不全,因腹胀查血常规时发现白细胞明显升高,其他思维过程无法追溯。

【思考题2】对该患者进行体格检查时,需要特别关注的情况有哪些?

思维引导:

患者因上腹胀就诊,同时存在血常规检查异常,同时应关注上腹部可能存在的体征和血液系统疾病可能存在的体征。体格检查时应注意体温是否正常,有无感染、中毒表现,有无皮肤黏膜出血及淋巴结、肝、脾大等体征。

(二)体格检查

轻度贫血貌,皮肤黏膜未见出血,巩膜无黄染,全身浅表淋巴结未扪及肿大。胸骨中下段压痛,腹软,左上腹略显丰满,无压痛及反跳痛。脾脏Ⅰ线5cm,Ⅱ线7cm,Ⅲ线 –0.5cm,无压痛。肝肋下未及。

体格检查的点评:

体格检查应该补充患者的生命体征,尤其是体温、呼吸、肺部体格检查等,鉴别感染性疾病。其他体格检查较全面。

【思考题3】为明确诊断及评估病情,应安排哪些辅助检查?

思维引导:

患者白细胞异常增高,必须重视血常规涂片的白细胞分类。患者白细胞分类计数提示以髓系中幼粒、晚幼粒、杆状核细胞增生为主,嗜酸性粒细胞、嗜碱性粒细胞增高。进一步需要借助骨髓检查和相应的辅助检查来确立病因学诊断,通常采用骨髓细胞形态学检查和血液 / 骨髓的分子遗传学的特殊检查。

（三）辅助检查

- 骨髓形态学：骨髓增生明显活跃，以粒系增生为主，粒∶红 =8∶1，原粒细胞 6%，早幼中、晚幼粒细胞和杆状核粒细胞增多，嗜酸性粒细胞 6%，嗜碱性粒细胞 9%，巨核细胞 90 个（图 9-7-4）。骨髓中性粒细胞碱性磷酸酶染色（NAP）阳性 0.01，积分 1 分。

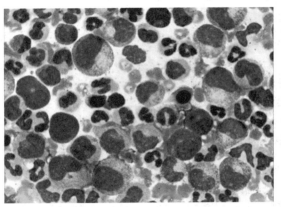

图 9-7-4　骨髓细胞形态学异常

- 骨髓细胞染色体核型：共分析 20 个核分裂象，46 XY,t(9 ;22)(q34 ;q11)［20］,如图 9-7-5。

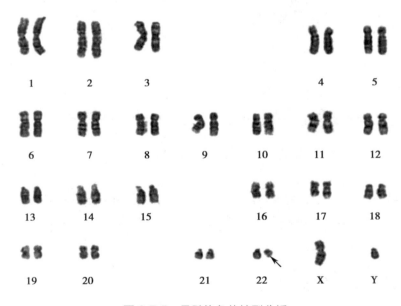

图 9-7-5　骨髓染色体核型分析

- 分子生物学：*BCR-ABL* 融合基因阳性（P210 型），*BCR-ABL/ABL* 85.5%，*JAK2V617F* 阴性。
- 血液生化：LDH 296IU/L，尿酸 471μmol/L。肝肾功正常。

（四）病例特点

1. 中年男性，慢性起病。

2. 临床症状轻微，表现为"上腹胀"。

3. 突出体征为胸骨压痛、脾脏明显肿大。

4. 外周血提示白细胞显著增高，伴大量不成熟粒细胞增多。

诊断主线索：

白细胞明显升高。

思维引导：

患者因上"腹胀伴白细胞明显升高"为主诉来就诊，上腹胀为非特异性症状，可以"白细胞明显升高"为主线索，涉及的疾病有类白细胞反应及血液系统疾病，可从类白血病反应、骨髓增殖性肿瘤、急慢性白血病等来鉴别。从现有的病史、症状、体征和辅助检查结果，患者具有"脾大、白细胞增高"的表现，其中以"白细胞明显升高"为主线索，常见的疾病出血、溶血、感染等应激状况，白细胞增高不能以类白血病反应解释。外周血涂片分类中可见中/晚幼粒细胞等髓性不成熟细胞，嗜碱性粒细胞和嗜酸性粒细胞增高，骨髓细胞遗传学和分子生物学检查结果 BCR-ABL 融合基因阳性（P210 型），可确诊慢性髓细胞性白血病（chronic myelogenous leukemia，CML）。

【思考题 4】白细胞增高应该与哪些疾病进行鉴别？

（五）鉴别诊断

由于具有典型的临床表现（脾大、白细胞增高）以及特征性的细胞和分子遗传学上的异常，CML 诊断一般较容易，但仍需要注意与以下疾病鉴别。

1. **类白血病反应**　常见于感染、药物、妊娠、恶性肿瘤等应激状态，有相应原发病的临床表现。WBC 可达 50×10^9/L，红细胞、血小板大多正常。外周血中出现中、晚幼粒细胞，但少有原始细胞，也无嗜碱性粒细胞和嗜酸性粒细胞增高。骨髓中性粒细胞碱性磷酸酶（NAP）反应增强。Ph 染色体及 BCR-ABL 融合基因阴性。病因消除后血常规可恢复正常。

2. **骨髓增殖性肿瘤（MPN）**　广义上 CML 属于 MPN 的一种，具有骨髓增殖疾病的特点，与其他 MPN 相比，有时表现相似。经典 MPN 包括红细胞增多症、原发性血小板增多症及原发性骨髓纤维化。此外，MPN 还包括慢性中性粒细胞白血病、嗜酸性粒细胞白血病、系统性肥大细胞增多症等。MPN 最重要的鉴别诊断依据是 Ph 染色体及 BCR-ABL 阴性，也可能出现其他相关疾病的基因异常，如 JAK2V617F、CARL、MPL 基因突变。

3. **急性白血病**　白细胞增多也是急性白血病的常见表现，其可引起肝、脾、淋巴结肿大。临床表现上起病急、进展快，仔细观察血涂片及骨髓检查，可发现原始粒、单核细胞或原（幼）淋巴细胞明显增多可资鉴别。

4. **慢性髓细胞性白血病**　简称"慢粒"，是一种以贫血、外周血粒细胞增高和出现各阶段幼稚细胞，嗜碱性粒细胞增多，常有血小板增多和脾大为特征，起源于多能造血干细胞的克隆性疾病。该患者慢性起病，外周血白细胞升高伴髓系增生活跃及成熟障碍，同时体格检查伴有脾大，考虑慢性髓细胞性白血病可能性大。

（六）最可能的诊断

慢性髓细胞性白血病

诊断依据：

1. 临床特征：脾大、白细胞增高，疾病进展缓慢。

2. 血常规和骨髓象的特征：中/晚幼粒细胞阶段髓系细胞增多，嗜酸、嗜碱性粒细胞增高。

3. 除外其他可导致白细胞增高的疾病。

进一步检查：

骨髓染色体核型异常 t（9；22）（q34；q11），BCR-ABL 融合基因阳性（P210 型），BCR-ABL/ABL 85.5%，JAK2V617F 阴性。

思维引导：

根据 CML 典型的临床表现——白细胞显著升高及脾脏大明显，考虑 CML 可能，进一步骨髓染色体核型检查提示 Ph 染色体和/或 BCR-ABL 融合基因阳性，即可确定诊断。对 CML 的诊断还应做出临床分期，包括慢性期（CML-CP）、加速期（CML-AP）和急变期（CML-BP）。不同的临床时期，患者的临床表现、疾病进展、选择的治疗策略和方式不同。常用的临床分期参照 WHO（2016）标准。

【思考题 5】如何确认本例患者的疾病分期？

（七）CML 的临床分期（WHO 2016 标准）

1. **慢性期**　①外周血或骨髓中原始细胞 <0.10；②未达到诊断加速期或急变期的标准。

2. **加速期**　符合下列任何一项：①外周血或骨髓中原始细胞占 0.10~0.19；②外周血嗜碱粒细胞 ≥ 0.20；③与治疗不相关的持续血小板减少（PLT<100×10^9/L）或增高（PLT>$1\ 000 \times 10^9$/L）；④治疗过程中出现 Ph$^+$ 细

胞基础上的其他克隆性染色体异常(CCA/Ph⁺);⑤进行性脾大或白细胞计数增高。

3. 急变期 符合下列任何一项:①外周血或骨髓中原始细胞≥0.20;②骨髓活检原始细胞集聚;③髓外原始细胞浸润。

根据以上分期标准,该患者符合慢性髓细胞性白血病(慢性期)。

【思考题6】如何为该患者制订治疗方案?

(八) 治疗

1. 慢性期患者的初始治疗 慢性期患者首选酪氨酸激酶抑制剂(TKIs)治疗。推荐伊马替尼 400mg,每日1次。CHR 率为95%~100%,完全细胞遗传学反应(CCR)率和主要分子学反应(MMR)率大于80%。8年总生存(OS)率大于90%。治疗期间应定期监测血液学、细胞及分子遗传学反应,评估患者对 TKI 治疗的耐受性和治疗反应,随时调整治疗方案。早期的分子学反应至关重要,特别是 TKI 治疗后 BCR-ABL 融合基因水平的变化。

2. 进展期患者的治疗 ①加速期:参照患者既往治疗史、基础疾病以及 BCR-ABL 激酶区突变情况选择适合的 TKI 药物治疗,可供选择的第二代 TKI 药物有尼洛替尼及达沙替尼。②急变期:治疗原则同上,选择 TKI 单药或联合化疗提高诱导缓解率,缓解后尽快行异基因造血干细胞移植(allo-HSCT)。

3. α-干扰素 以下患者可考虑以干扰素为基础的方案:① TKI 耐药、不耐受且不适合 allo-HSCT 的 CML 慢性期患者;②各种原因暂时无法应用 TKI 治疗的或无法坚持长期使用 TKI 的慢性期患者。

4. 羟基脲 可降低增高的白血病,缩小脾脏,但不能消除 Ph 染色体,也不能防止或延缓疾病进展(AP 和 BP),患者中位生存期为3~5年。

5. allo-HSCT TKI 治疗时代,allo-HSCT 治疗初发 CML-CP 的地位已逐渐被 TKI 药物取代,国内外指南和推荐已将其定位于 TKI 治疗失败患者的二线或三线选择。具体包括:①对于标准伊马替尼治疗失败的慢性期患者,可根据患者的年龄和意愿考虑行移植;②治疗任何时候出现 ABL 基因 T315I 突变的患者,首选移植;③对第二代 TKI 药物治疗反应欠佳、失败或不耐受的所有患者;④更换第二代 TKI 6 个月后仍未获得主要细胞遗传学反应者,其12个月获得次要细胞遗传学反应以及长生存的可能性明显降低,应尽早考虑 HSCT;⑤加速期或急变期患者。

> **诊断思维要点:**
>
> 1. TKI 药物的问世是 CML 治疗划时代的进步,所有患者的初始治疗都应该以 TKI 药物为主,一线药物伊马替尼为首选。治疗期间应定期监测血液学、细胞及分子遗传学反应,及时调整用药。
>
> 2. CML 一线药物治疗未达到细胞遗传学和分子生物学预期目标,或疾病进展者应及时进行 ABL 激酶区突变测序,根据 ABL 基因突变情况选择适合的二代、三代 TKI 药物治疗。
>
> 3. 异基因造血干细胞移植仅推荐为 TKI 治疗失败患者的二线或三线选择,是一种可治愈 CML 的方法。

(九) 诊疗后续

患者在诊断后即开始服用伊马替尼 400mg,q.d.。3周后血常规和分类计数恢复正常。治疗3个月时,外周血 BCR-ABL/ABL 6.5%;治疗6个月时,骨髓染色体核型:46,XX [20],外周血 BCR-ABL/ABL 0.25%。治疗12个月时,外周血 BCR-ABL/ABL 0.05%。治疗15个月时,外周血 BCR-ABL/ABL 0%。此后患者血常规和外周血分类均正常,除轻度乏力和眼睑水肿外无其他不适。

【小结】

1. 本案例以"上腹部胀满6个月"为主诉就诊,门诊检查示白细胞增高,体现了对白细胞增高的临床诊断和治疗思维。

2. 白细胞增高属于实验室血常规异常,可由机体白细胞应激反应性增生或白细胞造血异常增生所致。临床医生应熟悉常见白细胞增高的疾病,从现有的病历资料中正确地梳理出诊断和鉴别诊断的线索。

3. 实验室检查是诊断和鉴别白细胞增高的主要方法,该例患者脾大,白细胞增高,骨髓增生伴髓系中/晚幼粒细胞增高,细胞遗传和分子学检测有 Ph 染色体,BCR/ABL(P210 型)融合基因,故确诊 CML。并排除了类白血病反应和其他引起白细胞增高的常见疾病。

4. CML 的标准治疗是以 TKI 药物为基础的精准治疗,还应定期进行分子生物学的疗效评估。异基因造血干细胞移植仅推荐为 TKI 治疗失败患者的二线或三线选择。

五、皮肤黏膜出血

住院患者,女,35 岁。

主诉:月经量增多 3 个月,双下肢瘀点、瘀斑 1 周。

【思考题 1】针对这一主诉,应该怎样进行病史采集,需要获得哪些临床信息?

病史资料收集与思维引导:

该女性患者 35 岁发病,临床表现为"月经量增多和皮肤瘀点、瘀斑",提示存在获得性出血性疾病的可能性大。病史资料收集时应着重询问出血发生部位和形式,以皮肤黏膜瘀点、紫癜、瘀斑为主,常见于血小板减少、血小板功能异常、血管异常、血管性血友病;脏器、关节、肌肉血肿常见于凝血因子缺乏。

此外,还应注意出血与某些潜在疾病的关系。例如:有无关节肿痛、口干、口腔溃疡、脱发等自身免疫性疾病相关表现;有无神经系统症状;有无感染症状如发热、寒战;近期有无病毒感染史,有无疫苗接种史;有无慢性肝病、脾大病史;有无其他病史以及服药史。针对该患者还应尽可能了解既往妇产科诊治情况,特别是曾经做过的血液学常规和出凝血检查的结果,以及既往妊娠和生育时有无异常出血病史,可以帮助我们梳理诊断思路,确定出血的原因。

(一)病史资料

现病史:3 个月前患者无意中发现月经量较既往增多,经期稍延长,未引起重视,也未就医。1 周前发现双下肢瘀点、瘀斑,就诊于妇产科,查血常规:WBC 8.0×10^9/L,Hb 102g/L,PLT 13×10^9/L。患病以来,患者无特殊不适症状,食欲睡眠好,无关节肿痛,无发热,体重无减轻,大小便正常。

既往史:既往体健,无毒物、放射线接触史,无特殊用药史,无输血史,无肝炎病史。

个人史:无烟酒嗜好。

月经史及婚育史:14 岁月经初潮,患病前月经规律。28 岁结婚,正常妊娠,30 岁剖宫产 1 子,发育正常。

家族史:无出血性疾病家族史。

对问诊的点评:

应该追问患者其他部位出血表现,如鼻出血、牙龈出血、黑便等。

【思考题 2】对该患者进行体格检查时,需要特别关注的情况有哪些?

思维引导:

病史资料提示患者双下肢瘀点、瘀斑及血小板减少,体格检查应该关注皮肤黏膜出血部位、范围;有无肝脾大、淋巴结肿大等体征。

(二)体格检查

T 36.5℃,P 82 次/min,R 20 次/min,BP 110/70mmHg。

意识清楚。双下肢可见散在的新旧出血点、瘀斑。浅表淋巴结无肿大。胸骨无压痛。心肺体格检查未见异常。腹软,无压痛,肝脾肋下未触及。双下肢无水肿。

对体格检查的点评:

体格检查应该描述出血的大小、范围,且没有对黏膜出血情况进行描述,如口腔黏膜、牙龈、球结膜等。

【思考题 3】为明确诊断并评估病情,计划安排哪些辅助检查?

思维引导:

引起血小板减少的常见病理生理学机制:①血小板生成减少,如再生障碍性贫血、骨髓增生异常综合征、白血病等;②血小板破坏过多,如原发免疫性血小板减少性紫癜(ITP)、系统性红斑狼疮(SLE)等;③血小板消耗过多,如血栓性血小板减少性紫癜(TTP)、弥散性血管内凝血(DIC)等;④血小板分布异常,如脾功能亢进等。

所以,除常规检查外,还应该完善血涂片、免疫及骨髓检查等相关指标。另外,怀疑Evan综合征的患者,还需要做网织红细胞计数和抗人球蛋白实验以排除。

(三)辅助检查

- 血常规:WBC 8.3×10^9/L,Hb 103g/L,PLT 7×10^9/L。外周血涂片:白细胞分类计数和细胞形态正常,红细胞形态正常,未见特殊异常细胞。血小板少见。
- 血生化:ALT 46IU/L,AST 33IU/L,TBil 20μmol/L,DBil 6.6μmol/L,TP 68.6g/L,ALB 40.6g/L,Urea 7.5mmol/L,Cr 83μmol/L,GLU 6.38mmol/L。
- 凝血功能:PT 15s,APTT、TT、FIB水平正常。
- 免疫学指标:ANA(-),ENA抗体谱均为阴性,RF(-)。
- 骨髓检查:全片巨核细胞325个,分类25个。其中幼稚巨核细胞4个,成熟巨核细胞21个,散在血小板少见。

思维引导:

患者的病史、体格检查、血细胞计数和外周血涂片以及骨髓检查的结果符合ITP临床和实验室表现。免疫系统疾病自身抗体检测以及其他检查无阳性发现,归纳诊断的主线索为:原发免疫性血小板减少性紫癜。由于ITP的诊断目前仍是临床排除性诊断,缺乏特异性的实验室检查指标。所以根据患者的病例特点,做好诊断和鉴别诊断尤为重要。

(四)病例特点

1. 青年女性,起病隐匿。
2. 月经量增多和皮肤瘀点、瘀斑,无脾大和其他阳性体征。
3. 多次血常规示血小板计数减少,血细胞形态无异常。
4. 骨髓检查示巨核细胞增多,产板巨核细胞减少,成熟障碍。

诊断主线索:

血小板减少伴出血

【思考题4】血小板减少性紫癜的鉴别诊断应该如何考虑?

思维引导:

患者35岁发病,先天性不考虑;体格检查无脾大,不考虑脾功能亢进;患者无特殊用药史及感染表现,故可除外药物性与感染性血小板减少;患者无红系、粒系异常,故不考虑再障及骨髓增生异常综合征。

(五)鉴别诊断

1. **假性血小板减少** 由乙二胺四乙酸盐(EDTA)抗凝剂引起的血小板凝集,临床没有出血倾向。血涂片显微镜下可观察到血小板凝集。改用柠檬酸钠或肝素抗凝,血小板凝集现象消失,血小板计数可升高或正常。

2. **自身免疫性疾病** SLE、抗磷脂综合征等自身免疫性疾病患者也可出现血小板减少。该患者自身抗体阴性,故不考虑。

3. **淋巴系统增殖性疾病** 部分慢性淋巴细胞白血病、淋巴瘤等淋巴系统增殖性疾病可出现继发性血小板减少。该患者无淋巴结肿大、脾大等原发病临床表现,故暂不考虑。

4. **血小板消耗性减少** 常见于TTP、DIC等疾病。该患者无微血管病性溶血、精神神经症状、发热和肾功能不全,故不考虑TTP;凝血、纤溶指标无异常,故不考虑DIC。

5. **原发免疫性血小板减少性紫癜(ITP)** 一种免疫性综合病症,是常见的出血性疾病。特点是血循环中存在抗血小板抗体,使血小板破坏过多,引起紫癜;而骨髓中巨核细胞正常或增多,幼稚化。该患者血小板减低伴出血,且骨髓象示血小板成熟障碍,故考虑本病可能性大。

【思考题 5】原发免疫性血小板减少性紫癜的诊断标准是什么？

（六）主要诊断

原发免疫性血小板减少性紫癜（ITP）

诊断依据：

1. 起病隐匿，以出血为主要临床表现。

2. 多次血常规示血小板计数减少，血细胞形态无异常。

3. 骨髓检查示巨核细胞增多，产板巨核细胞减少。

4. 排除其他继发性血小板减少症。

【思考题 6】如何制订患者下一步的治疗方案？

（七）治疗

ITP 的治疗应根据临床症状、病程和血小板计数分为紧急治疗、一线治疗和二线治疗。

1. 紧急治疗　用于重要部位有活动性出血或需要急诊手术的患者，通常患者血小板计数低于 20×10^9/L。常用的方法：①随机供者的血小板输注，成人按 10~20 单位 / 次给予（每 200ml 循环血中单采所得的血小板为 1 单位血小板），根据病情可重复给予；②静脉输注丙种球蛋白（IVIg）剂量 400mg/（kg·d）× 5d；或 1.0g/（kg·d）× 1d，严重者可连用 2d；③大剂量甲基泼尼松龙 1.0g/d，静脉注射，3~5 次为一疗程。

2. 一线治疗　主要是糖皮质激素，可口服地塞米松 40mg qd × 4d，无效者第 10d 再次重复 4d，或泼尼松 1.0mg/（kg·d）。大剂量地塞米松治疗有效的患者，不需要维持治疗。泼尼松治疗有效的患者，病情稳定后逐渐减至最小维持量，在减量过程中血小板计数不能维持的患者考虑二线治疗。

3. 二线治疗　①促血小板生成药物：用于糖皮质激素治疗无效的 ITP，是二线治疗的首选推荐，包括重组人血小板生成素（rhTPO）、艾曲波帕和罗米司亭。此类药物起效快（1~2 周），但停药后疗效一般不能维持，需要进行维持治疗。②利妥昔单抗：人鼠嵌合的抗 CD20 单抗，清除血液、淋巴结以及骨髓中的 B 淋巴细胞，减少自身抗体生成。375mg/m^2，每周 1 次 × 4 次。③脾切除：近期有效率为 70%~90%，长期有效率为 40%~50%。用于正规糖皮质激素治疗无效，病程迁延 6 个月以上；或糖皮质激素维持量需大于 30mg/d；或有糖皮质激素使用禁忌证患者。④免疫抑制剂：包括长春新碱、环孢素 A、硫唑嘌呤、环磷酰胺、霉酚酸酯等。

治疗思维要点：

1. ITP 目前尚无根治的方法，大部分 ITP 患者的预后良好，死亡率与正常人群间无显著差异，ITP 患者更多的死因是感染而非出血。所以针对 ITP 的治疗应该用于伴有出血症状或危险状态的患者而不是所有的 ITP 患者。所以目前认为血小板大于 30×10^9/L 的 ITP 患者，无出血表现，且不从事增加患者出血危险的工作或活动者，可观察随访。

2. 治疗的目的是使血小板提高到安全水平，防止严重出血，降低病死率；而不是使血小板计数达到正常。应尽量避免过度治疗。

3. 疗效判断的数值只是临床经验的总结，仅作为临床医师处理相应临床过程的参考。①完全反应（CR）：治疗后血小板数 ≥ 100×10^9/L 且没有出血；②有效（R）：治疗后血小板数 ≥ 30×10^9/L 并且至少比基础血小板数增加两倍，且没有出血；③无效（NR）：治疗后血小板数 < 30×10^9/L 或者血小板数增加不到基础值的两倍或者有出血。需要临床医生根据患者的具体情况进行判断和处理。

（八）诊疗后续

该患者虽然血小板计数低于 20×10^9/L，仅有双下肢散在的出血点，除月经过多外，其他出血症状不重，故入院后未输注血小板。在明确诊断后，应用地塞米松 40mg/d 连用 4d，治疗后第 3d，患者血小板升至 46×10^9/L，一周后患者血小板升至 153×10^9/L，达到 CR 出院。逐渐停用了皮质激素。

患者出院后 1 个月、2 个月门诊复查血常规，PLT 均在 50×10^9/L 以上，临床无出血症状和体征。出院 3 个月后，因月经量增多及双下肢出血点再次住院。该患者诊断 ITP 不足半年，糖皮质激素治疗有效，但停药后疗效不能维持，故采取二线治疗。根据患者病情和意愿，选择艾曲波帕 50mg/d 联合泼尼松治疗，1 个月后血小板恢复正常，减量并停用泼尼松后以艾曲波帕 50mg/d 维持，复查血常规：WBC 8.2×10^9/L，Hb 116g/L，PLT 84×10^9/L。

【小结】

1. 本案例患者以"月经增多,双下肢瘀点、瘀斑"为主诉就诊,体现了对出血性疾病的临床诊断和治疗思维。

2. 患者发病的年龄、性别、出血的形式、家族史等临床资料常可作为诊断的第一线索,将诊断思路聚焦在血管性异常、血小板性异常或凝血因子异常上,结合相关实验室检查确定出血的原因。

3. 实验室检查是诊断和鉴别出凝血疾病的主要方法。该例患者多次血常规检查血小板计数减少,血细胞形态无异常;骨髓检查示产板巨核细胞减少的特征符合 ITP;同时排除了继发性血小板减少症。

4. ITP 的治疗策略包括紧急治疗、一线治疗和二线治疗。

推 荐 阅 读

中华医学会血液学分会.骨髓增生异常综合征中国诊断与治疗指南(2019 年版),中华血液学杂志,2019,40(2):89-97.

(刘 霆)

第八节 风湿免疫性疾病

一、多系统损害伴发热

住院患者,女性,22 岁。

主诉:皮疹 2 个月,发热 20 余天,水肿 10 余天。

【思考题 1】针对这一主诉,应该怎样进行病史采集,需要获得哪些临床信息?

病史资料收集与思维引导:

青年女性,以皮疹起病,随后出现发热、水肿,注意以下问诊要点:

①原因或诱因;②主要症状的特点;③伴随症状(如发热、水肿等);④疾病的演变过程(持续存在? 逐渐加重? 自行缓解?);⑤诊治经过及疗效;⑥一般情况(精神状态、睡眠、食欲、大小便、体重);⑦既往史(有无肾炎、肝病、心脏病、甲状腺及其他内分泌疾病史、营养不良史等),个人史(有无光过敏、传染病接触史、药物毒物接触史),家族史。

皮疹的问诊须包括:①出现与消失的时间;②分布部位及发展顺序;③形态特点、大小与排列;④颜色及表面情况;⑤有无自觉症状。

发热的问诊须包括:①热型;②最高体温;③持续时间;④变化规律。

水肿的问诊须包括:①水肿发生的时间;②首发部位及发展顺序;③水肿发展的速度;④水肿的性质(凹陷性/非凹陷性);⑤水肿的程度;⑥持续性/周期性。

(一)病史资料

现病史:患者 2 个月前无明显诱因出现红色皮疹,主要分布于面部鼻翼周围,呈对称性,无瘙痒、疼痛,自行使用保湿霜无好转,皮疹颜色加深范围扩大,逐渐出现双手红色皮疹,伴有疼痛,热水浸泡后稍好转,未予重视。20 余天前出现发热,最高体温 39℃,发热不规律,可自行退热,伴口腔溃疡、乏力、肌肉疼痛及双膝关节肿痛,无畏寒、寒战、咳嗽咳痰、腹痛腹泻、尿频尿急尿痛、头痛等不适,诊所抗感染治疗(具体不详)后无好转,仍间断发热。10 余天前无明显诱因出现眼睑及双足背水肿,晨起时眼睑水肿明显,双足背水肿减轻,活动后双足背水肿加重,伴有泡沫尿、食欲下降,无少尿、血尿、呼吸困难、腹痛腹胀等不适,就诊于医院门诊。起病以来,患者无口干、眼干、牙齿脱落、腮腺肿大、雷诺现象、脱发等,精神食欲欠佳,睡眠可,大便正常,体重无明显变化。

既往史:体健。否认肝炎、结核等慢性传染病史,否认高血压病、糖尿病史,否认外伤、手术史,否认食物药物过敏史。

个人史:学生,否认疫水接触史,否认毒物接触史,否认冶游史。

婚育史:未婚。

月经史:13 岁 $\frac{6\sim8d}{28\sim30d}$ 2016 年 12 月 1 日,经量较多,无凝血块,有痛经,白带正常。

家族史:否认家族遗传病史及类似病史。

对问诊的点评:

　　本例病史询问,缺少皮疹形状、大小、加重和缓解因素(是否日晒后皮疹加重),缺少水肿的性质、程度及规律。

【思考题 2】结合病史采集,需要对该患者进行哪些重点部位的体格检查?

(二)体格检查

T 37.8 ℃,R 24 次 /min,P 94 次 /min,BP 156/96mmHg。

神清,精神欠佳,计算力、定向力、记忆力正常。体型偏瘦,皮肤巩膜无黄染,面部及鼻部可见对称性红斑,伴有脱屑,双手掌面及甲周可见红斑,指腹明显,压之不退色,部分手指指端可见小溃疡及结痂。浅表淋巴结无肿大。头发浓密,眼睑轻度水肿,口腔上颚可见数个小的浅溃疡,表面较干净,未见白苔,双侧扁桃体不大。肺部(−),心率 94 次 /min,心律齐,各瓣膜区未闻及杂音,腹部(−)。双上肢近端肌力 4 级,远端肌力 5 级,双下肢近端肌力 4 级,远端肌力 5 级,四肢肌张力正常,四肢肌肉压痛,双侧足背及踝关节处对称性凹陷性水肿,双膝关节肿胀压痛。病理征(−),脑膜刺激征(−)。

对体格检查的点评:

　　需要详细描述皮疹大小、形状、是否隆起于皮面、边缘是否整齐清楚、皮疹部位皮肤是否增厚。

思维引导:

　　遇见此类患者,临床表现为颜面部皮疹、发热、眼睑及足背部水肿,结合体格检查结果,应考虑以下疾病:感染性疾病、结缔组织病、血液系统疾病、实体肿瘤、遗传代谢性疾病、毒物和药物。故下一步应针对以上可能的疾病行化验检查。

【思考题 3】结合病史和体格检查,为明确诊断并评估病情,下一步拟行哪些辅助检查?

(三)辅助检查

- 血常规:WBC 1.6×10^9/L,中性粒细胞百分比 70%,Hb 96g/L,PLT 88×10^9/L,平均红细胞体积 89.9fl,平均血红蛋白含量 29.3pg,平均血红蛋白浓度 326g/L,网织红细胞百分比 4.6%。
- 尿常规 + 尿沉渣镜检:蛋白质 3+,红细胞 2+/HP。
- 粪便常规 + 隐血:(−)。
- 肝肾功能:ALB 25.8g/L,GLB 23.5g/L,Scr 57μmol/L,Urea 7.61mmol/L(2.6~7.5mmol/L),UA 390.9μmol/L(155~357μmol/L),余项正常。
- 心肌酶 + 血糖血脂 + 电解质:LDH 904IU/L(120~250IU/L),肌酸激酶(CK)1 475IU/L(40~200IU/L),肌酸激酶同工酶(CK-MB)49.3IU/L(<24IU/L),肌红蛋白 112μg/L(<70μg/L),血脂和电解质正常。
- 血沉:64mm/H,CRP(−)。
- HIV、TP、丙型肝炎病毒(HCV):抗体(−),HBsAg(−)。
- 甲状腺功能:正常。
- 补体 C_4 42mg/L(120~360mg/L),补体 C_3 143mg/L(850~1 930mg/L),免疫球蛋白 IgG 6.2g/L(7.0~16.0g/L),IgA 和 IgM 正常,RF 和抗 O 正常。
- ANA 1 :160(均质型),dsDNA(+),抗 Sm 抗体(+),抗 SSA(+),抗 SSB(+),抗 Ro-52(+)。

- 直接抗人球蛋白试验:多抗($IgG+C_3$)++,抗 IgG +,抗 C_3 ++;间接抗人球蛋白试验阴性。
- 抗心磷脂抗体 IgG(-),IgM(-)。
- 狼疮抗凝物初筛试验:LA1、LA2 正常。
- 抗 β_2 糖蛋白 1 抗体:IgG(-),IgM(-)。
- 胸部正侧位片:双肺野清晰,心膈影正常。
- 心电图:正常心电图。
- 双膝关节彩超:左右侧膝关节滑膜炎,左侧膝关节腔内少量积液。
- 腹部彩超(肝、胆、脾、胰、双肾、输尿管、膀胱):肝多发钙化灶。

【思考题 4】综合以上病史、体格检查及辅助检查结果,如何总结该病例的特点?

思维引导:

针对多系统损害的疾病,对病史、体格检查、实验室检查、影像学检查等临床资料进行分析归纳。分析判断每一项临床资料的意义及各项临床资料之间的关系,归纳指向同一诊断线索的临床资料,总结病例特点。

(四) 病例特点

1. 青年女性,病程 2 个月。
2. 表现为皮肤黏膜、关节、肌肉、血液系统、肾脏等多器官受累。
3. 多项自身抗体阳性,补体降低。

诊断依据:

青年女性,多系统损害伴发热。

思维引导:

多系统损害是指出现 2 个及 2 个以上系统损害。多系统损害查因是诊断复杂疑难病的一种有效方法。结合临床资料,主要从以下 6 个方面进行有序的诊断思维分析:感染性疾病、结缔组织病、血液系统疾病、实体肿瘤、遗传代谢性疾病、毒物和药物,全面分析鉴别可能的疾病,避免遗漏。

需要特别强调的是:在使用多系统损害查因进行诊断思维分析前,需要首先判断受累的多个系统之间的关系,是并列关系还是因果关系。如果受累的多个系统之间是并列关系,可以选择多系统损害查因的思路进行诊断分析;如果是因果关系,则不能使用多系统损害查因的分析方法。例如:一个先天性主动脉瓣狭窄的患者逐渐出现左心功能衰竭、肺淤血并感染出现呼吸功能衰竭,严重的感染及左心功能衰竭导致肾脏灌注不足引起血清肌酐升高,该患者临床上表现为心血管系统、呼吸系统及肾脏多个系统损害,但是仔细分析发现这些系统损害之间是因果关系,不能用多系统损害查因的思路进行分析,而是需要从结构改变导致功能异常进而影响物质代谢的角度寻找病因,才能得到正确的诊断。

【思考题 5】该患者各系统损害之间的关系如何? 是否可以选择多系统损害查因的思路进行分析?

思维引导:

结合该患者的病例特点,受累各系统之间为并列关系,可以按照多系统损害查因的思路进行诊断分析。

多系统损害伴发热的疾病考虑:

1. 感染

(1)病毒:一些病毒感染性疾病可累及多个系统,出现皮肤黏膜、关节肌肉及肝功能损害等表现,出现部分自身抗体阳性,病程可以 15d 以上,如巨细胞病毒、EB 病毒、B19、HIV 等。

(2)细菌:如感染性心内膜炎、结核及非结核分枝杆菌等慢性低毒力细菌感染,表现为反复发热,多系统损害,病程可以数月以上。

(3)真菌:在免疫抑制或免疫缺陷的情况下,需要考虑隐球菌、曲霉菌、毛霉菌、组织胞浆菌等真菌病。

(4)寄生虫及其他不典型病原体感染,如莱姆病、梅毒、血吸虫等。

2. 结缔组织病　结缔组织病常表现为多系统损害,如系统性红斑狼疮、系统性血管炎、干燥综合征、皮肌炎等可出现发热,是多系统损害伴发热需要考虑的一类重要疾病,多有特异性自身抗体阳性,诊断时需要运用综合诊断法满足这些疾病的分类标准,同时运用排除诊断法排除其他疾病。

3. **血液系统疾病**　白血病、淋巴瘤、多发性骨髓瘤等是导致多系统损害的常见疾病,多伴发热,也可出现一些自身抗体阳性(如抗核抗体、抗 SSA 抗体、抗 U1RNP/Sm 抗体、抗着丝点抗体等),这类疾病往往具有特异性的骨髓改变及病理学表现。

4. **实体肿瘤**　某些实体肿瘤可出现发热,以低热多见,持续时间较长,肿瘤分泌的细胞因子所致的副肿瘤症状可以表现为多系统损害,如肺癌、胰腺癌、肾上腺肿瘤、胃癌等。

5. **遗传代谢性疾病**　这类疾病发热的特点是周期性发热,一般发病年龄小,可以持续数年,包括家族地中海发热(Pyrin 基因突变引起的常染色体隐性遗传病,除发热外,还有关节炎、肌痛、类丹毒样皮疹和腹痛等多系统损害症状)、肿瘤坏死因子受体相关性发热(常染色体显性遗传的肿瘤坏死因子受体 I 基因突变,表现为反复发热,伴有肌痛、腹痛腹泻、结膜炎、皮疹等多系统损害症状)等。

6. **药物毒物**　丙基硫氧嘧啶可以导致 ANCA 相关性血管炎出现发热及多系统损害。此外,慢性汞中毒也可导致发热和多系统损害,仔细询问病史是诊断药物毒物所致疾病的关键。

【思考题 6】按照多系统损害查因的分析思路,为诊断、鉴别诊断及评估病情,还需要完善哪些辅助检查?

(五)进一步检查及结果

– 24h 尿蛋白定量:蛋白定性 3+,24h 尿量 1.2L,尿蛋白定量 2.25g/24h。

– 降钙素原(–)。

– 单纯疱疹病毒 1 抗体 IgM、呼吸道合胞病毒抗体 IgM、腺病毒抗体 IgM、EB 病毒抗体 IgM、柯萨奇病毒抗体 IgM、巨细胞病毒抗体 IgM 均为阴性。

– 心脏彩超:二三尖瓣轻度反流。

– 血培养(需氧 + 厌氧):阴性。

– 骨髓细胞学:骨髓增生活跃,粒系增生正常,巨核细胞正常。

– 肾穿刺活检病理结果(图 9-8-1):狼疮性肾小球肾炎,膜增生型(Ⅳ型 -A),免疫荧光呈现"满堂亮"现象。

【思考题 7】本患者最可能的诊断及鉴别诊断是什么?

(六)鉴别诊断

根据诊断线索,结合该患者的病例特点,运用系统思维,按照多系统损害查因的思路,对导致多系统损害伴发热的各类疾病进行分析鉴别。

1. **毒物和药物**　该患者为学生,生活环境较好,无毒物接触史,既往无慢性基础疾病,无药物使用史,故毒物药物可以排除。

2. **遗传代谢性疾病**　该患者病程仅 2 个月,发热无规律,且无相关家族史,不考虑这类疾病。

3. **实体肿瘤**　青年女性常见的实体肿瘤包括甲状腺、胸腺、乳腺、生殖系统和消化道肿瘤等。该患者目前无这些脏器的局部临床表现,辅助检查暂未发现肿瘤证据,故不考虑实体肿瘤。

4. **血液系统疾病**

(1)白血病:该患者有发热、全血细胞减少,需考虑白血病可能,但是该患者骨髓细胞学示骨髓增生活跃,可以排除白血病。

(2)淋巴瘤:该患者有发热、口腔溃疡、全血细胞减少,需警惕淋巴瘤。但是淋巴瘤主要表现为无痛性淋巴结肿大、肝脾大,可出现发热、皮疹、口腔溃疡、血细胞减少等。该患者无淋巴结肿大、肝脾大等淋巴瘤主要临床表现,存在狼疮特征性蝶形红斑及特异性抗体 dsDNA 和 Sm、补体下降,故不考虑淋巴瘤。

5. **感染性疾病**

(1)感染性心内膜炎:可以出现皮疹、血细胞减少、蛋白尿、关节痛等多系统症状,发热是其常见临床表现,少数患者还可出现自身抗体阳性及补体下降,需要怀疑此疾病。但是该患者心脏各瓣膜区未闻及杂音,血培养阴性、心脏彩超未发现赘生物,故可以排除。

(2)病毒、真菌及寄生虫感染:该患者病程较长,常见病毒检测均为阴性,无免疫缺陷、免疫力低下等真菌感染基础,无寄生虫接触史,故上述病原体感染无依据。

免疫荧光：

	IgA	IgG	IgM	C3	C1q	κ	λ
强度：	+++	+++	+++	+++	+++	+++	+++
部位：	GCW	GCW					
形态：	颗粒	颗粒					

	PLA2R	IgG1	IgG2	IgG3	IgG4	C4
	+++	+++	+++	+++	+++	−

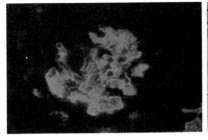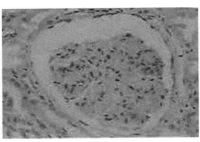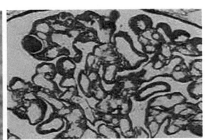

特殊染色：刚果红（−），氧化刚果红（−）

光镜检查：肾穿刺见皮质和髓质组织。

【肾小球】：总数19个，肾小球体积增大，显分叶状结构，表现为弥漫性增生，以中-重度系膜增生为主，伴节段内皮细胞增生，血管壁弥漫增厚，毛细血管管腔明显变窄，可见中性粒细胞浸润，广泛"白金耳"结构；肾球囊中未见新月体形成。Masson、PAS及PASM染色示系膜区/内皮下可见大块嗜复红蛋白沉着，基膜弥漫增厚，显双轨征。

【肾小管】：上皮细胞广泛空泡及颗粒变性，可见蛋白管型，小灶肾小管萎缩。

【肾间质】：小灶淋巴细胞、单核细胞浸润伴纤维增生。

【肾小血管】：病变不明显。

病理诊断：符合：狼疮性肾小球肾炎，膜增生型（Ⅳ型-A）。

图 9-8-1　肾穿刺活检病理结果

GCW. 肾小球毛细血管壁；PLA2R. 磷脂酶 A2 受体；Masson. 马森；PAS. 过碘酸希夫；PASM. 过碘酸六胺银。

6. 结缔组织病

（1）皮肌炎：该患者有皮疹、近端肌无力、肌酶升高，需考虑皮肌炎可能，但是皮肌炎的典型皮疹为眶周紫红色水肿斑、向阳性皮疹（眶周红斑）、颈胸充血性斑疹、Gottron 征（关节伸面的红紫色斑丘疹），较少出现肾脏损害及补体下降。该患者皮疹为对称性面部红斑、狼疮特异性抗体 dsDNA 和 Sm 阳性、补体明显下降，肾脏损害突出，故不考虑皮肌炎。

（2）原发性干燥综合征：原发性干燥综合征主要表现为口干、眼干、反复腮腺炎、淋巴结肿大，皮疹多为紫癜，肾脏损害以肾小管损害为主，肾小球损害少见；其抗 SSA 抗体阳性率达 50%，抗 SSB 抗体阳性率为 35%。该患者虽然有抗 SSA、SSB 抗体阳性，但是病程短，无口干眼干、腮腺肿大的症状，肾小球损害明显，且 SSA/SSB 抗体可在狼疮患者中出现，故不考虑原发性干燥综合征。

（3）系统性红斑狼疮：该患者为青年女性，有对称性面部红斑、甲周和指端红斑、口腔溃疡、关节肿痛、肌无力肌酶升高、白细胞和血小板减少、蛋白尿和血尿等多系统损害表现，存在多项自身抗体阳性（包括特异性抗体抗 dsDNA 和抗 Sm）、补体 C3 和 C4 下降。肾脏病理：狼疮性肾小球肾炎，膜增生型（Ⅳ 型 -A），免疫荧光呈现"满堂亮"现象。发热是系统性红斑狼疮常见的全身症状。故高度考虑系统性红斑狼疮。

（七）最后诊断

系统性红斑狼疮

　　狼疮性肾炎（Ⅳ型 -A）

　　肾性高血压

　　低蛋白血症

诊断依据：本例患者为青年女性，按照 2017 年 EULAR/ACR 系统性红斑狼疮分类标准，ANA 阳性（1 :160 均质型）进入该标准，然后进行评分：①发热（2 分）；②皮肤黏膜：面部红斑、甲周红斑、口腔溃疡（6 分）；③关节炎：双膝关节滑膜炎（6 分）；④血液系统：白细胞减少、血小板减少（4 分）；⑤肾脏：蛋白尿（2.25g/24h），肾穿刺病理 Ⅳ 型狼疮肾炎（10 分）；⑥补体：C_3 和 C_4 降低（4 分）；⑦抗 dsDNA、Sm 抗体阳性（6 分）。共计 2+6+6+4+10+4+6=38 分，排除感染、恶性肿瘤、药物等原因，诊断系统性红斑狼疮。

ER-8-1-1　知识链接：2017 年 EULAR/ACR 系统性红斑狼疮分类标准

思维引导：

全面系统地收集五大表型资料，该患者表现为皮肤黏膜、肌肉关节、肾脏、血液系统等多系统损害，根据现有资料既不能直接落实诊断，又难以排除相关疾病时，需要使用综合诊断法，按照 2017 年 EULAR/ACR 系统性红斑狼疮分类标准，权重积分 ≥ 10 分，分类诊断为系统性红斑狼疮。肾穿刺活检病理进一步支持系统性红斑狼疮的诊断。

系统性红斑狼疮累及多个脏器，病情较复杂，按照系统性红斑狼疮诊断"五步法"，有利于全面掌握病情，制订治疗方案：

第一步：诊断是否明确？

第二步：病情是否活动？

第三步：哪些重要脏器损害及程度？

第四步：出现哪些并发症？

第五步：存在哪些合并症和伴发病？

对于该患者，我们运用"五步法"进行分析：

第一步：该患者系统性红斑狼疮诊断明确。

第二步：SLEDAI 评分 31 分（指端溃疡 8 分，肌炎 4 分，血尿 4 分，蛋白尿 4 分，皮疹 2 分，口腔溃疡 2 分，低补体 2 分，dsDNA 抗体阳性 2 分，发热 1 分，白细胞减少 1 分，血小板减少 1 分），病情重度活动。

第三步：损害的重要脏器包括肾脏（重度）、血液系统（轻度）。

第四步：并发症有狼疮性肾炎、肾性高血压。

第五步：暂无合并症和伴发病。

ER-8-1-2　知识链接：系统红斑狼疮诊断疾病活动度评分表（SLEDAI 评分表）

【思考题 8】如何制订患者下一步的治疗方案？

（八）治疗

1. 病因治疗　避免外因（日晒、药物及化学试剂、感染、食用光敏食物，如芹菜、香菜、无花果等）。

2. 发病机制治疗

（1）抑制免疫：糖皮质激素 1mg/kg×d，吗替麦考酚酯片 1.5g/d，口服；羟氯喹 0.2g，b.i.d.；口服。

（2）降压、抗凝、降脂：选择血管紧张素转化酶抑制剂（ACEI）或受体阻断剂（ARB）降压，该患者暂无抗凝、降脂治疗指征。

3. 对症支持治疗　补充钙和维生素 D，维持电解质平衡，物理降温，加强营养。

4. 健康教育　生活方式指导，祛除高危因素，随诊安排，预防接种，生育指导等。

ER-8-1-3　知识链接：系统性红斑狼疮随诊安排和生育指导

治疗思维要点：

病因治疗是治疗学思维中最重要的治疗。虽然系统性红斑狼疮目前病因尚未明确，但是一些外因，如紫外线、药物（如肼屈嗪、青霉素）及病毒感染等可能与病情复发加重相关。因此，建议尽量避免。

系统性红斑狼疮多系统损害，病情较复杂。既要运用系统思维，兼顾全局制订治疗方案，又要抓住主要矛盾，保护重要脏器功能。其治疗分两阶段：诱导缓解和维持缓解。糖皮质激素和免疫抑制剂种类和剂量选择是治疗方案的中心环节。通常根据病情活动和重要脏器损害程度，结合并发症、合并症、伴发病的情况，参考诊疗指南综合决策。该患者病情重度活动，损害的重要脏器为肾脏，并发狼疮性肾炎、肾性高血压，合并症及伴发病中无使用糖皮质激素及免疫抑制剂的禁忌，结合 2012 年 ACR/EULAR 狼疮性肾炎诊疗指南，建议糖皮质激素 1mg/(kg·d)，免疫抑制剂选择环磷酰胺或吗替麦考酚酯诱导缓解，结合患者为青年女性，考虑药物生殖系统的副作用，免疫抑制剂选择吗替麦考酚酯。此外，降压、抗凝及降脂等治疗参照指南选择。

ER-8-1-4　知识链接：2012年ACR/EULAR狼疮性肾炎诊疗指南中对Ⅲ/Ⅳ狼疮性肾炎的治疗建议

（九）诊疗后续

经过上述治疗，患者体温正常，面部红斑及双手红斑较前消退，指端溃疡和肌力好转，复查白细胞、血小板、肌酶恢复正常，办理出院，建议 2 周后门诊复诊。在随访过程中，要重点关注药物毒副作用，如免疫抑制、肝肾毒性，需动态监测血常规、肝肾功能、血糖、血脂等的变化，根据治疗反应及时调整药物剂量。

【小结】

1. 本案例患者以"皮疹 2 个月，发热 20 余天，水肿 10 余天"为主诉入院，根据"皮疹""发热"和"水肿"的问诊要点，全面系统地收集五大表型资料，综合分析，归纳总结病例特点，进而以"多系统损害伴发热"为主线索。诊断上，运用综合诊断法，最终诊断"系统性红斑狼疮"。

2. 治疗上，既要运用系统思维，兼顾全局制订治疗方案，又要抓住主要矛盾，保护重要脏器功能，充分体现多系统损害疾病的治疗学思维。

二、多关节肿痛

门诊患者，女，56 岁。

主诉：多关节痛 3 个月。

【思考题 1】针对这一主诉，应该怎样进行病史采集，需要获得哪些临床信息？

病史资料收集与思维引导：

针对以上主诉，应全面系统地思考，有逻辑性地询问病史资料和体格检查。

关节痛的问诊要点：①受累的关节及分布情况，是关节痛还是关节周围组织痛？②原因及诱因；③起病形式：急/慢性；④关节痛出现时间及持续时间；⑤是否有关节炎的证据（晨僵、肿胀、炎性指标升高）；⑥关节痛的伴随症状（发热、皮肤改变、肌痛肌无力、咳嗽咳痰、尿频尿急尿痛等其他系统症状）。

（一）病史资料

现病史：3 个月前无明显诱因逐渐出现关节痛，主要为双腕关节、双手小关节、双膝关节，有上述关节肿胀，伴有晨僵，晨僵持续 1~2h 后可缓解，无眼干、口干、皮疹、口腔溃疡、肌痛肌无力、腰背痛、尿频尿急尿痛、腹痛腹泻、咳嗽咳痰等不适。自行服用中药治疗后无好转，为求进一步诊治就诊。起病以来，精神食欲一般，睡眠欠佳，大小便正常，体重无明显下降。

既往史：体健，无乙肝、丙肝、结核等慢性传染病史，否认外伤、手术史，否认食物、药物过敏史，否认近期用药史及毒物接触史。

个人史：从事裁缝工作。

婚育史：24 岁结婚，育有一子，儿子及配偶体健。

家族史：无特殊。

对问诊的点评：

应询问关节受累的顺序；病程中有无发热。

【思考题2】对该患者进行体格检查时,需要重点关注哪些?

思维引导:

根据收集到的病史资料,考虑患者存在慢性炎性关节痛。在全面体格检查的基础上,需重点关注关节的体格检查,包括所有肿痛的关节。此外,心肺腹体格检查也不能忽略。

(二) 体格检查

T 36.7℃,R 18 次 /min,P 86 次 /min,BP 116/76mmHg。

意识清楚。心肺(−),双手第2~4近端指间关节肿胀压痛,双侧腕关节肿胀压痛,双侧膝关节肿胀压痛。未见关节畸形,双手握力下降。

对体格检查的点评:

未描述关节局部皮温,关节有无变形及功能障碍。

【思考题3】为明确诊断并评估病情,计划安排哪些辅助检查?

思维引导:

接诊此类患者,根据患者对称性多关节肿痛且以小关节为主的特点,应考虑结缔组织病可能,故下一步应完善血常规、肝肾功能、血沉、CRP、相关的自身抗体、关节影像学等辅助检查。

(三) 辅助检查

– 血常规:WBC 7.6×10^9/L,中性粒细胞百分比 74%,Hb 131g/L,PLT 372×10^9/L。

– 尿常规 + 镜检:(−)。

– 肝肾功能 + 血糖 + 电解质:正常范围。

– 血沉:72mm/h,CRP 57.7mg/L。

– HIV、TP、HCV 抗体(−),HBsAg(−)。

– RF 253IU/mL(0~30IU/mL),补体 C_4、C_3 正常范围,免疫球蛋白 G 20.8g/L(7.23~16.85g/L),免疫球蛋白 A 及免疫球蛋白 M 正常范围,抗链 O 正常范围。

– ANA 1 :160(颗粒型),抗环瓜氨酸多肽(CCP)抗体 1 430.65Ru/ml,dsDNA(−),抗 Jo-1(−),抗 Sm 抗体(−),抗 SSA、SSB 抗体(−),抗 Scl-70 抗体(−),抗 nRNP/Sm(−),抗着丝点抗体(−),抗核糖体 P 蛋白抗体(−)。

– 胸片:双肺野清晰,心膈影正常。

– 双手X线片:双手骨质疏松,双手小关节及腕关节周围软组织肿胀,关节间隙未见明显异常(图9-8-2)。

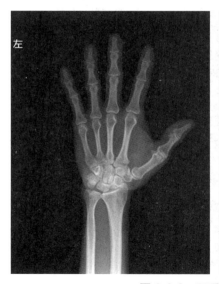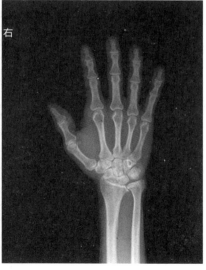

图 9-8-2　双手 X 线片(正位)

【思考题4】本患者最可能的诊断及鉴别诊断是什么？

思维引导：

　　归纳病史、体格检查、实验室及影像学资料，综合分析各项临床资料，总结病例特点，然后联合运用综合诊断法和排除诊断法。

（四）病例特点

1. 中年女性，病程3个月。

2. 对称性多关节肿痛，以小关节为主，伴有晨僵。

3. 炎性指标及抗CCP、RF升高。

4. 影像学提示双手骨质疏松，关节间隙正常。

诊断主线索：

以小关节为主的对称性多关节炎。

思维引导：

　　围绕主要临床表现关节痛，结合该病例的特点，按照如下思维导图分析可能疾病（图9-8-3）。

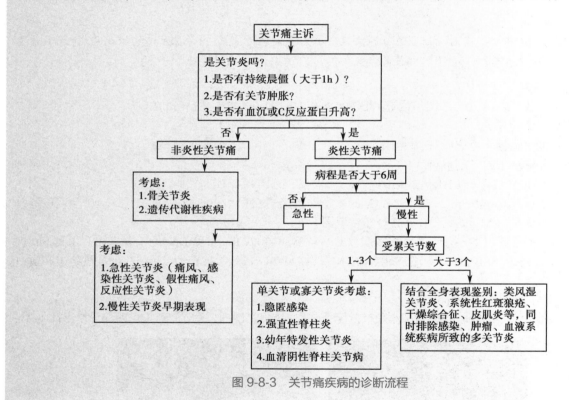

图9-8-3　关节痛疾病的诊断流程

思维引导：

　　该患者表现为炎性关节痛，病程>6周，以小关节受累为主且受累关节数>3个，需要考虑以下疾病可能：类风湿关节炎、系统性红斑狼疮、干燥综合征、皮肌炎等，同时排除感染、肿瘤、血液系统疾病所致的多关节炎等。

（五）鉴别诊断

　　1. 系统性红斑狼疮　好发于育龄期女性，可以出现多关节炎，一般为非侵蚀性关节炎，实验室检查可发现ANA、抗dsDNA抗体、抗Sm抗体阳性，补体C_3、C_4下降。该患者ANA、抗dsDNA抗体、抗Sm抗体均为阴性，补体正常范围，故不考虑系统性红斑狼疮。

　　2. 原发性干燥综合征　是一种累及泪腺、唾液腺等外分泌腺的自身免疫性疾病，表现为口干、眼干、龋齿、反复腮腺肿大、球蛋白升高、抗 SSA 和 / 或抗 SSB 抗体的阳性,可以有多关节肿痛、RF 阳性。该患者无口干、眼干的症状,无抗 SSA 和 / 或抗 SSB 抗体阳性,故不考虑原发性干燥综合征。

3. **骨关节炎**　是一种软骨退化伴新骨形成的退行性疾病,主要累及负重关节如膝关节、髋关节,手指以远端指间关节骨性增生和骨性结节为特点,血沉、CRP 等炎性指标一般不高,RF 阴性。该患者关节肿痛以双手近端指间关节、腕关节为主,血沉、CRP、RF 升高,故不考虑骨关节炎。

ER-8-2-1　知识链接:类风湿关节炎疾病活动性评分(DAS28 评分)

4. **类风湿关节炎**　对称性小关节肿痛为特点,有血沉、CRP 升高,RF 及抗 CCP 抗体阳性。该患者关节肿痛以双手近端指间关节及腕关节为主,有血沉、CRP 升高,RF 阳性及抗 CCP 明显升高,需要考虑类风湿关节炎的诊断。

（六）初步诊断

类风湿关节炎

诊断依据:

按照 2009 年美国风湿病学会 / 欧洲抗风湿病联盟(ACR/EULAR)类风湿关节炎分类标准:①受累关节超过 10 个小关节(5 分);② RF 及抗 CCP 抗体高滴度阳性(3 分);③ CRP 及血沉异常(1 分);④病程大于 6 周(1 分)。共计 5+3+1+1=10 分,同时排除其他疾病,诊断类风湿关节炎,疾病活动度 DAS28 评分为 5.65。

ER-8-2-2　2009 年 ACR/EULAR 类风湿关节炎分类标准

诊断思维要点:

　　风湿免疫性疾病常累及多系统、多脏器,其病因及发病机制复杂多样,虽然根据年龄、性别、家族史、血清自身抗体及各种影像学检查等极大提高了风湿免疫性疾病诊断水平,但某些疾病仍不能完全排除,故采用以综合诊断法为主的诊断方法。结合该患者的病例特点,按照关节痛疾病的诊断流程,高度考虑类风湿关节炎,但是仍需要与其他能引起慢性多关节炎的疾病进行鉴别。

【思考题 5】如何制订患者下一步的治疗方案?

（七）治疗

1. **针对发病机制治疗**　非甾体抗炎药(洛索洛芬 60mg b.i.d. 口服),慢作用抗风湿药(甲氨蝶呤 10mg q.w. 口服)。

2. **对症支持治疗**　补钙。

3. **健康教育**　疾病知识宣教,建立对疾病的充分认识,社会心理和康复辅导。

（八）诊疗后续

患者 1 个月后门诊复查,关节肿痛缓解,血沉、CRP、RF 及抗 CCP 较前下降,DAS28 评分 4.4。此后规律复查,非甾体抗炎药减量至停用,1 年后复诊,无关节肿痛,血沉、CRP 正常,RF 正常范围,抗 CCP 稍高,继续甲氨蝶呤 10mg q.w. 治疗。

【小结】

1. 患者以多关节痛的症状就诊,需根据“关节痛疾病的诊断流程”详细收集五大表型资料。

2. 诊断上,患者表现为以近端小关节为主的对称性多关节炎,需考虑到类风湿关节炎可能性大,行血常规、肝肾功能、血沉、CRP、相关自身抗体、关节影像学等检查以明确诊断。

3. 治疗上,慢作用抗风湿药起效慢,联合非甾体抗炎药抗炎止痛对症治疗。出院后患者需定期复查,预防关节畸形,提高生活质量。

三、肌无力、肌痛

住院患者,男,56 岁。

主诉:双下肢乏力 1 个月。

【思考题 1】针对这一主诉,应该怎样进行病史采集,需要获得哪些临床信息?

病史资料收集与思维引导:

　　针对以上主诉,首先鉴别主观性乏力或客观性乏力,乏力问诊要点:①起病的诱因;②起病的时间;③肌无力受累部位及程度;④加重缓解因素;⑤发展变化;⑥伴随症状。此外,也要重点询问有无慢性病毒性肝炎、内分泌代谢病史(如甲状腺功能亢进、甲状腺功能低下等)、用药史(他汀类药物)、动物昆虫接触史、毒物接触史。

(一) 病例摘要

现病史:患者 1 个月前无明显诱因出现乏力,以双下肢为主,表现为上楼梯及下蹲后起立困难,休息后无缓解,无晨轻暮重,无发热、头晕、咳嗽咳痰气促等,未予重视,逐渐出现抬臂梳头困难、四肢肌肉疼痛,无吞咽困难、声音嘶哑、饮水呛咳、翻身困难,无发热、咳嗽咳痰、胸闷气促、双手遇冷发白发紫、关节肿痛、皮疹,就诊于某医院,查 ALT 105IU/L、AST 220IU/L、CK 4 137IU/L、CK-Mb 312IU/L、LDH 861IU/L、肌红蛋白346.2μg/L。为进一步诊治就诊门诊。自发病来,精神欠佳、食欲下降、睡眠可,大小便正常,近 1 个月体重下降约 3kg。

既往史:体健。否认高血压病、糖尿病、高血脂病史。否认肝炎、结核等慢性传染病史。否认外伤手术史,否认输血史,否认食物药物过敏史。

个人史:退休工人,生活规律。否认他汀类药物服用史,否认外地旅居史及剧烈活动史,否认动物及昆虫接触史,否认毒物接触史。

婚育史:22 岁结婚,育有一子,配偶及儿子体健。

家族史:家族中无类似疾病患者。

点评:

应描述当地医院就诊时的诊断、治疗及治疗效果。

【思考题 2】对该患者进行体格检查时,需要特别关注的情况有哪些?

思维引导:

根据病史资料,患者主要表现为四肢近端肌无力,呈进行性加重,在全面体格检查的基础上,需重点关注神经系统体格检查,如深浅感觉、肌力、肌张力、神经反射的检查。此外,还需要仔细检查是否存在皮疹,心肺体格检查也不能忽略。

(二) 体格检查

T 37.1 ℃,R 20 次 /min,P 94 次 /min,BP 106/68mmHg。

营养中等,意识清楚,颜面部、躯干及四肢未见皮疹,浅表淋巴结未扪及。眼睑无下垂。双下肺可闻及Velcro 啰音。心率 94 次 /min,心律齐,各瓣膜区未闻及杂音。腹部(−)。四肢近端肌力 3 级,远端肌力 5 级,四肢近端肌肉压痛,未见肌萎缩,双下肢无水肿。

对体格检查的点评

未做深浅感觉、肌张力、神经反射的体格检查。

【思考题 3】为明确诊断并评估病情,计划安排哪些辅助检查?

思维引导:

在门诊遇到此类患者,根据患者对称性四肢近端肌无力,除考虑特发性炎性肌病外,还需与其他结缔组织病、感染性肌病、遗传代谢性肌病、肿瘤相关性肌病、药物诱导性肌病等进行鉴别,故需要在详细询问病史的基础上进一步完善血常规、肝肾功能、心肌酶、相关自身抗体、甲状腺功能、感染相关指标、肌电图、肌肉活检等辅助检查。

（三）辅助检查

- 血常规：WBC 6.2×10^9/L，中性粒细胞百分比 72.7%，Hb 142g/L，PLT 144×10^9/L。
- 尿常规 + 镜检：(−)。
- 粪便常规 + 隐血：(−)。
- 肝肾功能：ALB 40.6g/L，GLB 28.7g/L，ALT131.7IU/L，AST267.2IU/L，肾功能正常。
- 心肌酶：LDH 947IU/L（120~250IU/L），CK 4 385IU/L（40~200IU/L），CK-MB 477.0IU/L（<24IU/L），肌红蛋白 369.2μg/L（<70μg/L）。
- 电解质 + 血糖 + 血脂：均正常范围。
- 血沉：86mm/h，CRP（−）。
- HIV、TP、HCV 抗体（−），HBsAg（−）。
- 甲状腺功能：正常。
- 补体 C_4 181mg/L（120~360mg/L），补体 C_3 718mg/L（850~1 930mg/L），免疫球蛋白 G 17.6g/L（7.23~16.85g/L），免疫球蛋白 A 及免疫球蛋白 M 正常范围。
- 抗 Ro-52（−），抗 OJ（−），抗 EJ（−），抗 PL-12（−），抗 PL-7（−），抗 SRP 阳性（+++），抗 HMGCR（−），抗 JO-1（−），抗 PM-Scl-75（−），抗 PM-Scl-100（−），抗 Ku（−），抗 Mi（−）。
- ANA1：80（颗粒型），抗 dsDNA（−），抗 Sm（−），抗 SSA、SSB（−），抗 Scl-70（−），抗 nRNP/Sm（−），抗着丝点抗体（−），抗核糖体 P 蛋白抗体（−）。
- 肺部高分辨 CT：右中肺、左上肺舌段及双下肺小叶间隔增厚，呈网格状改变，局部支气管轻度扩张，周围可见斑片淡薄影。双肺间质性病变：非特异性间质性肺炎（NSIP）？淋巴细胞间质性肺炎（LIP）？请结合临床。
- 心脏超声：二三尖瓣轻度反流。
- 腹部超声：前列腺多发钙化灶。
- 神经肌电图：上下肢肌源性损害。
- 肌肉活检病理：光镜下见肌纤维大小不等，散在坏死肌纤维及再生纤维，少数空泡化纤维，一处肌内膜灶性炎性细胞浸润，间质内未见炎性细胞浸润，结缔组织轻度增生。结合临床考虑免疫介导的坏死性肌病。电镜：肌纤维大小一致，部分肌纤维内较多散在或呈小串脂滴沉积，局灶糖原颗粒增多，部分肌膜下少量脂褐素沉积，少量间质血管管腔狭窄。

【思考题 4】本患者最可能的诊断及鉴别诊断是什么？

（四）病例特点
1. 中年男性，病程 1 个月。
2. 对称性近端肌无力、肌痛。
3. 肌酶升高、抗 SRP 抗体阳性、双肺间质性病变。
4. 神经肌电图提示肌源性损害。
5. 肌活检提示免疫介导的坏死性肌病。

诊断主线索：
进行性四肢近端肌肉受损。

思维引导：
　　肌无力首先鉴别客观性肌无力和主观性肌无力，主观性肌无力考虑：贫血、慢性心功能不全、肺源性心脏病、慢性感染、抑郁症等；对客观性肌无力的患者需要进一步明确肌无力的特点，按照如下思维导图（图 9-8-4）考虑可能的疾病。肌酶、肌电图、肌活检等辅助检查有助于诊断和鉴别诊断。
　　围绕主要临床表现，如对称性近端肌无力、肌痛、肌酶升高，结合其他临床资料，运用系统思维和逻辑思维，考虑可能疾病：①特发性炎症性肌病；②结缔组织病；③遗传代谢性肌病；④肿瘤相关性肌病；⑤药物相关性肌病。

ER-8-3-1　知识链接:肌炎抗体的临床意义

ER-8-3-2　知识链接:肌源性损害肌电图特点

ER-8-3-3　肌肉活检病理(图片)

ER-8-3-4　知识链接:免疫介导的坏死性肌病病理特点

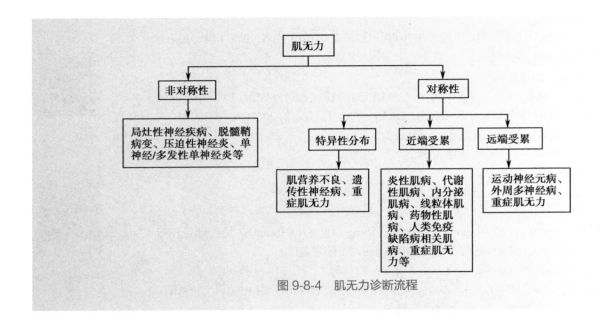

图 9-8-4 肌无力诊断流程

（五）鉴别诊断

1. 遗传代谢性肌病 包括线粒体肌病等，表现为对称性近端肌无力，运动不耐受，肌酶升高，一般起病年龄较小，病程较长，有家族史。该患者为中年男性，亚急性起病，病情进展快，无家族史，暂不考虑遗传代谢性肌病。

2. 肿瘤相关性肌病 肌炎可能合并实体肿瘤（包括肺癌、胸腺瘤、胃肠道腺癌、卵巢癌等）或血液系统肿瘤（淋巴瘤等），应根据患者的年龄、性别进行选择性筛查。该患者未发现肿瘤的依据，暂不考虑。

3. 药物相关性肌病 他汀类药物可以引起对称性近端肌无力、肌痛及肌酶升高，与特发性炎性肌病的临床表现类似，但是该患者无高脂血症，无他汀类药物使用史，故不考虑。

4. 结缔组织病相关性肌病 系统性红斑狼疮、系统性硬化症、干燥综合征等易累及肌肉，出现对称性近端肌无力、肌痛及肌酶升高，该患者无面部红斑、口腔溃疡、雷诺现象、皮肤肿胀变硬及口干、眼干等症状，且无这些疾病的特异性抗体，故不考虑。

5. 特发性炎性肌病

（1）多发性肌炎/皮肌炎：多发性肌炎以对称性四肢近端肌无力、肌痛、肌酶升高为主要表现；皮肌炎除上述表现外，通常有典型皮损，如眶周紫色水肿、关节伸面的 Gottron 征、暴露部位皮疹（"V"字征、披肩征）。主要依据肌肉病理进行鉴别，多发性肌炎表现为 CD8$^+$T 细胞围绕内膜并侵入非坏死性肌纤维，皮肌炎肌肉病理表现为束周萎缩和束周炎性细胞浸润。根据患者肌肉病理结果，不考虑多发性肌炎/皮肌炎。

（2）包涵体肌炎：起病年龄较大，病程较长，肌无力和肌萎缩对称性差，远端肌肉亦可受累，指屈肌无力和足下垂常见，肌痛少见，肌酶轻度升高。肌电图除肌源性损害外可以伴神经源性损伤，对糖皮质激素和免疫抑制剂疗效不明显，肌肉活检病理除炎性细胞浸润外，可发现镶边空泡，依据肌活检病理可以确诊。该患者肌肉病理未发现包涵体肌炎的特异性改变，故不考虑包涵体肌炎。

（3）免疫介导的坏死性肌病：主要表现为急性或亚急性起病的对称性近端肌无力，CK 明显升高，存在 SRP 抗体或 HMGCR 抗体阳性，肌电图为肌源性损害，肌肉病理中可见大量肌细胞坏死，少或无炎性细胞浸润，血管周围或束周的淋巴细胞浸润不明显。该患者亚急性起病，主要为对称性近端肌无力，CK 明显升高，SRP 抗体阳性，肌电图示肌源性损害，肌肉病理以肌肉坏死为主，未见炎性细胞浸润。诊断考虑免疫介导的坏死性肌病。

诊断思维提示：

结合病史、体格检查及肌酶检测、肌电图和肌活检的结果，系统地思考，利用排除诊断法，对表现为对称性近端肌无力、肌痛、肌酶升高的各种疾病进行鉴别。肌肉病理活检是诊断和鉴别诊断的重要依据。

（六）初步诊断

免疫介导的坏死性肌病

结缔组织病相关间质性肺病

诊断依据：

1. 中年男性,病程 1 个月。

2. 对称性近端肌无力。

3. 血清 CK 水平升高。

4. 肌电图提示上下肢肌源性损害。

5. 抗 SRP 抗体阳性。

6. 肌肉病理示:免疫介导的坏死性肌病。

排除代谢性肌病、药物相关性肌病及其他特发性炎性肌病,诊断为免疫介导的坏死性肌病。该患者双下肺闻及 Velcro 啰音,肺部 CT 示双肺间质性病变,结缔组织病相关间质性肺病诊断明确。

【思考题 5】如何制订患者下一步的治疗方案?

（七）治疗

1. **针对发病机制治疗**　抑制免疫(甲泼尼龙 80mg/d 静脉滴注,环磷酰胺 0.6g q.2w. 静脉滴注)。

2. **一般治疗**　补钙、维持电解质平衡。

3. **健康教育**　疾病知识宣教,建立对疾病的充分认识,告知规律用药及复诊,社会心理和康复辅导。

（八）诊疗后续

患者使用糖皮质激素治疗后 1 周复查肌酶,CK 较前下降,肌痛好转,肌无力改善不明显。此后规律复查,肌力逐渐恢复,3 个月后复查肺部 CT,肺部病变较前改善,CK 逐渐恢复正常。糖皮质激素逐渐减量至甲泼尼龙 8mg q.d. 口服,继续环磷酰胺 0.1g q.d. 口服。

【小结】

1. 本案例患者以"乏力 1 个月"为主诉就诊,首先鉴别主观性肌无力或客观性肌无力,客观性肌无力需进一步明确肌无力的特点。

2. 按照肌无力诊断流程,对表现为对称性近端肌无力、肌痛、肌酶升高的相关疾病进行鉴别,其中肌肉病理活检是诊断和鉴别诊断的重要依据。

四、慢性腰骶痛

门诊患者,男,21 岁。

主诉:腰背痛 2 年,加重 3 个月。

【思考题 1】针对这一主诉,应该怎样进行病史采集,需要获得哪些临床信息?

病史资料收集与思维引导:

针对以上主诉,应围绕腰背痛全面询问病史资料和体格检查。

腰背痛的问诊要点:①腰背痛的部位及范围(上背部 / 下腰部 / 臀区);②诱因及持续时间;③起病形式(急性 / 慢性);④疼痛的时间及特点(夜间痛 / 翻身痛);⑤加重及缓解因素(休息 / 活动后加重 / 好转);⑥有无活动受限;⑦腰背痛的伴随症状(晨僵、外周关节肿痛、眼红、足跟痛、胸痛、皮疹、口腔溃疡、外阴溃疡、尿频尿急尿痛、尿道流脓、腹泻、发热等症状)。

（一）病例摘要

现病史:2 年前无明显诱因出现腰背痛,为下腰部及臀部疼痛,臀部左右侧交替疼痛,未予重视。3 个月前开始上述疼痛逐渐加重,出现夜间翻身困难、晨僵,久坐后疼痛加重,活动后疼痛减轻,无结膜充血、足跟痛、胸痛、皮疹、口腔溃疡、外阴溃疡、尿频尿急尿痛、尿道流脓、腹痛腹泻、发热等,服用中药治疗后无好转,为求进一步诊治就诊。自发病来,精神、食欲一般,睡眠欠佳,大小便正常,体重无明显下降。

既往史:体健,否认乙肝、丙肝、结核等慢性传染病史,否认外伤、手术史,否认食物、药物过敏史,否认药物、毒物接触史。

个人史:在读大学生。

家族史：否认银屑病、克罗恩病、强直性脊柱炎等疾病家族史。

对问诊的点评：

本例病史询问缺乏疼痛性质、程度，是否影响活动、日常生活。

【思考题2】对该患者进行体格检查时，需要重点关注什么？

思维引导：

上述病史资料，提示存在炎性腰背痛。在全面体格检查的基础上，需重点关注脊柱及骶髂关节的体格检查。此外，心肺体格检查也不能忽略。

（二）体格检查

T 36.5℃，R 20 次 /min，P 70 次 /min，BP 116/76mmHg。

意识清楚。心肺腹（–），颈椎活动正常，脊柱无压痛，Schober 试验 3cm，手地距 50cm，枕墙距 0cm，双侧骶髂关节压痛，双侧直腿抬高试验阴性，双侧髋关节活动正常，外周关节无肿胀、压痛。

对体格检查的点评：

本例体格检查较全面。

【思考题3】为明确诊断并评估病情，计划安排哪些辅助检查？

诊断思维引导：

门诊遇到此类患者，根据问诊情况判断患者为炎性下腰痛，应考虑血清阴性脊柱关节病可能，故下一步应完善血常规、尿常规 + 镜检、肝肾功能、血沉、CRP、HLA-B27、骶髂关节影像学等辅助检查。

（三）辅助检查

– 血常规：WBC 7.6×10^9/l，中性粒细胞百分比 74%，Hb 131g/L，PLT 399×10^9/L。

– 尿常规 + 镜检：（–）。

– 肝肾功能 + 血糖 + 电解质：正常范围。

– 血沉：72mm/h，CRP 57.7mg/L。

– HIV、TP、HCV 抗体（–），HBsAg（–）。

– HLA-B27 阳性。

– 胸片：双肺野清晰，心膈影正常。

– 骨盆 X 线片（图 9-8-5）：双侧骶髂关节面间隙模糊，双侧髂骨关节面毛糙 / 不规则，局部可见小片状密度增高及透亮影。

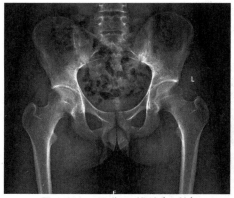

图 9-8-5 骨盆 X 线片（正位）

【思考题 4】本患者最可能的诊断及鉴别诊断是什么？

思维引导：

总结病史、体格检查、实验室及影像学资料，综合分析各项临床资料，总结病例特点，主要运用综合诊断法，联合运用排除诊断法。

（四）病例特点

1. 青年男性，病程 2 年余。
2. 慢性下腰部、臀部疼痛，休息加重。
3. 炎性指标升高，HLA-B27 阳性。
4. 骨盆 X 线片提示骶髂关节炎。

诊断主线索：

慢性炎性腰背痛。

诊断思维提示：

围绕主要临床表现腰背痛，结合该病例的其他特点，运用系统思维和逻辑思维，按照如下思维导图（图9-8-6）分析可能疾病。

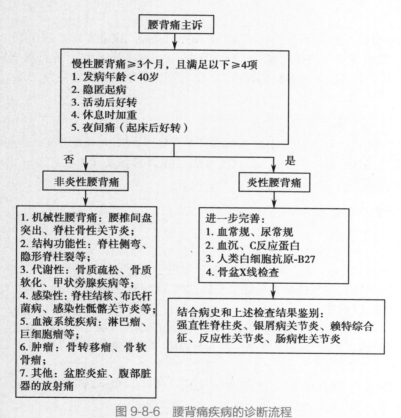

图 9-8-6　腰背痛疾病的诊断流程

思维引导：

患者青年男性，腰背痛病程 2 年，休息及夜间加重，活动后减轻，考虑存在炎性腰背痛，结合其他临床表现、炎性指标、HLA-B27 及骨盆 X 线片阳性表现，需要考虑以下疾病：强直性脊柱炎、银屑病关节炎、赖特综合征、反应性关节炎、肠病性关节炎等。

（五）鉴别诊断

1. 肠病性关节炎　肠病性关节炎是发生在炎性肠病患者的外周关节炎、骶髂关节炎，关节炎多为非对称性少关节炎，主要累及下肢大关节（如膝关节、踝关节和髋关节），可出现肌腱端炎。该患者无炎性肠病的病史,无肠道症状,故不考虑该疾病。

2. 银屑病关节炎　银屑病关节炎是发生在银屑病患者身上的一种血清阴性脊柱关节炎,多为非对称性小关节炎,常受累的关节有手和足的远端关节、膝关节、髋关节、踝关节等,有些患者也可有骶髂关节炎和/或脊柱炎。但是该患者无银屑病病史,故不考虑该疾病。

3. 反应性关节炎和赖特综合征　反应性关节炎是继发于身体其他部位感染(肠道和泌尿生殖道感染最常见)的急性非化脓性关节炎。赖特综合征是指具有关节炎、尿道炎和结膜炎三联征的反应性关节炎。这类疾病多表现为非对性大关节炎,主要累及下肢关节(如膝、踝、足趾关节),还可累及骶髂关节,出现炎性腰背痛,需要考虑。但是该患者无尿道炎、结膜炎、腹痛腹泻等其他部位感染的证据,故不考虑该疾病。

4. 强直性脊柱炎　好发于青年男性,表现为典型的炎性腰背痛,伴有晨僵,也可有口腔溃疡、眼葡萄膜炎等。实验室检查 HLA-B27 阳性率较高,血沉、CRP 等炎性指标升高,骨盆 X 线片可见双侧对称性的骶髂关节炎改变。该患者为青年男性,腰背痛表现为典型的炎性腰背痛,HLA-B27 阳性,血沉、CRP 和血小板升高,骨盆片示双侧骶髂关节面间歇模糊,双侧髂骨关节面毛糙/不规则,局部可见小片状密度增高及透亮影,排除其他血清阴性脊柱关节病后,诊断考虑强直性脊柱炎。

ER-8-4-1　知识链接:BASDAI 评分

(六) 最可能的诊断

强直性脊柱炎

诊断依据:

按照 2009 年国际脊柱关节炎评估工作组(ASAS)的分类标准,该患者具有:①年龄 <45 岁且腰背痛 >3 个月;②骶髂关节 X 线改变提示骶髂关节炎;③炎性腰背痛:腰背痛持续至少 3 个月,活动后改善,休息时加重;④ HLA-B27 阳性;⑤ CRP 升高。诊断强直性脊柱炎,疾病活动度 BASDAI 评分为 7.6。

ER-8-4-2　知识链接:2009 年国际脊柱关节炎评估工作组(ASAS)强直性脊柱炎分类标准

诊断思维提示:

结合病史、体格检查、炎症指标 HLA-B27 及骶髂关节影像学结果,对表现为慢性进行性炎性腰背痛的疾病进行鉴别。该病例采用以综合诊断法为主的诊断方法,高度考虑强直性脊柱炎,但是其他能引起慢性多关节炎的疾病仍不能完全排除。

【思考题 5】如何制订患者下一步的治疗方案?

(七) 治疗

1. 非药物治疗

(1)健康教育:疾病知识宣教,建立对疾病的充分认识,社会心理和康复辅导。

(2)姿势与体位:日常生活中保持最大功能位姿势,以防出现脊柱和关节畸形,包括站立时挺胸收腹、坐位时胸部直立、睡硬板床、睡矮枕。

(3)功能锻炼:每周至少 5 次,每天至少 30min,锻炼包括深呼吸、扩胸、游泳等。

2. 药物治疗　非甾体抗炎药,如塞来昔布 0.2g q.d. 口服、柳氮磺吡啶片 0.75g b.i.d. 口服。

(八) 诊疗后续

患者 1 个月后门诊复查,腰背痛、晨僵缓解,血沉、CRP 下降,BASDAI 评分 5.6,继续非甾体抗炎药、柳氮磺吡啶治疗,建议规律运动。

【小结】

1. 病史询问时要注意炎性与非炎性腰背痛的鉴别,体格检查时要重点关注脊柱、关节的检查。

2. 诊断上,青年男性,表现为慢性炎性腰背痛伴骶髂关节炎性病变,需考虑到血清阴性脊柱关节病可能性大。行血常规、肝肾功能、血沉、CRP、HLA-B27、关节影像学等以明确诊断。

3. 治疗上,需要同时兼顾药物和非药物治疗。通过控制症状和炎症提高患者生活质量,避免远期关节畸形。

(左晓霞)

第九节 外伤与运动系统疾病

一、车祸外伤

急诊住院患者,男,19 岁。

主诉:车祸外伤 3h。

【思考题 1】多发伤患者病史询问的要点有哪些?

病史资料收集与思维引导:

针对以上主诉,可知此病例为急性创伤患者,而且主诉较为笼统,留给接诊医生比较广阔的想象空间。此时,询问病史的过程不但需要运用逻辑学中分析与综合的思想,更需要抽丝剥茧、谨小慎微,不遗漏明显的伤情,更不能遗漏微小且不易察觉的伤情。因此,多发伤患者的病史询问需要包括患者当时出现的所有症状和体征,以及各个症状和体征出现的时间和伴随情况,之后需要按照解剖部位(头部 - 颈部 - 胸背部 - 腹部 - 骨盆会阴 - 四肢)来逐个询问阴性症状,以避免漏诊。

多发伤的问诊要点:重现"瞬间现场"和伤后各种症状出现的时间。"瞬间现场"是指通过仔细询问病史(患者自述、旁观者描述、照片、监控录像等)重现伤前、受伤当时、伤后瞬间发生在伤者自身和周边的情况,时间可能短至几秒,也可能长达几分钟。例如:车祸外伤的患者需要通过询问病史,得出患者当时是行走还是驾驶车辆过程中发生的车祸、是迎面相撞还是背后相撞、是撞击到侧面还是正面、撞击车辆当时车速有多少等详细情况,用于描绘患者受伤当时的"瞬间现场"。同时,询问病史更应该关注患者伤后各种症状出现的次序和时间,如呕吐、呕血是伤后多长时间出现的,伤后外耳道出血的时间和量,伤后多长时间出现神志丧失等。

(一)病史资料

现病史:患者 3h 前在行走途中被大货车自背后撞击,当时立即倒地,意识清楚,有胸背痛,伴咳嗽、咳血色痰,无胸闷、呼吸困难、发热等。伴腹痛,位于左侧腹部,呈持续性疼痛,无向他处放射。无四肢抽搐、大小便失禁等情况,由家人送入医院。受伤以来,患者意识清楚,精神尚可,暂未排大小便。

既往史:既往体健,否认高血压病、糖尿病,否认冠心病。否认肝炎、结核等传染病史,否认重大外伤、手术、输血史,否认食物、药物过敏史。

个人史:出生于广州。未去过疫区,否认毒物及放射性物质接触史。无吸烟、饮酒嗜好。

婚育史:未婚未育。

家族史:否认家族遗传病史。

对问诊的点评:

关于受伤后倒地,未询问倒地时的姿势,是头先着地还是其他部位,因为着地点不同,造成脏器损伤也不同,对于相应脏器受损症状需要重点询问;对于外伤患者,该病例未询问有无头晕、头痛等神经系统症状以评估有无头颅受伤。

【思考题 2】对多发伤患者进行体格检查时,需要特别关注的情况有哪些?

思维引导:

对多发伤患者的系统体格检查和快速伤情判断需按照 CRASHPLAN 顺序进行(3~7min 完成),CRASHPLAN 每个字母代表一个脏器或解剖部位:C- 心脏,R- 呼吸,A- 腹部,S- 脊柱,H- 头颅,P- 骨盆,L- 四肢,A- 血管,N- 神经。

C=cardiac(心脏):心率,心率快提示有无休克;心音遥远或不能闻及提示心包破裂;心音位置偏向一边提示气胸。

R=respiratory(呼吸):呼吸急促,呼吸困难提示气胸、血胸。

A=abdomen(腹部):腹部有无隆起,有无腹膜刺激征,有无压痛、反跳痛,有无移动性浊音,肝、肾区有无叩痛,有无血便、血尿。

    S=spine(脊柱):有无后突、侧弯及错位畸形,有无大小便障碍,有无下肢运动及感觉障碍。

    H=head(头颅):神志、瞳孔、眼底情况,有无颅高压。

    P=pelvis(骨盆):骨盆挤压、分离试验,有无畸形。

    L=limbs(四肢):四肢有无畸形、脱位、弹性固定、有无压痛,关节可否活动。

    A=anqio(血管):有无血管损伤引起的出血或缺血。

    N=nerve(神经):有无神经损伤引起的运动或感觉障碍。

    按解剖顺序进行体格检查,可以最大限度避免漏诊。

(二)体格检查

ER-9-1-1 知识链接:创伤患者的处理和评估流程

T 36.4℃,P 112 次/min,R 18 次/min,BP 120/87mmHg。

    意识清楚,精神可,全身皮肤及黏膜无发绀、黄染、苍白,四肢皮肤皮温稍低,全身浅表淋巴结未触及肿大。右肺呼吸音清,左肺呼吸音粗,可闻及中湿啰音。心率 112 次/min,律齐,心音有力,各瓣膜区未闻及病理性杂音。腹部平坦,未见胃肠型及蠕动波,未见腹部静脉曲张。左上腹压痛,反跳痛可疑阳性,左上腹肌稍紧张,其他部位无压痛、反跳痛、肌紧张,肝脏肋下未触及,未触及腹部肿块;肝肾区无明显叩击痛,腹部叩诊呈鼓音,移动性浊音阴性;肠鸣音正常,4 次/min,未闻及气过水音,未闻及血管杂音。四肢活动可,未见明显畸形和外伤。

> 对体格检查的点评:
>
>   该体格检查基本覆盖了要点,但未描述胸壁触诊、胸腰椎叩诊,用于评估有无肋骨骨折及胸腰部椎骨骨折。

【思考题 3】为明确诊断并评估病情,应安排哪些辅助检查?

思维引导:

    门急诊遇到该车祸伤患者,结合体格检查示意识清楚、呼吸和心率增快、左肺湿啰音、左上腹腹膜刺激征阳性,而无其他阳性体征,应首先考虑到肺脏和脾脏损伤可能,除完善血常规、肝肾功、凝血、血型等常规检查外,还应完善胸腹部影像学检查。

(三)辅助检查

- 血常规:WBC 13.9×10^9/L(4.0×10^9/L~10.0×10^9/L),中性粒细胞百分比 80%(46%~75%),Hb 94g/L,RBC 3.1×10^{12}/L,PLT 335×10^9/L。
- 生化:ALT 36IU/L,AST 40IU/L(1~37IU/L),余未见异常。
- 凝血功能:无异常。
- 胸腹部 CT(图 9-9-1):左侧胸腔积液并左肺下叶部分实变不张;右肺下叶背段、后基底段部分实变;脾脏内可见密度不均匀团片状阴影,脾脏包膜不连续,脾周少量积液。腹腔少量积液。

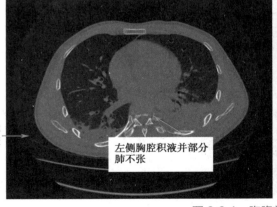
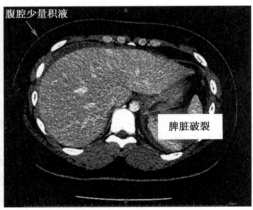

图 9-9-1 胸腹部 CT

对辅助检查的点评及思维引导：

辅助检查对创伤诊断有一定意义，但切记不能延误救治。实验室检查可开展血常规、尿常规、凝血功能、动脉血气分析、血电解质和 pH、肝、肾功能检查，了解创伤对血液系统和脏器功能的变化，评价复苏效果。对体格检查尚不能明确的组织损伤，可进行影像学检查，X 线检查或透视检查可明确骨折、血胸、气胸、纵隔扩张、膈下游离气体等。CT 检查可辅助诊断颅脑损伤，发现硬膜外和硬膜下血肿。对腹部创伤采用 CT 检查可确定腹腔实质器官、腹膜后损伤及判断有无腹腔积液。超声波检查可发现胸、腹腔的积血和肝、脾包膜破裂，具有快速、准确、价廉、非侵入式的优点，但不适宜对肥胖以及皮下有大量气体的患者检查时使用。

【思考题 4】本患者最可能的诊断及鉴别诊断是什么？

（四）病例特点

1. 青年男性，车祸致胸腹外伤 3h。
2. 体格检查示左肺呼吸音粗，可闻及中湿啰音，左上腹腹膜刺激征。
3. 实验室检查提示：轻度贫血。
4. 影像学检查提示：左肺挫裂伤并左侧胸腔积液，脾破裂可能，腹腔少量积液。

诊断主线索：

车祸后左上腹腹膜刺激征及左肺湿啰音。

思维引导：

对于多发伤患者，接诊时要考虑到全身系统和器官的损伤，在询问病史和体格检查的时候，就可以有针对性地进行逐一证实或排除，而对于根据病史和体征以及已知的辅助检查仍难以确诊或排除的外伤，就可以针对性的进一步检查；如果遗漏了某些症状、体征或不能解释的检查结果，有可能会导致漏诊或误诊。针对该例患者体格检查结果，需重点想到肺挫伤和脾破裂可能，进一步通过胸腹部 CT 检查以明确。

（五）鉴别诊断

思维引导：

多发伤患者的诊断多数存在漏诊，通过病史和体格检查，大体诊断比较明确，不存在鉴别诊断。但需对受损脏器及其严重程度，尤其是对重要脏器及生命体征的影响进行全面评估。

（六）最后诊断

闭合性胸部外伤

　　左肺挫裂伤并左侧胸腔积液

闭合性腹部外伤

　　脾破裂并腹腔积液

主要疾病诊断依据：

1. 车祸致胸腹外伤 3h。
2. 体格检查示左肺呼吸音粗，可闻及中湿啰音，左上腹腹膜刺激征。
3. 实验室检查示轻度贫血。
4. 影像学提示左肺挫裂伤并左侧胸腔积液，脾破裂，腹腔少量积液。

【思考题 5】如何制订患者下一步的治疗方案？

（七）治疗

创伤的治疗大致分为三部分，包括急救、确定性治疗和康复治疗。

急救包括院前和院内急救。院前急救在事故或安全现场以及转运伤员的运输工具(救护车、救护直升机等)内进行，以便伤员能迅速、安全转运。由于医务人员水平、急救设备和现场条件的限制，院前急救仅要求完成维持生命的基本处理，如包扎伤口、保持呼吸道通畅、止痛等。院内急救在医院急诊科室内实施，包括心、肺复苏，完成如气管切开、胸腔闭式引流等紧急救治处理。

在伤员生命体征稳定后，开展确定性治疗，如固定骨折、清创、修复损伤血管、修补腹腔空腔与实质器官等。

在损伤组织修复后，尚需进行康复治疗，其目标是通过功能锻炼、理疗以及心理治疗，使创伤患者损伤组

ER-9-1-2　知识
链接：急救

织器官恢复或部分代偿已丧失的功能。

（八）诊疗后续

患者于入院当天行左侧胸腔闭式引流术,动态观察腹部情况及复查血常规观察血红蛋白变化情况,并给予吸氧、化痰、预防性抗感染、止血、止痛等综合治疗。入院后一周,复查胸腹部 CT 提示左侧胸腔积液基本吸收,左肺渗出较前明显减少,脾周积液较前明显减少,予拔除左侧胸腔闭式引流管。两周后患者痊愈出院。

【小结】

1. 多发伤的问诊要点包括重现"瞬间现场"和伤后各种症状出现的时间。需要按照解剖部位(头部 - 颈部 - 胸背部 - 腹部 - 骨盆会阴 - 四肢)来逐个询问阴性症状,以避免漏诊。

2. 多发伤的治疗则分为急救治疗和确定性治疗两步,两个阶段的治疗关注点不同,目的和效果各异,需认真掌握。

3. 多发伤患者住院期间需密切观察病情变化,评估有无迟发性出血、继发性损伤及并发症。出院后仍需密切随访。

二、肘管综合征

住院患者,女,52 岁。

主诉:左手掌及手指疼痛、麻木 1 年,加重伴左手无力 3 个月。

【思考题 1】前臂内侧、手掌内侧及小指、环指麻木伴手部肌肉萎缩的问诊要点有哪些?

病史资料收集与思维引导:

针对以上主诉,可知患者在病程中出现两个主要症状,分别为"左手掌和手指麻木"和"左手无力",应该运用"分析与综合"和"局部与整体"的思想,分别仔细询问两个主要症状的特点及演变过程、诊疗经过。

准确的症状描述是诊断的前提,患者的主诉往往有主观性,对于左手掌、左手指疼痛、麻木的范围应进一步详细追问,左手掌背侧还是掌侧麻木? 或者双侧都有? 左手仅仅是小指麻木还是伴有环指麻木,有无其他手指受累? 疼痛、麻木是持续性还是间断性? 发作频率? 持续时间? 不同部位疼痛、麻木出现的先后顺序? 有无诱因、加重及缓解因素及其他伴随症状。询问既往有无颈椎病、严重手外伤及手术病史。这些对于诊断和鉴别诊断具有重要的参考作用。

手部无力、肌肉萎缩应问清楚是具体那部分无力、肌肉萎缩,是大鱼际还是小鱼际?

（一）病史资料

现病史:患者 1 年前无明显诱因出现左手掌内侧、小指和环指疼痛、麻木。当时未在意,后逐渐加重,近 3 个月发现左手持物无力,伴运动迟钝,某医院给予神经营养药物后无好转,并出现手部肌肉萎缩,遂急来医院就诊。发病以来体重无变化,大小便正常。

既往史:既往体健。否认乙肝、丙肝、结核等慢性传染性疾病史,否认手术史,8 岁时有左侧肘部外伤史,否认食物、药物过敏史。否认近半年特殊用药史及毒物接触史。

个人史、婚育史、家族史:无特殊。

对问诊的点评:

本例病史询问过程中存在以下不足:在麻木方面未询问麻木发作的次数、持续时间、缓解原因及麻木不同部位的先后顺序,前臂内侧是否有麻木;在手部肌肉萎缩方面未询问是大鱼际肌萎缩还是小鱼际肌萎缩;既往史方面未询问幼年时左肘部外伤后有无诊治,如 X 线片提示骨折等。此外,患者幼年时外伤,但成年时才发病,需询问有无特殊诱因,如特殊工种或习惯性动作等。

【思考题 2】对该患者进行体格检查时,需要特别关注的情况有哪些?

思维引导:

在全面体格检查的基础上,需重点关注左前臂是否麻木、左手肌肉萎缩程度、左手掌及各手指活动度、左手肌力及肌张力、左手腱反射。其中前臂内侧麻木与否是鉴别肘管综合征和胸廓出口综合征的重要临床体征。

（二）体格检查

T 36.5℃，R 16 次 /min，P 72 次 /min，BP 110/70mmHg。

意识清楚。专科情况：左手背肌肉萎缩，小指、环指指间关节屈曲，不能完全伸直，小指不能并指，小指、环指麻木。

对体格检查的点评：

以上体格检查仍不够细致全面，未描述重要的阴性体征，而重要的阴性体征对于鉴别诊断具有重要意义，因此除了尺神经支配区外，应描述正中神经和桡神经支配区的体格检查，另外需做与尺神经有关的重要几项试验。参考以下体格检查：左手背骨间肌萎缩，小鱼际肌萎缩，小指、环指指间关节屈曲，不能完全伸直，外观呈爪形手畸形，大鱼际肌外观正常，拇指、示指、中指及环指屈伸正常，拇指对掌、外展正常；小指、环指的尺侧半及手掌、手部的尺侧背感觉麻木，拇指、示指、中指及环指感觉正常；Froment 征阳性，Warterng 征阳性，腕掌屈试验（Phalen test）阴性。

思维引导：

门诊遇到此类患者，根据患者左手掌内侧、小指和环指疼痛、麻木，应考虑尺神经病变，故下一步应完善肘关节 X 线检查、尺神经 B 超检查、电生理检查等辅助检查。X 线检查虽然对于神经损伤没有直接诊断作用，但可以反映神经损伤的诱因，如儿童肘关节周围骨折的常见并发症肘内翻畸形，使得位于内侧尺神经沟的尺神经张力增大，这是导致肘管综合征的一个重要诱因，如果肘关节经常处于屈曲的状态，则会进一步加重，神经长期处于高张力状态，最终会导致尺神经慢性损伤。

【思考题 3】为明确诊断并评估病情，应安排哪些辅助检查？

（三）辅助检查

－ 左肘关节正侧位 X 线片（图 9-9-2）：左肱骨外髁陈旧性骨折不愈合，肘关节内翻畸形。

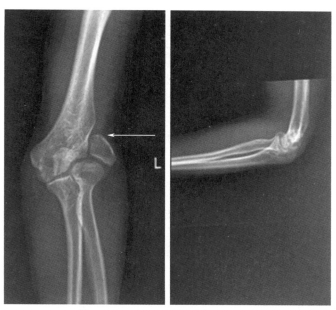

图 9-9-2　左肘关节正侧位 X 线片
左肱骨外髁陈旧性骨折不愈合（白色箭头），肘关节内翻畸形。

－ 左肘部尺神经超声：左侧尺神经在肘部变细，直径约 1.8mm，其近端尺神经增粗，直径 3.9mm，回声减低，上臂至前臂尺神经连续性完整。

－ 左前臂尺神经电生理检查：左肘部尺神经传导速度减慢，潜伏期延长，出现失神经自发电位。

【思考题 4】本患者最可能的诊断及鉴别诊断是什么?

思维引导:

根据病史、体格检查、影像学资料,归纳总结病例特点,整理出主要诊断主线索。把握诊断原则中的"一元论原则""常见病、多发病优先原则""器质性疾病优先原则",首先考虑主线索可能涉及的诊断,并在此基础上进行鉴别诊断。

(四)病例特点

1. 中年女性,缓慢起病并进行性加重。

2. 左手尺神经支配区感觉异常及肌肉萎缩,幼时有左肘部外伤骨折史。

3. 辅助检查提示肘部尺神经病变。

诊断主线索:

左肘管综合征。

思维引导:

手部常见的神经损伤主要有正中神经、尺神经和桡神经,每条神经损伤后在手部的感觉定位及运动障碍比较固定,正中神经损伤后运动障碍主要表现为手指不能屈曲、拇指不能对掌、大鱼际肌萎缩,在手部的感觉障碍主要在桡侧 3 个半手指,临床表现为猿手畸形;尺神经损伤后运动障碍主要表现为小指、环指间关节不能伸直,小指不能并指,小鱼际肌、骨间肌萎缩,手部的感觉障碍主要为尺侧 1 个半手指,临床表现为爪形手畸形;桡神经损伤后主要运动障碍为腕关节和手指不能背伸,在手部的感觉障碍主要位于"虎口区",临床表现为垂腕畸形。该患者主要的临床表现为左手掌内侧、小指和环指麻木及手部肌肉萎缩。综合这几点,病变的神经定位非常明确,为尺神经支配区的病变,最为常见的病变为肘管综合征,接下来需要对常见的尺神经卡压进行鉴别诊断。

(五)鉴别诊断

1. **腕尺管综合征** 为尺神经的手掌支在腕部的 Guyon 管受压引起,表现为小鱼际肌、骨间肌蚓状肌萎缩,爪形手,但支配小指短展肌的肌支多在 Guyon 管近侧发出,故功能多正常,部分患者尺神经手掌支的浅支也不受累而无手部感觉障碍。

2. **胸廓出口综合征** 临床表现不仅有尺侧半手部感觉异常和手内在肌肌力减退,前壁内侧感觉异常是其典型的鉴别体征。爱德生试验(Adson test)、过度外展试验(Wright test)、屈肘试验等,有助于鉴别。

3. **颈椎病(神经根型)** 低位颈神经根卡压极易与本病相混淆,但颈椎病的疼痛、麻木以颈肩背部为主,疼痛向上臂及前臂内侧放射,椎间孔挤压试验多能诱发疼痛。另外,颈椎 X 线片及 CT 片上可见相应椎间隙狭窄、骨赘增生等改变。

4. **麻风** 尺神经多受累,尺神经异常粗大,手部感觉障碍区不出汗。

(六)初步诊断

左肘管综合征

诊断依据:

1. 左手尺神经损伤的症状为主诉,儿时有左肘部外伤骨折史。

2. X 线片可见肘内翻,是肘管综合征常见诱因。

3. 神经 B 超证实了肘部尺神经有形态学的改变;电生理检查进一步证实尺神经病变。

思维引导:

1. 根据症状和体征定性为尺神经损伤的表现。

2. 结合 X 线片、超声定位在肘部的尺神经。

3. 在临床实践中从症状出发,有针对性地进行进一步的详细追问病史、仔细的神经系统体检。

【思考题 5】如何制订患者下一步的治疗方案?

(七)治疗

治疗原则:神经松解前移,术后辅以神经营养药物治疗。

诊断思维要点：

外科疾病最常用的治疗方法分为非手术治疗和手术治疗，神经损伤的患者可以先行非手术治疗3个月，如果无效则考虑手术治疗，手术方法的选择除了针对临床症状治疗外，病因治疗才是最根本的。本例已经过保守治疗无好转，因此手术指征明确，由于患者肘部外翻比较明显，因此除了做神经松解手术外，还需尺神经前移。

【小结】

1. 以肢体局部疼痛、麻木等感觉障碍和肌肉萎缩为主要症状的患者，应想到外周神经病变，根据神经支配区域的不同，结合解剖学知识，可以推测出何种神经受累，并进行神经电生理相关检查以明确，同时详细询问病史并结合影像学手段确定神经受损的原因或诱因。

2. 本案例患者围绕"尺神经损伤"这一主线索展开鉴别诊断，运用综合诊断法和排除诊断法，最终考虑诊断为"肘管综合征"。治疗上手术为主，术后辅助神经营养药物治疗。

（匡　铭）

三、四肢麻木、步态不稳

门诊患者，男性，56岁。

主诉：四肢麻木、步态不稳2个月。

【思考题1】针对这一主诉，应该怎样进行病史采集，需要获得哪些临床信息？

病史资料收集与思维引导：

患者中年男性，以四肢麻木无力、步态不稳为主要表现，在问诊中需要注意此种神经源性的损害是以上运动神经元损害为主，还是以下运动神经元损害为主。前者主要出现痉挛性瘫痪的表现，四肢精细活动功能失调；后者主要出现弛缓性瘫痪的表现，尤其是以单纯某一个或几个运动感觉平面损害为主，伴有局部放射性外周神经痛。之后需要对神经损伤的来源进行定位：对于上运动神经元损害，需要排查其是来源于大脑皮层、小脑、脑桥、延髓，还是脊髓；对于下运动神经元损害，需要对受损伤的神经根进行定位。此外，因患者病程较长，需注意受损神经支配的肌肉是否有萎缩。同时，还需要了解患者的基础疾病以及精神状态等。

（一）病史资料

现病史：患者2年前无明显诱因出现双下肢麻木无力，伴有踩棉感，双下肢感觉沉重，有灌铅样感觉，抬起无力，需要扶墙助力行走。近1年来无明显诱因出现双上肢麻木，以双手明显，自觉双手肌肉有萎缩现象，精细活动（持筷和握笔）难以完成，持物有坠落。头部后仰出现双上肢放电样疼痛，放射到双上肢指间。曾就诊当地医院，行颅脑磁共振和血管造影检查，未发现明显"脑梗死"征象，以"腔隙性脑梗死"治疗，给予"舒筋活血"类药物治疗效果不明显。1个月前在当地行颈部手法按摩，自觉双上肢放电感加重。当地行颈椎磁共振检查示"多节段椎间盘突出压迫，以 C_5~C_6 和 C_6~C_7 为著，脊髓内高信号表现"，X线提示椎管中矢径/椎体中矢径=0.68。

既往史：曾于当地医院诊断为"糖尿病"。否认手术和外伤史，否认肝炎、结核、心脑血管病史。

个人史：患者为会计，吸烟10年，每天20支，否认饮酒史。

家族史：否认家族遗传病史。

对问诊的点评：

需要对患者既往史等系统问诊进行完善，排除患者存在椎管外或椎管内占位，排除肿瘤病史，排除患者存在既往病毒感染，排除存在格林-巴利综合征等的可能性。

【思考题2】对该患者进行体格检查时，需要特别关注的情况有哪些？

思维引导：

体格检查时需要关注运动、感觉和反射等方面，主要目的是对损害平面进行判断，明确损害是来源于颅内、颈脊髓还是胸脊髓。

（二）体格检查

生命体征平稳。

意识清楚，回答切题。伸舌居中。双手第 1 骨间肌轻度萎缩，双上肢肱二头肌、肱三头肌、伸腕肌、屈腕肌、手内在肌肌力 4 级，双下肢股四头肌、胫前肌、小腿三头肌、股二头肌肌力 3$^+$ 级。指鼻试验阴性。双上肢肱二头肌反射、桡骨骨膜、肱三头肌反射，双下肢膝反射、踝反射均亢进。双下肢肌张力增高。双上肢霍夫曼征（Hoffmann sign）、罗索利莫征（Rossolimo sign）及双下肢巴宾斯基征（Babinski sign）、查多克征（Chaddock sign）均阳性。双手拇指、中指和小指针刺觉减退，躯干剑突以下针刺觉减退。位置觉正常。痉挛性步态。

> 对体格检查的点评：
>
> 该患者体格检查已覆盖上述要点。目前体格检查表现为四肢和躯干运动及感觉上运动神经元损伤，通过病史及体格检查，目前可基本明确患者脊髓损害的损伤平面位于颈脊髓水平，基本排了除颅内病变来源。

【思考题 3】为明确诊断并评估病情，计划安排哪些辅助检查？

思维引导：

患者目前还需对胸脊髓磁共振进行复查，排除造成下肢症状的另一个可能来源。另外，可行下肢肌电图检查，行双侧胸锁乳突肌、椎旁肌和三支导联检查，以排除运动神经元病的可能。同时，可行颈椎 X 线检查，排除存在发育性颈椎管狭窄的可能。

（三）辅助检查

颈脊髓 MRI（图 9-9-3，图 9-9-4）：

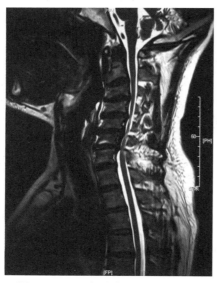

图 9-9-3 颈脊髓术前 MRI 矢状位
脊髓受压，C_5~C_6 和 C_6~C_7 节段可见脊髓高信号影像。

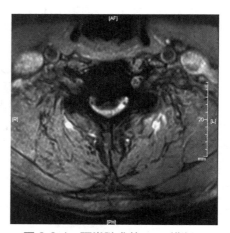

图 9-9-4 颈脊髓术前 MRI 横断面
C_6~C_7 节段可见水平巨大压迫。

术前行肌电图检查：胸锁乳突肌、椎旁肌和腹直肌无神经源性损害，未见明显潜伏期延长，未见纤颤波或宽大畸形方波。

术前行胸脊髓 MRI：未见明显神经压迫。

术前脊髓功能评分（JOA 17 分法）：8 分。

ER-9-3-1 知识
链接：颈椎 JOA
评分

【思考题 4】本患者最可能的诊断及鉴别诊断是什么？

（四）病例特点

1. 中年男性，慢性病程。

2. 渐进性四肢麻木无力 2 年，加重 1 个月。

3. 体格检查为上运动神经元损害。

4. 影像学提示颈脊髓损伤表现。

诊断主线索：

四肢和躯干痉挛性上运动神经元损伤。

思维引导：

上运动神经元慢性损伤患者多表现为四肢痉挛性瘫痪、肌张力增高，伴有感觉和运动功能障碍，深反射活跃和病理征阳性。在临床当中此类病变可以来源于颅内或脊髓，前者还可以根据症状定位分为皮质、脑桥和延髓，后者还可以分为颈段和胸段脊髓，在问诊当中需要明确发病的部位和进展过程，以便区分其定位来鉴别其他类型的疾病。下一步需要鉴别诊断的疾病包括颅内病变、椎体或椎管内肿瘤、运动神经元病、外周神经病、颈脊髓病或胸脊髓病等。

（五）鉴别诊断

1. **颅内病变（包括颅内肿瘤或脑血管病）**　通常会累及脑神经，引起面部感觉运动障碍，包括半侧脸部感觉障碍及伸舌、鼓腮等运动异常，临床出现典型的布朗 - 塞卡综合征（Brown-Sequard syndrome）。如果累及小脑供血会造成患者共济失调等表现。如果累及延髓还会影响呼吸和心血管中枢。随着病变在皮质、脑桥和延髓等不同部位的变化，其改变存在差别。影像学可以更加明确诊断。患者影像学未发现颅内病变征象，可除外颅内病变。

2. **椎体或椎管内肿瘤**　该类疾病引起的脊髓病变临床表现类似颈胸脊髓病变。椎体内肿瘤通常都有慢性消耗症状，尤其是转移性肿瘤，通常能够找到原发病灶；椎管内肿瘤，通常为脊髓内肿瘤压迫，通常造成脊髓血运受累。椎体或椎管内肿瘤形成压迫平面，导致远端神经和脊髓受累。临床表现非常类似颈椎病表现，需要通过影像学检查来进行鉴别。该患者影像学结果不支持此诊断。

3. **运动神经元病**　通常会造成上肢运动功能障碍，通常以远端肌肉首先发病，由远及近可以引起饮水呛咳和呼吸肌麻痹。但是很少会累及感觉，并且很少会造成类似上运动神经元损害等表现。同时该患者肌电图未见明显胸锁乳突肌、椎旁肌和腹直肌出现类似损害，诸如潜伏期延长或宽大畸形的方波。

4. **外周神经病**　多见于格林 - 巴利综合征，以远端痛温觉 - 位置觉分离为主，呈现袜套样感觉异常，腰穿脑脊液检查出现蛋白 - 细胞分离；糖尿病引起神经炎，也可出现外周神经感觉异常。此类病变也很少出现上运动神经元损伤等表现，基本可以排除此诊断。

5. **颈脊髓病或胸脊髓病**　主要是由于间盘退变、韧带增生引起的慢性压迫性病变，起病主要是引起躯体和四肢病变，引起精细活动减退、行走无力、踩棉感。患者自下肢发病，逐渐演变出现上肢症状，根据脊髓由内而外颈 - 胸 - 腰 - 骶的分布规律，符合典型脊髓外压迫的过程，可以首先排除神经外科脊髓压迫的特点，后者多为脊髓内颈段髓节受压为主，首发上肢症状；伴有手内在肌肉轻度萎缩，提示此压迫伴有脊髓前角运动细胞受损；同时，患者有按摩治疗后加重病史，更加提示外伤性损害情况，表明髓外压迫是其致病的病理基础。结合患者颈椎磁共振检查示"多节段椎间盘突出压迫，以 C_5~C_6、C_6~C_7 为著，脊髓内高信号表现"，且胸脊髓磁共振也没有见到神经压迫征象，考虑颈椎病脊髓型、颈脊髓病。

（六）初步诊断

颈椎病脊髓型

　　发育性椎管狭窄

　　颈脊髓病

诊断依据：

根据病史，中年男性，慢性病程，起病以四肢和躯干痉挛性上运动神经元损伤为主，体格检查排除了颅内病变，辅助检查排除了胸脊髓损伤，同时排除了肿瘤、结核、运动神经元病等原因。

【思考题5】如何制订患者下一步的治疗方案?

（七）治疗

1. 行手术减压,稳定脊柱内固定:颈后路"单开门"椎板成形术,颈前路 C₆ 椎体次全切除,椎间植骨融合内固定(图9-9-5)。

2. 术后给予物理康复治疗,功能锻炼,神经营养药物支持。

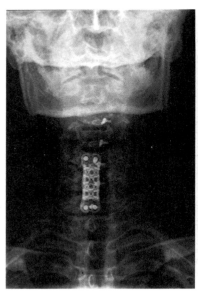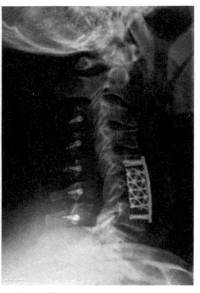

图 9-9-5　术后颈椎 X 线片
术后正侧位可见 C₆ 椎体次全切除后钛网和钛板内固定。

（八）诊疗后续

患者分别于术后 3 个月、6 个月、12 个月和 24 个月进行随访,早期 3~6 个月患者恢复最为明显,自觉四肢麻木、无力等症状缓解了约 70%,JOA 17 分法的评分也达到 15 分,但是在 6~12 个月期间症状自觉有反复,主要是以四肢麻木为主,同时感觉天气变化对于症状有影响。术后 24 个月症状基本趋于平稳,最终的自我改善率约为 75%,JOA 17 分法的评分为 15 分。这说明对于存在颈脊髓病的患者,其预后会较病程短、脊髓无器质性病变的患者差,并且存在病情反复的情况。

【小结】

1. 上、下运动神经元瘫痪的区别有五点:①肌张力,前者增高,后者降低;②腱反射,前者活跃亢进,后者减弱或消失;③病理反射,前者阳性,后者阴性;④肌萎缩,前者无,后者明显;⑤瘫痪分布,前者以肢体为主,后者以肌群为主;⑥肌束性颤动,前者有,后者无;⑦肌电图表现,前者神经传导正常,无失神经支配电位,后者神经传导异常,有失神经支配电位。

2 脊髓型颈椎病是常见的上运动神经元慢性损害,患者病史常表现为四肢麻木无力,通常外伤后加重,很容易和颅内病变或脊髓内病变相混淆。

3. 在鉴别诊断中,除了对于病史采集细化,利用肌电图和脊柱其他部位磁共振检查可帮助排除可能存在的脊髓压迫因素。

4. 颈椎椎板成形术是常用的减压方式,为增加脊髓储备空间提供了帮助。颈前路椎体次全切除,是后路椎板成形术良好的补充,可以达到减压和稳定脊柱的双重效果。在此基础之上的康复锻炼,包括电刺激和手法锻炼,在一定程度上对增加神经反馈功能重建提供了帮助。

四、双下肢麻木疼痛伴间歇性跛行

门诊患者,男性,58 岁。

主诉:双下肢麻木、间歇性跛行 1 年。

【思考题1】针对这一主诉,应该怎样进行病史采集,需要获得哪些临床信息?

病史资料收集与思维引导:

间歇性跛行的问诊要点:是否具有诱因(是否在搬运重物后出现? 是否和天气有关?),麻木疼痛的性质(放电样疼痛? 烧灼样疼痛? 钝痛?),行走的距离(是否超过400m? 还是可以行走超过数千米?),范围(局限在双侧臀部? 双侧大腿前方? 双侧大腿后方 - 小腿外侧 - 足面? 双侧小腿后方?)、缓解的因素(坐位休息后可否缓解? 卧位休息可否缓解?)。

(一) 病史资料

现病史:患者1年前无明显诱因出现双下肢酸胀、麻木,行走时步态略不稳。双侧大腿前侧出现烧灼样疼痛,进而感觉麻木,无明显坐骨神经放射性疼痛,骑自行车症状无变化。双小腿行走后出现憋胀感,步伐不易控制,伴踩棉感。皮肤温度无明显减低。

既往史:患者从事搬运重体力劳动20余年,否认肝炎、结核、手术和外伤史。

个人史:吸烟20余年,每天20支,未戒烟;饮酒20余年,每日150~200g,未戒酒。

家族史:无异常。

对问诊的点评:

本例病史询问中,没有对行走距离和缓解方式进行详细说明,不能够对间歇性跛行神经系统产生位置进行判断。

【思考题2】对该患者进行体格检查时,需要特别关注的情况有哪些?

思维引导:

术前体格检查应该注意患者下肢神经损伤症状,究竟是来自于上运动神经元损伤,还是下运动神经元损伤,包括感觉、运动、反射的特点,以明确是来自胸椎还是腰椎。另外,还要注意上肢是否有神经损伤症状,以排除颈椎是否存在神经损伤。

(二) 体格检查

生命体征平稳。

意识清楚,对答切题,伸舌居中。行走步态呈现蹒跚步态,未见明显跨域步态、慌张步态的表现。感觉平面自双侧大腿以远端针刺觉减退。双侧股四头肌、胫前肌、腓骨长短肌肌力4级。双侧膝腱反射减弱,双侧跟腱反射活跃。双侧巴宾斯基征(Babinski sign)和查多克征(Chaddock sign)(+)。

对体格检查的点评:

目前体格检查主要表现双下肢上运动神经元损伤表现,呈现痉挛步态,深反射亢进,病理征阳性。而下运动神经元损伤没有表现,说明腰椎病变的可能性很小。神经损伤可能来源于颈或胸脊髓的病变。上肢没有神经损伤表现。

【思考题3】为明确诊断并评估病情,计划安排哪些辅助检查?

思维引导:

还需对患者颈椎和胸椎脊髓、颅脑进行影像学检查,排除脊髓和颅脑发病的可能性。因为上运动神经元的发病机制可能是下肢单独发病,即使上肢没有症状,也不能排除颈脊髓或颅脑病变。

(三) 辅助检查

– 影像学检查:X线可见颈椎、胸椎和腰椎退行性改变,胸11~腰1节段可见椎体退行性改变伴骨赘增生。CT可见颈椎多节段骨赘增生,椎间隙变窄;见胸10~12节段骨赘增生,椎间隙变窄;腰椎多节段可见骨赘增生,关节间隙变窄。MRI可见颈椎多节段硬膜囊受压,脊髓没有受压表现;胸10~12节段黄韧带骨化脊髓受压,并出现变性改变,脊髓内高信号影像;腰椎多节段退变,腰 4~5 节段椎间盘突出和神经根管狭窄最重(图 9-9-6~ 图 9-9-12)。

－下肢血管超声:未见明显动脉狭窄,未见静脉血栓和静脉瓣膜功能退化。

－双下肢肌电图:提示存在上运动神经元损伤改变。

－空腹血糖:5.6mmol/L。

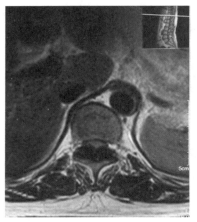

图 9-9-6　MRI 示胸 11~12 节段椎管狭窄

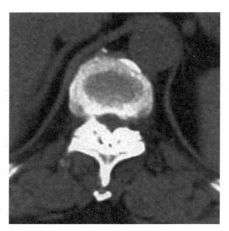

图 9-9-7　CT 示局部黄韧带骨化

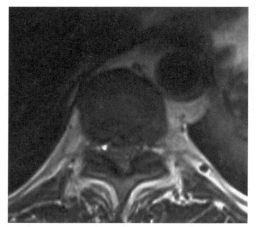

图 9-9-8　MRI 示胸 10~11 节段椎管狭窄

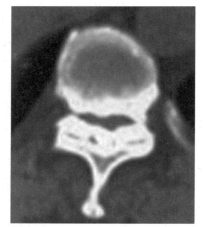

图 9-9-9　CT 示局部黄韧带骨化

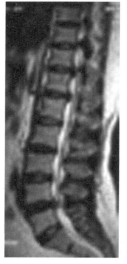

图 9-9-10　MRI 示胸
腰椎矢状位多节段退变

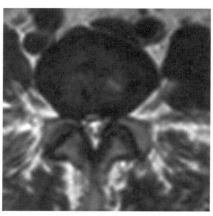

图 9-9-11　MRI 示腰 4~5 节段椎管狭
窄伴有间盘突出

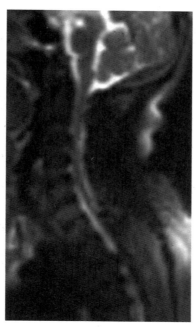

图 9-9-12　MRI 示颈椎矢状位脊髓压迫不严重

【思考题 4】本患者最可能的诊断及鉴别诊断是什么？

思维引导：

综合病史、体格检查、影像学资料，运用逻辑学思维，归纳总结病例特点，整理诊断线索。患者无明显诱因出现下肢上运动神经元损伤表现，体格检查符合病史判断过程。磁共振排除颅脑和其他脊柱节段存在病变可能。

（四）病例特点

1. 中年男性，慢性病程。

2. 双下肢对称出现麻木疼痛，伴间歇性跛行。

3. 既往从事搬运重体力劳动 20 余年。

4. 体格检查运动和感觉损伤平面在胸 12 水平以下，双下肢存在上运动神经元损伤的表现。

5. 影像学 X 线、CT 和 MRI 虽然可见多节段退变，但是脊髓压迫节段主要可见胸 10~12 节段，血管超声未见明显动脉狭窄和静脉回流问题，空腹血糖正常。

诊断主线索：

双下肢麻木疼痛伴间歇性跛行。

思维引导：

双下肢麻木疼痛，可以考虑为下肢神经受损的表现。患者同时存在间歇性跛行，对间歇性跛行原因的分析是此病例神经损害的突破口。通常认为间歇性跛行分为脊髓源性、神经源性和血管源性。

1. 脊髓源性　脊髓病变可能位于颅内、颈脊髓、胸脊髓，其临床特点通常为痉挛性瘫痪表现，包括深反射亢进和病理征阳性，颅内和颈脊髓损伤通常会出现脑神经、上肢神经损伤和下肢症状，而胸脊髓损伤通常只会以下肢症状为主要表现。

2. 神经源性　病因主要为下肢相关的外周神经病变，包括由于腰椎管狭窄造成的坐骨神经痛，其临床表现通常为沿坐骨神经走行区出现；如果是糖尿病外周神经病，则通常会产生定位不准确的外周神经麻木疼痛和相应皮肤表现。

3. 血管源性　病因为外周动脉或静脉病变，包括 Burger 病（又称血栓闭塞性脉管炎）、下肢动脉炎导致的运动后局部血供减低或静脉回流受阻。下肢缺血会出现局部皮肤苍白、运动后疼痛且休息无明显缓解，静脉回流问题会导致下肢可凹陷水肿等，需行血管超声检查，以明确有无下肢动静脉病变。

（五）鉴别诊断

1. 脊髓型颈椎病 主要出现四肢麻木无力等脊髓源性损伤表现,该患者症状存在于下肢,同时影像学排除颈脊髓病变情况,可基本排除此诊断。

2. 腰椎管狭窄症 主要表现为下肢坐骨神经痛为主的神经源性间歇性跛行,行走一段距离后需要休息,疼痛可得到缓解,同时体格检查神经损害主要以下运动神经元损害为主。该患者双下肢存在上运动神经元损伤的表现,可基本排除此诊断。

3. 外周血管病变 动脉供血不足可出现运动后局部皮肤苍白和疼痛,休息无明显缓解;静脉回流受阻可出现局部可凹性水肿。患者已完善下肢血管超声,未见血管病变,可排除此诊断。

4. 糖尿病外周神经病变 糖尿病外周神经病变可导致局部感觉减退,此患者无糖尿病病史,血糖水平稳定,且肌电图排除外周神经病变,可排除此诊断。

5. 胸椎管狭窄症 该患者有重体力劳动史,尤其是搬运工作,这可能为胸腰段脊柱病变的诱因,特点主要是双下肢的上运动神经元损伤。根据不同部位,损伤平面可能出现下运动神经元损害,远端为上运动神经元损害。辅以影像学排除颅内和颈椎病变。

（六）初步诊断

胸椎管狭窄症

诊断依据:

1. 长期体力劳动搬运工作史。

2. 下肢麻木疼痛,脊髓源性间歇性跛行病史。

3. MRI 提示胸 11~12 椎间盘突出,相应水平椎管狭窄、脊髓变性。

4. 肌电图验证上运动神经元损害表现。

5. 血管超声排除了动静脉问题。

诊断思维要点:

中年起病,慢性病程,下肢上运动神经元损伤表现,体格检查和影像学排除了颅内和颈脊髓病变。同时排除了外周血管和神经问题。

【思考题 5】如何制订患者下一步的治疗方案?

（七）治疗

1. 采用手术进行胸 8~11 水平椎板减压,椎弓根螺钉内固定(图 9-9-13)。

2. 对症支持治疗:给予维生素 B_1、维生素 B_{12} 神经营养,甲基泼尼松进行细胞膜保护。

3. 术后康复锻炼,建立神经反馈。

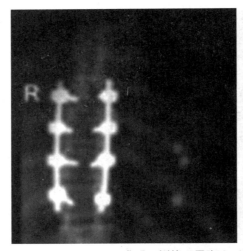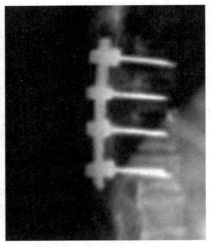

图 9-9-13 术后正侧位可见胸 8~12 椎弓根螺钉内固定,椎板减压

（八）诊疗后续

术后患者下肢症状恢复良好,可以下地行走,生活自理。

【小结】

此患者主要表现为以上运动神经元损伤为特点的下肢功能障碍。双下肢属于痉挛性瘫痪表现，很容易与颅内、颈脊髓等上运动神经元慢性损伤混淆，需要进行鉴别，逐级排查，进行诊断性治疗。

五、腰痛伴下肢放射痛

门诊患者，男性，45 岁。

主诉：腰痛伴右下肢放射痛 6 个月，术后 3 个月不缓解。

【思考题 1】针对这一主诉，应该怎样进行病史采集，需要获得哪些临床信息？

病史资料收集与思维引导：

中年男性，以单侧下肢放射痛为主，在问诊中主要关注疼痛的性质与程度、放射的部位、出现的时间和条件、有无肌肉力量的减退或者二便功能障碍、有无体位缓解等问题。举例如下：①疼痛的性质是怎样的？如电击样痛、刺痛、烧灼痛等；疼痛的程度是怎样的？是否影响日常活动？是否影响睡眠？②疼痛放射部位在哪里？如臀部周围、髋关节周围、大腿后侧或前侧、小腿外侧、足背或足底。③出现时间和条件是什么？如晨起出现、行走后出现、坐位出现、夜间出现、持续性疼痛等。一些腰部的肌源性损伤继发的疾病也可能引起下肢疼痛，如坐骨结节滑囊炎，患者往往有长期坐位工作史，坐位时疼痛明显，甚至平卧时不能够缓解；神经肿瘤病变引起的疼痛往往会出现夜间痛的情况。④有无肌肉力量减退或者二便功能障碍？如有无足下垂表现、有无二便无力或者控制困难？⑤有无缓解的体位？如站立或行走时出现坐骨神经痛而平卧位或者蹲位缓解，患者也可能没有缓解的体位。

既往史的问诊方面，需要关注患者是否有可能引起目前症状的外伤史，是否有肿瘤病史以排除椎体骨转移或椎管内占位所致神经压迫，是否有结核病史以排除椎体结核，是否有糖尿病外周神经病变等潜在因素。

（一）病史资料

现病史：患者 6 个月前搬运重物后出现腰痛伴右下肢放射性疼痛，自右臀部沿大腿后方、小腿外侧、足外侧至足底。行走时加重，蹲位、平卧后能够缓解，有夜间痛。当地医院行腰椎磁共振检查，显示"腰 3~4 椎间盘后外侧突出，右侧为著"，曾在当地行脱水和激素治疗 3~4 周，症状有所缓解。但停药正常活动后症状反复，遂于当地行射频消融和梨状肌局部封闭治疗，右下肢症状缓解不明显。再行"侧路椎间孔镜治疗"，术后 2 个月内症状有缓解，但进行体力劳动后症状再次出现，疼痛放射至双下肢，自臀部、大腿后侧、小腿外侧、足外侧至足底，同时出现肛门周围麻木感，大便时出现排便不尽感。复查腰椎磁共振显示"腰 3~4 椎间盘突出，中央型"。再次给予甘露醇脱水和甲基泼尼松激素治疗，效果不明显。

既往史：患者为体力劳动者，搬运工人。否认心脑血管病、糖尿病、肿瘤等慢性病史。否认外伤史，否认肝炎、结核等传染病史。

个人史：吸烟 15 年，每天 20 支，饮酒 20 年，每天平均 150ml。

家族史：否认家族遗传病史。

对问诊的点评：

该病例问诊中对疼痛的性质和程度问诊不足，其他问诊要点已基本涵盖。下肢坐骨神经痛或类似疼痛的原因较多，在问诊当中，主要是针对不同病因进行排查，同时对于其序贯性治疗效果进行评价。对于症状缓解因素的探讨十分必要。同时，对于不同治疗方法的效果的评估也对病因的判断或排查起着重要指导意义。

【思考题 2】对该患者进行体格检查时，需要特别关注的情况有哪些？

思维引导：

体格检查时应该注意以下几点：首先是对于患者坐骨神经是否具有卡压的判断，同时排除髋关节周围病变（如髋关节撞击综合征、梨状肌出口综合征、转子滑囊炎、坐骨结节滑囊炎）；其次应对于神经损伤的定位进行判断,因为通过体格检查的神经损伤定位,才能够结合影像学检查,充分明确责任椎间隙,否则很可能扩大手术范围,造成误差。

(二) 体格检查

生命体征平稳。

意识清楚,回答切题。心肺腹体格检查无殊。双侧胫前肌肌力 3 级,踇趾背伸肌肌力左侧 3 级,右侧 2 级;小腿三头肌肌力左侧 3 级,右侧 4 级。双侧膝腱反射减弱,双侧跟腱反射减弱。双下肢病理征巴宾斯基征(Babinski sign)和查多克征(Chaddock sign)阴性。双侧直腿抬高试验(+),加强试验(+),拉塞克氏征(Laseque sign)(+),双侧 Thomas 征(−),4 字征(−),股神经牵拉试验(−),双侧髋关节屈曲内收无疼痛。腰 3 腰 4 棘突间隙压痛。右侧小腿内、外侧,双侧第 1、2 趾蹼,双足底针刺觉减退,肛门周围 2cm 以内针刺觉减退、位置觉正常。肛门指诊括约肌收缩存在。

对体格检查的点评:

该患者体格检查基本覆盖以上要点。体格检查有下运动神经元损伤的表现,在运动和感觉方面均有神经损伤的表现。同时还有坐骨神经牵拉损伤的表现。因此,考虑腰椎病变引起神经压迫的症状。

【思考题 3】综合以上信息,应对该患者进行哪些辅助检查?

思维引导:

患者目前以坐骨神经牵拉试验阳性为主要表现,排除髋关节周围病变,同时神经损伤以腰 4、腰 5、骶 1 节段运动和感觉损伤及肛门周围病变为主,基本排除了上运动神经元损伤表现,基本符合腰椎间盘突出伴有马尾神经损伤的临床表现。患者出现马尾神经损伤的表现,需要明确马尾神经损伤的程度,从而向患者说明预后的情况。下一步辅助检查的目的主要是通过影像学检查排除存在椎体或椎管内肿瘤或者结核的病变,同时明确致病节段的位置。

(三) 辅助检查

见图 9-9-14、图 9-9-15。

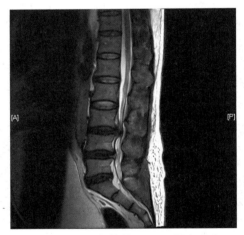

图 9-9-14 矢状位腰 3~4 间盘突出

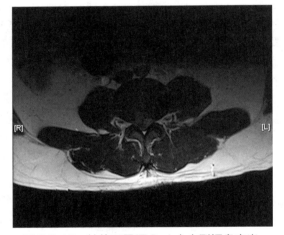

图 9-9-15 轴位可见腰 3~4 中央型间盘突出

【思考题 4】本患者最可能的诊断及鉴别诊断是什么?

(四) 病例特点

1. 中年男性,慢性病程。

2. 搬重物后出现腰痛伴下肢放射痛 6 个月,术后 3 个月不缓解。

3. 体格检查示坐骨神经牵拉试验阳性,下运动神经元损害,伴有马尾神经损伤。

4. 影像学提示椎间盘突出,腰 4 神经根和马尾神经损伤。

诊断主线索:

搬运重物后出现坐骨神经痛。

思维引导:

对于此类疼痛麻木所产生的行走困难,临床上通常分为神经源性、脊髓源性和血管源性。神经源性间歇性跛行,表现为沿坐骨神经走行区出现疼痛,休息后可以缓解。神经损害为下运动神经元损伤,同时特异性体格检查可以发现坐骨神经牵拉损伤的表现。脊髓源性间歇性跛行,通常为上运动神经元损伤表现,损伤部位通常出现在颅脑、颈脊髓或者胸椎脊髓水平,患者主要出现共济协调功能减低,一些精细活动出现异常,行走时出现“醉酒”步态,出现“打软腿”和双下肢沉重感,体格检查可见上运动神经元损伤表现,如深反射亢进和病理征阳性。而血管源性间歇性跛行,通常症状首发于下肢足部和小腿,进而向近端发展,如 Burger 病或者下肢动脉炎,症状无法通过蹲位或坐位缓解,同时伴有下肢皮肤温度减低、皮肤苍白的表现,说明下肢血管灌注能力减低。此类患者多数都有血栓病史。下一步需要鉴别诊断的疾病包括腰椎管狭窄症、梨状肌出口综合征、坐骨结节滑囊炎、椎体或椎管内肿瘤、腰椎间盘突出症。

(五)鉴别诊断

1. 腰椎管狭窄症　多数没有固定的疼痛分布区域,以老年患者多发,典型症状为间歇性跛行,行走距离少于 400m,需要采取坐位或蹲位缓解,前屈体位(骑自行车)不产生症状。外伤在疾病诱因中不是必要因素。体格检查通常不会有明显阳性体征,产生临床症状的原因通常为动态压迫,不是持续性神经损害,此点和患者临床表现不符合。

2. 梨状肌出口综合征　多数有久坐或外伤病史,因梨状肌的解剖结构特殊,其炎症反应通常会造成坐骨神经的慢性损伤。体格检查时患者屈膝屈髋内旋髋关节受限,会诱发下肢坐骨神经痛,此点和本患者临床表现不符合。

3. 坐骨结节滑囊炎　此类患者多为办公室工作人员。因坐骨结节的特殊位置,容易造成反复研磨,进而形成炎症反应。并且由于周围肌肉组织的炎症,造成臀部疼痛,不会放射至下肢,此点和此患者临床表现不相符合。

4. 椎体或椎管内肿瘤　患者也会出现持续的坐骨神经走行区疼痛,并且不以体位改变而减轻。患者疼痛常会表现为夜间痛,与肿瘤的膨胀生长有关。如果是转移癌,患者会出现体重减轻等全身其他系统病变情况。此点和患者临床不相符合。

5. 腰椎间盘突出症　多数有明显诱因,如外伤病史,疼痛沿单独神经根走行区分布,引起感觉和运动障碍。患者中年男性,搬运重物后出现坐骨神经痛。疼痛区域主要分布在腰 4、腰 5 和骶 1 神经分布区,休息后缓解。经保守治疗和微创治疗,症状无缓解,进而出现二便功能障碍,考虑由腰椎间盘突出而造成的椎管狭窄症状可能性大。目前只是初步考虑,尚不能完全除外其他疾病。

(六)最后诊断

腰椎间盘突出症

　马尾神经损伤

　椎间孔镜治疗术后

诊断依据:

中年男性,外伤引起临床症状,出现坐骨神经走行区神经损伤,经保守治疗和微创手术治疗效果不理想,反复发作,进而出现二便功能障碍,确定为马尾神经损伤。

【思考题 5】如何制订患者下一步的治疗方案?

(七)治疗

1. 行腰椎椎板减压,间盘切除,植骨融合,椎弓根螺钉内固定手术。

2. 术后积极进行康复治疗,给予电刺激、手法治疗、肌肉锻炼和神经营养药物支持。

(八)诊疗后续

患者术后即刻感到下肢疼痛感减轻,术后 4d 开始畸形康复功能锻炼,主要以局部下肢和肛周皮肤电刺激、手法运动和日常生活活动能力(ADL)功能锻炼为主。经过 3 个月康复治疗,患者肛周麻木感减轻,二便自我控制能力增强,双下肢蹬趾背伸肌力4级,双小腿三头肌肌力5级。

【小结】

1. 腰椎间盘突出症是常见的坐骨神经损伤原因,通常有外伤病史,临床表现为坐骨神经走行区域的疼痛、麻木,巨大的间盘突出还可以造成马尾神经的损伤。

2. 在鉴别诊断中,主要是通过体格检查鉴别其他损伤。诊断性治疗是必要的鉴别方式,如此患者采取射频消融和局部梨状肌封闭的方式,正是为了鉴别引起坐骨神经痛的原因。同时影像学检查的进步,能够较为直观地明确病变位置。

3. 对于椎间盘突出造成神经压迫的治疗,目前采取序贯治疗。早期采取保留运动节段的孔镜治疗方法,而在其失效后则是采取减压固定的手术方式。

4. 在此基础上的康复锻炼,包括电刺激和手法锻炼,是补充性治疗马尾神经损伤的重要治疗方式。通过外科手术祛除压迫,恢复神经走行后,需要康复功能锻炼,来达到神经纤维重建的方法。

六、双膝痛伴活动受限

住院患者,女,70岁

主诉:双膝痛20年,活动受限5年,加重1年。

【思考题1】针对这一主诉,应该怎样进行病史采集,需要获得哪些临床信息?

病史资料收集与思维引导:

患者老年女性,以膝关节对称疼痛为主。在问诊中需要明确是否为青年时期发病,有无明确外伤病史,有无在关节疼痛前后出现发热、体重下降、盗汗等全身症状。

(一)病史资料

现病史:患者20年前无明显诱因出现双膝疼痛,长途步行后加重,休息后缓解,因不影响生活未行诊治。5年前上述症状加重,伴下蹲困难,于当地医院就诊,诊为"骨关节炎(OA)",予口服药物、关节腔内注射、理疗等保守治疗,疼痛有所减轻。停止治疗后症状逐年加重,1年前开始严重影响生活,连续步行不足500m,上下楼梯明显受限,疼痛严重时影响睡眠,遂来我院就诊。起病以来,患者睡眠、食欲略差,小便如常,大便秘结,2~3d 1次,体重无明显减轻。

既往史:高血压病史10年,血压最高达160/100mmHg,平素自服氯沙坦钾氢氯噻嗪每天1片治疗,血压控制不详。否认肿瘤或结核病史,否认激素类药物服用史。否认外伤、手术史,否认药物过敏史。

个人史:否认吸烟、饮酒史。

月经史:初潮15岁,周期28d,经期3d,46岁绝经。

婚育史:20岁结婚,配偶体健。孕4产3,均顺产。

家族史:否认家族遗传性疾病病史。

对问诊的点评:

在问诊中还应追问有无自身免疫病相关的其他临床表现(如口干、眼干、口腔溃疡、雷诺现象等),有无其他关节的症状,以排除自身免疫病导致的关节受累;应追问有无腰痛,以排除由于腰椎退变引起被动体位,进而造成关节病变;应追问职业史,以明确有无负重因素造成的关节慢性损伤。

【思考题2】根据上述摘要,在体格检查时应重点关注哪些体征?

思维引导:

在膝关节体格检查方面,应注意是否有膝关节畸形、浮髌试验情况、关节活动范围。除了针对局部膝关节的体格检查内容,还需要关注上肢指间关节、掌指关节和腕关节有无肿胀、疼痛和畸形,以排除类风湿关节炎可能;需要对髋关节和骶髂关节有无压痛和畸形进行检查,以排除强直性脊柱炎可能;需要关注足部趾端和指端有无压痛和痛风结节,以排除痛风改变;需要关注皮肤有无银屑性分泌物,以排除银屑病关节炎。

（二）体格检查

T 36.5℃,P 68 次 /min,R 16 次 /min,BP 140/90mmHg。

意识清楚,精神可,轮椅推入病房。全身皮肤未见皮疹,全身浅表淋巴结未及肿大。心肺腹体格检查未见异常。

专科检查:右膝外翻畸形,浮髌试验(+)。主动关节活动范围:右膝伸 0° 至屈 80°,左膝伸 10° 至屈 100°。双下肢诸肌群肌力 5 级。双侧腕关节、掌指关节和近端指间关节未见异常,髋关节活动良好,骶髂关节未见屈曲畸形。双侧踝关节未见明显畸形或活动受限。

> 对体格检查的点评:
>
> 该患者体格检查已基本涵盖上述要点。

【思考题 3】综合以上信息,应对该患者进行哪些辅助检查?

思维引导:

为鉴别与骨关节病相类似的畸形,单纯依靠影像学鉴别是不够的,尤其是对于类风湿关节炎、强直性脊柱炎和痛风引起的关节炎还需要血液检查来辅助鉴别诊断。对于类风湿关节炎,需要完善类风湿因子、抗核抗体检查;对于强直性脊柱炎,需要完善血 HLA-B27 检查;对于痛风,需要完善血尿酸检查。同时还需要检查血沉和 C 反应蛋白,而这两者通常在以上诊断中不具备特异性。

（三）辅助检查

– 实验室检查:血尿酸 245μmol/L;血沉 4mm/h,C 反应蛋白 3mg/L;类风湿因子(–),抗核抗体(–),HLA-B27(–);血清抗链球菌溶血素 O 试验(–)。

– X 线检查:双膝退行性改变,骨赘增生,右膝关节外侧间隙明显狭窄。可见明显软骨下骨硬化。未见明显的关节融合或失用性骨质疏松(图 9-9-16、图 9-9-17)。

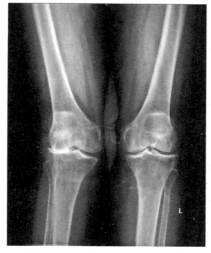

图 9-9-16　术前膝关节 X 线片
可见右膝外侧间隙变窄,关节面塌陷,
骨赘增生,外翻畸形;软骨下骨质硬化。

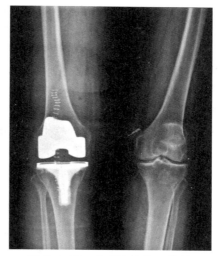

图 9-9-17　术后膝关节 X 线片
可见关节外翻畸形得到纠正,关节间隙
双侧等高。

【思考题 4】本患者最可能的诊断及鉴别诊断是什么?

（四）病例特点

1. 老年女性,慢性病程。

2. 双膝痛,伴活动受限。

3. 右膝外翻畸形,浮髌试验(+);右膝屈伸受限。

4. 影像学显示右膝关节外侧间隙明显狭窄,骨赘增生。

诊断主线索:

慢性进行性加重的双膝痛。

思维引导:

应在详细病史询问、体格检查的基础上结合影像学检查、实验室检查,对膝关节痛的病因进行鉴别诊断。不同年龄段患者膝关节痛的常见原因不同,在鉴别诊断时也应结合患者年龄进行考虑。例如:老年人中以骨关节炎、结晶引起的炎症性关节炎(痛风、假性痛风)常见,青中年人以感染性关节炎、类风湿关节炎、反应性关节炎常见。下一步鉴别诊断的疾病包括强直性脊柱炎、类风湿关节炎、反应性关节炎、风湿性关节炎、痛风、骨关节炎。

(五) 鉴别诊断

1. **强直性脊柱炎**　多见于青年男性,主要侵犯骶髂关节及脊柱,易导致关节骨性强直、椎间韧带钙化、全脊柱后凸畸形。脊柱 X 线示椎体呈现竹节改变,关节突关节融合;多见非对称性下肢大关节炎。HLA-B27 阳性。此患者主要为膝关节病变,脊柱无明显畸形,大关节无明显融合,同时化验检查均为阴性,故可以排除。

2. **类风湿关节炎**　患者主体为青中年,但是也存在青年隐性起病,中老年关节变形明显。表现为慢性、进行性、对称性多关节炎,属自身免疫性疾病,主要累及手关节、近端指间关节和掌指关节。晨僵时间大于半小时,类风湿因子阳性,血沉、C 反应蛋白值升高。此患者以单发大关节疼痛为主,化验检查均为阴性,可以排除。

3. **反应性关节炎(赖特综合征)**　为急性发病的结膜炎、尿道炎和关节炎三联征。青年男性多发,起病急,发病前常有肠道或泌尿道感染史,以外周大关节(尤其下肢关节)非对称性受累为主,可见非对称性骶髂关节炎,关节外表现为结膜炎、尿道炎、龟头炎、溢脓性皮肤角化病及发热等。患者中 80% 者 HLA-B27 阳性。此患者慢性病程,不具备关节以外症状,同时相关化验检查也为阴性,故可以排除。

4. **风湿性关节炎**　青少年好发,发病前有链球菌感染史,多起病较急,游走性大关节疼痛,无晨僵,无关节破坏,心脏常受累,血清抗链球菌溶血素 O 试验阳性,阿司匹林疗效较好。患者中年起病,发病年龄不符合该疾病好发年龄,化验检查亦不支持。

5. **痛风**　痛风性关节炎好发于中老年男性,常反复发作,好发于单侧跖趾关节及跗关节,也可侵犯膝、踝、肘、腕及指关节。急性发作时可伴血尿酸增高,但部分患者急性发作时血尿酸水平正常。慢性关节炎期关节内大量沉积的痛风石可造成关节骨质破坏、关节周围组织纤维化、继发退行性改变等,影像学可见软骨缘破坏,关节面不规则,特征性改变为穿凿样、虫蚀样圆形或弧形骨质透亮缺损。可见关节及耳廓等部位出现痛风石。该患者病程中膝关节疼痛症状并非发作性,无高尿酸血症,且影像学表现亦不支持。

6. **骨关节炎**　为退行性骨关节疾病,多见于中年以上患者,以负重关节如膝、髋、脊柱受累多见,受累关节疼痛在活动后加重,伴晨僵,无发热等全身症状。血沉正常;类风湿因子阴性;X 线片可见关节间隙狭窄、软骨下骨硬化、边缘性骨赘及囊性变。患者症状和影像学表现符合骨关节炎。

(六) 最后诊断

双膝关节骨关节炎

　膝外翻畸形

高血压病

主要疾病诊断依据:

膝关节骨关节炎的诊断标准

临床表现:①大多数时间有膝痛;②有骨摩擦音;③晨僵 <30min;④年龄 ≥ 38 岁;⑤有骨性膨大。满足 1+2+3+4 或 1+2+5 或 1+4+5 即可诊断。此患者符合 1+4+5。

临床 + 实验室 + 放射学:①前月大多数时间有膝痛;②骨赘形成;③关节液检查符合骨关节炎;④年龄 ≥ 40 岁;⑤晨僵 <30min;⑥有骨摩擦音。满足 1+2 或 1+3+5+6 或 1+4+5+6 条可诊断。此患者符合 1+2。

因此可以诊断骨关节炎。

【思考题 5】如何制订患者下一步的治疗方案？

（七）治疗

此患者进一步完善术前检查（双下肢全长 X 线），考虑接受手术治疗。

1. 行右侧膝关节全膝置换术。

2. 术后给予物理康复治疗，功能锻炼。

诊断思维要点：

膝关节骨关节病的治疗通常是以阶段性治疗为特征，年轻和早期病变主要是以药物治疗为主，增加关节软骨再生，辅助以功能锻炼，增加股四头肌和膝关节周围肌肉力量；中年以后主要是进行关节内注射透明质酸钠软化关节内环境，仿生早期关节内活动条件；老年后（尤其是 60 岁）以后多采取关节置换。膝关节置换常见术后并发症：假体松动、感染、关节不稳定、关节僵硬、下肢静脉血栓。术后应当注意患者下肢有无肿胀、足背动脉搏动情况，伤口有无红肿、溢脓、皮温增高等情况。

（八）诊疗后续

患者术后给予积极康复治疗，训练扶助行器和独立行走能力，增加肌肉力量，维持下肢功能稳定性。术后 2 年患者可独立行走，从事日常生活。

【小结】

1. **骨关节炎的特点**　主要是负重关节（膝、髋、脊柱）的疼痛、活动受限。骨关节炎主要应该与类风湿关节炎、强直性脊柱炎、痛风、银屑性关节炎等疾病进行鉴别。

2. **膝关节骨关节炎的影像学特点**　包括关节间隙狭窄，如膝关节可小于 3mm；关节面硬化、变形；关节边缘骨赘；关节鼠；软骨下囊性变，其边缘分界清楚；骨变形或关节半脱位。

3. **治疗膝关节骨关节炎的常用药物**　包括口服 NSAIDs、镇痛药、氨基葡萄糖；玻璃酸钠、糖皮质激素关节内注射。

4. **膝关节骨关节炎手术方式**　包括关节清理术、截骨术、人工关节置换。

七、肩关节疼痛

住院患者，男性，59 岁。

主诉：右肩关节疼痛 2 年，加重伴活动受限 1 年。

【思考题 1】针对这一主诉，应该怎样进行病史采集，需要获得哪些临床信息？

病史资料收集与思维引导：

从这一主诉中可以了解到，患者有两个主要问题：疼痛和活动受限。并且在发病过程中有随时间变化的特点。所以，在问诊过程中，主要需要围绕这两个主诉进行询问，并且还要了解疾病发展变化的规律。

关于疼痛，主要需询问患者疼痛的诱因，部位，性质（锐性、钝性、烧灼性、刀割样、跳痛），程度（轻、中、重），时间（持续、间断、固定时间发作），缓解方式（休息、药物、理疗、上臂位置改变等）或加重因素，有无放射痛。

关于活动受限要询问患者是何时开始的，哪一个动作先开始受限的（前屈、外旋、背手还是外展），活动时是否伴有疼痛，是否进行性加重。

在病史采集中，还要注意了解一些病史采集的一般性要点，如：有无外伤、有无特殊运动爱好、有无特殊职业属性、有无其他关节伴随的症状等。

（一）病史资料

现病史：患者 2 年前无明显诱因开始出现右肩关节疼痛，逐渐加重，未特殊诊治。1 年前开始疼痛加重，有夜间痛，并且出现活动受限。于外院就诊，诊断为"肩周炎"，予非甾体药物治疗并进行活动锻炼，无明显效果，为进一步诊治收入院。发病以来，患者精神、睡眠稍差，大小便同前相比无明显变化，体重无明显下降。

既往史：否认肝炎、结核、疟疾病史，否认高血压病、心脏病史，否认糖尿病、脑血管疾病、精神病史。否认手术、外伤、输血史。否认食物、药物过敏史。预防接种史不详。

个人史：否认疫区、疫水接触史。否认有毒物质、放射物质接触史。否认吸烟、饮酒史。

家族史：否认家族遗传病史。

对问诊的点评：

在这部分现病史的问诊中，应该追问患者：是否有夜间痛明显，还是仅有活动时疼痛，有无放射痛。另外，休息时疼痛是否能够缓解，即是否有静息痛。对于活动，应该追问患者最初活动时是否有抬肩痛，上臂上举时疼痛加重还是缓解。还应该询问患者是否有喜好的运动，如羽毛球、篮球等。这些病史信息对于鉴别诊断都是有意义的。

【思考题2】 对该患者进行体格检查时，需要特别关注的情况有哪些？

思维引导：

对于肩关节疼痛患者的体格检查，首先要注意请患者将衣物脱掉，以观察双侧肩关节是否对称，有无畸形。在检查活动度时要注意，先检查主动活动，后检查被动活动；先检查不引起患者疼痛的活动，后检查引起患者疼痛的活动。除了针对肩关节本身的检查外，还应进行上肢整体肌力评估、上肢感觉评估，进行病理反射检查。

（二）体格检查

生命体征平稳，意识清楚，回答切题。心肺腹体格检查无殊。

专科体检：右肩为优势侧，无畸形，较对侧肌肉萎缩。大结节压痛（+）。主动活动：前屈130°，体侧外旋60°，外展上举80°（疼痛），背手达腰5。被动活动：前屈170°，体侧外旋60°，外展上举150°（疼痛）。

特殊检查：冈上肌试验（Jobe's test）（+）（肌力Ⅳ级伴疼痛），外展抗阻（+）（肌力Ⅳ级伴疼痛），体侧外旋抗阻（+）（肌力Ⅳ级伴疼痛），体侧外展抗阻（+）（肌力Ⅳ级伴疼痛）。

右上肢无明显感觉减退及感觉异常，病理反射阴性。

对体格检查的点评：

肩关节活动度主要包括前屈上举 - 后伸，外展上举 - 内收，体侧内旋 - 外旋，外展90° 内旋 - 外旋，水平内收 - 外展。正常值为：前屈上举 - 后伸180°-0-30°，外展上举 - 内收180°-0-30°，体侧内旋可触及对侧肩胛下角，外旋体侧可达70°-90°，外展90° 内旋 - 外旋80°-0-80°，水平内收 - 外展30°-0-120°。本患者肩关节前屈及外展上举轻度受限，考虑有继发冻结肩的可能。

肩关节体格检查中要注意压痛点的检查，不同的压痛点提示不同的临床疾病。例如：肩锁关节压痛提示肩锁关节炎的可能，大结节压痛常常与肩峰下撞击症或肩袖损伤相关，结节间沟压痛往往和肱二头肌长头腱的疾病有关。

Jobe's test 是针对冈上肌腱的抗阻试验，力弱或疼痛均为阳性，提示冈上肌腱撕裂可能。外展抗阻试验中，出现力弱或疼痛均为阳性，提示冈上肌腱损伤或者肩峰下滑囊炎可能。但是，外展抗阻试验由于有三角肌的干扰，对于冈上肌腱损伤的诊断要结合其他检查综合考虑。体侧外展抗阻力弱或者疼痛也提示冈上肌腱撕裂，这是因为既往研究显示：上臂位于体侧时，在其外展的最初0~15° 的范围内，肌电图显示冈上肌的活动最为活跃。外旋抗阻阳性，往往提示冈下肌腱和 / 或小圆肌腱损伤，但是对于冈上肌腱全层断裂的患者，外旋抗阻亦可阳性。

ER-9-7-1 知识链接：肩关节的"三大抗阻检查"

【思考题3】为明确诊断并评估病情,计划安排哪些辅助检查?

思维引导:

本患者右肩关节疼痛活动受限,并且夜间痛明显。体格检查结果显示Jobe's test阳性。这些表现提示患者肩袖损伤可能性大。接下来应该考虑安排患者进行X线片检查(正位、Y位),以及MRI平扫检查。

X线片对于肩关节疾病很重要,它可以对整个肩关节进行整体评估。了解肩关节是否有退行性变、盂肱关节对位是否正常,尤其是在Y位片上可以评估肩峰形态。如果Y位片显示肩峰呈Ⅲ型,那么提示我们肩峰下撞击症可能,在手术时往往需要进行肩峰成形术。

MRI对于肩关节疾病更为重要,是了解肩关节疾病最重要的检查手段。对于肩袖疾病往往核磁平扫就足够了。在核磁评估肩袖疾病的时候,主要看T_2压脂像图像。斜冠位T_2压脂像图像上可以看到大结节区冈上肌腱水样高信号,提示冈上肌腱撕裂;在斜矢状位上也可以看到大结节处本该呈现肌腱低信号的地方出现水样高信号;在轴位上亦然。

(三)辅助检查

MRI:右肩冈上肌腱全层撕裂(图9-9-18~图9-9-20)。

X线检查:右肩关节退变,Ⅲ型肩峰(图9-9-21~图9-9-22)。

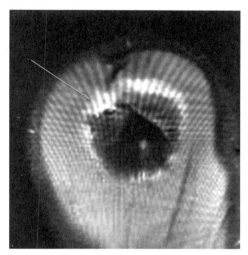

图9-9-18　肩关节斜矢状位显示冈上肌腱撕裂(箭头)

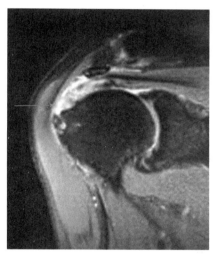

图9-9-19　肩关节斜冠状位显示冈上肌腱撕裂(箭头)

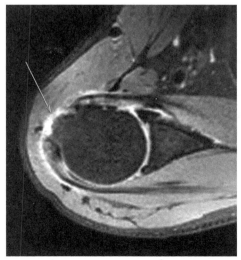

图9-9-20　肩关节轴位显示冈上肌腱撕裂(箭头)

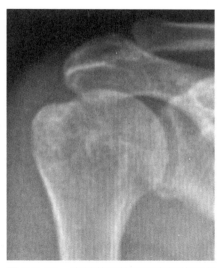

图9-9-21　肩关节正位显示肩关节退变

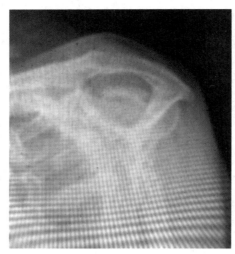

图 9-9-22　肩关节 Y 形位显示肩关节退变，Ⅲ 型肩峰

【思考题 4】本患者最可能的诊断及鉴别诊断是什么？

思维引导：

根据患者损伤机制、病史、体征及影像学资料，归纳总结病例特点，形成诊断思维路径。强调症状、体征、影像一致性原则，进行鉴别诊断，得出主要诊断以及伴随诊断。

（四）病例特点

1. 老年男性，缓慢起病。

2. 右肩疼痛 2 年，加重伴活动受限 1 年。

3. 体格检查显示肩关节外展外旋肌力下降伴有疼痛，提示相关肌腱损伤。

4. 影像学检查提示右肩冈上肌腱撕裂。

诊断主线索：

慢性肩关节疼痛。

思维引导：

患者诊断的主线索是肩关节疼痛。抓住肩关节疼痛这一主线，追问疼痛是以夜间痛为主要特点，为了准确定位疼痛的具体解剖结构，对肩关节进行全面的体格检查，根据检查结果（Jobe's test 阳性）将病损定位于肩袖。为了明确诊断，主要聚焦于肩袖病变，故选择 MRI 平扫作为主要的辅助检查。

肩关节疼痛是一个人群中常见症状，原因很多。该患者发病前没有外伤史，缓慢开始肩关节疼痛，没有感觉障碍及放射痛，故考虑疾病局限于肩关节，颈椎因素可能性很小。患者年龄 59 岁，开始发病的过程中并没有明显活动受限，并且整体病程达到两年，考虑原发性肩周炎的可能性也较小。体格检查显示外展及外旋的抗阻检查均阳性，明显力弱及疼痛，考虑病变可能主要为肌腱病损。进而，MRI 显示冈上肌腱不连续，故主要诊断考虑肩袖撕裂可能性最大。肩袖撕裂的病因主要有外伤、过度使用，经过深入追问患者并没有受伤病史，也没有特殊的反复过头动作，考虑肩袖撕裂可能与Ⅲ型肩峰导致的肩峰下撞击症有关。患者在 1 年前开始出现活动受限，体格检查显示肩关节被动活动角度下降，所以考虑该患者伴有继发性冻结肩。肩关节疼痛是本患者的诊断主线索。造成肩关节疼痛的疾病很多，主要包括有冻结肩、肩峰下撞击症、钙化性肌腱炎、肩关节上盂唇的前后部（SLAP）损伤、肱骨大结节撕脱骨折、肩关节滑膜炎、肩胛上神经卡压、颈椎病等疾病。

（五）鉴别诊断

1. 肩峰下撞击症　该病以抬肩疼痛为主要表现，外展及外旋肌力往往影响不大，患者体格检查可以出现典型的 60°-120° 痛弧，外展抗阻痛可以呈阳性，但是牵拉试验也是阳性。核磁显示肩袖肌腱连续性好，可有肩峰下的积液，部分患者可伴随肌腱变性。该患者牵拉试验阴性，肌力弱，核磁显示肩袖撕裂，故可排除。

2. 原发性冻结肩　本症好发年龄 45~55 岁，病程 6~18 个月，以无明显诱因的肩关节疼痛为特点，夜间痛显著,同时肩关节出现主、被动活动均受限,外旋受限显著,在影像学上无明显阳性发现,部分患者核磁上可看到腋囊增厚及喙肱韧带增厚的表现。该患者病史达 2 年,虽有活动受限,但出现在肩关节疼痛后 1 年后,并且外旋角度受限不明显,外展角度受限明显,故该诊断可排除。该患者活动受限应该诊断为肩袖损伤后的继发性冻结肩。

3. **SLAP 损伤**　本症主要表现为肩关节弹响,外展上举动作疼痛,也可以出现外展抗阻疼痛、力弱的症状。但是,本症患者体格检查会有后上挤压试验阳性,曲柄试验阳性或者 O'Brien 试验阳性。核磁显示后上盂唇损伤伴或不伴有肩袖下表面撕裂。该患者同时伴有 SLAP 损伤的可能性不能除外,可在术中明确。

4. **钙化性肌腱炎**　本病起病急骤,疼痛剧烈,部分患者可伴有肩关节发热肿胀。服用非甾体类药物可很快明显缓解。发作呈反复性。X 线片大多可见钙化灶。该诊断可基本排除。

5. **肱骨大结节撕脱骨折**　本病有外伤史,疼痛剧烈,肩关节明显活动受限,X 线片可见大结节撕脱骨折。但是少数移位不明显者易漏诊,CT 检查可明确诊断。该诊断可排除。

(六)最后诊断

肩袖撕裂

　　继发性冻结肩

诊断依据:

1. 肩关节疼痛 2 年。

2. 逐渐出现活动受限,外展受限明显。

3. 外展及外旋抗阻疼痛、力弱明显。

4. MRI 显示肩袖撕裂。

思维引导:

1. 要得出正确的诊断就要重视病史及体格检查,仔细询问患者病史,由患者的症状考虑可能的诊断,通过体格检查找到症状与体征的联系,逐步明确病损的位置和结构,最后通过影像学检查明确诊断。

2. 针对肩关节疼痛这一症状主线,通过询问疼痛的位置、方式、性质、缓解方法可以先缩小疾病的范围。

3. 针对症状全面体格检查,排除没有损伤的结构,进一步缩小损伤范围。

4. 进行适当的影像学检查明确损伤部位。

【思考题 5】如何制订患者下一步的治疗方案?

(七)治疗

关节镜下肩袖修复术。

(八)诊疗后续

完善术前准备后,患者在全麻下行关节镜下肩袖缝合术,术后第 3d 出院。术后支具悬吊 6 周保护,术后 3d 逐渐开始康复锻炼,术后 4 周前屈可达 90°,体侧外旋可达 40°。术后 6 周前屈超过 120°,体侧外旋可达 50°。术后 8 周开始背手练习,术后 12 周前屈可达 160°,外旋可达 70°,背手触及胸 1。术后半年肩关节活动范围达到正常。

术后 3 个月随访进行核磁检查显示冈上肌腱连续性号,信号略高。术后 6 个月行 MRI 检查显示冈上肌腱连续性好,信号可。

【小结】

1. 肩关节疼痛是肩关节疾病的主要表现,对于疼痛要抓住主线不放,了解疼痛的特点,寻找疼痛的来源,得出正确结论。

2. 肩关节体格检查很重要。体格检查是将影像学显示病损与临床表现联系起来的桥梁。影像学显示的病损不一定是主要症状的来源,只有两者统一,才可以选择正确的治疗方法。

3. MRI 是显示肩关节疾病的主要检查方法,一定要在 T_2 压脂像上看肩袖撕裂。

4. 冻结肩是最容易与肩袖损伤混淆的疾病,肩袖损伤也可以同时伴随冻结肩。两者最重要的鉴别要点是肌肉力量。单纯冻结肩的肩袖力量下降不明显,而肩袖损伤会有明显力弱的表现。

(刘晓光)

第十节　感染性疾病

一、发热、腰痛

住院患者,男,45岁。

主诉:发热伴大汗3周,腰痛2周。

【思考题1】针对这一主诉,应该怎样进行病史采集,需要获得哪些临床信息?

病史资料收集与思维引导:

针对以上主诉,可知患者在病程中出现两个主要症状,分别为"发热"和"腰痛",应该运用逻辑学中分析与综合的思想和系统医学中局部与整体的思想,分别仔细询问两个主要症状的特点及演变过程、诊疗经过。

发热的病因很多,临床上可分为感染性与非感染性两大类,以前者多见。临床上可见多种热型。问诊要点:起病时间、起病情况、病程、程度(热度高度)、频度(间歇性或持续性)、诱因及伴随症状(有无畏寒、寒战、大汗或盗汗等)。应包括多系统症状询问,是否伴有咳嗽、咳痰、咯血、胸痛;黄疸、腹痛、恶心、呕吐、腹泻;尿频、尿急、尿痛;皮疹、出血、头痛、肌肉关节痛等。诊治过程(药物、剂量及疗效)。传染病接触史、疫区接触史、手术史及服药史、职业特点等。

腰痛问诊要点:起病时间、起病缓解、疼痛部位、性质、程度、诱因及缓解因素、演变过程及伴随症状、职业特点。

(一)病史资料

现病史:患者3周前无明显诱因于傍晚发热,最高39.6℃,伴寒战、颈肩痛,热退时全身出大汗(衣服湿透),自行服中药后可退热,反复发作,伴腰痛,自服安乃近及布洛芬退热治疗,并服感冒药物,未到医院就诊。2周前患者腰痛加重,发热时腰痛显著,只能缓慢行走,活动耐量明显下降,肌内注射止痛药后腰痛稍缓解,1周前因症状持续至某疾控中心行布氏杆菌筛查试验(+)。自发病以来,患者无头痛呕吐、腹痛腹泻、睾丸疼痛等不适,精神可,食欲睡眠尚可,大小便无异常,体重无明显下降。

既往史:否认高血压病、冠心病、糖尿病病史,否认传染病史,否认食物、药物过敏史。

个人史:饮酒20年,每日饮酒量折合酒精量约50g,近1个月未饮酒。吸烟20年,每日吸烟约20支。发病前1周曾食用未烤熟羊肉串,无输血史。

家族史:父母亲均健在,否认家族中有类似病患者,否认遗传病史。

对问诊的点评:

本例病史询问过程中存在以下不足:在发热方面应追问起病缓急、频度、间歇性或持续性,反复发作的时间;在用药治疗方面应追问用药的药物剂量及疗效,中药治疗可退热,应描述是可退至正常,还是具体可降到多少度;在既往史方面还需问患者既往是否有泌尿系结石病史。个人史中应追问有无牧区逗留与牲畜接触史。

【思考题2】对该患者进行体格检查时,需要特别关注的情况有哪些?

思维引导:

在全面体格检查的基础上,还需重点关注感染疾病的体征,尤其内脏器官感染后定位表现,包括皮肤有无皮疹、浅表淋巴结有无肿大、肝脾有无肿大、墨菲征(Murphy sign)、麦氏点有无压痛反跳痛等。

(二)体格检查

T 39℃,P 84次/min,R 18次/min,BP 124/80mmHg。

意识清楚,急性病容,两肺未闻及干湿啰音及胸膜摩擦音。心率84次/min,心律齐,腹部平坦,全腹无压痛及反跳痛,肝区叩痛阴性,移动性浊音阴性。双下肢及腰部活动受限,肾区叩痛(+),双下肢肌力、肌张力正常。

对体格检查的点评：

该患者的体格检查未覆盖感染疾病的体征（皮疹、淋巴结肿大、肝脾大、墨菲征压痛等）。

【思考题3】为明确诊断并评估病情，应安排哪些辅助检查？

思维引导：

门诊遇到此类患者，根据患者起病急骤，出现发热，首先应考虑急性感染性疾病，包括各种病原体引起的传染病，全身或局部感染。高热伴寒战，多提示细菌感染或细菌释放毒素，尤其是实质脏器细菌感染，或者空腔脏器侵袭性细菌感染。患者除发热、寒战外，还出现腰痛，应想到腰部组织局灶性感染及可引起腰痛的全身性感染性疾病，同时排除非感染性急性发热（风湿性疾病、血液病与恶性肿瘤等），故下一步应完善相关检查（如血常规、尿常规、肝肾功、血清肿瘤标志物、泌尿系超声等）。

（三）辅助检查

- 血常规：WBC 4.78×10^9/L，中性粒细胞百分比 56.94%，淋巴细胞百分比 40.04%，Hb 119.00g/L，PLT 230.00×10^9/L。
- 粪便常规/潜血：(−)。
- 肝功：ALT 34.9IU/L，AST 31.8IU/L，TBil 7.8μmol/L，DBil 3.1μmol/L，TP 61.3g/L，ALB 36.9g/L，LDH 304.3IU/L，GGT 76.8IU/L，ALP 108.7IU/L，胆碱酯酶（CHE）5 941IU/L，总胆汁酸（TBA）1.4μmol/L。
- 凝血功能：PTA 79%
- 病原学检查：乙型肝炎表面抗原（HBsAg）(−)，丙肝病毒抗体(−)，梅毒甲苯胺红不需加热血清试验（TRUST）阴性、梅毒螺旋体颗粒凝集试验（TPPA）阴性，人类免疫缺陷抗体测定 Anti-HIV 阴性，布氏杆菌凝集试验阳性。
- 血清肿瘤标志物正常。
- 腰椎核磁：L_4 椎体可见 T_2WI 高信号，强化，椎前缘软组织增厚强化，考虑感染病变可能大，请结合临床。腰椎退行性改变，腰椎间盘变性。L_2/L_3、L_3/L_4、L_4/L_5、L_5/S_1 椎间盘膨出。

【思考题4】该患者最可能的诊断及鉴别诊断是什么？

（四）病例特点

1. 中年男性，急性起病。
2. 主要表现为高热、寒战、大汗、腰痛。既往未熟羊肉摄入史。
3. 双下肢及腰部活动受限，肾区叩痛(+)。
4. 布氏杆菌凝集试验阳性。

诊断主线索：

高热、寒战、腰痛，布氏杆菌凝集试验阳性。

思维引导：

发热包括感染性发热与非感染性发热，单纯从发热角度去鉴别，涉及疾病过多，鉴别难度较大。而从发热的特点出发，该患者表现为高热、寒战，通常提示全身或局灶性细菌感染（或细菌释放毒素）及某些特殊病原体感染（如疟疾、布鲁氏菌病），尤其多见于实质脏器细菌感染（如大叶性肺炎、肝脓肿、急性肾盂肾炎、感染性心内膜炎、流行性脑脊髓膜炎等）和败血症，或者空腔脏器侵袭性细菌感染（伤寒、副伤寒、痢疾等），而一般的空腔脏器感染不会引起寒战（胆道感染除外）。另外，细菌性感染还有一个特点就是高热伴汗出，汗出后体温通常会降低。而非感染性疾病，如风湿热、药物热、血液性疾病（白血病、淋巴瘤、恶性组织细胞病）、实质器官恶性肿瘤、免疫性疾病多表现为低热或中度发热，基本不伴寒战、汗出，即使出汗，大汗后体温通常不会下降，即通俗所说的"干烧"，实质器官恶性肿瘤出现骨转移可以出现发热持续不退，但也不会有寒战、出汗表现。

该患者表现为高热、寒战、大汗、汗出后热退，基本不考虑非感染性疾病，可将疾病的鉴别诊断范围缩小至急性细菌感染及某些特殊病原体感染。患者不伴有咳嗽、咳痰、胸痛等呼吸道症状,可排除肺部感染;不伴腹痛、黄疸、肝区痛、肝功异常,可排除急性肝胆道感染;不伴意识障碍、脑膜刺激征,可排除颅内感染;不伴胸痛、气短,体格检查未闻及心脏瓣膜杂音,可排除急性感染性心内膜炎;不伴腹痛、腹泻等肠道症状,可排除伤寒、副伤寒、痢疾。因此,结合患者腰痛及其他病史,根据排除诊断法,可进一步从疟疾、败血症、急性肾盂肾炎、肾周脓肿、布鲁氏菌病以鉴别。

(五) 鉴别诊断

1. 疟疾 曾有高流行地区居住史,以周期性发冷、发热、出汗的发作和间歇期症状的消失为临床诊断疟疾的有力证据,血涂片检测到疟原虫是诊断疟疾的主要依据。此患者无高流行地区居住史,有发热、汗出,但发作时无明显间歇期,未发现疟原虫,可除外疟疾诊断。

2. 败血症 凡急性发热患者,白细胞总数及中性粒细胞明显升高,而无局限于某一系列的急性感染,但临床上严重的毒血症状不能用局部感染来解释,应考虑败血症的可能。该患者无严重毒血症表现,基本不支持败血症。

3. 急性肾小球肾炎 多发生于链球菌感染后1~3周,有肾炎综合征表现,一过性血清 C_3 下降,可临床诊断本病。此患者无链球菌感染病史,无肾炎表现,故可排除急性肾小球肾炎。

4. 肾周脓肿 尿常规可见白细胞增多和脓尿,超声可显示脓肿。此患者尿常规无脓尿,彩超未见脓肿,不支持此诊断。

5. 布鲁氏菌病 发病前曾有家畜或畜产品接触史,临床表现以多汗、低热、乏力、肌肉及关节疼痛为主,布鲁氏杆菌凝集试验阳性。该患者发病前有未熟羊肉摄入史,临床表现符合布鲁氏菌病,布鲁氏杆菌凝集试验阳性,故支持布鲁氏菌病诊断。

(六) 初步诊断

布鲁氏菌病

诊断依据:

1. 中年男性,急性起病。

2. 以高热、寒战、腰痛、大汗为主要表现,既往未熟羊肉摄入史。

3. 布氏杆菌凝集试验阳性,上尿路感染证据不足。故"布鲁氏菌病"诊断成立。

诊断思维要点:

正确地梳理出主线索可以有效缩小鉴别诊断的范围。结合病例特点和病历资料,综合权衡与鉴别诊断的疾病相符及不相符的表现,利用排除诊断法,依次排除可能性小的疾病,然后根据"一元论"原则确定最终诊断。

【思考题5】如何制订患者下一步的治疗方案?

(七) 治疗

治疗原则

1. 一般治疗 注意休息,补充营养,高热量、多维生素、易消化饮食,维持水及电解质平衡。高热者可用物理方法降温,持续不退者可用退热剂等对症治疗。

2. 病因治疗——抗菌治疗 治疗原则为早期、联合、足量、足疗程用药,必要时延长疗程,以防止复发及慢性化。常用四环素类、利福霉素类药物,亦可使用喹诺酮类、磺胺类、氨基糖苷类及三代头孢类药物。治疗过程中注意监测血常规、肝肾功能等。

(1)急性期治疗:①一线药物。多西环素合用利福平。多西环素 0.2g q.d.,利福平 0.6g q.d. 12 周。②二线药物。不能使用一线药物或效果不佳的病例可酌情选用以下方案:多西环素合用复方新诺明或妥布霉素;利福平合用氟喹诺酮类。难治性病例可加用氟喹诺酮类或三代头孢菌素类。

(2)慢性期治疗:慢性期急性发作病例治疗多采用四环素类、利福霉素类药物,用法同急性期,部分病例需要 2~3 个疗程的治疗。

(3)并发症治疗:①合并睾丸炎:抗菌治疗同上,可短期加用小剂量糖皮质激素。②合并脑膜炎:在上述抗菌治疗基础上加用三代头孢类药物,并给予脱水等对症治疗。③合并心内膜炎、血管炎、脊椎炎、其他器官或组织脓肿:在上述抗菌药物应用的同时加用三代头孢菌素类药物;必要时给予外科治疗。

诊断思维要点:

针对病因的治疗是治疗学思维中最根本、最重要的治疗。只有找到病因、祛除病因,才有可能真正逆转或者治愈疾病。该患者致病因素明确,为布鲁氏菌,因此抗菌治疗是关键。

(八)诊疗后续

患者一般情况好转,1个月后患者病情好转出院,继续口服多西环素0.2g q.d. 8周,利福平0.6g q.d. 8周。

【小结】

1. 面对发热病例,首先从发热特点及伴随症状区分感染性发热与非感染性发热,尤其对于发热伴寒战,应优先想到实质脏器感染导致菌血症或者细菌入血。该例患者出现高热、寒战、汗出、腰痛,通过排除诊断法,进一步将鉴别诊断范围缩小至泌尿系感染及其他特殊细菌感染。

2. 对于发热患者,既往摄入未熟羊肉史,或牧区、牲畜接触史,须想到"布鲁氏菌病"可能,应及时筛查布鲁氏杆菌凝集试验。

3. 对于布鲁氏菌病,病因治疗(抗菌治疗)是关键,应根据疾病分期规范使用抗生素。

二、发热伴少尿

住院患者,女,44岁。

主诉:发热6d,少尿2d。

【思考题1】针对这一主诉,应该怎样进行病史采集,需要获得哪些临床信息?

病史资料收集与思维引导:

针对以上主诉,可知患者在病程中出现两个主要症状,分别为"发热"和"少尿",应该运用逻辑学中分析与综合的思想和系统医学中局部与整体的思想,分别仔细询问两个主要症状的特点及演变过程、诊疗经过。

发热的病因很多,临床上可分为感染性与非感染性两大类,以前者多见。临床上可见多种热型。问诊要点:起病时间、起病情况、病程、程度(热度高度)、频度(间歇性或持续性)、诱因及伴随症状。包括有无畏寒、寒战、大汗或盗汗;是否伴有咳嗽、咳痰、咯血、胸痛;腹痛、恶心、呕吐、腹泻;尿频、尿急、尿痛;皮疹、出血、头痛、肌肉关节痛等。诊治过程(药物、剂量及疗效)。传染病接触史、疫情接触史、手术史及服药史、职业特点等。

24h尿量少于400ml或每小时尿量少于17ml,为少尿。问诊的要点:开始出现少尿的时间;少尿程度及具体尿量;是否伴随腰痛、尿痛、血尿、泡沫尿等症状;有无引起少尿的病因如大出血、脱水或心功能不全,是否有泌尿系统疾病如慢性肾炎、尿路结石、前列腺肥大等。

(一)病史资料

现病史:患者入院前6d无明显诱因出现发热,每日最高体温不超过38.5℃,伴明显乏力、食欲下降、腰痛,自服布洛芬退热治疗,并服感冒药物(具体不详)。入院前3d患者出现腹泻,为黄色稀水便,每日2~3次,伴腹胀,无腹痛,至当地医院就诊查WBC 10.73×10⁹/L、中性粒细胞百分比48.54%、淋巴细胞百分比45.74%、PLT 41×10⁹/L,予补液、抗感染(具体不详)治疗。入院前2d出现尿量减少,每日尿量200ml左右,同时腹胀加重,无气短。后在当地医院化验尿PRO++++、BLD++,血WBC 41.98×10⁹/L、淋巴细胞百分比52.5%、PLT 23×10⁹/L、PCT 14.01ng/ml、BUN 15.8mmol/L、Cr 191μmol/L。患者至某三甲医院就诊查WBC 53.29×10⁹/L、PLT 43×10⁹/L、BUN 19.97mmol/L、Cr 270μmol/L,尿BLD +++ 300Cell/μl,PRO +++ 5g/L,考虑"出血热",为进一步治疗收住入院。患者自发病以来,精神尚可,体力下降,食欲差,进食量较前下降1/3,夜间睡眠可,体重无明显下降。

既往史:否认高血压病、冠心病、糖尿病病史,否认传染病史,否认食物、药物过敏史。

个人史:无烟、酒嗜好。生活于张家口城乡接合部,有鼠类活动接触史。

家族史:否认家族同类病病史及遗传病病史。

对问诊的点评：

　　本例病史询问过程中存在以下不足：在发热方面应追问发热缓急、频度、间歇性或持续性，有无畏寒、寒战、大汗或盗汗等；直接描述最高体温，若未测量，可描述"体温不详"，而不应描述"最高体温不超过多少度"；在用药治疗方面应追问用药的药物剂量及疗效。个人史中应补充家庭成员及密切接触者有无类似临床表现。

【思考题2】对该患者进行体格检查时，需要特别关注的情况有哪些？

思维引导：

　　在全面体格检查的基础上，还需重点关注皮肤黏膜三红体征（脸、颈和上胸部发红）、眼结膜充血以及口腔黏膜、胸背、腋下出现大小不等的出血点或瘀斑。

（二）体格检查

　　T 36.5℃，P 78次/min，R 18次/min，BP 110/70mmHg。

　　意识清楚，精神不振，颜面轻度水肿，无充血，双侧结膜轻度充血。全身皮肤黏膜无黄染、皮疹及瘀点、瘀斑，浅表淋巴结无肿大。咽无充血，扁桃体未见肿大。心肺（-）。腹膨隆，肝脾肋下未触及，无压痛、反跳痛，墨菲征阴性，肝区及双肾区无叩击痛，移动性浊音（±），双下肢不肿。

对体格检查的点评：

　　该患者的体格检查基本覆盖要点。

【思考题3】为明确诊断并评估病情，应安排哪些辅助检查？

思维引导：

　　门诊遇到此类患者，根据急性发热、少尿症状，应首先考虑感染性疾病导致肾功能受损可能，故下一步应完善血常规、肝肾功能、尿常规、24h尿蛋白定量、流行性出血热抗体等辅助检查。

（三）辅助检查

- 血常规：WBC 18.86×10^9/L，中性粒细胞百分比51.87%，中性粒细胞计数 9.78×10^9/L，Hb 115.2g/L，PLT 55.8×10^9/L，CRP 34.80mg/L
- 生化：K^+ 3.65mmol/L，Na^+ 128.3mmol/L，Urea 22.32mmol/L，CREA 336μmol/L，尿酸（URCA）564μmol/L，总二氧化碳（TCO_2）14.3mmol/L，eGFR 13ml/（min·1.73m²）。ALT 26.5IU/L，AST 53.0IU/L，TBil 3.9μmol/L，ALB 26.4g/L，GGT 20.7IU/L，ALP 58.5IU/L，TC 1.89mmol/L，TG 2.33mmol/L。
- 铁蛋白 907.60ng/ml。
- 粪便常规+潜血：绿色稀便，OB阴性。
- 尿常规：BLD ++ 50Cell/μl，PRO +++ 5g/L，RBC ++ 12.45p/HPF，WBC + 2.25p/HPF。
- 24小时尿蛋白定量：1.5g/24h。
- 特种蛋白 IgG 6.56g/L，C_3 0.19g/L，C_4 0.13g/L。
- 病原学检查：甲丁戊肝系列（-）；EB（-）、CMV（-），流行性出血热抗体 IgM：弱阳性。
- 血清肿瘤标志物正常。

【思考题4】该患者最可能的诊断及鉴别诊断是什么？

（四）病例特点

1. 青年女性，急性起病。

2. 发热，腰痛，少尿，颜面轻度水肿，双侧球结膜充血。有鼠类接触史。

3. 实验室检查提示血尿、蛋白尿、肾损伤，血小板严重下降，流行性出血热抗体 IgM 弱阳性。

诊断主线索：

急性起病，发热、肾损害，血小板严重下降、流行性出血热抗体阳性。

思维引导：

该患者急性起病，主要的临床表现为发热、肾损害。综合以上表现，从"一元论"角度出发，可将疾病的鉴别诊断范围缩小至感染性疾病。接下来需要根据一条明确的诊断主线索进行鉴别诊断。如果从发热角度出发，该患者同时考虑病毒性感染、细菌感染、真菌感染等各种感染性疾病，因此涉及疾病过多，无法清晰地区分发热的病因。但如果以发热、肾损害作为诊断主线索，导致发热、肾损伤的常见疾病包括血栓性血小板减少性紫癜、败血症、急性肾盂肾炎、急性肾小球肾炎、流行性出血热，则可以应用排除诊断法进行鉴别诊断。

（五）鉴别诊断

1. **血栓性血小板减少性紫癜（TTP）**　是一种不常见的微血管病性溶血和血性微血管病。临床上以30~40岁女性多见，主要表现为出血、微血管性溶血性贫血、神经精神症状、发热和肾损害，称为TTP五联征。该患者发热、肾损害、血小板明显下降，但无微血管病性溶血及神经精神症状，故基本不考虑该病。

2. **败血症**　是指致病菌或条件致病菌侵入血循环，并在血中生长繁殖，产生毒素而发生的急性全身性感染。临床表现为反复出现的畏寒甚至寒战，高热可呈弛张型或间歇型，以瘀点为主的皮疹，累及大关节的关节痛，轻度的肝脾大，重者可有神志改变、心肌炎、感染性休克。实验室可见白细胞总数及中性粒细胞升高，血培养是败血症最可靠的诊断依据。该患者血白细胞明显升高，但中性粒细胞不高，故败血症暂不考虑，可进一步通过血培养明确。

3. **急性肾盂肾炎**　以育龄妇女最多见，起病急骤，主要表现为高热、寒战，一般呈弛张型，也可呈间歇型或稽留型。伴头痛、全身酸痛、腰痛，热退时可有大汗等。少数有腹部绞痛，沿输尿管向膀胱方向放射，体检时在上输尿管点（腹直肌外缘与脐平线交叉点）或肋腰点（腰大肌外缘与十二肋交叉点）有压痛，肾区叩痛阳性。患者常有尿频、尿急、尿痛等膀胱刺激症状。该患者虽然有发热、腰痛，但无膀胱刺激征表现，同时肾功能受损明显，不符合急性肾盂肾炎表现。

4. **急性肾小球肾炎**　链球菌感染后1~3周，肾炎综合征表现，一过性血清C_3下降，可临床诊断本病；此患者无链球菌感染病史，不支持急性肾小球肾炎。

5. **流行性出血热**　根据流行病学资料，临床表现和实验室检查结果可做出诊断。流行病学诊断依据包括流行地区、流行季节、与鼠类直接和间接接触史，进入疫区或两个月以内有疫区居住史。临床起病急，发热、头痛、眼眶痛、腰痛、口渴、呕吐、酒醉貌，球结膜水肿、充血、出血，软腭、腋下有出血点，肋脊角有叩击痛。实验室提示流行性出血热抗体阳性。故流行性出血热可确诊。

（六）初步诊断

流行性出血热

诊断依据：

1. 青年女性，急性起病，无慢性肾脏病史。
2. 以发热、腰痛、肾损害为主要表现，有鼠类接触史。
3. 实验室检查提示血小板水平明显降低，流行性出血热抗体阳性。

思维引导：

面对发热病例，不能单独从发热一个症状去考虑，应该综合其他相关伴随症状综合分析，该病例以发热、肾损伤为突破口，将鉴别诊断范围进一步缩小，然后通过排除诊断法结合一元论原则，最终得出诊断。

【思考题5】如何为患者制订下一步的治疗方案？

（七）治疗

治疗原则

1. **一般原则**　早发现、早休息、早治疗和就地隔离治疗。按乙类传染病上报，密观生命体征，针对五期的临床情况进行相应综合治疗。

2. **对症和并发症治疗**　发热期可用物理降温或肾上腺皮质激素等。发生低血压休克时应补充血容量，常用的有低分子右旋糖酐、平衡盐液和葡萄糖盐水、血浆、蛋白等。如有少尿可用利尿剂（如呋塞米等）静脉注射。多尿时应补充足够液体和电解质(钾盐),以口服为主。进入恢复期后注意防止并发症,加强营养,逐步恢复活动。

有明显出血者应输新鲜血,以提供大量正常功能的血小板和凝血因子;血小板数明显减少者,应输血小板;对合并有弥散性血管内凝血者,可用肝素等抗凝药物治疗。心功能不全者应用强心药物;肾性少尿者,可按急性肾功能衰竭处理:限制入液量,应用利尿剂,保持电解质和酸碱平衡,必要时采取透析疗法;肝功能受损者可给予保肝治疗。重症患者可酌情应用抗生素预防感染。

诊断思维要点:

针对病因的治疗是治疗学思维中最根本、最重要的治疗。只有找到病因、祛除病因,才有可能真正逆转或者治愈疾病。该患者致病因素明确,为流行性出血热病毒(汉坦病毒)引起的,目前缺乏有效抗病毒治疗。原则上强调早期诊断、早期治疗,采取相应综合治疗措施,并积极防治各种并发症。

(八) 诊疗后续

患者一般情况好转,1 个月后病情好转出院。

【小结】

1. 临床出现急性发热、少尿、肾损伤,在排除急性肾炎和慢性肾脏病基础上,应首先想到流行性出血热可能,需重点询问有无鼠类接触史及"三痛"症状(头痛、腰痛、眼眶痛),体格检查需注意覆盖"三红"体征(颜面、颈部、上胸部皮肤充血潮红),及时筛查相关抗体以辅助诊断。

2. 本案例围绕"发热、少尿、肾损害"这一主线索展开鉴别诊断,虽然没有典型"三痛、三红"表现,但运用排除诊断法,结合出血热抗体阳性,最终考虑诊断为"流行性出血热"。

3. 治疗上,本病目前缺乏有效抗病毒药物,临床以不同分期相应综合治理为主要原则。

三、恶心、呕吐伴重度黄疸

住院患者,男,49 岁。

主诉:发现乙肝表面抗原(HBsAg)(+)20 年,恶心、呕吐 10d 余。

【思考题 1】针对这一主诉,应该怎样进行病史采集,需要获得哪些临床信息?

病史资料收集与思维引导:

针对以上主诉,可知患者在病程中出现两个主要症状,分别为"恶心"和"呕吐"。

恶心为上腹部不适和紧迫欲吐的感觉,常为呕吐的前奏,一般恶心后随之呕吐,但也可仅有恶心而无呕吐,或仅有呕吐而无恶心。问诊包括起病、发作的诱因、症状的特点与变化、加重与缓解因素、诊治情况五大要点。呕吐的起病,如急性或缓慢,有无酗酒史、晕车晕船史以及既往有无同样发作史,有无手术史,女性月经史;呕吐物的特征,由此对于鉴别是否中毒及消化道梗阻尤其重要。

(一) 病史资料

现病史:患者 20 年前体检发现 HBsAg(+)、乙肝 e 抗体(HBeAb)(+)、乙肝核心抗体(HBcAb)(+),肝功能正常,无不适症状,未予系统诊治。自诉每年体检监测肝功能均正常。10d 前患者无明显诱因出现恶心、呕吐,伴有明显乏力、食欲缺乏、厌油腻,体温正常。诊于当地医院查肝功能:ALT 1 024.7IU/L,AST 907.9IU/L,TBil 299.9μmol/L,DBil 128.1μmol/L,TP 58.5g/L,GGT 200.6IU/L,ALP 145IU/L,TBA 190.09μmol/L;AFP 61.77ng/ml,CEA 4.59ng/ml,血清糖类抗原 19-9(CA19-9)测定 159.26IU/ml;腹部超声提示:胆囊壁增厚、胰腺回声不均、腹腔少量积液;进一步查 PTA22%。患者自发病以来,精神可,体力下降,食欲差,进食量较前下降 1/3,尿黄如浓茶水色,近 2d 大便次数增多,每日 2~3 次黄色稀水便,夜间睡眠可,体重无明显下降。

既往史:7 个月前"肛周脓肿"行手术治疗;3 年前"鼻炎"行手术治疗;否认高血压病、冠心病、糖尿病病史,否认其他传染病史,否认食物、药物过敏史;否认近半年特殊用药史及毒物接触史。

个人史:否认疫区、疫水接触史。20 年饮酒史,每日饮酒量折合酒精约 50g,近 1 个月未饮酒。20 年吸烟史,每日吸烟约 20 支。

家族史:母亲患有慢性乙型病毒性肝炎,已去世,死因不详;2 个姐姐、3 个哥哥均为乙肝携带者。否认遗传病史。

对问诊的点评：

本例病史询问过程中存在以下不足：应追问恶心、呕吐的起病情况，与饮食、活动有无关系，呕吐的时间，晨起还是夜间，间歇还是持续，呕吐物的性质、气味，呕吐的伴随症状，是否伴有腹痛、腹泻、眩晕、眼球震颤、头痛，有无用药史或毒物接触史，加重或缓解的因素。

【思考题2】对该患者进行体格检查时，需要特别关注的情况有哪些？

思维引导：

在全面体格检查的基础上，还需重点关注肝胆疾病的体征，包括意识情况、有无慢性肝病面容、巩膜黄染的颜色（浅黄色、金黄色或棕黄色）、皮肤黄染的颜色（浅黄色、深黄色或黄绿色）、蜘蛛痣、肝掌、皮肤出血点、腹壁静脉曲张、腹部压痛、墨菲征（Murphy sign）、肝脾大、肝区叩击痛、移动性浊音、神经系统体征（记忆力、定向力、计算力、扑翼样震颤等）、下肢水肿等。

（二）体格检查

T 36.3℃，P 80 次/min，R 20 次/min，BP 120/80mmHg。

意识清楚，肝病面容，体格检查合作，全身皮肤黏膜重度黄染，肝掌（±），无蜘蛛痣，巩膜重度黄染。腹部平坦，肝、脾、胆囊未触及，中下腹压痛及反跳痛，墨菲征阴性，麦氏点无压痛，双侧输尿管体表投影区无压痛，肝区叩痛阴性。移动性浊音可疑。双下肢无水肿。记忆力、定向力、计算力正常，未引出扑翼样震颤。

对体格检查的点评：

该患者的体格检查基本覆盖了这些要点。

【思考题3】为明确诊断并评估病情，计划安排哪些辅助检查？

思维引导：

门诊遇到此类患者，根据患者恶心、呕吐症状，结合肝功异常、凝血功能障碍、既往慢性乙型肝炎病史，应考虑重型乙型肝炎可能，同时需考虑有无合并其他原因肝病，故下一步应完善血常规、凝血功能、HBV-DNA、血氨、甲丁戊抗体、丙肝抗体、自身免疫肝病抗体谱等辅助检查。

（三）辅助检查

- 血常规：WBC 6.10×10^9/L，中性粒细胞百分比 64.80%，淋巴细胞百分比 24.30%，Hb 136.00g/L，PLT 256.00×10^9/L。
- 粪便常规/潜血：(-)
- 肝功：ALT 769.7IU/L，AST 419.3IU/L，TBil 245.6μmol/L，DBil 144.9μmol/L，TP 51.7g/L，ALB 31.2g/L，胆碱酯酶（CHE）3 359IU/L，球蛋白 20.5g/L，白蛋白/球蛋白 1.5。
- 凝血功能：PT 37.00s，PTA 23.00%，INR 3.43。
- 病毒性指标：乙肝五项，HBsAg（+）>250.00IU/ml，Anti-HBe（+）0.01S/CO，Anti-HBc（+）9.80S/CO。HBV DNA 4.03×10^5IU/ml。
- 甲丁戊肝系列（-）；人类疱疹病毒（EBV）（-）、巨细胞病毒（CMV）（-）。
- 血清肿瘤标志物无异常。
- 超声：肝实质回声偏粗，腹水，胆囊增大、壁双边，门脉血流检查未见明显异常。

【思考题4】该患者最可能的诊断及鉴别诊断是什么？

（四）病例特点

1. 中年男性，缓慢起病。
2. 恶心、呕吐 10d 余，有慢性乙型病毒性肝炎基础。

3. 重度黄疸体征。

4. 实验室检查提示重度混合型肝损害、凝血功能障碍。

5. 超声提示弥漫性肝损伤、腹水。

诊断主线索：

慢性乙型病毒性肝炎基础,短期内出现重度混合型肝损害、凝血功能障碍。

思维引导：

患者血清 ALT、AST 及 TBil 明显升高,提示既存在肝细胞损伤又存在胆管细胞损伤,表现为混合型肝损伤。PTA ≤ 40% 提升凝血功能障碍,结合 TBil 大于正常值上限 10 倍,提示肝功能衰竭。因此该患者的主要临床表现为恶心、呕吐、食欲减退、乏力等消化道症状,黄疸,凝血功能障碍。综合以上表现,从"一元论"角度出发,可将疾病的鉴别诊断范围缩小至肝胆疾病。下一步根据主线索进行鉴别诊断。如果从黄疸角度出发,该患者同时存在肝细胞性黄疸及肝内胆汁淤积性黄疸,因此涉及疾病过多,无法清晰地区分黄疸的病因。但如果以重度肝损害伴凝血功能障碍作为诊断主线索,则可以应用排除诊断法和综合诊断法,从引起肝功能损伤的病因中进行鉴别诊断。

慢性乙型病毒性肝炎基础出现重度肝损害常见原因：

(1) 其他病毒性肝炎：有无合并其他病毒性肝炎,例如合并戊肝、甲肝、丙肝病毒感染。

(2) 自身免疫性肝炎：临床上与慢活肝非常相似,但病毒指标常阴性,多见于女性,有多种自身抗体阳性,有时还有其他自身免疫的表现,血沉常明显增快,高丙种球蛋白血症。组织学检查有汇管区炎症(碎屑样坏死)。

(3) 酒精性肝炎：有长期大量饮酒史。肝活检可见马洛里小体(Mallory body)。

(4) 先天遗传性黄疸：有遗传因素,由于肝细胞摄取胆红素功能不良,血清胆红素可超过 100μmol/L,可能葡萄糖醛酸酶产生亦有不足。可自初生起病,成年才发现。于疲劳、饮酒、感染时黄疸加重,间接胆红素升高。肝功能正常,成年后随年龄增长,黄疸或可减轻。口服苯巴比妥或紫外线照射可减轻血清间接性胆红素浓度,皮质激素治疗无效。

(5) 药物性肝炎：必须具备可导致肝脏损害的药物服用史,随后出现急性肝炎的表现,同时肝炎病毒指标均为阴性,抗 EBV 及抗 CMV 阴性,并排除其他疾病方可诊断。再次服用该药物可引起同样肝损害。该例患者自身免疫肝病抗体谱阴性,甲丙丁戊肝抗体均阴性,无饮酒史,无特殊用药史,综合考虑为慢乙肝基础上出现肝功能衰竭。但需进一步鉴别是急性肝衰竭、亚急性肝衰竭、慢性肝衰竭,还是慢加急性肝衰竭。

(五) 鉴别诊断

1. **急性肝衰竭** 急性肝衰竭在 2 周以内出现以 Ⅱ 度以上肝性脑病为特征,其病情进展迅速,死亡率高。

2. **亚急性肝衰竭** 通常在 2~26 周出现肝功能衰竭的临床表现。

3. **慢性肝衰竭** 在肝硬化基础上,肝功能缓慢进行性下降,直至不可逆性的肝衰竭出现,其主要临床特点为反复发作的腹水或肝性脑病等慢性肝功能失代偿的临床表现。

4. **慢加急性肝衰竭** 有慢性肝病基础,通常在 4 周内出现肝功能失代偿期表现。该患者既往慢性乙肝,此次急性起病,故考虑慢加急性肝衰竭。

(六) 初步诊断

慢加急性肝衰竭

慢性乙型病毒性肝炎

主要疾病诊断依据：

1. 慢性乙型病毒性肝炎病史 20 年。

2. 极度乏力,有明显的消化道症状。

3. 黄疸迅速加深,血清 TBil 大于正常值上限 10 倍。

4. 出血倾向,PTA ≤ 40%。

思维引导：

应用形式逻辑中的必要条件假言判断,慢加急性肝衰竭患者是在慢性肝病基础上进展而来;也应除外合并其他疾病,如肿瘤、自身免疫性疾病、药肝等,应当完善自身抗体的测定、腹部 CT、磁共振胰胆管成像(MRCP)等检查。

【思考题 5】如何为患者制订下一步的治疗方案？

（七）治疗

治疗原则：早期诊断、早期治疗，针对不同病因采取相应的病因治疗措施和综合治疗措施，并积极防治各种并发症。肝衰竭一旦确诊，应进行病情评估和重症监护治疗。

内科综合治疗：包括一般支持治疗（卧床休息、肠道内营养、补充白蛋白或新鲜血浆、纠正水电解质及酸碱平衡紊乱）、病因治疗、抗炎保肝治疗、肠道微生态调节剂、防治并发症的治疗等。有条件者早期进行人工肝治疗，视病情进展情况进行肝移植前准备。

1. 针对病因治疗　HBV DNA 阳性，符合诊疗指南抗病毒标准者，在知情同意的基础上可尽早使用核苷类似物抗病毒治疗。

2. 支持治疗　卧床休息，减少体力消耗，减轻肝脏负担。予高碳水化合物、低脂、适量蛋白质饮食，争取每日摄入碳水化合物 300g/d，蛋白质 80g/d，脂肪 45g/d。进食不足者，每日静脉补给足够的液体和维生素，保证每日 2 000~2 500kcal 总热量，补充热量可输入 15%~20% 的葡萄糖液加胰岛素和氯化钾，氨基酸以支链氨基酸为主，同时补充复合维生素如水乐维他及脂溶性维生素 A、维生素 D、维生素 E、维生素 K 制剂。加强支持治疗，积极纠正低蛋白血症，血清白蛋白 <30g/L 时，间断补充白蛋白和新鲜血浆，保证血白蛋白 >30g/L，出血倾向明显时补充凝血因子。

3. 保肝抗炎治疗　异甘草酸镁 200mg 静脉滴注（iv.gtt）q.d.；还原性谷胱甘肽 2.4g iv.gtt. q.d.；多烯磷脂酰胆碱 20ml iv.gtt. q.d.；丁二磺酸腺苷蛋氨酸 1 000mg iv.gtt. q.d.。

4. 肝移植和人工肝支持　肝移植是治疗中晚期肝衰竭最有效的挽救性治疗手段。密切监测病情变化，必要时肝移植治疗。

诊断思维要点：

针对病因的治疗是治疗学思维中最根本、最重要的治疗。只有找到病因、祛除病因，才有可能真正逆转或者治愈疾病。该患者致病因素明确，为乙肝病毒，因此抗病毒治疗是关键。目前肝衰竭的内科治疗尚缺乏特效药物和手段，肝衰竭原则上强调早期诊断、早期治疗，针对不同病因采取相应的病因治疗措施和综合治疗措施，并积极防治各种并发症。

（八）诊疗后续

患者一般情况好转，3 个月后复诊肝功能明显好转，半年后肝功正常。

【小结】

本案例患者以"发现 HBsAg（+)20 年，恶心、呕吐 10d 余"为主诉入院，我们应围绕"恶心"和"呕吐"的问诊要点，系统全面地收集病史资料，并结合体格检查、影像学、实验室检查等表型资料，综合分析，归纳总结病例特点，进而围绕"混合性肝损伤"这一主线索展开鉴别诊断，运用综合诊断法和排除诊断法，最终考虑诊断为"慢加急性肝衰竭慢性乙型病毒性肝炎"。治疗上，以祛除病因、保肝抗炎、营养支持为主要原则，充分体现了治疗学思维。

ER-10-3-1　知识链接：肝衰竭诊疗指南

（杨志云）

第十一节　女性生殖系统疾病

一、经期腹痛

患者，女，34 岁。

主诉：经期腹痛 4 年，进行性加重 3 年。

【思考题 1】针对这一主诉，应该怎样进行病史采集，需要获得哪些临床信息？

病史资料收集与思维引导：

针对以上主诉，可知患者在病程中出现的主要症状为"经期腹痛"，应仔细询问症状的特点及演变过程、诊疗经过。

腹痛的问诊要点包括腹痛部位、范围、性质、程度、持续时间、节律性、加重缓解因素、有无放射痛、伴随症状等。该患者主诉明确为经期腹痛,需关注腹痛与月经周期的关系(腹痛发生在月经前、月经前一两天或月经全程)及腹痛发生时月经的改变(量、色、有无血块、周期、持续时间等)。

(一)病史资料

现病史:患者平素月经规律,13 岁初潮,周期 30d,经期 7d,月经量稍多,色鲜红,有血块,末次月经(LMP):25d 前,性、量同前。4 年前出现经期腹痛,持续至经期结束,可忍受,不影响工作生活。近 3 年逐渐加重,口服药物不能完全缓解。患者病来无头晕、乏力,无腹胀。饮食、睡眠可,二便正常,近期体重无明显下降。
既往史:既往体健,否认心脏病、高血压病、糖尿病等慢性病史;否认肝炎、结核等传染病史。否认外伤、输血史及手术史,否认其他药物及食物过敏史。
个人史:否认疫区、疫水接触史。无吸烟饮酒史。
婚育史:孕 0 产 0。
家族史:否认恶性肿瘤家族史。

对问诊的点评:

本例病史询问过程中存在以下不足:初发病时在腹痛方面应追问腹痛性质、持续时间、节律性、程度、是否需要药物治疗、加重及缓解因素,1 年中发作几次;腹痛发作时月经的情况未问诊,腹痛发生在月经周期哪几天描述不够详细。针对经期腹痛变化的问诊不足,3 年前患者腹痛进行性加重,有无加重原因未问诊,加重具体表现在哪些方面(程度、持续时间、发作次数)未描述。个人史方面应追问结婚几年及避孕情况排除是否存在不孕症。

【思考题 2】对该患者进行体格检查时,需要特别关注的情况有哪些?

思维引导:
在全面体格检查的基础上,需重点关注妇科专科体格检查的体征。妇科的专科体格检查可以全方位地评估患者生殖道及盆腔情况。妇科检查需要关注阴道黏膜情况,分泌物的量、色、性状及气味的改变(除外阴道炎症);注意宫颈大小(炎症等)、硬度,是否有红肿、溃疡、赘生物或囊肿等,注意宫颈是否有接触性出血(宫颈病变),是否有举摆痛(盆腔炎症);注意子宫的大小(宫体肿瘤或妊娠)、硬度(腺肌病/妊娠)、有无突起(子宫肌瘤)、有无压痛(炎症)、活动度等;双侧附件有无肿块(附件肿瘤)、增厚(肿瘤/炎症/异位妊娠)。与此同时腹部体格检查需注意压痛/反跳痛/肌紧张(腹膜刺激征)。

(二)体格检查

T 36.4℃,P 78 次/min,R 18 次/min,BP 125/76mmHg。
神清,无贫血貌,无肝损伤体征。浅表淋巴结无肿大。甲状腺未及肿大。心肺腹(-)。外阴正常,阴道畅,宫颈正常大小,光滑,子宫正常大小,前位,右附件区增厚明显,左附件区未及明显异常。

对体格检查的点评:

该病例的体格检查过程中,对阴道黏膜的体格检查不足,未描述有无分泌物及其性状的改变。腹部体格检查未具体提及压痛及反跳痛的描述。

【思考题 3】为明确诊断并评估病情,应安排哪些辅助检查?

思维引导:
该患者经期下腹痛,因此生殖系统疾病的可能性大。下腹痛的性质和特点可提示不同妇科疾病。
1. 腹痛起病及进展 内生殖器炎症或恶性肿瘤引起的腹痛常常起病缓慢而逐渐加剧;卵巢囊肿破裂、蒂扭转常表现为突发疼痛;输卵管妊娠破裂型或者流产型则表现为反复隐痛后突然出现撕裂样剧痛。

2. **疼痛部位**　子宫病变引起疼痛常位于下腹正中；附件病变（如卵巢囊肿蒂扭转、输卵管卵巢急性炎症、输卵管卵巢妊娠等）表现为该侧下腹痛；盆腔炎性病变常表现为下腹痛；而卵巢囊肿破裂、输卵管妊娠破裂或盆腔腹膜炎时，可引起整个下腹痛甚至全腹疼痛。

3. **疼痛性质**　炎症或腹腔内积液可引起持续性钝痛；输卵管妊娠或卵巢肿瘤破裂时可引起撕裂性锐痛，随后为持续性钝痛；晚期生殖器癌肿可引起难以忍受的顽固性疼痛；子宫或输卵管等空腔脏器收缩表现为阵发性绞痛；宫腔内有积血或积脓导致下腹坠痛。

4. **疼痛时间及与月经周期的关系**　原发性痛经或者子宫内膜异位症常表现为经期腹痛；先天性生殖道畸形或术后宫腔、宫颈管粘连等表现为周期性下腹痛但无月经来潮；下腹部手术后组织粘连、盆腔炎症疾病后遗症、盆腔静脉淤血综合征及妇科肿瘤等可能表现为与月经周期无关的慢性下腹痛；生理性疼痛常常发生在月经周期中间，为排卵性疼痛。

5. **伴随症状**　妊娠相关的腹痛常常伴有停经；有渗出等刺激腹膜时腹痛常伴有恶心、呕吐，如卵巢囊肿蒂扭转及急性炎症等；合并感染者常常腹痛同时有畏寒、发热，如急性盆腔炎性疾病；异位妊娠等出现腹腔内大出血，则表现为腹痛伴休克；直肠子宫陷凹积液会出现肛门坠胀感。

该患者慢性腹痛，经期发作，无伴随症状，体格检查右附件区增厚。需考虑右附件区肿物或炎症的可能，应首选超声等无创性检查，筛查腹痛的病因，同时应化验肿瘤标志物（CA12-5 等），筛查有无肿瘤等。

（三）辅助检查

- 血常规：WBC 7.23×10^9/L，中性粒细胞百分比 72%，Hb 123g/L，PLT 325×10^9/L。
- CA12-5：130.35IU/ml（0~35IU/ml）。
- CA19-9：18.2IU/ml（0~35I U/ml）。
- 人附睾蛋白（HE4）：115pmol/L（<140pmol/L）。
- 抗缪勒氏管激素（AMH）：5.12ng/ml。
- 经阴式超声：子宫前倾位，大小约 7.8cm×6.1cm×5.0cm，子宫内膜厚约 1.4cm。右附件区可见 5.5cm×3.7cm 囊性肿物，边界清，内呈液性伴密集细小点状回声。左卵巢大小约 4.1cm×3.0cm，其内可见 2.9cm×2.6cm 囊性肿物，边界清，内呈液性伴细小点状回声。盆腔可见少量积液，较深处约 1.2cm。
- 盆腔 MRI：子宫内膜增厚，宫颈见小圆形等 T_1 长 T_2 信号影，直径 0.5cm。右附件区见类圆形短 T_1 稍长 T_2 信号，大小约 5.3cm×3.6cm×3.4cm，左附件区见类圆形长 T_1 长 T_2 信号影，大小约 2.7cm×2.5cm×2.6cm。所扫肠壁未见增厚。膀胱充盈不佳，内未见异常信号影。盆腔少量水样信号影。

【思考题 4】本患者最可能的诊断及鉴别诊断是什么？

思维引导：

根据病史、体格检查、影像学、实验室等表型资料，归纳总结病例特点，整理出诊断主线索。把握诊断原则中的"器质性疾病优先原则"，首先考虑主线索可能涉及的诊断，并在此基础上进行鉴别诊断。

（四）病例特点

1. 青年女性，慢性病程。
2. 经期腹痛、进行性加重。
3. 体格检查子宫常大，右附件区增厚。
4. 实验室检查提示 CA12-5 升高，影像学提示双附件区囊性肿物。

诊断主线索：

经期腹痛，进行性加重，附件区肿物。

思维引导：

该患者主要的临床表现为经期腹痛、进行性加重，应考虑到经期腹痛涉及的病因，如原发性痛经、子宫内膜异位症、子宫腺肌病、盆腔脏器炎症、卵巢恶性肿瘤等。盆腔脏器炎症多有急性发作或反复发作的盆腔感染史或者手术史，疼痛往往呈持续性，无周期性，且伴有发热及相关血液化验的改变（如血常规中白细胞计数、中性粒细胞百分比等增高），目前基本可以排除。因此鉴别诊断围绕原发性痛经、子宫内膜异位症、子宫腺肌病、卵巢恶性肿瘤展开。

（五）鉴别诊断

1. 原发性痛经　腹痛常发生于月经第一天,持续时间短,且往往始于月经初潮。该患者腹痛持续整个经期,且最近几年才出现,故考虑该诊断可能性不大。

2. 卵巢恶性肿瘤　早期无症状,有症状时多呈持续性腹痛、腹胀,病情发展快,一般情况差。超声影像显示包块为混合性或实性。血清 CA12-5 和人附睾蛋白(HE4)的表达水平多呈显著升高。腹腔镜检查或剖腹探查可鉴别。该患者经期腹痛,超声提示囊性包块,CA12-5 升高,必要时可完善病理检查明确诊断,目前考虑该诊断可能性不大。

3. 子宫腺肌病　痛经症状与子宫内膜异位症相似,但多数位于下腹正中且更剧烈,子宫多呈均匀性增大、质硬。经期检查时,子宫触痛明显。此病常与子宫内膜异位症并存。该患者有经期腹痛进行性加重症状,但超声提示子宫常大、体格检查没有触痛。考虑该诊断可能性不大。

4. 子宫内膜异位囊肿　常具有明显痛经症状,一半的患者伴有不孕,体格检查表现为一侧附件区的增厚或者肿物感,子宫常大,超声等可提示附件区的囊肿。患者近几年经期腹痛、体格检查及影像学与该疾病相符,目前考虑该诊断的可能性较大。

（六）初步诊断

卵巢子宫内膜异位囊肿

诊断依据:

1. 青年女性,经期腹痛进行性加重。

2. 体格检查右附件区增厚。

3. 实验室检查提示 CA12-5 轻度升高,影像学提示卵巢囊性肿物。

思维引导:

从"一元论"角度出发,该患者具有经期腹痛的症状,超声及 MR 提示有附件区囊性肿物,附件区囊性肿物应该是本次疾病的主要矛盾,结合患者症状,考虑子宫内膜异位症可能性大,但需病理检查以明确诊断。

【思考题 5】如何制订治疗方案?

（七）治疗

行手术治疗。

诊断思维要点:

患者目前为双附件区子宫内膜异位囊肿,结合患者情况(年轻,未生育,追问病史正常性生活 >1 年未避孕未怀孕,考虑存在不孕症),具有手术指征,征得患者同意,行手术治疗。

（八）诊疗后续

患者于全麻下行腹腔镜双侧卵巢囊肿切除术,术中探查见:右卵巢增大,内含 6.0cm×6.0cm×5.0cm 大小囊肿 1 枚,内容为黏稠巧克力样液体,囊肿与右侧盆壁局灶致密粘连;左卵巢增大,内含 1.5cm×1.5cm 囊肿 1 枚,内容黏稠巧克力样液体,左卵巢囊肿与左侧盆壁及乙状结肠局灶致密粘连,左输卵管外观未见明显异常。子宫常大,表面光滑。松解盆腔粘连,完整核除双侧卵巢囊肿。术后石蜡病理:双侧卵巢子宫内膜异位囊肿。

ER-11-1-1　腹腔镜卵巢子宫内膜异位囊肿切除术(视频)

术后门诊复查:AMH:7.07ng/ml,CA12-5:66.220IU/ml。

【小结】

1. 问诊在诊疗中具有重要作用,不同的疾病经期腹痛存在差异。例如:子宫内膜异位症引起腹痛时常为月经周期全程疼痛,而原发性痛经常为月经周期前的 1~2d。系统全面地收集病史资料,是住院医师重要的基本功。

2. 子宫内膜异位症可导致不孕,目前尚不清楚其机制。可能的原因如下:①子宫内膜异位症导致子宫、输卵管、卵巢和周围组织粘连,粘连导致输卵管阻塞或输卵管扭曲;②其导致卵泡破裂和排卵障碍;③合并子宫内膜增生的子宫内膜异位症,子宫内膜功能障碍,影响胚胎的植入。

ER-11-1-2　知识链接:子宫内膜异位症

3. 治疗上,实行个体化原则,对于年轻未育患者,首选腹腔镜确诊 + 手术治疗,密切观察临床过程,掌握治疗原则。

二、阴道不规则流血

门诊患者,女性,44 岁。

主诉:经期腹痛 3 年,月经不规律 1 年余,阴道持续流血 3 周。

【思考题 1】针对这一主诉,应该怎样进行病史采集,需要获得哪些临床信息?

病史资料收集与思维引导:

针对以上主诉,可知患者在病程中出现两个主要症状,分别为"经期腹痛"和"阴道流血",应该运用"分析与综合"和"局部与整体"的思想,分别仔细询问两个主要症状的特点及演变过程、诊疗经过。

腹痛的问诊要点:时间、部位、范围、性质、程度、持续时间、节律性、加重缓解因素、有无放射痛等几大要点。该患者主诉明确为经期腹痛,还应重点询问腹痛发生时月经的改变(量、色、时间等)。

阴道流血是本次主诉的主要内容,问诊要点:有否诱因、血量、持续时间、发展变化规律(间断性 / 持续性、与月经的关系等)、伴随症状(如腹痛,合并贫血常伴乏力、头晕、气短等贫血表现)。

(一) 病例资料

现病史:患者 3 年前出现经期腹痛,逐渐加重,月经规律,周期 28~30d,经期 5~6d,量中等。就诊于当地医院,诊断为子宫腺肌病,使用散结镇痛胶囊治疗 3 个月后经期腹痛好转。近 1 年余月经不规律,周期 25~55d,经期 5~7d,量时多时少,曾自行服药(云南白药胶囊,具体用量不详),无明显改善。末次月经为 2 个月前,量色同前,持续 7d。近 3 周无明显诱因出现阴道点滴流血,持续至今,色暗红,偶伴轻度下腹痛,未用药。发病以来无白带增多、无接触性出血,精神可,饮食睡眠正常,大小便正常,体重无明显改变。

既往史:20 年前行阑尾切除术、16 年前行左卵巢子宫内膜异位囊肿剥除术及剖宫产术。宫内置节育器 15 年。否认血液系统疾病、肝脏疾病及甲状腺疾病。否认冠心病、心脏病、高血压病等慢性病病史。否认肝炎、结核等传染病史。

个人史:否认疫区、疫水接触史。患者无吸烟饮酒史、无近期用药史。

月经史:初潮 14 岁,周期 28~30d,经期 5~6d。

婚育史:孕 1 产 1,剖宫产 1 次。

家族史:否认恶性肿瘤史,其余无特殊。

对问诊的点评:

本案例在腹痛方面未问诊腹痛部位(下腹痛?)、性质(绞痛?)、持续时间、节律性、程度、是否需要药物控制、加重及缓解因素;在阴道流血方面未追问既往系统治疗情况;患者阴道出血持续时间较长,存在贫血的可能,应追问是否存在贫血相关症状。既往史、个人史、家族史方面需关注全身性疾病病史(除外血液疾病、肝功能损害、甲状腺功能亢进或减退等)、肿瘤家族史(是否存在肿瘤高危因素)、用药史(除外药物影响)。该病历应补充子宫腺肌病相关治疗情况,还应同时补充宫内节育器的具体型号及建议取出时间、生育史、性生活史。

【思考题 2】对该患者进行体格检查时,需要特别关注的情况有哪些?

思维引导:

在全面体格检查的基础上,需重点关注妇科专科体格检查的体征,全面评估患者生殖道及盆腔情况。针对阴道出血患者,需关注贫血的相关体征;针对腹痛,腹部体格检查可与外科相关疾病(如阑尾炎等)相鉴别,同时判断是否存在其他急腹症。妇科双合诊需关注阴道黏膜情况,分泌物的量、色、性状及气味的改变(除外外阴及阴道炎症);注意宫颈大小(炎症等)、硬度[黑加征(Hegar sign)]、是否有红肿、溃疡、赘生物或囊肿等,注意宫颈是否有接触性出血(宫颈病变),是否有举摆痛(盆腔炎症);注意子宫的大小(宫体肿瘤或妊娠)、硬度(腺肌病/妊娠)、有无突起(子宫肿瘤)、有无压痛(炎症)、活动度等;双侧附件有无肿块(附件肿瘤)、增厚(肿瘤/炎症/异位妊娠)。另外,患者阴道出血量不多,应该注意人文关怀,进行充分语言沟通,打消其担心双合诊导致阴道感染的误解,使其配合接受专科检查。

(二)体格检查

T 37.0℃,P 95 次/min,R 16 次/min,BP 125/80mmHg。

神志清楚,无贫血貌,无肝病面容,无肝掌、蜘蛛痣。皮肤黏膜未见出血点、浅表淋巴结无肿大。甲状腺未及肿大。心肺(-)。腹部软,无明显压痛、反跳痛及肌紧张。外阴发育正常,阴道内少量暗红色血,宫颈正常大小,无明显紫蓝着色,略充血,质中,接触性出血(-),举摆痛(-),子宫增大如孕50d大小,质中,活动度差;右侧附件区有增厚感,无明显压痛,左侧附件无特殊。

对体格检查的点评:

本例患者的腹部体格检查过于简略。

【思考题3】为明确诊断并评估病情,应安排哪些辅助检查?

思维引导:

根据患者的年龄区间,首先应考虑育龄期非妊娠女性的异常子宫出血,根据是否存在可以用影像学技术和/或组织病理观察到的结构异常,其病因可分为两大类9个类型,按英文首字母缩写为"PALM-COEIN",即子宫内膜息肉(polyp)、子宫腺肌病(adenomyosis)、子宫肌瘤(leiomyoma)、子宫内膜恶变和癌前病变(malignancy and hyperplasia)、凝血障碍(coagulopathy)、排卵障碍(ovulatory Disorders)、子宫内膜原因(endometrium)、医源性因素(iatrogenic)、未分类(not classified)。其次需要考虑的是全身性疾病(如血液病、肝功能损害、甲状腺功能亢进或减退等),异常妊娠或妊娠并发症(如流产、异位妊娠、葡萄胎、子宫复旧不良、胎盘残留等),生殖器感染(如急性或慢性子宫内膜炎、子宫肌炎等),生殖器肿瘤(如子宫内膜癌、子宫颈癌、卵巢肿瘤、滋养细胞肿瘤等),生殖道损伤(如阴道裂伤出血、阴道异物等),性激素类药物使用不当、宫内节育器或异物等。

在诊断过程中,我们可以采用排除诊断法,先排除一些可能性较小的诊断,再运用综合诊断法,对可能性较大的诊断进行鉴别。该患者无全身性疾病病史,无肝功能损伤(无黄疸、肝掌、水肿等)、甲状腺功能异常(无甲亢及甲减面貌、甲状腺体格检查未见异常)、凝血功能障碍(无皮肤黏膜出血点、肝脾大)等;根据病史和体格检查,也可以排除生殖道损伤、子宫颈癌、性激素药物因素和生殖器感染等。

该患者既往有子宫腺肌病、卵巢子宫内膜异位囊肿病史,该病因不能完全排除;患者有宫内节育器存留,也可能因位置异常导致不规则阴道出血;排卵障碍、子宫内膜息肉、子宫肌瘤和生殖系统肿瘤等则需要进一步实验室、影像学(首选超声等无创性检查)及病理学检查予以鉴别。

需要注意的是,患者为生育期女性,有可疑停经史,体格检查发现子宫增大、右侧附件区增厚,必须检测hCG水平,警惕异常妊娠或妊娠并发症。

(三)辅助检查

- 尿 hCG:(+)。
- 血常规:WBC 6.43×10^9/L,中性粒细胞百分比 76%,Hb 116g/L,PLT 377×10^9/L。
- 血 β-hCG:1 420IU/L。
- CA12-5:40IU/L。
- 阴道超声:子宫后倾,约 9.7cm×6.9cm×5.8cm,回声普遍粗糙。子宫内膜厚约 1.1cm,回声不均。宫腔下段可见节育器影像,宫腔内未见妊娠囊影像,宫区及双侧附件区未见明显占位性病变。盆腔可见游离液体,深约 1.0cm。提示:①注意子宫腺肌病;②子宫内膜稍增厚,回声不均;③节育器下移;④盆腔少量积液。

【思考题 4】本患者最可能的诊断及鉴别诊断是什么？

思维引导：

接下来需根据病史、体格检查、影像学、实验室检查等表型资料，归纳总结病例特点，整理出诊断主线索。需要注意的是，实验室检查提示妊娠试验阳性，考虑入院前 3 周的阴道出血为妊娠相关的阴道出血可能性大，为本次就诊的主要矛盾，因此诊断主线索围绕其展开。

（四）病例特点

1. 中年女性，育龄期，停经 2 个月。

2. 经期腹痛 3 年、阴道持续出血 3 周。

3. 体格检查子宫增大，右附件区增厚。

4. 实验室检查提示妊娠状态（尿 hCG 阳性、血 hCG 升高）。

诊断主线索：

妊娠相关的阴道出血。

思维引导：

该患者主要的临床表现为经期腹痛、阴道不规则流血、短期停经、妊娠试验阳性，单从"一元论"角度出发，该患者的症状是无法用同一种疾病来解释的。经期腹痛 3 年，月经不规律 1 年余需要鉴别的疾病有：

1. 子宫腺肌病　常表现为月经过多、经期延长和逐渐加重的进行性痛经；体格检查子宫均匀增大或有局限性结节隆起，质硬有压痛。而该患者存在痛经 3 年，并逐渐加重，合并月经不规律 1 年余；体格检查子宫有增大，但质地较软；超声检查提示：注意子宫腺肌病。

2. 宫内节育器出血　可见于节育器刚置入后的半年或节育器位置改变。而该患者超声提示宫内节育器位置下移。

3. 排卵障碍相关的异常子宫出血　表现为月经周期不规则、经期持续时间长及经量增多或减少，而该患者近 1 年月经不规律。

4. 子宫剖宫产瘢痕憩室　临床表现以月经淋漓不尽、慢性下腹痛、继发不孕为主。而该患者有剖宫产手术史，有经期不规律、腹痛症状。

然而，这些疾病不会出现妊娠试验阳性。当"一元论"不能完全解释所有症状，则需要考虑"其他可能性原则"。综合分析，该患者同时存在妊娠和非妊娠阴道出血的多种因素，涉及疾病较多。结合患者有短暂停经史及妊娠试验阳性，考虑近 3 周阴道出血为妊娠相关的阴道出血可能性大，为本次就诊的主要矛盾，因此鉴别诊断围绕妊娠相关的阴道出血展开。妊娠相关的阴道出血涉及疾病包括各种流产、滋养细胞疾病和异位妊娠。

（五）鉴别诊断

1. **滋养细胞疾病**　表现为子宫异常增大超过孕周、血 hCG 明显增高，超声可见典型"落雪状"回声。该患者超声检查不支持该诊断，故考虑该诊断可能性不大。

2. **流产**　表现为有停经史，下腹中央阵发性疼痛，阴道流血，超声可见 / 不可见妊娠囊。该患者具有阴道不规则流血的症状、尿妊娠试验阳性，超声提示宫内未见妊娠囊，目前尚不能除外此诊断，但患者宫内置有节育器，故此诊断可能性较小。

3. **异位妊娠**　表现为停经史，最常以输卵管妊娠破裂出血引起的急腹症就诊，以腹痛和失血性表现为主，此时较易诊断。输卵管妊娠未发生流产或破裂前，临床表现不明显，诊断较困难，但风险较高，应结合辅助检查，以期尽早明确诊断。少量出血可见于输卵管妊娠侵及肌层，流产，或胚胎受损、滋养细胞活力消失导致的蜕膜剥离。该患者有阴道不规则流血的症状、体格检查右附件区增厚，辅助检查示尿妊娠试验阳性，超声提示宫内未见妊娠囊，考虑该诊断可能性大。

（六）初步诊断

妊娠状态（不明部位妊娠）

诊断依据：

1. 育龄期女性、短暂停经史。

2. 妊娠相关阴道出血。

3. 体格检查子宫增大，右附件区增厚。

4. 超声未见子宫内有妊娠囊。

【思考题 5】应采取何种治疗方案？

（七）治疗

期待治疗。

诊断思维要点：

患者目前为不明部位妊娠，生命体征平稳，超声检查子宫内外均未见妊娠囊，妇科检查无明显阳性体征，血 β-hCG 在可以期待治疗的范围内，故在告知患者病情的基础上，征得患者同意，行期待治疗：观察患者情况，如病情稳定，48h 后复查血 hCG，1 周左右复查超声；但同患者及家属交代清楚，异位妊娠一旦突发破裂，患者短时间就会出现休克，情况十分凶险，反复叮嘱患者在门诊密切随访，随访期间如出现腹痛应立即就诊。

（八）诊疗后续

患者在期待治疗第 7d 血 hCG 升高（1 920IU/L），超声提示右附件区出现包块 3.4cm，故行药物治疗（甲氨蝶呤 80mg，两侧臀部深部注射）；药物治疗第 4d，患者突发剧烈腹痛，考虑包块破裂，急诊行腹腔镜探查手术，术中证实为右侧输卵管妊娠，清除孕囊，切除患侧输卵管，术后 3d 患者出院。术后 2 周复查血 hCG 降至正常。

ER-11-2-1　腹腔镜输卵管切除术（视频）

【小结】

1. 患者以"经期腹痛 3 年，月经不规律 1 年余，阴道持续出血 3 周"为主诉入院。当"一元论"无法解释患者所有症状时，需要考虑其他可能性，即 3 个主诉症状可能分别指向不同的疾病。此时需要拨云见日，找到最重要的主线索，明确诊断，解决主要矛盾，从而做到不漏诊、不误诊。

2. 患者本次就诊主要矛盾是妊娠相关的阴道出血，因此初步诊断为妊娠状态（不明部位妊娠）。但需要注意的是患者经期腹痛 3 年，月经不规律 1 年余并不是由异位妊娠引起，为合并的其他疾病，后续需针对该症状进一步诊治。

3. 本案例是表现不典型的异位妊娠，这警示我们当月经周期不规则的患者出现疑似短暂停经的病史时，需完善 hCG 检查，以防漏诊。当暂时找不到孕囊时，应密切随访，防止患者因突发出血而发生危险。

ER-11-2-2　知识链接：异位妊娠

三、妊娠期阴道流血伴下腹痛

急诊患者，女性，28 岁。

就诊日期：2019 年 6 月 6 日。

主诉：停经 4 个月，阴道流血 3d，阵发性下腹痛 2h。

【思考题 1】妊娠期早期和中期出现腹痛、阴道流血的症状，如何进行病史采集？

病史资料收集与思维引导：

患者的两个主要症状即"阴道流血"和"下腹痛"，是妇产科急诊最常见的症状，涉及疾病较多，包括自然流产、异位妊娠、前置胎盘等妇产科疾病，也可能是外科疾病如腹膜炎、胰腺炎诱发的早产等，因此在问诊过程中应加以鉴别。应从主诉入手，通过扩展和收集其他信息，逐步得出诊断的方向。"腹痛"应着重追问部位和范围、性质、程度、持续时间及节律性、加重缓解因素、有无放射痛等，阵发性下腹痛多与子宫收缩有关，也可能为其他腹部脏器引起的绞痛，问诊时应注意腹痛伴随症状；"阴道流血"的问诊应注意流血的性状、颜色、流血量、速度、持续时间，是否有与显性出血量不相符的休克症状。患者为妊娠中期，还应详细询问既往月经情况（月经周期）、妊娠早期情况、异常妊娠史等。

（一）病史资料

现病史：患者平素月经规则，周期 45d，经期 7d，末次月经 2019 年 2 月 14 日。停经 40 余天自测尿 hCG 阳性，停经 2 个月超声检查：宫腔内可见 1.6cm×1.5cm×1.2cm 妊娠囊，可见胎芽长 0.2cm，未见明显胎心搏动，左附件囊肿直径 2.3cm，内呈无回声区，边界清晰。患者近 3d 出现少量阴道流血，黏稠，2h 前出现下腹阵痛,逐渐加重。

　　既往史:患者既往体健。否认高血压病、心脏病、糖尿病等病史。否认肝炎、结核等传染病史。
　　个人史:否认疫区、疫水接触史。无吸烟饮酒史。
　　婚育史:孕2产0,半年前妊娠20周时自然流产。
　　家族史:无特殊。无家族传染病及遗传病史。

> 对问诊的点评:
>
> 　　本病例关于腹痛的问诊不够详细,应补充疼痛的性质、加重缓解因素以及伴随症状,如是否有撕裂样疼痛及肛门坠胀感(常见于异位妊娠破裂)等。关于阴道流血的变化询问不够详细,应注意阴道流血量的变化、颜色、是否有阴道排液和烂肉样物排出等症状,还应询问是否有头晕、心慌及恶心等循环不足表现。本案例询问了既往孕产史,是很有意义的信息,患者半年前曾有一次晚期流产史,应引起重视。

【思考题2】对该患者进行体格检查,需要特别关注的情况有哪些?

　　思维引导:
　　该患者来诊的主要症状为妊娠中期阴道流血及腹痛,体格检查时应着重进行腹部及妇产科专科体格检查,包括疼痛的部位、是否有压痛反跳痛等,专科体格检查应详细行窥器检查,观察出血部位、性状、是否存在生殖道异常等情况。

（二）体格检查

　　T 36.3℃,P 90次/min,R 18次/min,BP 115/75mmHg。

　　神清语明,表情痛苦,体格检查合作。无贫血貌,心肺听诊未发现明显异常。腹部平坦,无压痛反跳痛及肌紧张。窥器检查:阴道内有少许流血,色鲜红,宫口开大约2cm,可见羊膜囊堵塞宫口。双合诊:子宫妊娠3个月大小,无明显压痛,双附件无异常。

> 对体格检查的点评:
>
> 　　本案例通过专科体格检查发现子宫增大约妊娠3个月大小、宫口已开放、有妊娠物质堵塞于宫口,需考虑自然流产。自然流产的不同类型其结局和处理方案不一,通过专科体格检查可对流产进行分类,以便及时有效处理。腹痛表现为阵痛,腹部触诊及双合诊宫区无明显压痛,考虑是子宫收缩引起的疼痛,应通过体格检查进一步核实是否有宫缩。关于生殖器的检查也有不足,应描述宫颈及阴道情况,排除生殖器炎症和肿瘤。

【思考题3】为明确诊断并评估病情,需完善哪些辅助检查?

　　思维引导:
　　本案例为妊娠中期患者出现阴道流血和下腹阵痛,可能与自然流产、葡萄胎和异位妊娠有关,也有生殖器炎症、肿瘤的可能。根据患者病史及体格检查,考虑生殖器炎症及肿瘤可能性不大。辅助检查应围绕自然流产、葡萄胎和异位妊娠鉴别展开。
　　超声检查在产科急诊是必要的检查,可以观察胎儿的数目、大小、结构及是否存活,以及胎盘和羊水的情况。该患者为妊娠中期阴道流血并发腹痛,体格检查时行窥器检查提示宫口开大,宫口处有妊娠物堵塞,初步考虑为流产,但不能除外葡萄胎,首选超声检查排除该诊断;若患者月经不规律,根据超声胎儿大小可进一步核实孕龄;结合患者既往有一次晚期流产的病史,应在超声检查中详细测量宫颈相关数据,包括长度和形态,若本次妊娠以流产为结局,在日后复查时一定要补充宫颈功能的相关检查,以预防下次妊娠再次出现流产。该患者还需完善血常规、凝血功能检查,除外失血性贫血、弥散性血管内凝血和腹腔内出血。

（三）辅助检查

- 血常规：WBC 11.70×10^9/L，中性粒细胞计数 9.01×10^9/L，中性粒细胞百分比 77%，RBC 3.7×10^{12}/L，Hb 128g/L，PLT 221×10^9/L。
- 凝血功能：PT 10.4s，APTT 31s，FIB 2.6g/L，D-dimer 282μg/L（正常值 0~252μg/L），INR 0.9。
- 超声提示：宫腔内可见一胎儿影像，双顶径约 2.3cm，头臀长 7cm，心率 150 次/min，股骨长约 1.1cm。NT 0.8mm。胎盘附着于子宫前壁，成熟度 0 级，厚约 1.2cm，羊水深度 3.9cm。母体宫颈内口开放，宽约 2cm。双附件未见明显异常，盆腔未见明显积液。

【思考题 4】该患者最可能的诊断和鉴别诊断是什么？

思维引导：

在获得完整病史、体格检查和辅助检查资料后，需归纳总结病例特点，整理出诊断主线索。值得注意的是，急诊患者较多且病情复杂，危重症的甄别非常重要，本案例中虽然患者阴道流血不多，暂无生命安危，但产科患者存在特殊性，除考虑孕妇本身以外，还应考虑胎儿因素。

（四）病例特点

1. 妊娠中期妇女，既往晚期流产史。
2. 阴道流血、腹痛为主要临床表现。
3. 体格检查子宫大小符合孕周，宫口开大，可见妊娠组织堵塞宫口。
4. 超声提示宫内正常妊娠影像，宫口开放。

诊断主线索：

妊娠中期出现阴道流血、阵发腹痛。

思维引导：

妊娠早期和中期出现阴道流血的疾病包括自然流产、葡萄胎和异位妊娠。患者来诊的主要症状为妊娠中期"阴道流血"及"腹痛"，阴道流血症状与血常规及生命体征表现相符，且阴道流血量不多。患者孕早期及就诊时行彩超检查均提示宫内妊娠，基本可排除异位妊娠；宫内为正常妊娠组织，无"落雪状"或"蜂窝状"回声，可排除葡萄胎；但自然流产的各个类型其临床表现、病情轻重及处理方案各不相同，因此应加以鉴别，主要从阴道流血量、腹痛程度、子宫大小、宫口开放情况及是否有妊娠组织排出等方面进行鉴别。

（五）鉴别诊断

1. **先兆流产** 表现为妊娠早期和中期出现少量阴道暗红色流血，随后出现阵发性下腹痛或腰背痛，不伴有妊娠组织排出。体格检查宫颈口未开，胎膜未破，子宫大小与停经周数相符。经过休息或治疗后，症状消失，可以继续妊娠。本病例体格检查时发现宫口已开，妊娠组织堵塞于宫口，故排除该诊断。

2. **不全流产** 表现为部分妊娠组织排出宫腔，还有部分残留于宫腔内或嵌顿于宫颈口处，影响子宫收缩，导致出血甚至休克。体格检查宫颈口已扩张，宫颈口有妊娠组织堵塞及持续性流血，子宫小于停经周数。本病例阴道出血不多，体格检查无妊娠组织排出，故排除该诊断。

3. **完全流产** 表现为妊娠组织全部排出，阴道流血逐渐停止，腹痛逐渐消失。体格检查宫颈口已关闭，子宫接近正常大小。本病例行超声检查胎儿位于宫腔内，体格检查宫颈口开放，妊娠组织堵塞于宫口，故排除该诊断。

4. **稽留流产** 是胚胎或胎儿已死亡滞留宫腔内，未能及时自然排出的特殊情况。表现为早孕反应消失，有先兆流产的症状，或者无任何症状，子宫不再增大反而缩小。体格检查宫颈口未开，子宫小于停经周数，质地不软，无胎心。本病例行彩超检查可见宫内活胎，故排除该诊断。

5. **难免流产** 表现为阴道流血量较先兆流产增多，出现阵发性下腹痛加剧，或出现阴道流液。体格检查宫颈口已扩张，有时可见胚胎组织或羊膜囊堵塞于宫颈口内，子宫大小与停经周数基本符合或略小。本病例患者下腹痛呈阵发性，并逐渐加重，疼痛最重部位在小腹正中，体格检查宫口扩张，羊膜囊堵塞于宫口，超声检查提示宫内活胎，宫颈内口开放，故考虑该疾病可能性大。

（六）初步诊断

1. 孕 2 产 0，妊娠 14 周$^{+2}$，单胎，难免流产。

2. 宫颈功能不全？

主要疾病诊断依据：

1. 停经 4 月余，孕期行彩超检查提示宫内妊娠。

2. 突发阴道流血及阵发下腹痛，且腹痛进行性加重。

3. 体格检查宫口开放，有妊娠物堵塞。

4. 彩超检查提示宫口开放。

思维引导：

本案例通过病史、体格检查和辅助检查，中期妊娠和难免流产是明确的诊断；患者虽停经 16 周，然患者月经周期为 45d，且彩超胎儿大小符合妊娠 14 周$^{+2}$大小（胎儿头臀长 6.6cm），因此诊断为妊娠 14 周$^{+2}$；宫颈功能不全的诊断需要流产后进一步证明，虽然与同一性伴侣连续发生 3 次或 3 次以上的自然流产才叫复发性流产，但大多数专家认为，连续发生 2 次流产即应重视并给予评估，患者既往曾有妊娠 20 周流产的病史，本次妊娠再次出现晚期流产，应加上"宫颈功能不全？"的诊断。

【思考题 5】应采取何种治疗方案？

（七）治疗

1. 难免流产一旦确诊，原则上应尽早使胚胎及胎盘组织完全排出。本案例中患者已出现规律宫缩，宫口已开大，妊娠物堵塞于宫口，可期待自然流产。

2. 若患者宫缩不佳，或阴道流血较多，应积极处理，给予宫缩药物或行钳刮术。

3. 胎儿及胎盘娩出后应检查是否完整，可行床旁超声检查，必要时刮宫以清除宫腔内残留的妊娠物。

4. 患者两次自然流产，若条件允许，应行绒毛染色体检查，有利于明确流产原因。

5. 流产后若子宫出血多，可给予缩宫素 10~20 单位加入生理盐水中静脉滴注，促进子宫收缩。

6. 口服抗生素 3d 预防感染。

7. 流产后 1 个月复查子宫附件超声，以除外残留。

8. 患者不能除外宫颈功能不全，应在下次计划妊娠时行宫颈功能检查，必要时于再次妊娠时行宫颈环扎术。

（八）诊疗后续

患者入院后，腹痛加重，妊娠组织自行排出，阴道流血不多，给予抗炎、促宫缩治疗后出院。流产后 1 个月行彩超检查，子宫附件未见明显异常。为进一步明确流产原因，行宫颈功能检查，7 号扩棒可顺利通过宫颈内口，考虑存在宫颈功能不全，嘱患者再次妊娠 12~14 周行宫颈环扎术。

【小结】

1. 自然流产常表现为停经后阴道流血和腹痛，按疾病发展阶段分为不同临床类型，其中难免流产指流产不可避免。

2. 难免流产在先兆流产基础上，阴道流血更多，阵发性下腹痛加重，或可同时伴有阴道流液。

3. 妇科检查可见子宫增大同孕周，宫口已扩张，有时胚胎组织或羊膜囊堵塞于宫口。

4. 难免流产一旦确诊，应尽早使妊娠组织完全排出。

ER-11-3-1　知识链接：宫颈环扎的适应证、禁忌证及手术时机选择

四、妊娠晚期阴道流血

急诊患者女性，33 岁。

就诊日期：2019 年 4 月 21 日。

主诉：停经 8 月余，阴道少量流血伴下腹痛 3h。

【思考题 1】妊娠中晚期出现腹痛和阴道流血，如何进行病史采集？

病史资料收集与思维引导：

急诊患者接诊时，应从患者主诉入手。主诉是患者最突出的症状，也是对诊断最有意义的信息，本着先

常见病后罕见病的思维原则,通过扩展主诉信息,逐步得出诊断的方向。

本案例主诉为"腹痛"和"阴道流血",腹痛应着重追问腹痛的部位和范围、性质、程度、加重缓解因素、有无放射痛等。腹痛的部位和范围有助于定位病变脏器,下腹痛多为子宫及附件相关疾病,全腹痛或转移性疼痛多为胃肠等外科相关疾病。疼痛的节律性和性质有利于进一步判断产科常见疾病,如有规律的阵发性下腹痛多与子宫收缩有关,但持续性钝痛应考虑子宫破裂、胎盘早剥或急性盆腹腔炎症等疾病,为除外外科疾病,应追问疼痛与进食和排便、排气是否有关。阴道流血的问诊应注意流血的持续时间、流血量、速度、性状,是否有与外出血量不相符合的休克症状,产科患者出现阴道流血,应考虑是否存在前置胎盘、胎盘早剥、早产或合并宫颈、阴道病变等常见病,通常前置胎盘和胎盘早剥的出血量相对较大,子宫破裂和早产所导致的阴道流血相对较少。其他相关疾病和病史也应该详细询问,包括孕期检查胎盘位置的情况,是否有高血压、外伤等高危因素,患者是否为瘢痕子宫妊娠,若既往曾做过剖宫产手术,应追问孕晚期切口处是否有疼痛情况,还应重点询问胎动的情况和变化。

(一)病史资料

现病史:患者平素月经规则,周期28d,经期7d,末次月经2018年8月17日。停经30余天自测尿hCG阳性,停经50d行超声检查提示:单胎妊娠,胎芽长0.5cm,可见胎心搏动162次/min。孕期未定期产检,自述孕早期及中期经过顺利,妊娠18周左右自觉胎动,一直较活跃,唐氏筛查及75g葡萄糖耐量试验均未做,妊娠晚期偶行彩超检查,未发现明显异常,近一周出现双脚踝水肿,休息后略缓解。3h前于睡眠中突发下腹痛,伴少量阴道流血,入急诊就诊。现自觉腹痛逐渐加重,为持续性钝痛,阴道流血新鲜,少于月经量,无阴道流液。

既往史:患者既往体健。否认心脏病、糖尿病等病史,否认肝炎、结核等传染病史,否认外伤史。

个人史:否认疫区、疫水接触史。无吸烟饮酒史。

婚育史:孕2产1。4年前于妊娠39周因头盆不称于当地医院行择期剖宫产术。

家族史:父亲因高血压突发脑出血过世,母亲健在,身体健康。无家族遗传病史。

> 对问诊的点评:
>
> 本病对腹痛的问诊不够详细,如初发腹痛时腹痛的性质、腹痛最严重部位、持续时间、节律性、程度、加重及缓解因素等。还应追问伴随症状,如该患者存在阴道流血,应问诊有无头晕、心慌等循环不足的表现;患者存在腹痛应询问是否有发热、恶心、呕吐、腹泻等伴随症状。此外,还应补充目前一般情况,包括饮食、睡眠、二便,孕期体重变化及发病后胎动变化,以及其他孕期情况,包括彩超检查中胎盘位置、孕期血压变化及孕期用药等。

【思考题2】对该患者进行体格检查,需要特别关注的情况有哪些?

思维引导:

急诊患者较多,对危重症要快速甄别,因此体格检查时应围绕主要症状详细检查,以便快速找到诊断方向并选择重点辅助检查。本案例应着重检查患者的生命体征、宫区情况包括子宫张力、是否有压痛以及胎心率,针对妊娠晚期阴道流血的患者,要注意宫底高度的变化,以便及时发现隐性出血。在排除前置胎盘和血管前置之前,不宜行阴道检查。

(二)体格检查

T 36.3℃,P 20次/min,R 24次/min,BP 83/50mmHg。

意识清楚,语言流利,侧卧位,痛苦表情,双脚踝轻度水肿,心肺听诊未闻及异常。下腹膨隆,全腹压痛反跳痛,轻度肌紧张。纵产式,宫高30cm,腹围96cm,胎位触不清,胎心113次/min。触诊:宫区压痛明显,以右侧宫底为重,反跳痛(+),可触及宫缩,宫缩间歇子宫无明显松弛,下腹部呈板状硬。消毒内诊:宫颈消失10%,容一指,张力大,阴道流血近月经量,色新鲜。

对体格检查的点评：

本病例中对患者的体格检查比较全面，但仍有不足。例如：患者体格检查低血压、脉压降低，脉搏较快同时伴有阴道流血表现，应追问既往血压情况，对比前后变化并继续监测血压（判断病情的重要依据）。与此同时，一般状态、面色、体位均可帮助判断病情的轻重，本例中患者生命体征提示休克，但无明显大出血的迹象，要进一步检查皮肤颜色、结膜有无苍白、肢端血运及温度等。针对患者瘢痕子宫的情况，应检查既往瘢痕是否有压痛，是否为疼痛最重的部位，以及与宫缩的关系。针对患者主诉的体格检查较全面，腹痛部位在宫底部，应首先考虑产科相关疾病而非外科疾病，同时伴有反跳痛和肌紧张，提示急腹症；关于阴道流血的体格检查包括流血量、色、性状均有描述。本病例为妊娠晚期出血，应在体格检查时进行宫底高度的标记，以便观察病情的进展。而且该患者胎心低于正常值，应持续或反复行胎心听诊，密观病情。

【思考题3】为明确诊断并评估病情，需为患者安排哪些辅助检查？

思维引导：

该患者为妊娠晚期阴道流血并发腹痛，体格检查生命体征不稳定，已出现休克临床表现，但患者阴道流血量与疾病轻重程度不符合，结合患者产检不及时、有高血压病家族史、近期有头痛及水肿表现、为瘢痕子宫妊娠，最应重视的是患者就诊时已出现胎心减慢，为抢救胎儿生命，应迅速锁定胎盘早剥、子宫破裂、胎儿窘迫3种疾病，并针对疾病做相关检查。

超声检查在产科急诊是最重要且必要的检查，可以观察胎儿的大小、结构及是否存活，以及胎盘和羊水的情况，通过观察胎盘位置直接可以除外前置胎盘引起的出血，观察子宫轮廓是否完整可以除外子宫破裂，胎盘厚度增加和胎盘后异常回声可诊断胎盘早剥。胎心监护对妊娠晚期患者最为重要，根据胎心监护分级可以判断胎儿安危，一些诊断不明的病例，胎心监护检查是帮助决定治疗方案的必要手段，胎心监护提示胎儿情况危险时应考虑减少检查项目缩短检查时间，尽早决定下一步治疗方案，而胎心监护提示胎儿宫内储备能力佳者，则可在严密观察下尽量完善必要的检查。该患者存在休克表现，可行血常规检查，根据血红蛋白和红细胞比容等指标帮助判断是否有内出血。患者怀疑为胎盘早剥，应行尿常规检查尿蛋白，以判断是否有胎盘早剥的高危因素-子痫前期。凝血功能检查有助于判断是否出现弥散性血管内凝血，并为急诊手术做准备。

（三）辅助检查

- 血常规：WBC 13.70×10^9/L，中性粒细胞计数 11.65×10^9/L，中性粒细胞百分比 85%，RBC 2.9×10^{12}/L，Hb 78g/L，PLT 241×10^9/L。
- 尿常规：WBC 500cells/μl，PRO 0.7（2+）g/L，KET 1（1+）mmol/L，尿胆原（UBG）34（1+）μmol/L，胆红素（BIL）8.5（1+）μmol/L，BLD 25（1+）cells/μl，WBC 15~30cells/HPF。
- 凝血功能：PT 10.3s，APTT 30s，FIB 1.8g/L，D-dimer 2 782μg/L（正常值 0~252 μg/L），INR 0.9。
- 胎儿超声提示：胎儿双顶径 8.7cm，头围 30.1cm，胎儿心率减慢，波动于 102~117bpm 之间，腹围 28.8cm，股骨长 6.5cm。右枕后位。胎盘附着于宫底及前壁，成熟度 II 级，胎盘与宫壁之间可见 9.5cm×5.8cm×1.6cm 的液性暗区。羊水深度 3.8cm，指数 13。盆腔积液 1.7cm。
- 胎心监护：胎心基线 105 次/min，基线变异不明显，无明显胎心加速，20min 可见 4 个宫缩波，宫腔压力最高 50mmHg。

【思考题4】该患者最可能的诊断和鉴别诊断是什么？

思维引导：

晚期妊娠出现阴道流血及腹痛，最应重视两种疾病——隐性胎盘早剥和子宫破裂，这两种疾病均病情凶险、预后差，却常难以鉴别。尤其后壁胎盘发生隐性早剥，超声检查过程中胎盘被胎儿先露遮挡，无法做出准确诊断，常需结合实验室检查、胎儿宫内状态和病情进展情况具体决策；子宫完全破裂者，若胎儿连同羊膜囊一起进入腹腔,子宫收缩呈球形位于盆腔一侧,检查者受胎心改变或胎儿死亡的影响有时会忽略子宫肌层缺失的现象,也会出现漏诊。接下来应根据病史、体格检查和辅助检查提炼病例要点,总结诊断主线索,以便迅速做出决策,及时救治。

(四)病例特点

1. 妊娠晚期妇女,急性起病,孕晚期有头痛、水肿等表现。
2. 突发下腹痛进行性加重,阴道流血,伴休克表现,外出血量与病情不符。
3. 有急性胎儿宫内窘迫表现。
4. 实验室检查提示中度贫血、凝血功能异常、尿蛋白阳性;超声提示胎盘后血肿。

诊断主线索:

妊娠晚期阴道流血、腹痛,伴有与出血不相符合的休克表现。

思维引导:

针对产科急诊患者的特殊性,我们首先要确定患者目前是否有危及母儿生命安全的情况存在。患者目前存在两个主要症状,分别为"阴道流血"和"下腹痛",一位处于妊娠晚期的育龄妇女,出现阴道流血和下腹痛,是产科急诊患者最常见的就诊症状,涉及的疾病非常多,可能是前置胎盘、先兆早产、先兆子宫破裂、胎盘早剥等,也可能是外科疾病例如腹膜炎、胰腺炎、阑尾炎等腹腔炎症继发的早产等复杂情况,其中子宫破裂及胎盘早剥都可能危及母儿的生命,早产严重影响新生儿预后,外科疾病常因早产症状掩盖而被忽略,在鉴别诊断时都需要考虑。

患者来诊的主要症状为妊娠晚期阴道流血及腹痛,阴道流血症状与休克表现不符,应考虑存在内出血,最常见于胎盘早剥引起的宫腔内出血和子宫破裂引起的腹腔内出血,或合并外科急腹症引起的腹腔内出血,因患者腹痛部位在宫区,且出现胎心改变,从一元论角度出发应优先考虑产科疾病,彩超检查提示腹腔积液,但1.7cm的腹腔积液并不足以引起休克,反而是胎盘后血肿对本病更有诊断价值,因此迅速锁定"隐性胎盘早剥"的诊断。患者就诊时已出现急性胎儿宫内窘迫,结合化验检查考虑患者为Ⅲ级胎盘早剥,病情危重,应立即终止妊娠。

(五)鉴别诊断

1. **前置胎盘** 典型症状是妊娠晚期发生无诱因、无痛性、反复阴道流血。超声检查可清楚显示胎盘与宫颈的位置关系,有助于明确诊断和前置胎盘的类型。本病例通过超声检查胎盘位置可排除该诊断。

2. **临产** 临产的重要标志是有规律且逐渐增强的子宫收缩,伴随宫颈管消失、宫口扩张和胎先露部下降,临产的腹痛为阵痛,宫缩间歇痛缓解,随宫口扩张,多有少量阴道流血,但若阴道流血较多,应注意鉴别诊断。本病例腹痛呈持续性,不伴随宫口的进行性扩张,因此不考虑该诊断。

3. **子宫破裂** 有子宫手术的病史,多发生于分娩期和妊娠晚期,常瞬间出现下腹撕裂样剧痛,随后出现全腹压痛、反跳痛,宫缩间歇仍有腹痛症状,胎体可清楚扪及,多数伴有胎心异常甚至胎心消失,常伴低血容量休克的表现。阴道检查有新鲜血流出,胎先露升高。本病例虽为瘢痕子宫妊娠,但彩超未见子宫异常表现,胎盘后液性回声,更支持胎盘早剥的诊断。

4. **胎盘早剥** 典型表现为阴道流血、腹痛,可伴有子宫张力增高和子宫压痛,阴道流血量不一定与疼痛程度、胎盘剥离程度相符。严重者子宫呈板状硬,胎心率异常或消失,甚至出现恶心、面色苍白、血压下降等休克表现。根据本案例病史、体格检查和辅助检查,可以得出诊断。

(六)初步诊断

孕2产1,妊娠35周$^{+2}$,单胎头位

失血原因待查,胎盘早剥可能性大

　　中度贫血

　　失血性休克

急性胎儿宫内窘迫

子痫前期?

瘢痕子宫妊娠

主要疾病诊断依据：

1. 停经 8 月余,突发阴道流血和下腹痛,阴道流血量与休克程度不符。
2. 体格检查宫区压痛明显,有反跳痛及肌紧张,胎位触不清,且有胎心减慢。
3. 彩超提示胎盘后液性区,胎心监护提示胎儿宫内窘迫。

思维引导：

通过患者病史、体格检查和辅助检查,可得出相关诊断,其中妊娠、胎儿窘迫、休克和瘢痕子宫妊娠是较明确的诊断。"胎盘早剥"是可疑诊断,应加入失血原因待查,待终止妊娠后进一步确诊。"子痫前期"也是可疑诊断,患者就诊时已出现失血性休克因而未能找到血压升高的证据,但结合患者病史、体格检查及辅助检查中的妊娠晚期头痛、双下肢水肿和尿蛋白阳性的表现,应高度怀疑本案例中胎盘早剥的诱因是合并子痫前期,因此应加上"子痫前期"的诊断,待终止妊娠后,进一步观察血压及完善相关检查确诊。

（七）进一步检查

思维引导：

对于轻型胎盘早剥患者,需要动态监测血常规及凝血功能、孕妇生命体征及胎心监护以便评估病情进展,还应检测肝肾功能、电解质及血气等,协助明确诊断及判断病情轻重。本案例已出现孕妇休克及急性胎儿宫内窘迫症状,有必要迅速采取措施抢救孕妇及胎儿,剖宫产术对于该患者既是治疗也是确诊手段,术前无须进一步检查。

【思考题 5】该例患者应该采取何种治疗方案？

思维引导：

胎盘早剥对母儿影响极大,应据孕周、早剥程度、有无并发症、产程进展情况、孕妇一般状态及胎儿宫内状况等因素综合判断。治疗原则为早期识别、积极处理休克、及时终止妊娠、控制 DIC 及减少并发症。

（八）治疗

1. 纠正休克　监护生命体征,迅速开通静脉通路(至少两条)、补充血容量维持循环稳定,积极备血(包括红细胞、血浆、冷沉淀等)、准备凝血因子,尽早纠正休克症状及凝血功能障碍。

2. 立即终止妊娠　患者为Ⅲ级胎盘早剥,应立即终止妊娠,分娩方式的选择根据具体情况决策,因本病例内诊检查宫口未开,短期内无法结束阴式分娩,且已出现急性胎儿窘迫症状,应立即实施剖宫产术。本病例为隐性胎盘早剥,估计发生胎盘子宫卒中的可能性大,为加强宫缩,可在胎儿娩出后,立即宫壁和静脉应用宫缩剂,术中加强按摩子宫;若仍无法缓解宫缩乏力引起的出血,可以考虑行子宫动脉上行支结扎、宫腔填塞术(纱条或球囊填塞)或子宫压缩缝合术(B-Lynch 缝合法);对出血难以控制,危及患者生命安全者,必要时可行子宫全切术。

3. 监测及抢救新生儿　本案例已出现急性胎儿宫内窘迫,胎心减慢,胎心监护无反应型,说明胎儿状态极其危险,需立即实施手术,尽快取出胎儿,并请儿科或麻醉医生协助抢救新生儿,有利于提高新生儿存活率。

治疗思维要点：

本案例孕妇生命体征不稳定,胎儿宫内状况紧急,迅速决定手术是治疗的关键。

（九）诊疗后续

患者行急诊剖宫产术,术中见腹腔有淡血性腹水约 200ml,右侧宫底呈紫蓝着色,迅速娩出胎儿,交由儿科协助抢救,然后手法协助胎盘娩出,见胎盘后凝血块约 1 000ml,胎盘早剥面积达 1/2。术中子宫收缩欠佳,给予催产素 20 单位宫壁注射,持续按摩子宫,出血仍较多,给予卡贝缩宫素 10μg 侧管,行 B-Lynch 缝合后,出血明显缓解。术中急检血常规,Hb 67g/L,给予补液、纠正休克及 DIC 治疗,术中共输注红细胞悬液 4 单位,血浆 400ml,术后返回病房。

（十）最后诊断

1. 孕 2 产 1,妊娠 35 周 $^{+2}$,单胎头位

2. 胎盘早剥（Ⅲ级）

3. 急性胎儿宫内窘迫

4. 急性失血性休克,重度贫血

5. 子痫前期

6. 瘢痕子宫妊娠

【小结】

1. 胎盘早剥是妊娠晚期严重并发症,疾病发展迅速,对母儿危害严重。

2. 胎盘早剥常表现为妊娠 20 周后阴道流血及腹痛,伴有子宫张力增高和子宫压痛,严重时出现失血性休克、弥散性血管内凝血,危及母儿生命。

3. 根据病情严重程度,按 Page 分级,将胎盘早剥分为 0、Ⅰ、Ⅱ、Ⅲ 级。

4. Ⅱ级及Ⅲ级胎盘早剥主要与子宫破裂相鉴别,除了对于病史采集细化,彩超检查可帮助诊断,应重点关注胎盘情况及子宫轮廓。

5. 一旦确诊Ⅱ、Ⅲ级胎盘早剥应及时终止妊娠,根据病情轻重、胎儿状态及产程进展等综合决定分娩方式。

6. 术中发现有子宫胎盘卒中者,可通过使用宫缩剂、按摩子宫、热盐水纱布湿敷等方法预防产后出血。

ER-11-4-1　知识链接:妊娠期贫血分级与胎心监护图形三级判读系统

（杨　清）

第十二节　小　儿　疾　病

> 知识链接
>
> 随着医学发展,人们认识到儿童的健康问题与成人不同,儿童对致病因素的反应随年龄而变化,从而使儿科学成为医学领域一门独立的学科。
>
> 儿童与成人存在差异,而且年龄越小,差别越大,年长儿与成人差别较少,且具体疾病的防治措施也有各自特点。
>
> 1. 解剖方面　儿童体格与成人截然不同,如体重与身长、头长与身长的比例等。另外,脏器发育尚未完善,容易产生脏器损伤,如呼吸道较成人狭窄,容易发生呼吸道感染等。
>
> 2. 生理方面　儿童年龄越小,生长越快,对能量和营养的需要也越多,与此同时,各脏器功能处于发育之中,肾脏、胃肠道等功能不成熟,故疾病时容易产生能量代谢障碍,电解质失衡,营养失调等。
>
> 3. 病理方面　儿童生病时的病理变化和成人存在差异,并与年龄有关。如维生素 D 缺乏时,婴儿表现为佝偻病,而成人表现为骨软化病。
>
> 4. 免疫功能方面　儿童期免疫功能处在逐渐完善的过程中,6~7 岁的儿童自身合成 IgG 的能力才接近成人水平。3~5 个月后婴儿从母体获得的 IgG 渐消失,加上此时分泌 IgA 不足,因此易患呼吸道及胃肠道感染。
>
> 5. 疾病的诊断方面　婴幼儿语言表达能力受限,病史与体格检查资料的获得受到限制。儿童不能正确的表达症状,往往需要儿科医生更加细心询问,全面地体格检查,才能找到病因,正确治疗。与此同时很多疾病的临床表现,因为年龄不同而大不相同,如细菌性痢疾可以在婴幼儿引起中毒性菌痢等严重表现,而在成人则很少有危重症发生。
>
> 6. 预后方面　小儿病情变化快,如果诊断治疗及时,往往恢复得也快;反之,儿童危重症若诊疗不及时,易导致生命危险。因此,判断儿童疾病预后时也应慎重。
>
> 7. 预防和治疗方面　很多疾病在儿童期即开始干预和治疗,可减少成人期一些疾病的发生。例如:儿童期哮喘的规范控制,可以减少成人后气道不可逆损伤的发生。儿童的药代动力学和药效学也不同

于成人,目前专门用于儿童的药物非常缺乏。在制订最佳治疗方案时,必须结合儿童的年龄和已知的药代动力学和药效学来制订个体化方案。

8. 诊疗知识与技能的整体性与系统性　儿科学很难进行内科学、外科学那样细致的专科分化,往往需要具备多种专业知识和系统思维才能更好地完成疾病的诊疗。

一、新生儿黄疸

住院患儿,男,生后 46h。

主诉:皮肤黄染 26h。

【思考题 1】针对这一主诉,应该怎样进行病史采集,需要获得哪些临床信息?

病史资料收集与思维引导:

针对以上主诉,可知患儿为生后 24h 内出现的皮肤黄染,应从病理性黄疸方面考虑。新生儿病理性黄疸问诊时,需关注以下内容:①母子血型,了解有无母子血型不合;②母亲怀孕的次数,若本次为第一次怀孕,则需问母亲是否有输血史,协助诊断有无 Rh 系统血型不合;③分娩方式,是否存在宫内窘迫及产时窒息,母亲产前有无静脉使用缩宫素,协助诊断围生因素所致黄疸可能;④母亲孕期有无感染性疾病史,有无胎膜早破史(如有,早破膜的时间),是否有不洁产检及分娩史,了解有无感染性因素存在;⑤胎便排出情况,有无白陶土样大便,协助诊断是否为胎便排出延迟所致黄疸或梗阻性黄疸;⑥喂养方式及开始喂养时间,协助诊断有无早发型母乳性黄疸;⑦家族籍贯,有无黄疸、贫血家族病史,协助诊断有先天性遗传性疾病,若籍贯为广东、广西等地区者,应注意葡萄糖 -6- 磷酸脱氢酶(G-6-PD)缺乏症;⑧黄疸出现时的伴随症状,如是否有精神反应弱、少哭、吃奶差、惊厥等,警惕胆红素脑病的发生。

(一) 病史资料

现病史:患儿于入院前 26h(生后 46h)无明显诱因出现颜面皮肤轻度黄染,无发热、呕吐、抽搐等症状,精神反应可,吃奶可。已解糊状胎便 1 次,墨绿色。小便数次,色清。在当地医院给予单面蓝光照射治疗 12h,皮肤黄疸较前加重,累及躯干及四肢。故为进一步诊治入急诊,以"病理性黄疸"收入院。

个人史:患儿为孕 2 产 1,39 周自然分娩。母亲血型"O"型,孕期无特殊疾病及特殊用药史。否认产前缺氧及生后窒息,出生体重 3.2kg。生后 3h 喂糖水,之后母乳喂养,奶量不足。患儿生后 24h 内已排胎便及小便。

家族史:患儿祖籍北京,否认家族遗传病史,母孕 2 产 1,第一胎流产。

对问诊的点评:

本次问诊,未对母亲孕期有无疾病史、围产期用药史进行问诊,对孕 1 产 0 的情况未询问清楚(是否自然流产,孕周)

【思考题 2】对该患者进行体格检查时,需要特别关注的情况有哪些?

(二) 体格检查

T 36.5℃,R 40 次 /min,P 140 次 /min,BP 65/30mmHg,体重 3.11kg,身长 52cm,头围 34cm。

精神反应可,哭声响亮无尖直。全身皮肤(颜面、躯干、四肢)杏黄染,手足心淡黄染,皮肤无苍白发花,无皮疹及出血点。颈部、腋窝未触及肿大淋巴结。前囟平软,头颅无血肿。巩膜轻度黄染。胸廓无畸形,双肺呼吸音清,未闻及啰音。心前区未见异常隆起,心尖冲动正常,听诊心音有力,心律齐,未闻及杂音。腹软不胀,未见肠形和肠蠕动波,听诊肠鸣音无异常,未扪及包块,肝肋下 1cm,脾未触及。脐带未脱落,脐轮无红肿,脐窝无分泌物。四肢肌张力正常,无水肿,新生儿反射可正常引出。

对体格检查的点评：

在全面体格检查的基础上，需重点关注黄疸程度（累及的范围）、色泽（明黄／暗黄），协助分析黄疸的性质。并注意其他系统的体征，包括意识状态、精神反应、哭声、肌张力、原始反射等，了解有无胆红素脑病的表现；生长发育情况，有无缺氧表现（口唇、甲下颜色，呼吸频率、节律，有无呼吸困难如三凹征），协助分析是否为先天发育问题及围生期缺氧所致黄疸；有无肝脾大、贫血貌，有无皮疹、皮肤出血点及血肿，有无颅脑（前囟张力、头颅血肿）、肺部、腹部等内出血，协助溶血性黄疸（包括血管内溶血及血管外溶血）的诊断；查找有无脐部、皮肤等感染灶，以除外感染性因素。该病历对缺氧相关体格检查较为欠缺。

【思考题 3】为明确诊断并评估病情，需安排哪些辅助检查？

思维引导：

病理性黄疸的病因分为三类。①胆红素生成过多：如红细胞增多症、血管外溶血、同族免疫性溶血（血型不合）、感染、肠肝循环增加、母乳性黄疸、红细胞酶缺陷、红细胞形态异常、血红蛋白病等；②肝脏胆红素代谢障碍：如缺氧、克里格勒—纳贾尔综合征（Crigler-Najjar syndrome）（葡萄糖醛酸转移酶缺乏）、吉尔伯特综合征（Gilbert syndrome）（肝细胞摄取功能障碍）、暂时性家族性高胆红素血症综合征（Lucey-Driscoll 综合征）（孕激素抑制酶的活性）、先天性甲低（肝脏清除胆红素需要甲状腺素）等；③胆汁排泄障碍：如新生儿肝炎、先天性免疫缺陷病、杜宾—约翰逊综合征（Dubin-Johnson syndrome）、胆道闭锁等。

该患儿黄疸出现早，进展快，病理性黄疸可诊断。黄疸同时精神反应及吃奶好，体格检查肌张力及新生儿反射正常，目前无胆红素脑病发生的临床征象。患儿无缺氧窒息史、无家族遗传病史、无明显水肿等，故缺氧性疾病导致黄疸及先天遗传代谢异常导致的黄疸可能性不大。

基于此，需完善以下检查：①肝功能尤其是胆红素测定：了解黄疸程度、以直接胆红素还是间接胆红素增高为主、有无肝功能异常，有助于分析黄疸病因及指导下一步治疗方案。②母子交叉免疫试验：包括子血清直接库姆斯试验（Coombs test）、抗体释放试验及游离抗体试验；母血清游离抗体测定，协助免疫性溶血病的诊断。③血常规及 CRP：根据白细胞数量及分类，初步判断有无感染性疾病；根据红细胞数量、MCV、平均红细胞血红蛋白浓度（MCHC），初步筛查有无红细胞增多症或血红蛋白异常；根据血涂片检查红细胞形态，初步筛查有无红细胞形态、结构、染色质异常等，判断有无红细胞内在缺陷或血红蛋白病等可能；并监测 Hb、网织红细胞（RET）变化，了解有无继发性贫血及骨髓红细胞生成异常等情况。④腹部超声检查：了解肝脾情况，有无腹腔脏器出血，有无胆道梗阻征象。⑤头颅超声：明确有无颅内出血。

（三）辅助检查

– 血常规及血型：WBC $13.3 \times 10^9/L$，中性粒细胞百分比 60.7%，Hb 150g/L，PLT $412 \times 10^9/L$，CRP<8mg/L，RET 3.9%，血型 A，Rh 阳性。母亲为"O"，Rh 阳性。

– 血涂片未见红细胞形态结构异常。

– 血气及生化分析：pH 7.433，动脉血二氧化碳分压（$PaCO_2$）39.6mmHg，PaO_2 78mmHg，Hb 14.7g/dl，氧饱和度（SaO_2）97.1%；K^+ 4.8mmol/L，Na^+ 132mmol/L，Cl^- 90mmol/L，Ca^{2+} 1.29mmol/L，碱剩余（BE）4.5mmol/L。

– 经皮测胆红素：18mg/dl。

– 肝功能：TBil 315.9μmol/L，DBil 15.4μmol/L，余指标正常。

– 胸部正位片：未见异常。

– 直接 Coombs 试验阳性，游离抗体测定：抗 A 阳性。

– 腹部及头颅超声未见异常。

思维引导：

根据病史、体格检查、实验室检查及影像学检查资料，归纳总结病例特点，整理出诊断主线索。该患者以病理性黄疸为主要临床表现，实验室检查提示间接胆红素增高为主，可将间接胆红素增高为主的病理性黄疸作为诊断主线索。把握诊断原则中的"一元论原则""常见病、多发病优先原则""器质性疾病优先原则",首先考虑主线索可能涉及的诊断,结合患者情况排除先天性遗传性疾病等可能性小的疾病,在此基础上进行鉴别诊断。

（四）病例特点

1. 足月顺产新生儿。

2. 生后 24h 内出现黄疸,进行性加重,母婴血型不合。

3. 实验室检查提示溶血性黄疸,中度高胆红素血症。

4. 胸片、腹部超声、头颅超声未见异常。

诊断主线索:

间接胆红素升高为主的病理性黄疸。

【思考题 4】本患者最可能的诊断及鉴别诊断?

思维引导:

该患儿表现为间接胆红素升高为主的病理性黄疸,病因方面排除胆汁排泄障碍引起的黄疸,需考虑上文中所提及胆红素生成过多及肝脏胆红素代谢障碍两部分内容。患儿无遗传病史,小便色清,无凝血异常、肝脾大等血液系统疾病表现,血常规及血涂片未见异常,故考虑红细胞增多症、血红蛋白异常等疾病可能性不大,必要时可完善骨髓穿刺等进一步排除;无神经系统表现,颅脑超声未见异常,可除外颅内出血;无内脏及皮下出血等所至血管外溶血证据;患儿无缺氧窒息史、无家族遗传病史、无明显水肿等,故缺氧性疾病导致黄疸及先天遗传代谢异常导致黄疸的可能性不大。因此,应从胆红素生成过多方面考虑,如新生儿败血症、免疫性溶血、母乳性黄疸等疾病。

（五）鉴别诊断

1. **新生儿败血症** 该病的黄疸出现与感染相一致,有感染表现,如发热、反应差等;白细胞增高或减低,大部分肝功正常、间接胆红素增高、炎症控制后黄疸很快消失。该患儿无明显感染证据,故不支持。

2. **母乳性黄疸** 黄疸于生后 3~8d 出现,1~3 周达高峰,6~12 周消退,停母乳 3~5d,黄疸明显减轻或消退。肝功正常,间接胆红素增高,一般情况良好。该患儿黄疸出现时间早,进展快,为不支持点。

3. **新生儿溶血病** 该病特点是黄疸出现早、进展快、有血型特点(其母 O 型,患儿为 A 或 B 型);或者母亲为 Rh 阴性,患儿为 Rh 阳性。该患儿母亲血型为"O",患儿为"A",且直接 Coombs 试验阳性,游离抗体测定:抗 A 阳性。符合新生儿母子血型不合溶血病(ABO 系统)诊断。

思维引导:

1. 正确地梳理出主线索可以有效地缩小鉴别诊断的范围。结合病例特点和病历资料,利用排除诊断法,依次排除可能性小的疾病,把不能排除的疾病作为初步诊断。

2. 应用形式逻辑中的必要条件假言判断,如根据黄疸出现的时间及程度,可以区分病理性黄疸和生理性黄疸。然后根据颜色、持续时间、是否进行性加重、是否退而复现以及有无伴随症状(婴儿伴有拒奶、少哭、多睡、呕吐、腹泻、抽搐等异常情况)进行鉴别诊断。

3. 在临床实践中应注意运用循证医学理念。在做出临床决策时应综合临床指南、患者的临床情况和治疗意愿、医生的个人经验。本例把新生儿母子血型不合溶血病(ABO 系统)作为初步诊断遵循了循证医学思维模式。

（六）诊断

新生儿母子血型不合溶血病(ABO 系统)

诊断依据:

1. 患儿血型 A,母亲为"O",存在母子 ABO 血型不合的条件。

2. 病理性黄疸临床表现及体征。

3. 实验室检查示间接胆红素升高为主,Coombs 实验及游离抗体测定提示 ABO 血型不合溶血病。

4. 无内出血症状体征,排除感染因素,患儿与母亲均为 Rh 阳性,除外 Rh 溶血。

知识链接

循证医学证据：《新生儿黄疸诊疗原则的专家共识》《新生儿高胆红素血症诊断和治疗专家共识》。

根据《新生儿黄疸诊疗原则的专家共识》，高危因素指临床上常与重度高胆红素血症并存的因素。高危因素越多，发生重度高胆红素血症机会愈大，这些因素包括新生儿溶血、窒息、缺氧、酸中毒、脓毒血症、高热、低体温、低蛋白血症、低血糖等，易形成胆红素脑病，如有上述一个或多个的高危因素应尽早干预。

【思考题5】下一步应采取何种治疗方案？

（七）治疗

入院后，予保温保暖，监测各项生命体征，合理喂养，补充液体需要量，并监测血糖。因患儿为新生儿，免疫能力弱，如果临床确有感染证据，可以给予青霉素10万~20万IU/（kg·d）治疗感染。

1. **光疗**　对于出生时一般情况尚正常，但生后很快出现黄疸的患儿，光照疗法简单易行，重点是降低血清胆红素，防止胆红素脑病发生。光疗可使间接胆红素转化为水溶性异构体，经胆汁或尿排出，从而降低血清胆红素浓度。

2. **白蛋白的应用**　当胆红素水平较高有发生胆红素脑病危险时，可给予白蛋白每次1g/kg静脉用药，使直接胆红素与白蛋白联结，防止胆红素脑病的发生。

3. **免疫球蛋白的应用**　一旦母子血型不合溶血病诊断明确，尽早给予免疫球蛋白（IVIG）每次1g/kg或400mg/（kg·d），1~3d，可阻断单核巨噬细胞系统的Fc受体，使致敏红细胞延迟被破坏，且输入的IgG可与免疫性抗体竞争与红细胞的结合，使红细胞不被致敏。

4. **换血治疗**　胎儿期重度受累且出生时有胎儿水肿、腹水、贫血、心功能不全者，应尽快作交换输血治疗。此外，胆红素浓度超过342μmol/L或有早期胆红素脑病症状者，应积极换血治疗。换血采用O型红细胞AB型血浆。

5. **纠正贫血**　早期重度贫血者往往胆红素很高，需换血治疗；晚期贫血，若患儿症状严重，血红蛋白低于8g/d，可适当少量成分输血纠正贫血，O型红细胞每次10~20ml/kg，共1~3次。

（八）诊疗后续

入院后给予积极蓝光照射，白蛋白静脉用药，丙种球蛋白输注治疗，12h后复查血清胆红素降至246μmol/L，无胆红素脑病临床表现。共住院9d，体格检查患儿颜面皮肤淡黄染，病情平稳出院。

【小结】

1. 新生儿母婴血型不合溶血病是新生儿溶血性疾病中常见的重要病因，以ABO、Rh系统血型不合引起的最常见。往往以病理性黄疸为首发表现，如不及时处理也可发生胆红素脑病。ABO血型不合溶血病，与Rh溶血病相比，临床症状较轻。

2. 在鉴别诊断中，除了对于病史采集细化，还可以利用血清学检查以确诊。

3. 对症处理及光疗是治疗ABO血型不合溶血病的主要方法。

4. 重症患儿可以根据病情采用白蛋白、丙种球蛋白及换血等治疗措施。

ER-12-1-1　知识链接：新生儿母婴血型不合溶血病

二、婴儿腹泻

住院患儿，女，8个月。

入院日期：2017年11月2日。

主诉：发热3d，呕吐腹泻2d。

【思考题1】针对这一主诉，应该怎样进行病史采集，需要获得哪些临床信息？

病史资料收集与思维引导：

针对以上主诉，可知患儿在病程中出现"发热"和"呕吐腹泻"两个主要症状。对于一个以发热、呕吐腹泻为主要表现，且病程小于1周的儿童，应首先考虑胃肠道感染性疾病可能，故病史询问应围绕腹泻及其伴随症状展开。

1. 每日大便次数及性状 根据大便次数及性状,初步判断是否为感染性腹泻及可能的病原(如细菌感染可见黏液脓血便;病毒感染大便次数多,且多为稀水样便;真菌感染可出现泡沫样及豆渣样物质)。

2. 伴有呕吐时应询问呕吐性质 如是否为喷射性呕吐,有助于判断是否存在中枢神经系统感染等所致颅高压。与此同时需询问呕吐的量,有助于液体丢失量的评估。

3. 是否伴有烦躁、精神差、口渴、口唇干燥、尿少等症状,有助于判断是否存在腹泻、呕吐所致脱水及初步判断脱水的程度。

4. 病前是否有不洁饮食史 有助于判断有无细菌、寄生虫等感染。

(一) 病史资料

现病史:3d 前无明显诱因出现发热,体温达 38.6℃,无咳嗽、流涕。家长自行给患儿口服对乙酰氨基酚 0.6ml,体温曾降至正常但很快再次复升至 39.5~40.0℃。2d 前出现腹泻,为绿色稀便,量多,每日 5 次,无黏液脓血,伴呕吐 3 次,为非喷射性,呕吐物为胃内容物,伴食欲差。1d 前腹泻加重,为黄色稀水样便,每日 10 余次,量较多,伴精神差,尿少,喜饮水。为进一步诊治至门诊,以"腹泻原因待查"收入院。

自发病以来,精神欠佳,体重略减轻。

既往史:既往体健。否认外伤及手术史,否认异物吸入史。

个人史:足月顺产,生后无窒息,新生儿期健康。按时接种疫苗,否认结核接触史。

家族史:否认遗传性疾病家族史。

对问诊的点评:

本例病史询问,热型问诊不够详细,未问诊有无寒战等伴随症状,未对呕吐腹泻的诱因(有无环境因素、是否与饮食有关等)进行问诊,对呕吐腹泻的量及有无其他伴随症状询问得不够详细。缺少对周围有无类似症状患者的问诊。

【思考题2】对该患者进行体格检查时,需要特别关注的情况有哪些?

思维引导:

对本例患儿,在全面体格检查的基础上,需要重点关注生命体征(脉搏、心率、血压等)精神反应等以了解患儿一般情况,判断有无循环不足及组织灌注不良。注意检查前囟、眼窝、肢端冷暖、皮肤黏膜及皮肤弹性,了解有无脱水及脱水分度(包括哭时有无眼泪、前囟及眼窝是否凹陷、皮肤弹性、四肢末梢循环、毛细血管再充盈时间等)。腹部体格检查有助于呕吐腹泻原因的判断,神经系统体格检查有助于判断是否为颅内病变引起的呕吐。

(二) 体格检查

T 38.5℃,P 156 次 /min,R 32 次 /min,BP 80/45mmHg,体重 10kg。

神清,精神差,反应弱。发育正常,营养中等。哭时无泪,口唇干燥,前囟及眼窝稍凹陷,皮肤弹性欠佳,四肢肢端稍凉,毛细血管再充盈时间 2s。呼吸平稳,双肺呼吸音粗,未闻及干湿啰音,心率 156 次 /min,律齐,心音有力,各瓣膜听诊区未闻及病理性杂音。腹软,肝脾肋下未及,肠鸣音 10~15 次 /min。神经系统体格检查未见异常。

对体格检查的点评:

对于一个发热、呕吐、腹泻的患者,该病历在体格检查时存在以下不足:腹部体格检查不够详细,未描述腹部有无肠型或蠕动波、按压时有无异常哭闹(压痛、反跳痛)、有无移动性浊音等;皮肤有无皮疹、出血点等未做描述,口腔黏膜、咽部等体格检查未描述;浅表淋巴结情况未描述。

【思考题3】为明确诊断并评估病情,需安排哪些辅助检查?

思维引导:

患儿以发热、呕吐腹泻为主要临床表现,体格检查提示中度脱水。需完善以下辅助检查。①血常规、CRP:了解有无感染因素;②血生化、肝肾功及心肌酶:了解是否存在电解质及酸碱紊乱,有无因急性感染、灌注不足等导致的多脏器功能受损;③血气分析:了解体内水电解质酸碱平衡情况;④粪便常规:寻找可能的病原;⑤便培养及血培养:了解是否存在细菌感染;⑥便轮状病毒抗原检测:协助诊断是否为轮状病毒感染所致腹泻;⑦胸、腹X线片:初步判断有无心肺、腹部的器质性疾病。

(三)辅助检查

- 血常规及CRP:WBC $5.7 \times 10^9/L$,中性粒细胞百分比37.0%,淋巴细胞百分比63.0%,Hb 115g/L,PLT $130 \times 10^9/L$,CRP<8mg/L。
- 粪便常规:镜检未见异常。
- 血气分析:pH 7.37,$PaCO_2$ 22.2mmHg,BE−11.5mmol/L,HCO_3^- 14.3mmol/L,Na^+ 137mmol/L,K^+ 4.1mmol/L。
- 血生化:K^+ 3.5mmol/L,Na^+ 136.0mmol/L,二氧化碳结合力12.5mmol/L,肝功及心肌酶均大致正常。
- 便轮状病毒抗原检测阳性。
- 血培养及便培养均阴性。
- 胸片:肺纹理增多,心影不大,未见具体片影。腹部平片未见异常。

(四)病例特点

1. 8个月婴儿,秋季急性起病。
2. 发热、腹泻呕吐为主要临床表现。
3. 体格检查提示中度脱水。
4. 血常规示淋巴细胞增高,便轮状病毒抗原检测阳性。

诊断主线索:

发热伴呕吐腹泻。

【思考题4】本患者最可能的诊断及鉴别诊断?

思维引导:

该患儿主要的临床表现为发热、呕吐和腹泻,无其他系统受累体征。从"一元论"角度出发,可将疾病的鉴别诊断范围缩小至消化系统感染性疾病。然后是感染原因的分析,该患儿病史短,既往无免疫缺陷或基础疾病相关病史,机会致病菌的感染可能性不大。患儿秋季急性起病,发热且伴有呕吐腹泻,大便次数明显增多,为水样便,血常规淋巴细胞增高,粪便常规未见明显红白细胞,故病毒感染可能性大。应结合年龄,发病季节(秋季)考虑常见病原体,如轮状病毒感染,并进一步做好鉴别诊断。

(五)鉴别诊断

1. **大肠杆菌肠炎** 多发生于气温较高的季节,以5~8月份多见。其中不同类型的大肠杆菌肠炎表现不一致,多数出现WBC升高、中性粒细胞为主,CRP升高等,便培养可以找到病原菌。该患儿系秋季发病,稀水样便,血常规不提示细菌感染,粪便常规未见异常,便培养阴性,故不考虑该疾病。

2. **金黄色葡萄球菌肠炎** 一般经口进入肠道,或因长期使用广谱抗生素引起的菌群失调所致。主要症状为腹泻,起病较急,大便有腥臭味,典型者大便呈暗绿色,似海水色,黏液多,有伪膜,少数有血便;重症者腹泻频繁,可发生脱水、电解质紊乱、酸中毒。有感染中毒症状如发热、恶心、呕吐、谵妄,甚至休克。大便镜检有大量脓细胞和成簇的革兰氏阳性球菌,大便培养有金黄色葡萄球菌生长,凝固酶试验阳性。该患儿无长期使用抗生素等易感因素,粪便常规未见脓细胞,故考虑该疾病可能性小。

3. **空肠弯曲菌肠炎** 多发生于夏季。6个月~2岁婴幼儿发病率较高。临床症状与痢疾相似,但病情较轻。大便呈水样、黏冻样或脓血便,有恶臭,每天多在10次以内。严重者有发热、呕吐、腹痛、脱水等全身症状,病原培养或抗体检查阳性。该患儿秋季发病,水样便无黏液脓血,粪便常规、粪便培养等未见异常,故考虑该疾病可能性不大。

4. **鼠伤寒沙门菌肠炎** 是小儿沙门菌感染中最常见者。全年均可发病,以夏秋季多见,多为2岁以下的婴幼儿。主要症状为腹泻,重症可达数十次以上,可有发热、呕吐、腹胀等。大便有腥臭味,性质多变。镜检可有多量 WBC 和 RBC,年龄越小病情越重,可伴有脱水,电解质紊乱,酸中毒,败血症及感染性休克。该患儿秋季发病,水样便无黏液脓血,粪便常规、粪便培养等未见异常,患儿虽有中度脱水表现,但无败血症或者感染性休克表现,故考虑该疾病可能性不大。

5. 轮状病毒肠炎 多发于秋冬季,好发生于 6~24 个月婴幼儿,病初 1~2d 常发生呕吐,随后出现腹泻,大便次数多,量多,水分多,黄色水样便或蛋花样便带少量黏液,无腥臭味,可以伴有脱水、酸中毒及电解质紊乱,常伴发热和上呼吸道感染症状。本患儿应高度怀疑本病,并需要注意有无脱水、电解质酸碱平衡紊乱等。

诊断思维提示:

1. 正确地梳理出主线索可以有效缩小鉴别诊断的范围。结合病例特点和病历资料,利用排除诊断法,依次排除可能性小的疾病,把不能排除的疾病作为初步诊断。

2. 应用形式逻辑中的必要条件假言判断,如细菌性肠炎往往出现大便 WBC 增多,血常规 WBC 增加,中性粒细胞百分比比升高,CRP、PCT 升高等。在有免疫受损或者有基础疾病的患儿中长期应用广谱抗生素后可能继发真菌感染。本患儿急性起病,既往无特殊病史,初步诊断应结合患儿年龄、血常规特点,考虑轮状病毒肠炎可能。

3. 在临床实践中应注意运用循证医学理念。在做出临床决策时应综合临床指南、患者的临床情况和治疗意愿、医生的个人经验。本例把轮状病毒肠炎作为初步诊断遵循了循证医学思维模式。

(六) 诊断

轮状病毒肠炎
  中度等渗性脱水
  代偿性代谢性酸中毒

诊断依据

1. 患儿是 8 个月婴儿,秋季起病,主要表现为发热、腹泻,病初曾有呕吐。

2. 血常规示淋巴细胞增高,便轮状病毒抗原检测阳性。

3. 血培养及便培养均阴性除外细菌感染。

4. 尿量少,体格检查精神反应弱,心率增快,哭时无泪,口唇干燥,前囟及眼窝稍凹陷,皮肤弹性欠佳,四肢肢端稍凉,毛细血管再充盈时间 2s;血气示血 Na^+ 137mmol/L,故诊断提示中度等渗性脱水。

5. 血气分析示 pH 7.37,BE−11.5mmol/L,HCO_3^- 14.3mmol/L,提示代偿性代谢性酸中毒。

知识链接

循证医学证据:《儿童腹泻病诊断治疗原则的专家共识》《中华儿科杂志》。

【思考题 5】应采取何种治疗方案?

(七) 治疗

对于轮状病毒肠炎的治疗,液体疗法至关重要,维持体液及电解质平衡是治疗该病的关键。根据脱水分度为中度等渗性脱水,迅速开放静脉通道,补充累计丢失量 50~90ml/kg,液体张力按 1/2~2/3 张补充。第一步给予 20ml/kg 等张液快速输注,后再次评估脱水情况,遵循"先盐后糖,先浓后淡,先晶体后胶体,见尿补钾"的原则,并密切观察生命体征及病情变化。

生理需要量根据患儿年龄予 70~90ml/kg 补充。注意液体速度,若能经口进食,应鼓励进食并予口服补液盐治疗,不建议禁食。予蒙脱石散每次 1g,每日 3 次,保护胃肠黏膜,并加用胃肠道微生态制剂口服,调节胃肠菌群功能,对症治疗。

本患儿入院后第 2d 体温降至正常,无呕吐,且脱水纠正,腹泻症状渐好转。根据腹泻情况补充继续丢失量,尽量通过口服补液盐方式补充。入院 4d 腹泻消失,好转出院。

【小结】

1. 轮状病毒肠炎多发于秋、冬季,好发生于 6~24 个月婴幼儿,是婴幼儿常见的消化道疾病。以黄色水样便或蛋花样便为特点,可伴脱水、电解质紊乱等。

2. 在鉴别诊断中,除了对病史采集细化,还可利用病原学及血清学检查等,与其他消化道感染性疾病鉴别。

3. 对症处理及补液是治疗轮状病毒肠炎的主要方法。

4. 疫苗预防可起到一定作用。

ER-12-2-1　知识链接:轮状病毒

三、发热、淋巴结肿大、关节肿痛

住院患儿,女,8 岁。

主诉:发热伴颈部肿物 8d,关节肿痛 1d。

【思考题 1】针对这一主诉,应该怎样进行病史采集,需要获得哪些临床信息?

病史资料收集与思维引导:

对于发热一周以上伴有颈部淋巴结肿大的儿童,应从感染性疾及非感染性疾病两个方面考虑。感染性疾病中如传染性单核细胞增多症、化脓性扁桃体炎、结核感染、急性化脓性淋巴结炎、支原体、寄生虫感染等;非感染性疾病中如风湿热、川崎病、幼年类风关节炎、系统性红斑狼疮、淋巴瘤等均可有类似表现。

因此,询问病史应围绕以上两个方面进行。①发热有无诱因,最高体温是多少,发热有无规律性,一般何时出现及发热持续时间,以确定热型,患儿精神状态、反应如何,有无伴随症状等。详细了解患儿发热的状况,有利于区分感染性疾病及非感染性疾病。②发热时的伴随症状包括有无皮疹,有无关节疼痛,有无咳嗽、咳痰、呼吸困难等呼吸系统症状,有无腹痛、腹泻、呕吐等消化系统症状,有无惊厥、四肢瘫痪等神经系统症状。因为发热伴淋巴结肿大可涉及全身各系统疾病,根据伴随症状,可初步考虑属于哪个系统疾或者是否涉及全身性疾病。③是否应用过抗生素,抗生素应用的种类、剂量、疗程及是否有效,有助于鉴别发热为感染性疾病或非感染性疾病。④是否去过疫区,有无不洁饮食史,有助于鉴别寄生虫病或者地区流行病。⑤是否接种过卡介苗,是否有结核接触史,用于鉴别有无结核感染可能。⑥有无家族遗传病史,可鉴别一些与遗传相关的疾病。

(一) 病史资料

现病史:患儿 8d 前无明显诱因出现发热,体温达 39.5℃,伴有右侧颈部出现一直径约 2cm×2cm 肿物,表面无红肿,皮温不高,无触痛,无咳嗽、呕吐、腹泻等。就诊于当地医院,查血常规示:WBC 13.0×10⁹/L,中性粒细胞百分比 62.0%,淋巴细胞百分比 31.0%,Hb 110g/L,PLT 298×10⁹/L;CRP 60mg/L。诊断为"急性淋巴结炎",给予静脉注射头孢呋辛 2g/ 次 b.i.d. 治疗 5d,患儿仍反复发热,体温波动于 38.5~39.5℃,颈部肿物无明显变化。3d 前,出现双眼球结膜充血,无分泌物,未予特殊处理。1d 前,出现双手、双膝关节肿痛,非游走性,表面不红,活动不受限。为进一步治疗入门诊,查血常规示 WBC 15.8×10⁹/L,中性粒细胞百分比 55.0%,淋巴细胞百分比 39.0%,Hb 105g/L,PLT 302×10⁹/L,CRP> 160mg/L,ESR 95mm/1h、114mm/2h。以"发热、淋巴结肿大原因待查"收住院。

自发病以来,患儿精神较差、反应稍弱,食欲欠佳,大小便正常,体重无明显变化。

既往史:既往体健。否认外伤及手术史,否认异物吸入史。

个人史:足月顺产,生后无窒息,新生儿期健康。按时接种疫苗,否认结核接触史。

家族史:否认遗传病家族史。

对问诊的点评:

本例病史询问,未对发热的热型、每日热峰次数、有无畏寒寒战、是否应用退热药物及体温与退热药的关系等进行问诊。缺少对自身免疫性疾病相关症状的询问(既往有无反复发热、反复关节肿或者皮疹等情况),缺少对环境因素及家族既往有无自身免疫性疾病史的询问。

【思考题 2】对该患者进行体格检查时,需要特别关注的情况有哪些?

思维引导:

对于发热、淋巴结肿大的患儿,在全面体格检查的基础上,需要重点关注皮肤黏膜的改变、皮疹的形态和分布等,其可鉴别是否为败血症、系统性红斑狼疮。注意卡疤的情况,其可提示结核感染的可能性。注意有无皮下小结,环形红斑,关节有无红肿、疼痛,活动是否受限等结缔组织病体征。注意双眼球结膜是否充血、有无脓性分泌物,口腔是否充血、有无杨梅舌,口唇有无干红、皲裂,颈部淋巴结有无增大,尤其注意淋巴结位置、数量、大小、质地等,及有无压痛、活动度如何。注意指 / 趾端有无充血、硬肿、脱皮等,其可提示川崎病的可能。注意扁桃体是否肿大,有无脓性分泌物,其可鉴别化脓性扁桃体炎。注意双肺呼吸音情况,有无干湿啰音,心脏的大小、心音、心律、心率、有无杂音、有无心包积液等,了解是否有肺部、心脏损害。腹部体格检查需注意有无压痛,肝脾是否肿大,是否可触及异常包块等,鉴别是否存在血液系统疾病或者特殊感染。神经系统体格检查需注意有无病理征,有无异常反射,鉴别是否有中枢神经系统受累。

(二)体格检查

T 39.5℃,R 30 次 /min,P 125 次 /min,BP 100/60mmHg,体重 20kg。

发育正常,营养良好,神志清楚,精神反应稍弱。全身皮肤未见皮疹,卡疤(+),无明显红肿。右颈部可及 2 枚肿大淋巴结,约 2.5cm×1.5cm,光滑,质软,可活动,皮肤表面无红肿,触痛不明显。双眼球结膜充血,未见分泌物;咽充血,扁桃体Ⅱ度,表面无脓性分泌物;杨梅舌(+),口唇干红、皲裂,有血痂。呼吸平稳,双肺呼吸音粗,未闻及干湿啰音。心界不大,心音有力,律齐,未闻及病理性杂音。腹软,无压痛、反跳痛,未触及包块,肝脾肋下未及。指 / 趾端稍肿胀,双手掌指关节、双膝关节肿胀,压痛明显,活动无受限。神经系统体格检查无明显异常。

对体格检查的点评:

本例体格检查较详细,基本涵盖了思维提示中的要点,但还应描述淋巴结有无压痛、指端有无脱皮。

【思考题 3】为明确诊断并评估病情,需安排哪些辅助检查?

思维引导:

根据患儿发热、颈部淋巴结肿大、远端关节肿痛,需完善尿常规,了解有无肾脏损害;血生化、肝肾功,了解患儿内环境状况及有无肝肾损伤;凝血五项,了解有无凝血功能异常;血常规、CRP、ESR 等,明确有无感染及感染程度;PPD 试验及 T-SPOT.*TB* 试验,了解有无结核感染;血培养,判断有无败血症;血清病毒抗体及 DNA 检测,判断有无病毒感染(特别是 EB 病毒);抗链球菌溶血素 O(ASO)、支原体抗体等,筛查相关感染因素;Ig 系列及细胞免疫检查,了解有无免疫紊乱;类风湿因子、抗核抗体等自身免疫抗体,判断有无系统性红斑狼疮或其他风湿免疫疾病。完善心电图,明确有无心脏电活动异常;心脏超声,判断有无心脏结构功能及冠状动脉的异常;胸片、膝前后位及手关节诸骨,了解骨骼有无异常改变;腹部及大血管超声,了解腹部情况及大血管有无异常。

(三)辅助检查

- 血常规(入院后):WBC 15.0 ×10^9/L,中性粒细胞百分比 80.4%,淋巴细胞百分比 19.6%,Hb 102g/L,PLT 285×10^9/L,CRP 97mg/L,ESR 90mm/h。
- 尿常规:未见异常。
- 凝血五项:未见异常。
- 血生化:白蛋白略低,心肌酶、肝功能、肾功能电解质未见异常。
- 血培养无菌生长。
- PPD 试验阴性,T-SPOT.*TB* test 阴性,抗核抗体阴性。
- 血清病毒抗体检测阴性,EB 病毒抗体及核酸检测均阴性。

- ASO 正常,支原体抗体阴性。
- 类风湿因子阴性。
- Ig 及细胞免疫检查:IgG 13g/L(7~14g/L);IgA 2.90g/L(0.7g/L~2.3g/L);IgM 1.78g/L(0.4~1.5g/L);CD3 68.1%(55.0%~82.0%),CD4/CD8 比值 2.87(1.1~2.0)。
- 心电图窦性心律:ST Ⅱ,Ⅲ,V_4~V_6 水平压低 0.05mV。
- 心脏彩超各房室内径正常,左右冠状动脉瘤形成。左冠状动脉径 8.0mm,前降支 5.0mm,回旋支 3.6mm,右冠状动脉径 Ⅰ 段 10.2mm,Ⅱ 段 10.5mm,末段 5.4mm。
- 胸片:双肺纹理粗,心影不大。
- 膝前后位片:双膝及手关节诸骨未见明显骨质异常,关节周围软组织水肿。
- 腹部及大血管超声:未发现体动脉瘤,腹部脏器未见明显异常。

> 思维引导:
>
> 根据病史、体格检查、实验室及影像学检查资料,归纳总结病例特点,整理出诊断主线索。该患者以发热、颈部淋巴结肿大及关节肿痛起病,抗生素治疗效果不佳,体格检查及辅助检查无感染证据,Ig 系列及细胞免疫检查均提示免疫失调,自身免疫性疾病色彩浓厚。把握诊断原则中的"一元论原则""常见病、多发病优先原则""器质性疾病优先原则",主线索及鉴别诊断应围绕自身免疫性疾病展开。

(四)病例特点

1. 学龄期儿童,急性起病。
2. 持续发热伴淋巴结肿大,末端关节肿痛,皮肤、黏膜改变,抗生素治疗无效。
3. 实验室检查示:ESR、CRP 明显升高,体液及细胞免疫失调,无细菌或病毒感染证据。
4. 心脏彩超提示左右冠状动脉瘤形成。

诊断主线索:

发热伴皮肤、黏膜、淋巴结改变。

【思考题 4】本患者最可能的诊断及鉴别诊断?

> 思维引导:
>
> 该患儿主要的临床表现为发热、淋巴结肿大及皮肤黏膜改变,抗生素治疗无效,无呼吸系统等受累表现,实验室检查无细菌、病毒等感染证据,故不支持感染性疾病,可排除猩红热、传染性单核细胞增多症等有发热及类似改变的感染性疾病。患儿颈部淋巴结肿大,双眼球结膜充血,无脓性分泌物,口唇干红、皲裂,杨梅舌,指/趾端有硬肿,伴关节肿痛等,Ig 系列及细胞免疫检查均提示免疫失调,心脏超声提示动脉瘤,需注意鉴别自身免疫性疾病。

(五)鉴别诊断

1. **幼年特发性关节炎** 儿童时期不明原因关节肿胀持续 6 周以上,定义为幼年特发性关节炎。可出现发热、皮疹、白细胞升高、小关节肿胀,但起病缓慢,无球结膜充血,无指/趾端脱皮,无杨梅舌,自身免疫相关抗体检测阳性。本患儿起病急,病史短,自身抗体检测阴性,为不支持点。

2. **幼年型类风湿关节炎** 多数慢性起病,以慢性关节炎为主要特点,可分为全身型、多关节型、少关节型。年龄较小的患儿可以先有持续性不规则发热,伴有全身多系统的受累,包括关节、皮肤、肌肉、肝脏、脾脏、淋巴结。本患儿起病急,无明显关节损害,为不支持点。

3. **渗出性多形性红斑** 发热、皮疹、肢体水肿,但该病皮疹形态多变,可有斑疹、丘疹、水疱、结痂,可以出现肛周、眼角和口角糜烂,可有假膜形成、脓性分泌物渗出,但无指/趾端脱皮和杨梅舌。本患儿无多形性的皮疹,无眼睛分泌物增多,为不支持点。

4. **川崎病** 本病是一种以全身血管炎为主要表现的急性发热出疹性疾病。高发年龄为 5 岁以下儿童,男多于女,成人及 3 个月以下小儿少见。临床多表现为发热、皮疹、颈部非化脓性淋巴结肿大、眼结合膜充血、口腔黏膜弥漫充血、口唇皲裂、杨梅舌、掌跖红斑、手足硬性水肿等。因可出现冠状动脉病变而需要临床高度重视。本患儿符合该病诊断。

诊断思维提示：

1. 正确地梳理出主线索可以有效缩小鉴别诊断的范围。结合病例特点和病历资料，利用排除诊断法，依次排除可能性小的疾病，把不能排除的疾病作为初步诊断。

2. 应用形式逻辑中的必要条件假言判断，如感染性疾病往往抗感染治疗有效，或者有病原体感染的证据；该患儿抗细菌感染治疗无效，因此排除传染性单核细胞增多症等。另外，该患儿无类风湿关节炎等自身免疫性疾病的相关特点，结合症状体征和心脏冠状动脉彩超的结果，可以初步诊断川崎病。

3. 在临床实践中应注意运用循证医学理念。在做出临床决策时应综合临床指南、患者的临床情况和治疗意愿、医生的个人经验。本例把川崎病作为初步诊断遵循了循证医学思维模式。

（六）诊断

川崎病合并冠状动脉瘤。

诊断依据

1. 学龄期女童。

2. 发热 5d 以上，伴颈部淋巴结肿大及关节肿痛，抗生素治疗无效；双眼球结膜充血，无脓性分泌物；口唇皲裂；杨梅舌；指 / 趾端有硬肿，伴关节肿痛。

3. 无感染证据；无关节损害表现；无蝶形、环状红斑等；自身免疫相关抗体检测阴性。

4. 心脏超声提示左右冠状动脉瘤。

知识链接

循证医学证据：《风湿热、心内膜炎及川崎病委员会，美国心脏病学会及美国儿科学会川崎病的诊断、治疗及长期随访指南介绍》《川崎病临床研究的现状与展望》《诸福棠实用儿科学》（第 8 版）。

根据《风湿热、心内膜炎及川崎病委员会，美国心脏病学会及美国儿科学会川崎病的诊断、治疗及长期随访指南介绍》《诸福棠实用儿科学》（第 8 版），川崎病的诊断需要参考：

1. 发热 5d 以上，如有其他征象，5d 之内也可确诊。

2. 具有下列中的 4 条：①口唇干红、皲裂，草莓舌和 / 或口腔和咽部黏膜红斑；②双侧球结膜充血，无渗出物；③皮疹，如斑丘疹、弥漫性红皮病或多形红斑；④急性期手足的红肿和水肿和 / 或亚急性期的甲周脱皮；⑤颈淋巴结肿大（直径 ≥ 1.5cm），通常为单侧。

3. 无其他疾病可解释上列表现。

如有发热只伴有其中 3 条，但有冠状动脉瘤者亦可诊断。

【思考题 5】应采取何种治疗方案？

（七）治疗

入院后第 2d，立即给予丙种球蛋白 2g/kg 静脉冲击治疗，阿司匹林 50mg/（kg·d）治疗，双嘧达莫 5mg/（kg·d）口服，1,6- 二磷酸果糖保护心肌。

入院第 3d 体温降至正常，关节痛缓解。入院第 12d，ESR、CRP 降至正常，阿司匹林减量为 5mg/（kg·d）口服，继续予双嘧达莫 5mg/（kg·d）口服。入院第 17d（病程第 26d），心脏彩超提示右冠状动脉内有血栓形成，给予尿激酶静脉溶栓治疗 4h［第 1h 2 0000IU/kg，余 3 000IU/（kg·h）］，监测凝血功能在正常范围内，溶栓后即行床边彩超，提示右冠状动脉内血栓有溶解迹象。入院第 20d，予华法林 2.0mg/d 口服继续抗凝治疗，监测凝血功能无明显异常。好转出院。

【小结】

1. 川崎病是一种儿童时期常见的、以全身血管炎为表现的急性发热出疹性疾病。可造成多系统的损害，尤其是冠状动脉的损害。

2. 在鉴别诊断中，对于发热时间长且伴有皮疹、结膜红肿等表现的患儿，一定要注意与川崎病的鉴别。

3. 急性期的治疗以大剂量丙种球蛋白和阿司匹林为主。

4. 恢复期要注意心血管系统并发症的防治。

ER-12-3-1 知
识链接：川崎病

四、高热、咳嗽

住院患儿,男,11 岁。

主诉:发热、咳嗽 10d。

【思考题1】针对这一主诉,应该怎样进行病史采集,需要获得哪些临床信息?

病史资料收集与思维引导:

患儿在病程中以"发热"和"咳嗽"为主要症状。对于一个以发热、咳嗽为主要表现,且病程小于两周的儿童,应首先考虑呼吸道感染性疾病如气管炎、支气管炎、肺炎等,尽早明确病原很重要。另外,应注意既往是否有反复呼吸道感染史,判断其是否存在基础疾病如先天性心脏病、免疫功能缺陷等;有无呼吸道非感染性疾病,如特发性肺含铁血黄素沉着症、间质性肺疾病等;有无全身疾病合并肺部感染的情况,如类风湿关节炎等各种结缔组织病、糖尿病等。其中以呼吸道感染最为常见,病史的询问应围绕上述几方面。病历问诊内容及目的包括:

1. 发热时的热型,对于判断疾病有帮助　①稽留热:见于大叶性肺炎、伤寒、斑疹伤寒等。②间歇热:见于疟疾、急性肾盂肾炎、局限性化脓性感染等。③弛张热:见于败血症、风湿热、重症结核、渗出性脑膜炎、化脓性炎症等。④回归热:见于回归热、霍奇金病、鼠疫等。⑤波状热:见于布鲁氏菌病、恶性淋巴瘤、腹膜炎等。⑥不规则发热:见于结核病、感染性心内膜炎、风湿热等。

2. 咳嗽的特点　干咳多见于呼吸道感染早期或肿大的淋巴结压迫气管或支气管;阵发性痉挛性咳嗽多见于异物吸入、支气管内膜结核及支气管肿瘤等;连续性咳嗽多见于肺部炎症如肺炎支原体肺炎等。若咳嗽有痰,应进一步询问痰量,痰的性状包括外观黏稠还是稀薄、脓性或血性、颜色,有无特殊气味,有益于病原的判断。是否伴有胸痛或呼吸困难,有助于判断是否合并胸膜炎、肺炎等。

3. 有无其他伴随症状　如皮疹、关节痛、咯血、面色苍黄、皮肤或其他部位感染。主要鉴别全身性疾病引起的肺部损害。

4. 起病前是否有明确诱因,是否接触过类似的患者　对于判断病原及传染性有益。

5. 是否有异物吸入史　主要鉴别是否为支气管异物继发感染。

6. 是否有密切结核病接触史,是否接种卡介苗　考虑是否有肺结核的可能。

7. 既往有无反复呼吸道感染史,主要鉴别是健康个体社区获得性肺炎还是有免疫功能受损个体的非典型病原体引起的肺炎。有无咯血、面色苍黄史等主要鉴别有无肺含铁血黄素沉着症反复发作。

(一) 病史资料

现病史:患儿 10d 前受凉后出现咳嗽,为刺激性咳嗽,少痰;伴有发热,体温最高 39.7℃,口服布洛芬可降至正常,几小时后体温再次升高,每日 3~4 次;无喘息,不伴寒战、头痛、皮疹等,自服止咳中药无明显好转。7d 前就诊于当地医院,查血常规:WBC 8.0×10⁹/L,中性粒细胞百分比 67.8%,淋巴细胞百分比 26.2%,CRP 9mg/L;胸片示:两肺纹理增多、模糊,右肺可见小片状阴影。诊断为"肺炎",静脉予头孢呋辛 5d,病情无明显好转,咳嗽发热同前。2d 前入门诊,查血常规:WBC 9.9×10⁹/L,中性粒细胞百分比 74.9%,淋巴细胞百分比 18.9%,CRP 14mg/L,复查胸片示:肺纹理增多,右中下肺纹理模糊,可见淡薄云絮状影,较前加重。静脉予阿奇霉素 0.3g q.d.,咳嗽略有好转,体温热峰降至 38.5℃左右,每日 2 次。为进一步治疗入院。

自发病以来,患儿精神尚可,饮食睡眠可,无夜间端坐呼吸,大小便无异常,体重无明显变化。

既往史:既往体健。否认外伤及手术史,否认异物吸入史。

个人史:足月顺产,生后无窒息,新生儿期健康。按时接种疫苗,否认结核接触史。

家族史:否认遗传性疾病家族史。

对问诊的点评:

本例病史询问,未对咳嗽的诱因(有无环境因素、是否与运动有关等)、节律(晨起明显还是夜间明显等)进行问诊,对发热热峰出现规律及与口服退热药关系(是否为口服药物后一定时间再次出现发热)未描述,缺少对鼻部症状和痰性状的描述,缺少对既往有无过敏史的询问。

【思考题 2】对该患者进行体格检查时，需要特别关注的情况有哪些？

（二）体格检查

T 37℃，R 22 次 /min，P 85 次 /min，BP 105/60mmHg。

营养发育好，神志清楚，反应尚灵敏。皮肤未见皮疹，左上臂可见卡疤 1 枚。面色、口唇红润，无发绀，咽轻度充血，双扁桃体 I 度肿大。全身浅表淋巴结未触及肿大。呼吸平稳，气管居中，无三凹征，胸廓对称，双侧呼吸运动一致，两肺叩诊清音，呼吸音粗，两肺底可闻及细湿啰音。心音有力，律齐，各瓣膜区未闻及杂音。腹部、四肢关节、神经系统体格检查未见异常，无杵状指 / 趾。

> 对体格检查的点评：
>
> 对本例患儿，在全面体格检查的基础上，需要重点关注生长发育状况，有无缺氧表现，气管位置、呼吸系统体征（呼吸频率、节律，有无呼吸困难，胸廓是否有畸形、触痛，肺部叩诊是否存在过清音，肺内有无啰音、喘鸣音），可以判断呼吸系统疾病的严重程度；是否存在杵状指 / 趾，可以了解有无慢性缺氧；其他系统的体征，如贫血貌、皮疹，关节红肿，肝脾及淋巴结肿大等有助于全身性疾病的诊断。是否有卡疤，明确是否有结核感染的可能。

【思考题 3】为明确诊断并评估病情，需完善哪些辅助检查？

思维引导：

根据现有症状体征考虑肺部感染，需完善病原学检查，明确感染源，采取对应的抗感染方案。痰涂片、痰培养、血清相关抗体等明确病原；该患儿诊疗经过及血常规不支持细菌性肺炎，需关注肺炎支原体（感染后第二个星期可检测到支原体抗体 IgM）、衣原体、病毒等；PPD，提示是否存在结核分枝杆菌感染。与此同时，需完善血常规、CRP、ESR 等，明确感染程度；完善血气分析，明确是否存在缺氧及其严重程度。若明确为支原体感染，需完善肝肾功、腹部 B 超、心脏彩超声等明确有无肝炎、心肌炎、心包炎等并发症。

（三）辅助检查

– 血常规：WBC 6.7×10^9/L，中性粒细胞百分比 59.3%，淋巴细胞百分比 24.7%，RBC、Hb、PLT 均正常。

– 血气分析正常。

– ESR 28mm/h，CRP 14mg/L。

– PPD 试验阴性。

– 肺炎支原体抗体 1∶320（+）。

– 门诊胸 X 线正位片（图 9-12-1）：双肺纹理增多，模糊，右肺中下见片状阴影，左下少许片影，肺门不大。

– 腹部彩超、心脏彩超未见明显异常。

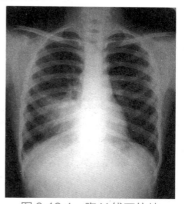

图 9-12-1　胸 X 线正位片

思维引导：

根据病史、体格检查、实验室及影像学检查资料，归纳总结病例特点，整理出诊断主线索。把握诊断原则中的"一元论原则""常见病、多发病优先原则""器质性疾病优先原则"，首先考虑主线索可能涉及的诊断，并在此基础上进行鉴别诊断。

（四）病例特点

1. 学龄期儿童，急性起病。

2. 发热、咳嗽 10d，头孢类抗菌治疗无效。

3. 呼吸音粗，两肺底可闻及细湿啰音。

4. 支原体抗体阳性，胸部影像学提示右下肺可见片状影。

诊断主线索：

发热，咳嗽，右下肺片状影。

【思考题4】本患者最可能的诊断及鉴别诊断?

思维引导:

该患儿主要的临床表现为发热和咳嗽,无其他系统受累表现,从"一元论"角度出发,可将疾病的鉴别诊断范围缩小至呼吸系统疾病。患儿发热咳嗽10d,体格检查双肺可闻及细湿啰音,胸片提示右下肺斑片影,故肺炎诊断成立。接下来需要根据症状、体征及辅助检查,进一步明确致病源,并鉴别有无其他基础疾病。患者为院外感染,考虑儿童社区获得性肺炎(CAP),其常见病原体包括细菌、病毒、支原体、衣原体、真菌,也有结核分枝杆菌、原虫等感染的可能。儿童CAP可能有混合病原感染。儿童CAP的病原往往与年龄有关,婴幼儿CAP 50%由病毒病原引起,学龄儿童常由细菌、肺炎支原体(MP)感染所致。该患儿病史短,既往无免疫缺陷或基础疾病相关病史,机会致病菌的感染可能性不大。应结合年龄,考虑常见病原体,如肺炎支原体、肺炎链球菌等感染,并进一步做好鉴别诊断。根据主线索,需从以下疾病进行鉴别诊断即支气管异物、肺结核、病毒性肺炎、细菌性肺炎、肺炎支原体肺炎(MPP)。

(五) 鉴别诊断

1. **支气管异物**　有异物吸入史,突然出现呛咳,胸片可有肺不张和肺气肿,与该患儿病史及实验室检查不符,可排除该诊断。

2. **肺结核**　一般有结核接触史,常有低热、盗汗、乏力等结核中毒症状,胸片可见结核病灶,结核菌素试验阳性,痰培养见结核分枝杆菌生长可确诊。该患儿无明确结核接触史,且体格检查可见卡疤,PPD实验阴性,胸片右下肺可见片状影,无肺门增大或钙化表现,故肺结核可能性不大。

3. **病毒性肺炎**　①多见于婴幼儿;②喘鸣症状常见;③腋温一般<38.5℃;④明显胸壁吸气性凹陷;⑤肺部多有过度充气体征;⑥胸片示肺部过度充气,可存在斑片状肺不张,严重者可出现大叶肺不张。该患者高热,体格检查及辅助检查均无呼吸困难及呼吸衰竭征象,阿奇霉素治疗有效,故考虑该诊断可能性不大,必要时可完善相关检查明确。

4. **细菌性肺炎**　①腋温≥38.5℃;②呼吸增快;③存在胸壁吸气性凹陷;④可有两肺干湿啰音,喘鸣症状少见;⑤临床体征和胸片呈肺实变征象,而不是肺不张征象;⑥可并存其他病原感染。该患儿血常规示白细胞及中性粒比例未见增高,应用头孢呋辛无效,故考虑该诊断可能性小。

5. **MPP**　患者以发热、咳嗽为主要临床表现。血常规指标未见增高,胸片示右下肺可见片状影。静脉应用头孢类抗生素治疗无效,换用阿奇霉素后发热症状改善,入院后支原体抗体阳性,考虑该诊断可能性最大。

诊断思维提示:

1. 正确地梳理出主线索可以有效缩小鉴别诊断的范围。结合病例特点和病历资料,利用排除诊断法,依次排除可能性小的疾病,把不能排除的疾病作为初步诊断。

2. 应用形式逻辑中的必要条件假言判断,如真菌、结核等感染往往出现在有免疫受损或者有基础疾病的患儿中,病毒性肺炎多见于婴幼儿。该患儿无异物吸入史、反复呼吸道感染病史,故免疫缺陷、异物吸入等基础疾病可初步排除。无贫血貌,未见皮疹,全身浅表淋巴结不大,肝脾不大、四肢关节未见异常,故初步排除全身性疾病的可能。结合血常规特点、WBC不高、CRP轻度升高、阿奇霉素治疗有效等,可以初步诊断MPP。

3. 在临床实践中应注意运用循证医学理念。在做出临床决策时应综合临床指南、患者的临床情况和治疗意愿、医生的个人经验。本例把MPP作为初步诊断遵循了循证医学思维模式。

(六) 诊断

MPP

诊断依据:

1. 学龄期儿童,急性起病。

2. 发热、咳嗽为主要临床表现,两肺底湿啰音及影像学表现均提示肺炎。

3. 抗菌治疗无效,外周血WBC不高,对阿奇霉素敏感,支原体抗体阳性,故考虑MPP。

知识链接

循证医学证据:《儿童社区获得性肺炎管理指南(2013 修订)》《儿童肺炎支原体肺炎诊治专家共识(2015 年版)》。

根据《儿童肺炎支原体肺炎诊治专家共识(2015 年版)》,临床上有肺炎的表现和 / 或影像学改变,结合支原体病原学检测阳性,可以诊断肺炎支原体肺炎。但是要与细菌性肺炎、肺结核、支气管异物、肺炎衣原体肺炎、病毒性肺炎等疾病鉴别。

【思考题 5】应采取何种治疗方案?

(七) 治疗

1. 对症治疗 休息、降温、布地奈德雾化治疗、口服肺炎合剂等。

2. 抗感染 综合患儿症状体征,入院前检查结果及外院应用头孢类抗生素治疗效果欠佳等,考虑 MPP 的可能性大,故入院后静脉予以阿奇霉素 10mg/(kg·d)抗感染。根据 MPP 治疗准则,轻症 3d 为 1 个疗程,重症可连用 5~7d,4d 后可重复第 2 个疗程,根据患儿病情,在明确诊断后予以 3~4 个疗程治疗。

入院后经过上述抗感染及对症治疗,患儿咳嗽减轻,入院第 3d 体温降至正常,肺内的湿啰音逐渐吸收好转。住院 2 周咳嗽明显减轻,体温正常,复查胸片片影吸收,带药出院。

【小结】

1. MPP 是学龄儿童常见的一种社区获得性肺炎,近年来也见于婴幼儿。以发热和咳嗽为主要表现,可有肺部实变体征。多数患儿精神状况良好,多无气促和呼吸困难,而婴幼儿症状相对较重。

2. 在鉴别诊断中,除了对病史采集细化外,利用影像学及血清学等多种手段,有助于鉴别其他病原体引起的肺炎。

3. 大环内酯类抗菌药物是治疗儿童 MPP 的首选抗菌药物。有支气管堵塞或者实变时,尽早行纤维支气管镜具有重要意义。

4. 多数 MPP 患儿预后良好,而重症及难治性肺炎支原体肺炎(RMPP)患儿可遗留肺结构和 / 或功能损害,需进行长期随访。

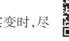

ER-12-4-1 知识链接:肺炎支原体肺炎

五、发热、咳嗽伴皮疹

住院患儿,女,8 个月。

主诉:发热咳嗽 5d,皮疹 2d。

【思考题 1】针对这一主诉,应该怎样进行病史采集,需要获得哪些临床信息?

病史资料收集与思维引导:

针对以上主诉,可知患儿在病程中出现 3 个主要症状,分别为"发热""咳嗽"和"皮疹"。对于发热、咳嗽且病程小于两周的儿童,应首先考虑到呼吸道感染有关的疾病。同时,由于患儿后期出现皮疹,应关注病毒感染、细菌感染、其他病原体感染。

针对发热问诊需要注意发热时的热型,针对咳嗽的问诊需要注意咳嗽的特点,详见上一节"咳嗽咳痰"。

针对皮疹的问诊需注意:①出疹时间。麻疹前驱期 2~4d,一般在发热 2~4d 后出疹;风疹、猩红热、水痘发热 1d 即可出疹;幼儿急疹发热 3~5d 出疹,热退疹出。②出疹顺序、皮疹特点(如皮疹的颜色、大小、是否高出皮面、疹间皮肤是否正常、疹退后是否留有脱屑等),可用于鉴别各种出疹性疾病。③其他伴随症状。麻疹有咳嗽、流涕、流泪等卡他症状,合并喉炎可有声嘶、犬吠样咳嗽;川崎病具有眼睛红但无分泌物,口唇皲裂、指 / 趾端硬肿、脱皮等表现;猩红热具有明显咽痛,不伴咳嗽流涕等卡他症状;EB 病毒感染具有咽峡炎、浅表淋巴结肿大等表现;药疹有服用过敏药物史。④是否有传染病接触史,如麻疹、猩红热、风疹、水痘等患者接触史。⑤是否服用能引起过敏的药物或食物。

(一) 病史资料

现病史:5d 前无明显诱因出现发热,体温 38.5℃左右,伴喷嚏、流涕、咳嗽,无咯痰,不伴寒战,当地医院考虑"感冒",给予"对乙酰氨基酚,小儿感冒颗粒"口服3d,效果不佳,体温升至39~39.5℃,口服退热药体温可暂时下降,咳嗽逐渐加重,痰多伴流涕加重、流泪,无喘息,无呕吐、腹泻,无抽搐。2d前颜面部出现红色皮疹,压之褪色,逐渐蔓延至全身,无明显抓痕,当地予抗过敏治疗无好转。入门诊,血常规:WBC 3.6×10⁹/L,中性粒细胞百分比 45.0%,淋巴细胞百分比 53.0%,Hb 116g/L,PLT 256×10⁹/L,快速 CRP<8mg/L。考虑"麻疹"不除外,予隔离门诊观察治疗。

患儿自发病以来,饮食睡眠尚可,大小便无异常。

既往史:既往体健。否认外伤及手术史,否认异物吸入史。

个人史:足月顺产,生后无窒息,新生儿期健康。未接种麻疹疫苗、风疹疫苗,否认麻疹、猩红热、风疹等传染病接触史。

家族史:否认遗传性疾病家族史。

对问诊的点评:

本例病史询问,未对发热的热型做详细描述,未对皮疹出现时是否有体温的变化进行针对性问诊,对皮疹出现的顺序和发展变化特点未进行详细描述。未询问其他与发热皮疹有关疾病鉴别诊断的线索,如有无眼睑水肿、有无浅表淋巴结肿大等。未问诊咳嗽的性质、是否为刺激性或者痉挛性的咳嗽。

【思考题2】对该患者进行体格检查时,需要特别关注的情况有哪些?

思维引导:

对本例患儿,在全面体格检查的基础上,需要重点关注:

1. 皮疹的形态、分布特点 不同疾病皮疹出现的时间、顺序、形态和分布特点等均不一样,详细的体格检查对于疾病的鉴别非常重要。

2. 浅表淋巴结是否肿大 风疹可伴有耳部、枕部淋巴结肿大;猩红热可有颌下、颈部淋巴结肿大。

3. 有无呼吸困难、缺氧表现 麻疹合并肺炎、喉炎时可有呼吸困难、缺氧表现。

4. 结膜是否充血、口唇是否皲裂 川崎病可有结膜充血、口唇皲裂,但眼睛无分泌物。

5. 有无杨梅舌 猩红热可有杨梅舌。

6. 有无麻疹黏膜斑 麻疹黏膜斑(Koplik spot,科氏斑)在典型皮疹出现之前出现,对于麻疹早期诊断有重要意义。开始时见于磨牙相对的颊黏膜上,为直径 0.5~1.0mm 的灰白色小点,周围有红晕,常在 1~2d 内迅速增多,可累及整个颊黏膜,于出疹后 1~2d 迅速消失。

7. 其他系统受累的体征如肺部体格检查有固定细湿啰音,提示合并肺炎。

8. 指/趾端有无硬肿脱皮用于鉴别川崎病,猩红热后期也可有指/趾端脱皮。

(二)体格检查

T 38.5℃,R 30 次/min,P 125 次/min,BP 90/60mmHg,体重 10kg。

神清,精神差,反应稍弱。营养发育正常,颜面、颈部、躯干、四肢、手足心可见充血性暗红色斑丘疹,部分融合成片,左上臂可见卡疤 1 枚。前囟平软,睑结膜、球结膜充血,有分泌物。口周青,口唇红,无皲裂,无杨梅舌,颊黏膜粗糙,可见科氏斑,咽充血,双扁桃体不大,无鼻翼扇动及三凹征。双颈部各可及 2 枚 0.5cm×0.5cm 大小淋巴结,质软,无粘连,活动度好,余浅表淋巴结未触及。呼吸略促,双侧呼吸运动一致,两肺叩诊清音,呼吸音粗,可闻及散在细湿啰音,未闻及哮鸣音。心音有力,律齐,心率 125 次/min,各瓣膜听诊区未闻及杂音。腹部、神经系统体格检查未见异常,指/趾端无硬肿及脱皮,双下肢无水肿。

对体格检查的点评:

该体格检查较为全面,对皮疹及肺部体征的描述比较详细。

【思考题3】为明确诊断并评估病情,需完善哪些辅助检查?

思维引导:

对于一个以发热、咳嗽伴有皮疹的儿童,需要考虑以下疾病:

1. 感染性疾病 ①病毒感染:麻疹、风疹、幼儿急疹、肠道病毒感染(如手足口病)、水痘、EB 或 CMV 感染;②细菌感染:如猩红热、金黄色葡萄球菌感染;③其他病原体感染:如支原体感染、斑疹伤寒等。

2. 非感染性疾病 如药物疹、川崎病等,病史较长的患儿还应注意血液系统疾病或者结缔组织病等。

本患儿是 8 个月大婴儿,非感染性疾病中,川崎病、结缔组织病等较少见于 8 个月大婴儿;某些细菌感染、支原体感染、斑疹伤寒等在这个年龄段比较少见,应重点关注病毒感染或者药物疹等方面,患者无近期用药史,故考虑药物疹可能性不大。

基于此,需完善常规实验室检查即血常规、CRP、PCT;该患儿体格检查出现科氏斑,需完善麻疹相关检查,如麻疹抗体(或 DNA)、鼻咽部分泌物或血液中分离麻疹病毒或检测麻疹病毒核酸等;患儿出现呼吸系统体征,需完善胸片,血气分析评价有无肺炎及肺功能情况。

(三)辅助检查

- 血常规:WBC 3.6×10^9/L,中性粒细胞百分比 45.0%,淋巴细胞百分比 53.0%,Hb116g/L,PLT 256×10^9/L。
- 快速 CRP<8mg/L。
- PCT:0.4ng/ml。
- 血气分析:pH 7.30,PaCO$_2$ 35.2mmHg,BE−1.5mmol/L,HCO$_3^-$ 16.6mmol/L,Na$^+$135mmol/L,K$^+$4.0mmol/L。
- 麻疹 IgM 抗体阳性。
- 胸片(图 9-12-2):双肺少许斑片影。

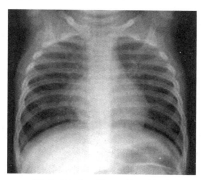

图 9-12-2 胸 X 线正位片

思维引导:

根据病史、体格检查、实验室及影像学检查资料,归纳总结病例特点,整理出诊断主线索。本病患儿有发热、咳嗽和皮疹,体格检查呼吸略促,口周青,双肺呼吸音粗,双下肺可闻及散在细湿啰音,胸片示斑片影,符合肺炎体征及影像学表现。与此同时可见科氏斑。把握诊断原则中的"一元论原则""常见病、多发病优先原则""器质性疾病优先原则",首先考虑主线索可能涉及的诊断,并在此基础上进行鉴别诊断。

(四)病例特点

1. 8 个月婴儿,急性起病,未接种麻疹风疹疫苗。

2. 发热咳嗽起病,3d 后出现充血性、暗红色斑丘疹,并迅速蔓延至全身。

3. 体格检查科氏斑阳性,有肺炎体征及影像学表现。

诊断主线索:

发热、咳嗽 3d 后出现皮疹,并迅速蔓延至全身。

【思考题4】本患者最可能的诊断及鉴别诊断是什么?

思维引导:

该患儿主要的临床表现为发热和咳嗽,且 3d 后出现皮疹,合并呼吸系统受累表现。正确地梳理出主线索可以有效缩小鉴别诊断的范围。结合病例特点和病历资料,利用排除诊断法,依次排除可能性小的疾病,把不能排除的疾病作为初步诊断。患儿 8 个月大,未接种麻疹、风疹疫苗,本次起病先有发热、咳嗽、流涕等呼吸道症状,3d 后出现皮疹,并迅速蔓延至全身,故需要高度怀疑麻疹,但应结合病史、体征、年龄等,鉴别儿童发热伴有皮疹的其他疾病。

(五)鉴别诊断

1. 风疹 多为冬春季发病,易感年龄 1~5 岁,主要经呼吸道传染。出疹从面部开始,自上而下,24h 出齐,但手掌、足底大都无疹,为淡红色斑丘疹,疹退后无色素沉着。血常规特点为 WBC 正常或减少,淋巴细胞比例升高,可以出现异形淋巴细胞及浆细胞,CRP 一般正常。该患儿皮疹为暗红色斑丘疹,手掌、足底有皮疹分布,故考虑该疾病可能性小。

2. **猩红热**　为 A 组溶血性链球菌感染引起,多见于儿童,以 5~15 岁常见。皮疹于发病 24h 内出现,先见于耳后、颈、胸,1d 内可蔓延至全身,皮疹呈红色充血性粟粒样疹或鸡皮样疹,皮肤潮红,疹间无正常皮肤,面部皮肤充血但无疹,口鼻周围不充血,形成"环口苍白"征,在腋下、肘部及腹股的皮肤皱褶处,皮疹密集,色深红,间或有出血点,称为"帕氏线",全身皮疹消退后伴有糠麸样或膜状脱皮。血常规特点是 WBC 升高,中性粒细胞增多,CRP 多升高。该患儿皮疹特点不符合猩红热皮疹,血常规 WBC 偏低,CRP 正常,故猩红热除外。

3. **水痘**　为水痘-带状疱疹病毒初次感染引起。主要发生在婴幼儿和学龄前儿童。皮疹呈向心性分布,最初为红色斑疹,伴痒感,继之发展为充满透明液体的水疱疹,渐破溃结痂,分批出现,同时存在不同期皮疹。如无继发感染,WBC 正常或稍低,淋巴细胞百分比增高,CRP 正常。该患儿皮疹处无抓痕,皮疹分布、形态特点与此不符,故考虑该诊断可能性不大。

4. **手足口病**　为肠道病毒感染引起的传染病,多见于 5 岁以下儿童。夏季多见,皮疹分布于手、足、口腔、臀部。起初为粟粒样斑丘疹或水疱样疹,周围有红晕,手、足等远端部位出现或平或凸的斑丘疹或疱疹,皮疹不痒,疱疹呈圆形或椭圆形扁平凸起,内有混浊液体。初期 WBC 正常或稍低,淋巴细胞百分比增高,单核细胞也可以增高,CRP 正常。重症患儿 WBC 可以升高或者明显减低。该患儿皮疹分布、形态与此不符,故考虑该疾病可能性不大。

5. **麻疹**　为麻疹病毒感染引起的呼吸道传染病,未接种疫苗的人群普遍易感。皮疹首先在发际、颈侧部和耳后开始出现,然后大约在 24h 内首先向面部、颈部、上肢及胸部蔓延,自上而下逐步出现,包括掌跖部,为暗红色充血性斑丘疹,热盛疹出,于体温达到最高后第 2d 或第 5d 出透,通常于第 4d 隐退,伴有色素沉着。儿童麻疹病情往往较重,需要关注有无其他系统受累的表现,如呼吸系统、心血管系统、神经系统等。因为患儿有呼吸道症状体征及典型影像学表现,故考虑合并肺炎。

（六）诊断

麻疹合并肺炎

诊断依据

1. 8 个月婴儿,未接种麻疹疫苗。

2. 发热咳嗽起病 3d 后出现充血性、暗红色斑丘疹,并迅速蔓延至全身。

3. 体格检查可见科氏斑阳性,符合麻疹特点。

4. 患儿有呼吸道症状体征及典型影像学表现,符合肺炎的诊断。

知识链接

循证医学证据:《诸福棠实用儿科学》(第 8 版)第十八章第二节"麻疹"。

【思考题 5】应采取何种治疗方案?

（七）治疗

1. **切断传播途径**　该患儿符合麻疹的临床特征,且合并肺炎,故首先给予隔离单间治疗。

2. **对症支持治疗**　监测生命体征变化,在加强一般护理的同时,积极予退热处理,可选择对乙酰氨基酚或布洛芬退热。加强呼吸道管理,给予雾化拍背吸痰。

3. **中成药治疗**　前驱期应用辛凉透表的方剂,发疹期应用清热解毒透疹的方剂,恢复期患者应用养阴清余热或调理脾胃之法。

4. **抗感染治疗**　目前治疗麻疹无特效药物,该患儿合并肺炎,结合血常规特点,给予红霉素抗感染治疗。

【小结】

1. 麻疹是由麻疹病毒引起的呼吸道传染病,传染性强。临床过程往往有典型的发热特点和皮疹,早期口腔可见科氏斑。重症可以合并其他系统受累。

2. 在鉴别诊断中,除了对于病史采集细化,还要根据皮疹的特点,加上必要的血清学检查以确诊。

3. 对麻疹尚无特异性抗病毒治疗,对于免疫受损的病例可选用抗病毒治疗,主要进行对症治疗和防治并发症。对并发中耳炎或肺炎患儿适当应用抗生素,重症患儿可予丙种球蛋白免疫支持。

4. 疫苗接种是防治本病的关键。

ER-12-5-1　知识链接:麻疹

（申昆玲）

第十三节　急症与危重症相关疾病

一、进行性上腹痛伴休克

患者女性,89岁。

主诉:上腹痛1周,加重12h。

【思考题1】针对这一主诉,应该怎样进行病史采集,需要获得哪些临床信息?

病史资料收集与思维引导:

　　急诊是一个特殊的科室,针对急诊患者的特点,我们首先要确定是否有危及生命的情况存在,即在急诊临床更多采取"降阶梯思维"模式。本例患者为高龄老人,已腹痛1周,此时来急诊,最大的可能是疼痛"明显加重"。

　　急性腹痛是急诊科常见的症状之一,可能是空腔脏器穿孔、实质脏器破裂,也可能是腹腔炎症刺激或空腔脏器痉挛等。腹痛的问诊要点包括疼痛的部位、范围、性质、持续时间、诱发因素、加重和缓解因素、伴随症状、放射痛等。通常根据疼痛的性质、程度、持续时间等特点可以快速区分腹痛的病因和严重程度。如间歇发作常常是空腔器官的痉挛;持续性疼痛间歇性加重常见于肠梗阻;持续性疼痛多见于腹部脏器的炎症;而突发剧烈疼痛,没有减轻或缓解多为器官穿孔或破裂。其中穿孔、破裂和炎症都可能危及患者的生命,在问诊和体格检查中应当加以重视。

ER-13-1-1　知识链接:急诊的降阶梯思维

（一）病史资料（患者及家属共同陈述）

现病史:患者1周前无明显诱因出现中上腹及右上腹胀痛,与进食无关,多于夜间3:00左右发作,每次持续6h左右,咳嗽时加重,可自行缓解。不伴发热,无恶心呕吐,未见皮肤巩膜黄染。患者自发病来进食可,有排气,无排便。来我院急诊科就诊,初步诊为"腹痛原因待查、肺部感染、便秘",予"莫西沙星"静脉点滴抗感染、通便治疗（具体药物不详）,腹痛未见明显改善。2d前症状加重,出现发热,体温最高38.1℃,伴恶心,无呕吐。再次就诊,急诊改用"头孢哌酮钠舒巴坦钠"抗感染治疗。12h前腹痛加重,伴大汗、烦躁、气短,再次来诊。

既往史:3年前因心肌梗死行PCI术（具体不详）,术后服用氯吡格雷及他汀类药物治疗1年后停药。否认心房颤动病史。否认肝炎、结核、疟疾等传染病史,否认高脂血症、糖尿病、脑血管疾病。家属诉患者有抑郁症病史,目前口服"文拉法辛、左匹克隆"治疗。曾行肛肠手术以及绝育术（具体不详）,否认重大外伤史,否认输血史,否认药物、食物过敏史,预防接种史不详。

个人史:无疫区居留史及疫情、疫水接触史,无牧区、矿山、高氟区、低碘区居住史,无化学性物质、放射物、毒物接触史,无毒品接触史。

月经婚育史:适龄结婚,孕3产3,育有2子1女,子女体健。

家族史:父母去世,有1兄弟3姐妹,现有1妹妹健在,否认家族遗传病史及其他传染病史。

对问诊的点评：

接诊急诊患者时，应当从主诉入手，聚焦患者可能出现的疾病。"主诉"是患者最核心、最主要的不适，能够体现疾病部位、疾病性质以及疾病的发展速度。本病例中，患者是以"腹痛"为主诉，但在前期接诊过程中，腹痛相关的问诊要点却并不规范，也未提及前两次就诊时的腹部检查结果，故无法为临床诊断提供准确的线索。此外，本例患者的相应诊疗一直以"肺部感染"为主要方向，而患者病史中却并无"肺部感染"相关的症状，如咳嗽、咳痰等症状的详细描述和问诊记录，先后应用两种抗菌药物的考量及用药后的病情变化也未加以说明。这是临床常常出现的"挂一漏万"现象，即本书提到的"线性思维"。另外，患者出现了"大汗、烦躁、气短"，问诊并未询问清楚其诱因及具体表现，而这恰恰是此次就诊的重要原因，提示患者病情发生了紧急变化。

虽然急诊受客观条件所限，问诊往往难以面面俱到，一些病史资料不免疏漏。如本例中，既往史中未询问吸烟饮酒史，而患者 3 年前因心肌梗死行 PCI 术，吸烟饮酒史作为冠心病的危险因素不容忽略。临床工作中，我们应及时查漏补缺，为下一次接诊做好充分准备。

【思考题 2】对该患者进行体格检查时，需要特别关注的情况有哪些？

（二）体格检查

T 38.3℃，P 110 次 /min，R 24 次 /min，BP 107/80mmHg，SPO$_2$ 93%。

表情淡漠，烦躁，体格检查欠合作。两肺呼吸音粗，未闻及干湿性啰音。心率 150~160 次 /min，心律不齐，未闻及杂音。腹部膨隆，按压无痛苦表情，双下肢无水肿。四肢末端皮温低，轻度发绀。

对体格检查的点评：

急诊工作繁忙，各项体格检查需要高效进行，但并不意味着可以简化、省略。根据前文所述"降阶梯思维"，此时识别患者重要体征"四肢末端皮温低，轻度发绀"，有利于及时干预。但本案例对于该患者的体格检查仍存在明显不足。

首先，患者的主诉是腹痛伴发热，针对性的腹部检查却过于简略，墨菲征（Murphy sign）也没有记载。疼痛与压痛的存在是帮助判断病变位置和性质的重要依据。对躁动、体格检查不配合的患者进行疼痛相关检查时，依靠的不是回答，而是患者的反应。其次，后续的化验检查中发现明显的黄疸，但在体格检查中"皮肤、黏膜黄染"却没有确切描述（结合后文实验室检查结果来看，以该患者的胆红素水平，皮肤黏膜应有黄染表现）。

根据患者的体格检查结果，可以判断患者目前正处于休克早期。休克的临床表现被描述为：表情淡漠、面色苍白、四肢湿冷、脉搏细速、尿量减少和血压下降。但是，对于"淡漠""湿冷""细速""减少"等这样的文字描述，在临床上却容易被忽略。最初接诊的医生注意到了"湿冷"——四肢末端皮温降低，轻度发绀；和"细速"——脉率增快，心律不齐，但并没有关注患者的尿量问题，事实上患者是存在少尿的。脉搏（心率）是反映危重情况最敏感的指标，血压是提示危重情况出现最确定的指标，而排尿是反映患者目前容量状态的重要指标之一。北京协和医院马遂教授曾经说过"尿量是穷人的心排血量"，即尿量是在没有血流动力学监测设备时的心排血量指标，必须加以重视。正如"诊断学思维"一章中所述，住院医师不能过度依赖辅助检查而缺失临床基本功。

【思考题 3】为明确诊断并评估病情，需要哪些辅助检查？

（三）辅助检查

- 血常规与 C 反应蛋白：WBC 11.70×10^9/L，中性粒细胞百分比 83.00%，Hb 132.00g/L，PLT 141.00×10^9/L；CRP 18mg/L。
- 血气分析：pH 7.243，PCO$_2$ 35.2mmHg，PO$_2$ 48.9mmHg，HCO$_3^-$ 14.8mmol/L，Lac 12.3mmol/L。

- 肝肾功能与血生化:ALT 444.7IU/L,AST 728.1IU/L,TBil 67.4μmol/L,DBil 53.5 μmol/L,ALP 169IU/L,GGT 401IU/L,BUN 12.2mmol/L,Cre 137.6 μmol/L,GLU 3.21mmol/L,CO_2 12.9mmol/L。
- 尿常规(导尿管状态):WBC 500cells/μl,PRO 0.7(1+)g/L,KET 1(1+)mmol/L,UBG 34(1+)μmol/L,BIL 8.5(1+)μmol/L,BLD 25(1+)cells/μl,WBC 15~30cells/HPF。
- 血淀粉酶:(−)。
- 心脏损伤标志物:MYO 136.14ng/ml;NT-ProBNP 29 871.8ng/L。
- 凝血:PT 20.7sec;INR 1.73,D-dimer 8.62mg/LFEU,FDP 48.41mg/L。
- 腹部超声:胆囊大小无异常,壁不厚、光滑,腔内可见多发细碎强回声,大者直径约 0.7cm,胰腺大小形态如常,轮廓清楚,胰管不宽,实质回声均匀,未见明显异常回声。

思维引导:

急诊辅助检查要点是"快速、确定性"原则,每一项检查需要能够回答临床的相关问题——是否存在,以及是否危险。

该高龄患者主要表现为腹痛、发热、意识差,应当高度怀疑腹腔内相关疾病,特别是感染性疾病。因此,检查 CRP、血常规确定感染是否存在及其程度是有意义的,进而可以考虑血清 PCT 帮助确定细菌感染的可能性。心脏损伤标志物、淀粉酶以及胆红素用于初步寻找患者病变脏器,即确定诊断方向。血气分析能够帮助确定患者的危重程度,特别是本例患者有明显微循环障碍的迹象,更应关注动脉血氧和乳酸。腹部超声检查是从影像学水平寻找病因,如果患者病情允许,进行全腹部 CT 检查更为合适。此外,高龄患者,特别是既往有冠心病病史或以胸痛、腹痛为主要表现的患者,心电图应当视为必需的检查手段,以除外心肌梗死的情况。

【思考题 4】本患者最可能的诊断及鉴别诊断是什么?

(四) 病例特点

1. 老年女性,急性起病,逐渐加重。

2. 上腹痛伴意识障碍,有休克、低灌注表现。

3. 辅助检查提示感染征象,肝细胞、胆管细胞损伤,胆道梗阻及胆囊结石表现。

诊断主线索:

感染性休克

胆道梗阻

思维引导:

"急则治其标,缓则治其本",急诊患者与住院患者的处理模式存在差异。急诊工作更加注重"逆向思维",思维顺序即:"进入抢救室或监护室的原因是什么"—"来急诊的原因是什么"—"来医院的原因是什么",在此过程中积极寻找病因。本例患者来医院的原因是腹痛,但来急诊的原因是"腹痛加重、躁动和意识障碍"。我们必须先保证患者的生命安全,再解决令患者最痛苦的问题,最后才是祛除病因。

急诊的诊疗重在逻辑合理,诊断必须能够解释患者的表现和病理生理变化,本例患者进入抢救室(监护室)的直接原因是意识障碍、循环功能障碍以及多器官功能衰竭(如肝功能受损表现为转氨酶、转肽酶等水平急剧升高,有出血倾向;肾功能受损体现在肌酐水平升高),而这一表现的直接原因是感染性休克,而引起休克的原因可能是胆道感染,造成胆道感染的基础最可能的是胆道结石梗阻。此处需要注意的是,肝功能结果支持胆管结石并肝功能损伤,但超声可能受肠腔气体等因素影响而未探及胆管内结石。从"一元论"的角度出发,结合患者病史、症状、体征及实验室检查,仍然考虑胆道梗阻导致感染性休克可能性大。

因此,患者的首要处理应该是液体复苏;立即开始脏器功能保护和支持,保证全身供血、供氧的正常;尽快进行病原学检测并开始经验性抗菌治疗;检查胆道梗阻问题是否存在并解除,充分引流;考虑患者全身情况,必要时控制炎症反应。

(五) 初步诊断

急性胆管炎

感染性休克

代谢性酸中毒

乳酸性酸中毒

Ⅰ型呼吸衰竭

心力衰竭

急性肾功能不全

急性肝功能不全

初步诊断点评：

休克是急诊常见的重症之一，其中感染性休克常见。本案例中，通过患者的病史、体检以及辅助检查，首先判断患者存在休克，依据是患者出现发绀、少尿、血压下降、多脏器功能障碍（脑——表情淡漠；肺——Ⅰ型呼吸衰竭；肝脏——肝功能损伤；肾脏——肾功能损伤）；再判断休克的类型是感染性休克，依据是患者出现发热、白细胞升高；最后判断感染性休克的原因，尽管目前仅有间接证据而暂无影像学资料直接证实，但推测是胆管结石梗阻导致的化脓性胆管炎。

因此，可以得出"感染性休克、乳酸酸中毒、一型呼吸衰竭、急性肝肾功能不全"的诊断，但心衰的诊断缺少依据，肝功能和肾功能异常也可以考虑为脓毒血症引起的多器官功能障碍综合征（MODS）。因此，可以加入"脓毒血症"及"MODS"的诊断。此外，在诊断中应当加入"胆囊结石"，而"胆管炎"是可疑诊断。

修正诊断：

感染性休克

急性化脓性胆管炎？

多器官功能衰竭

代谢性酸中毒胆囊结石

冠状动脉粥样硬化性心脏病

陈旧性心肌梗死

PCI 术后

（六）鉴别诊断

1. **低血容量性休克**　是由于急性血容量降低所致的休克，包括腹腔脏器出血、大量丢失体液等。本例患者腹痛要考虑可能存在出血、发热导致大汗丢失体液等，从而导致低血容量休克可能存在，但目前暂无大量失血、失液的证据，故不考虑。这种休克可能由于容量降低反射性导致血管处于被动收缩状态，体内血管容积相对缩小。因此在治疗上应当以补液（输血）为主，而血管活性药物只能起一定的辅助作用。

2. **心源性休克**　是源自心脏射血功能障碍所致的周围循环功能衰竭，常见于急性心肌梗死、扩张性心肌病、心肌炎、急性心脏压塞等。心电图、超声心动图以及心肌损伤标志物和BNP对心源性休克的诊断有帮助。本例患者可排除。这种休克的根源在于心肌病变，因此应当以降低心脏负荷，恢复心排血量为出发点。较轻的患者可以适当采用抬高上身、下肢下垂、利尿和适当使用正性肌力药物来调整心肌的收缩力，重者可采用主动脉球囊反搏等设备保持心脏功能。

3. **感染性休克（或脓毒性休克）**　指脓毒症伴严重的循环、细胞和代谢异常。感染性休克属于分布性休克，分为"冷休克"（低排高阻型）和"暖休克"（高排低阻型）。前者多见，常由革兰氏阴性菌内毒素引起，其血流动力学特点是心脏排血量低，而微循环血管收缩，动静脉短路开放，总外周阻力高，由于皮肤血流量减少而温度降低。暖休克较少见，是由于病原体及病原体产生的毒素造成血管床广泛扩张，血管内皮细胞损伤，导致血管容积异常扩大，毛细血管渗漏增加而造成的有效循环血量不足。对这种患者的处理除补充血容量外，可使用血管活性药物。此外，有针对性地抗感染是最终的手段，必要时还可加用炎症调节药物，如糖皮质激素、乌司他丁等。而在治疗过程中，也需要预防病情恢复后或使用血管活性药物后的心脏负荷增加。

【思考题 5】患者下一步的处理方案是什么?

(七) 急诊处理

1. 立即心电监护,无创呼吸机辅助通气,改善组织氧供,并做好保温措施。

2. **液体复苏**　行锁骨下中心静脉穿刺置管。入院首个 24h 入量 5 500ml,其中生理盐水 5 000ml,乳酸钠林格氏液 500ml。第一小时以 1 000ml/h 速度静脉输液。

3. **病因治疗**　留取血培养标本后,调整抗感染方案,由于患者已使用过莫西沙星及头孢哌酮钠舒巴坦钠,治疗效果不佳,目前患者已发生感染性休克,考虑患者可能存在需氧菌 / 厌氧菌所引起的混合感染,故使用广谱高阶的"亚胺培南西司他丁钠"抗感染治疗。

4. 纠正酸中毒、电解质紊乱,适当应用血管活性药物。同时予抑酸药物以预防应激性溃疡,根据凝血状态,必要时抗凝治疗以预防 DIC。

经上述治疗,患者症状逐渐改善,24h 后体温降至 37.9 ℃;脉搏:100 次 /min;呼吸:24 次 /min;血压:150/87mmHg;血氧饱和度:98%。两肺呼吸音粗,未闻及明显干湿啰音,心律不齐,各瓣膜听诊区未闻及病理性杂音,腹部触软,右上腹轻压痛,无反跳痛,肠鸣音未闻及。24h 尿量增加至 1 155ml。

请肝胆外科会诊:考虑"急性胆管炎;肝功能异常;胆囊结石"。但患者目前年龄较大,超声检查肝内外胆管未见明显扩张,暂无急诊手术探查及 PTBD 指征,建议转入 ICU 进一步支持治疗。

患者部分实验室检查指标随时间变化趋势见图 9-13-1~ 图 9-13-6 所示。

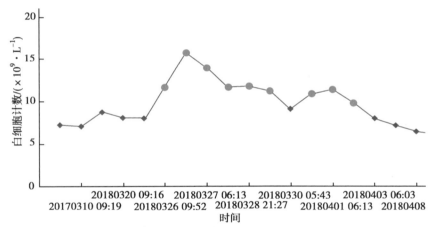

图 9-13-1　白细胞变化

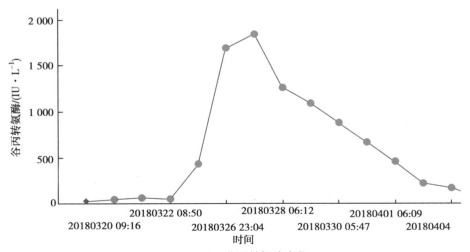

图 9-13-2　谷丙转氨酶变化

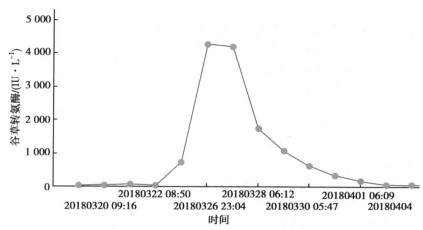

图 9-13-3　谷草转氨酶变化

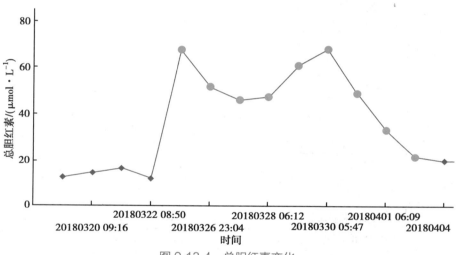

图 9-13-4　总胆红素变化

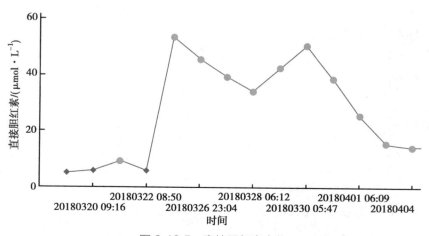

图 9-13-5　直接胆红素变化

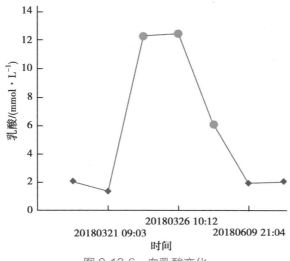

图 9-13-6　血乳酸变化

（八）治疗后续

患者经过上述处理后,病情稳定,意识转清,四肢肢端温暖,尿量增加,血压、脉搏、呼吸及血氧饱和度在正常范围,腹痛明显减轻。转入 ICU 病房进一步进行生命支持及后续治疗。

（九）小结

1. 急诊医师早期认识并进行及时规范的诊疗是提高感染性休克患者生存率的关键。思维顺序为,首先识别是否存在休克,其次判断休克的类型,最后寻找休克的病因。

2. 感染性休克的主要原因是感染导致微循环障碍,有效循环血量相对不足。因此,在处理上,既需要补充有效容量,又需要恢复血管张力。同时,要注重对因治疗,必须使用强有力的抗生素抗感染。

二、突发意识丧失

患者男性,47 岁。

主诉:突发意识丧失 2.5h。

【思考题 1】针对这一主诉,应该怎样进行病史采集,需要获得哪些临床信息?

病史资料收集与思维引导:

"突发意识丧失"是病情危重的征象之一,应遵循"先救命,再辨病"的诊疗原则。针对急诊患者的特点,我们需要首先要确定患者是否有危及生命的情况存在,即"降阶梯思维"。

根据意识丧失的时间,可分为晕厥与昏迷。晕厥为大脑灌注压突然下降,造成脑供血不足而引起的中枢神经系统功能一过性障碍。引起脑灌注压突然下降的原因包括血管舒缩障碍(血管张力改变、自主神经调节失常等)、心源性脑缺血(心律失常、心脏停搏等)、脑血管疾病(脑缺血)和其他(如低血糖、严重贫血等)。晕厥的典型表现是出现意识障碍后很快清醒。患者常有突然头昏、视物模糊或黑矇、四肢无力,随之意识丧失,摔倒在地。数秒至数分钟内意识即可恢复。昏迷则是完全意识丧失,是中枢神经系统受到致病因素损害的一种重度意识障碍的表现,不接受治疗,患者在短时间内不会清醒。

（一）病史资料

现病史:患者 2.5h 前无明显诱因突发意识丧失,跌倒。当时无双眼睑上翻,无舌咬伤及二便失禁。现场目击者经检查,判断为心搏骤停,立即给予心肺复苏。急救医务人员到达现场后立即实施电除颤,并予胺碘酮300mg静脉注射(具体复苏时长不详)。后患者意识转清。清醒后患者诉胸骨后闷痛,并伴大汗,无明显心悸、头痛、头晕、恶心、呕吐、咳嗽、咳痰等不适。急救人员立即给予阿司匹林、氯吡格雷各 300mg 口服,送至我院急诊。

既往史：糖尿病病史 5 年，长期口服格列喹酮（30mg，q.d.）治疗，空腹血糖控制在 7mmol/L 左右，否认高血压病、冠心病、高脂血症病史。否认肝炎、结核等传染性疾病史及其密切接触史。否认手术外伤史、输血史。否认药物及食物过敏史。预防接种史不详。

个人史：生长于原籍，久居此地，否认疫区、疫水接触史。否认地方性疾病史、冶游史、毒品和放射线接触史。吸烟史 20 余年，平均 10 支 /d，否认饮酒嗜好。

婚育史：适龄结婚，育有 1 子 1 女，配偶及子女体健。

家族史：否认早发心血管病史、家族性遗传病史及猝死家族史。

对问诊的点评：

本例患者主诉为意识障碍，这样的患者往往无法自行描述发病情况，通常由家属或旁观者叙述病史，但应详细询问发病前的状态和场景，如有可能，应请院外急救人员提供电除颤前后的心电图资料。

该患者意识丧失时，由现场旁观者立即给予心肺复苏，后由医务人员给予电复律，患者心跳及意识恢复。在此情况下，首先考虑患者为心搏骤停，而心搏骤停最常见的原因是冠心病引起的 ACS。因此，问诊要点在于患者是否有冠心病相关的危险因素，如既往是否有糖尿病、高血压、高脂血症、冠心病史，是否吸烟、饮酒，是否曾经安装过心脏支架或做过心脏相关手术等；并需要为进行的心脏血管再通做前期准备，询问是否有药物，特别是造影剂过敏史。

为了尽量争取抢救时间，本例患者的病史记录比较简单，但重点问题均已记录，从病史可以初步判断患者冠心病可能性大（心搏骤停＋心绞痛），以及冠状动脉造影的可行性（无明显过敏史）。

目前急诊科很多疾病的急救治疗前移，甚至包括心脑血管疾病的溶栓治疗。本例患者院前使用了一次氯吡格雷，在临床问诊过程中要提高警惕，避免遗漏而导致重复用药。

【思考题 2】对该患者进行体格检查时应该注意哪些方面？

（二）体格检查

T 36.6℃，P 84 次 /min，R 22 次 /min，BP 110/82mmHg，SPO₂ 99%。

意识清楚，体格检查合作。双侧瞳孔等大等圆，光反射灵敏。两肺呼吸音清，未闻及干湿啰音。心律齐，各瓣膜区未闻及异常心音及病理性杂音。腹平坦，无压痛、反跳痛、肌紧张，肝脾肋下未及，墨菲征（Murphy sign）阴性，肠鸣音 4 次 /min。双下肢无水肿，双侧足背动脉搏动正常对称。

对体格检查的点评：

急诊病历应简明扼要、重点突出，以备临床判断和后续分析。本例患者考虑为 ACS 引起的意识丧失，因此在体格检查时，应当针对 ACS 及相关的并发症进行检查、记录。ACS 在体征上常常没有特异性，当发生急性心肌梗死时，可能出现的并发症包括急性左心衰竭、室间隔穿孔、心律失常等。上述病历中明确记录"两肺未闻及啰音""心律齐""各瓣膜区无杂音"，这表明患者目前没有明显心功能异常及心律失常等。但更加完善的体格检查还应当包括患者的体位、双上肢和双下肢血压、周围血管征等；另外，本病例缺少神经系统体格检查，如病理征等体征，不利于意识丧失患者的鉴别诊断。

【思考题 3】可对该患者选择哪些辅助检查？

思维引导：

患者考虑为 ACS 可能性大，应尽快完善心电图及心肌损伤标志物检查，可择期行心脏超声。

（三）辅助检查

– 心电图：窦性心律，I、aVL、V₁~ V₅ 导联 q 波形成伴 ST 段抬高（图 9-13-7）；

– 心肌损伤标志物：CK-MB 5.21（0~6.22）ng/ml，MYO 55.76（28~72）ng/ml，cTnI 0.13（0~0.024）ng/ml。

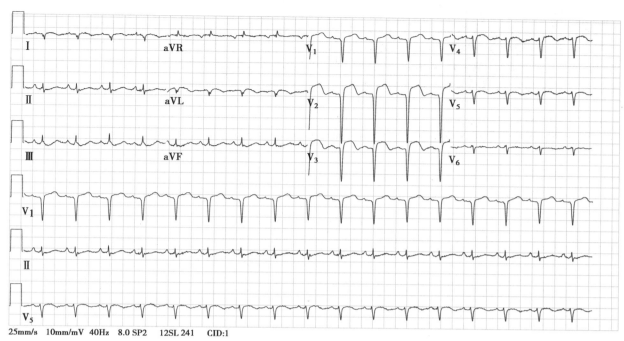

I　　　　　aVR　　　　　V₁　　　　　V₄

II　　　　　aVL　　　　　V₂　　　　　V₅

III　　　　　aVF　　　　　V₃　　　　　V₆

V₁

II

V₅

25mm/s　10mm/mV　40Hz　8.0 SP2　12SL 241　CID:1

图 9-13-7　急诊心电图

思维引导：

　　心电图和心肌损伤标志物是快速诊断急性心肌梗死的主要依据。急诊辅助检查的原则是"快速、确定性"。每一项检查需要能够回答临床的相关问题，是否存在，以及是否危险。该患者考虑为 ACS，急性心肌梗死可能性大。因此，心电图检查、心肌酶谱检查对于判断急性心肌梗死是否存在、心肌损伤程度及梗死定位意义重大。

　　心电图是快速诊断急性心肌梗死的重要工具之一，其特点是既能够快速诊断 STEMI，而且可以帮助确定其梗死部位，并判断是否存在心律失常。心脏损伤标志物是确定存在心肌损害的金指标，包括 CK-MB、肌钙蛋白和肌红蛋白，在心电图没有 ST 抬高的患者，是诊断 NSTEMI 的依据。

　　根据该患者存在胸痛症状，心电图呈 I、aVL、V1~V5 导联 ST 段抬高，以及 cTnI 明显升高，可明确诊断为急性广泛前壁心肌梗死，这是支持实施急诊冠状动脉造影的重要指征。

【思考题 4】本患者最可能的诊断及鉴别诊断是什么？

（四）病例特点

1. 中年男性，急性病程。
2. 心搏骤停复苏成功，清醒后剧烈胸痛伴大汗。
3. 既往糖尿病史及长期大量吸烟史。
4. 心电图（图 9-13-7）示广泛前壁心肌梗死，心肌损伤标志物明显升高。
5. 目前生命体征平稳，无心律失常及心衰表现。

诊断主线索：

急性心肌梗死，暂无严重并发症。

思维引导：

　　病例特点的书写需要医生有很强的归纳综合能力，通过病例特点可以快速还原疾病的面貌，并描述出疾病的发生、发展过程。从该患者突发心搏骤停，快速复苏成功，以及清醒后出现的持续性剧烈胸痛、大汗，初步考虑为"急性心肌梗死"。心电图变化与定位及肌钙蛋白的升高进一步证实了临床的初步推断（印象诊断）。通过既往糖尿病史及大量吸烟史，推断患者可能存在冠心病（以往未诊断）。而"双肺无湿啰音"和"心律齐"

则表明目前患者尚未出现心肌梗死的严重并发症。

　　本例患者进入抢救室的(监护室)的直接原因是突发意识丧失、胸痛伴 ST 段抬高。意识丧失的直接原因可能是急性广泛性前壁心肌梗死引起的心室颤动。因此,患者首要处理应为立即卧床、吸氧、建立静脉通道,密切监测生命体征,予镇静、抗血小板、抗凝、扩血管、调脂等药物治疗,必要时用药预防心律失常;同时应尽快联系心内科介入团队,在黄金时间窗内进行冠状动脉再灌注治疗。

　　(五) 初步诊断
　　冠状动脉粥样硬化性心脏病
　　　　急性心肌梗死
　　　　心室颤动
　　　　心肺复苏成功
　　2 型糖尿病

初步诊断点评:

　　通过本例患者的病史、体格检查及辅助检查,可以得出"冠心病、急性心肌梗死、心肺复苏成功、2型糖尿病"的诊断,但对于心室颤动的诊断,病史中缺少心电图等直接证据,因此应为疑诊。此外,心肌梗死患者应进行心肌损伤部位的定位诊断和心功能分级的诊断,因此需要加入"急性广泛前壁心肌梗死、心功能 I 级(Killip 分级)"。

　　修正诊断:
　　冠状动脉粥样硬化性心脏病
　　　　急性广泛前壁心肌梗死
　　　　心功能 I 级(Killip 分级)
　　　　心室颤动?
　　　　心肺复苏成功
　　2 型糖尿病
　　【思考题 5】该患者下一步处理措施有哪些?

思维引导:

　　急性心肌梗死的发病机制是冠状动脉(特别是冠状动脉主干或大的分支)急性阻塞,引起较大面积的心肌肌肉的缺血坏死,可能造成心脏泵功能衰竭、致死性心律失常等。血管再通是治疗急性心肌梗死最重要的手段。随着血管阻塞时间的延长,再通的可能性将逐渐减小,而致死的可能性逐渐增加。在心内科的观念中"时间就是心肌",而在急诊科,"时间就是生命",只有保证患者的存活,才有可能进一步挽救心肌。对于急诊科医生来说,及时准确的诊断、早期干预、及时与心内科的衔接是抢救急性心肌梗死患者的三个关键要素。

　　确诊急性心肌梗死后,应当积极准备血管再通治疗,尽快恢复损伤部位的血流,减少心肌坏死范围。治疗手段包括保持患者安静、减少氧耗、减轻心脏负担;立即给予抗血小板及扩张冠状动脉治疗;积极准备溶栓或 PCI 治疗。在上述过程中,密切监护患者生命体征,及时发现心功能不全和各种心律失常(特别是致死性心动过缓及室性心律失常)。对于疼痛严重的患者,还可以酌情使用吗啡止痛。及时联系院内进行血管再通的团队是急诊科接诊医生的重要工作之一。

　　(六) 急诊处理
　　1. 立即进抢救室,心电监护、吸氧、建立静脉通路。
　　2. 立即启动"胸痛中心"快速通道,同时向家属告知病危,并争取家属对血管再通手术的支持。
　　3. 查血常规、血型、肝肾功能、凝血功能、感染四项、血气分析等相关检查。

4. 院前已予阿司匹林及氯吡格雷各 300mg,立即请心内科介入团队紧急会诊,联系心导管室,行冠状动脉造影术和支架植入术。

（七）诊疗后续

急诊冠状动脉造影检查结果显示:左前降支（LAD）近段完全闭塞,左回旋支（LCX）中段及 OM1 开口狭窄 90%,右冠状动脉（RCA）近中段弥漫狭窄 50%。ICRA 为 LAD,对 LAD 行急诊 PCI,于 LAD 和 LCX 分别置入 1 枚支架,过程顺利。患者生命体征平稳,术后安返病房。患者完成急诊 PCI 后,胸痛较前明显缓解（图 9-13-8~ 图 9-13-10）。

返回 CCU 时体格检查:T 36.2℃,P 78 次 /min,R 20 次 /min,BP 118/80mmHg。心肺腹无殊。

予患者冠心病二级预防治疗,阿司匹林 100mg q.d.,氯吡格雷 75mg q.d.,依诺肝素 4 000IU q.12h. 治疗。

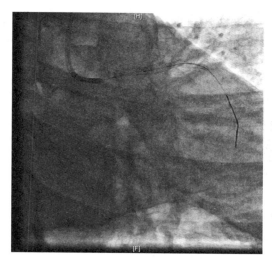

图 9-13-8　病变血管支架置入前

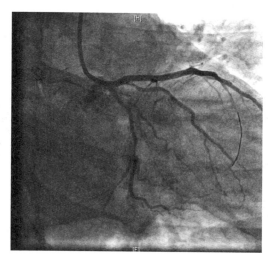

图 9-13-9　病变血管支架置入后

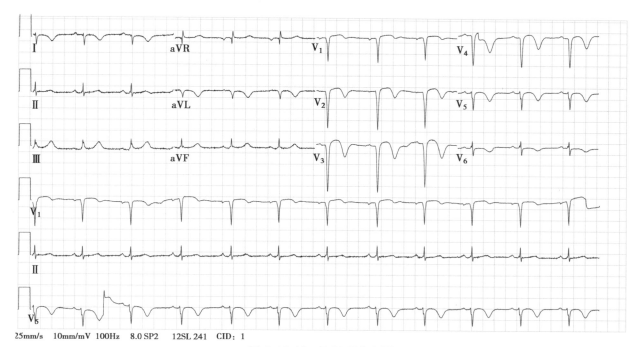

图 9-13-10　PCI 后心电图

（八）小结

本例患者以猝死为初发表现，是冠心病、急性心肌梗死一种类型。庆幸的是在发病现场有人懂得心肺复苏术，使他得以生还。AHA 心肺复苏指南上也明确写道"没有任何一个药品和技术比把心肺复苏技术普及到社区对抢救成功率影响更大"，本例就是一个佐证。因此，所有的医生，无论是哪个学科，都应当掌握心肺复苏技术。

此外，冠心病急性心肌梗死的重要治疗手段是血管再通和防止并发症出现。本例患者从发现到急救车转送（包括现场处理），以及急诊科处理和心脏科介入等均显示了抢救的及时性，这是患者抢救成功的关键。我国始终在普及"胸痛中心"的理念，但值得一提的是，胸痛中心更应该被理解为一个功能，一个体系。这个体系包含着急性心肌梗死患者救治的全流程。只有这个体系高效运作，心肌梗死患者的抢救成功率才能提高，死亡率才能真正降低。

三、复合伤

ER-13-3-1　知
识链接：复合伤

患者男性，25 岁

主诉：腹部撞击伤 17h。

【思考题 1】接诊闭合性损伤患者时的问诊要点是什么？

病史资料收集与思维引导：

主诉应为患者主观不适，除非患者意识丧失且无家属陪同。对外伤患者的问诊，核心在于损伤部位、损伤方式及损伤时间。损伤部位可帮助判断被损伤的器官，损伤方式可帮助确定器官损伤的类型，损伤时间可帮助初步确定损伤的程度。

（一）病史资料

患者 17h 前发生机动车交通事故，上腹部正中撞击伤，立即前往当地医院行腹部超声检查提示肝破裂，颅脑 CT 检查未见明显异常，转至我院急诊。

对问诊的点评：

很显然，可能限于急诊紧张而繁忙的工作，上述问诊及病史资料描述过于简单。有时重检查而轻问诊，往往是很多年轻医生（包括急诊外科医生）的共同缺点。

接诊闭合性损伤的患者时，应关注撞击后患者的生命体征、意识状态、疼痛部位等；由于普通人所具有的恐血心理，开放性损伤多能够被及时关注，而闭合性损伤由于没有外在伤口，患者和家属无法看到内失血、气管破裂等可能危及生命的情况，也不易确定损伤的具体器官，因而可能被延误诊治。此外，对于转诊的患者，需要了解外院接诊后的处理措施，以及受伤以来患者的情况变化。

【思考题 2】根据上述摘要，在体格检查时应重点关注哪些体征？

（二）体格检查

T 37.5℃，P 107 次 /min，R 24 次 /min，BP 160/78mmHg，SPO$_2$ 97%。

意识较清，可正确对答，烦躁。右眶部多发皮肤破损伴肿胀；瞳孔右侧 6mm，左侧 5mm，对光反射灵敏。下肢皮损。上腹部压痛。

对体格检查的点评：

与问诊类似，体格检查部分过于简单，胸部检查甚至完全缺如，肢体检查也没有记载。一个交通伤的患者，可能被直接撞击的部位在腹部，但由于其惯性前倾作用，头部、胸部可能同时被"摔"在车上，还有可能因跌倒而头部、背部着地发生损伤，也可能因被动旋转而引起肢体或躯干的扭伤。因此，复合型闭合伤的患者需要将全身衣物脱去，进行全面、细致的检查。

　　腹部体格检查须关注有无腹膜刺激征、移动性浊音或肝浊音界消失等；神经系统体格检查须关注瞳孔是否等大等圆(有无高颅压)，有无肌张力及肌力改变，有无生理性反射减弱或消失，有无病理性反射等；下肢皮损须详细记录位置、性质(擦伤或撞伤？)等；此外四肢末端皮肤是否湿冷，口唇有无发绀等有助于判断患者是否存在休克。

　　问诊、体格检查不完整可能导致责任事故。

【思考题3】该患者需要进行哪些辅助检查？

(三) 辅助检查

– 血常规：WBC 21.87×10^9/L ↑，Hb 111.00g/L ↓，PLT 130.00×10^9/L，中性粒细胞百分比 93.20% ↑。

– 肝肾功：ALT 198.4IU/L ↑，AST 193.6IU/L ↑

– 凝血功能：Fib 1.1g/L ↓，D-dimer 29.03mg/L ↑，FDP 91.2mg/L ↑。

– 血气：pH 7.344，PaO_2 104.4mmHg，$PaCO_2$ 37.7mmHg，BE –4.99mmol/L，HCO_3^- 20.1mmol/L。

– 腹腔穿刺抽出不凝血。

– 颅脑CT(图9-13-12a)：左顶、颞叶少量出血。

– 全腹部增强CT(图9-13-13a)：肝脏破裂，腹、盆腔积液。

– 胸部CT：右侧多发肋骨骨折；右肺中、下叶高密度影，肺挫伤可能，两肺尖小肺大疱，右肺上叶索条。

思维引导：

　　外伤患者辅助检查的重点在于"是否有器官损伤"和"失血程度"。

　　"器官损伤"在急诊科通常采用CT或超声检查。当患者生命体征平稳，环境安全时，快速进行全身的CT扫描可以准确判定损伤部位。但如果患者情况危急，或没有CT条件时，可以进行床旁超声检查。国际标准"腹部快速超声检查(FAST)"检查方法，即创伤重点超声评估法，可对腹部重点部位周围(肝周、脾周、心包、盆腔周围)是否存在游离液体(通常是积血)进行快速排查，已经作为外伤患者急诊处置的专项技术被普及。

　　"失血程度"是常常容易被忽略的危险因素。原因有两个：其一，年轻医生缺乏临床经验和系统性思维，往往习惯于以"器官"定位自己的科室(专科)，所以更加在意自己负责的器官是否有损害；其二，失血是全身累计计算的，可能单独一个部位失血并不足以导致患者死亡，但累计失血将造成患者的休克。这样的教训比比皆是。在外伤患者中，判断失血可以用出血量来估计，但闭合性损伤及多发性损伤时则难以简单判断，此时可以通过生命体征和血红蛋白下降的情况来评估失血程度。该患者血红蛋白偏低但白细胞升高，说明在血液浓缩的情况下依然有血红蛋白的下降，提示患者存在大量失血，并有休克的可能性。

【思考题4】复合性闭合损伤急诊医生最应该关注的是什么？

(四) 病例特点

1. 腹部闭合性损伤17h。

2. 意识尚清醒，心率快、血压偏高。

3. 实验室检查提示失血伴代谢性酸中毒。

4. 影像学检查提示颅脑、胸部和腹部损伤，肝破裂，腹盆腔积血。

诊断主线索：

复合型闭合伤

思维引导：

　　外伤患者的急诊思维更应该体现整体观和逻辑性，归纳病例特点，可以让我们一目了然地知道患者是复合型闭合性损伤，有颅脑、胸部和腹部损伤，并可能有失血性休克(虽然血压尚正常)，应当尽快处理。

【思考题5】判断患者可能发生休克的依据是什么？

(五) 初步诊断

多发伤

肝破裂

腹腔感染
创伤性颅内出血
创伤性颅内血肿

初步诊断点评：

　　上述诊断也体现部分外科医生的缺点——过分重视解剖诊断。一般认为，外科医生比较重视病理解剖学，而急诊科医生更加关注病理生理学。上述诊断无法体现急诊科的"急"字，因为看不出哪个诊断是致命的。但如果加上"失血性休克""代谢性酸中毒"，则提示患者目前已是急诊分级的Ⅱ级（随时可能发展为危及生命的Ⅰ级）。此外，"腹腔感染"应当是接诊医生针对白细胞升高做出的诊断，但目前并未发现引起腹腔感染的因素存在（无空腔脏器穿孔），可能存在其他部位，如皮损处感染等；在外伤失血时由于应激状态和血液浓缩，也可以造成白细胞轻度升高。

ER-13-3-2　知识链接：四级急诊患者分级标准

修正诊断：
多发伤
肝破裂
失血性休克
代谢性酸中毒
创伤性颅内出血
创伤性颅内血肿

【思考题6】该患者下一步的处理措施有哪些？

思维引导：
复合伤患者的简单处理流程如图9-13-11：

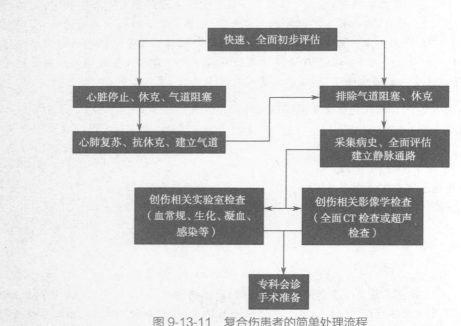

图9-13-11　复合伤患者的简单处理流程

（六）急诊处理及病情转归

1. **颅内出血方面**　请神经外科会诊，考虑为外伤性颅内出血，目前暂无手术指征，建议保守治疗，密切观察。

2. **肝破裂方面**　因复查超声肝周积血量未见明显增多，但数小时内出现脾周及下腹部积血，考虑出血量大,而且心率偏快(107次/min)存在活动性出血可能,请肝胆外科会诊,行开腹探查+肝脏裂伤修补术,术中见:肝脏镰状韧带附近、第一肝门上方、胆囊床附近多处肝脏裂伤,并可见1枚大小约2cm×1cm游离肝脏碎片,予止血、缝合,第一肝门附近可见胆汁渗出,予清创、缝合,腹腔冲洗后,探查肝脏右缘、脾脏、肠道、系膜未见明确损伤,腹腔内积血约1 000ml,予留置肝下引流管1根。术中输注红细胞2IU、血浆400ml。

3. 术后患者转入SICU,给予补充白蛋白、抑酸、预防性预防感染、营养、扩充血容量、脱水降颅压等治疗。患者情况逐渐好转,术后第9d复查颅脑CT扫描(平扫+重建)示:左颞叶少量出血,基本吸收消散,左顶叶内点状出血灶,较前吸收(图9-13-12b);全腹部CT(平扫+重建)示:肝脏破裂复查,右侧胸腔积液少量,左侧胸腔积液微量,双肺下叶部分组织膨胀不全(图9-13-13b)。

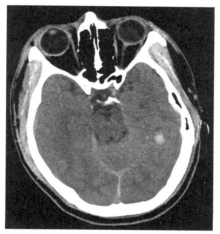
图9-13-12a 发病当日颅脑CT

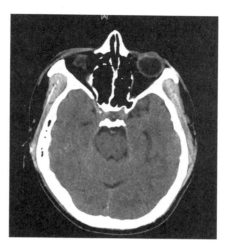
图9-13-12b 发病十日后颅脑CT

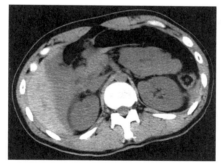
图9-13-13a 发病当日腹部CT

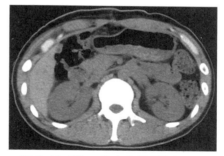
图9-13-13b 发病十日后腹部CT

4. 患者术后恢复顺利,C反应蛋白(图9-13-14)、白细胞(图9-13-15)、中性粒细胞(图9-13-164)水平均较前降低,提示患者炎症反应减轻;转氨酶(图9-13-17)降低提示肝功能较前恢复。后患者拆除缝线,拔除引流管,出院。

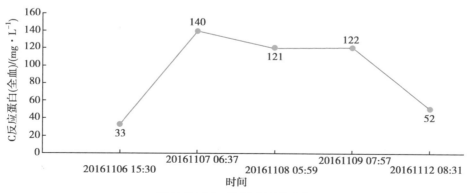
图9-13-14 C反应蛋白变化

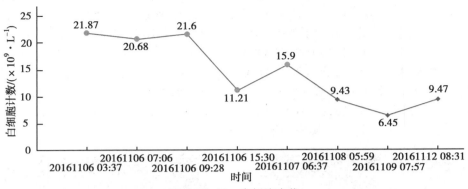

图 9-13-15　白细胞变化

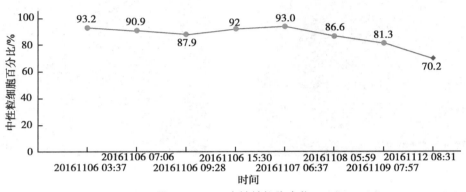

图 9-13-16　中性粒细胞变化

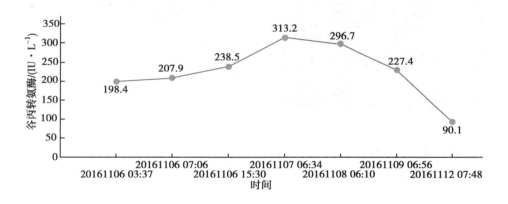

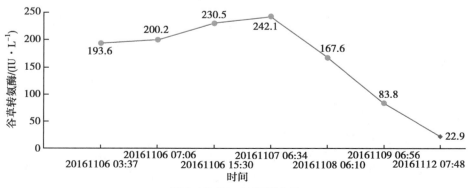

图 9-13-17　转氨酶变化

（七）小结

外伤是体现医疗服务水平和效率的特殊疾病,及时、正确的处理可以挽救患者的生命。我国在全国范围内建立了多个创伤中心,目的就是提高各医院的创伤救治水平,最大限度地降低外伤的致死率和致残率。就复合型外伤的急诊救治而言,需要关注如下两个方面:

1. 时间就是生命。要以最快速度确定是否有重要器官的损伤,是否有致死性大量失血。

2. 立即液体复苏,保证组织灌注,为手术创造时机;立即对重要脏器的损伤开展手术,尽可能恢复其功能。

（王 仲）

四、院内呼吸心搏骤停

住院患者,女,60 岁。

主诉:突发意识丧失 2h 余。

【思考题 1】突发意识丧失应该怎样进行病史采集?

病史资料收集与思维引导:

本例患者在院内突发意识丧失,情况危急。在平时的诊疗工作中,医生除密切观察患者情况以防患于未然外,当患者突然发生病情变化,在紧急抢救处置的同时,需要迅速明确病因、及时祛除病因。

患者突发意识丧失时,应立即对患者进行脉搏、血压和心律监测,快速评估患者的循环和呼吸情况。而后快速从以下各系统疾病进行考虑,针对性地询问病史并进行体格检查:

①颅内病变:包括颅内占位、脑血管意外等;②癫痫发作;③心血管源性,如心律失常、急性心肌梗死、肺栓塞、主动脉夹层、肺动脉高压等;④直立性低血压;⑤代谢性疾病,如低血糖、糖尿病酮症酸中毒、肝性脑病、尿毒症等;⑥肺性脑病;⑦中毒;⑧癔症等精神因素导致的意识障碍。

（一）病史资料

现病史:患者,女,60 岁,以"双下肢乏力 1 年余"于 2017 年 2 月 27 日入院。患者 1 年余前无明显诱因出现双侧大腿阵发性麻木疼痛,左下肢明显,伴右下肢乏力,行走不便,不能长时间行走,无踩棉花感,无胸腹部束带感,无视物旋转等其他不适。曾至当地医院就诊,查腰椎 CT 示:"腰 3/4、腰 4/5、腰 5/骶 1 椎间盘突出,腰 5 双侧椎弓峡部不连,腰 5 椎体向前滑移";查肌电图 + 神经传导速度示:"广泛神经源性损害(累及胸锁乳突肌、T₂ 椎旁肌、腹直肌未受累,伴正锐波、纤颤、束颤电位);F 波:(-);H 反射:(-)"。当地诊断为"运动神经元病",予"甲钴胺片、利鲁唑片"口服(均为 1 片 b.i.d.)。服药后治疗效果一般,为求进一步诊疗来我院就诊。入院后病情稳定,神经系统体格检查发现:双上肢近端肌力 3 级,远端 5 级,双下肢近端肌力 3 级,远端 5 级,足背屈肌 0 级,双下肢肌张力增强。

3 月 5 日 11:00 患者无明显诱因突发意识丧失,呼之不应,血压 72/43mmHg,急予心电监护,吸氧,建立静脉通路并补液,患者出现短暂意识恢复,自述上腹部疼痛,无恶心呕吐。约 11:10 患者再次出现意识丧失,血压、氧饱和度测不出,心电监护示无脉室速,急予胸外按压,加压面罩接呼吸皮囊辅助通气,除颤,心电监护提示无脉电活动。期间给予盐酸肾上腺素 1mg 每 3min 静脉推注 4 次后改为 5mg 加 0.9% 生理盐水 45ml 稀释后微泵 10~25ml/h 维持,5% 碳酸氢钠静滴,气管插管建立人工气道球囊辅助通气,并送检血常规、电解质、心肌酶、肌钙蛋白、CRP 等。11:57 分患者恢复自主循环,心率 70~110 次/min,多发室性早搏,血氧饱和度维持在 90% 以上,肾上腺素持续泵入状态下,碳酸氢钠纠酸,血压维持在 126~140/56~83mmHg。12:30 患者意识转清,有指令动作。13:50 患者转入 ICU。

既往史:10 余年前行子宫肌瘤手术。焦虑症病史近 6 年,口服盐酸阿米替林(1 片 q.d.)。无高血压病、糖尿病及心脏病史,否认传染病史及外伤史,否认食物、药物过敏史。

个人史:否认特殊用药史及毒物接触史。无烟酒嗜好。

婚育史:25 岁结婚。丈夫体健。孕 2 产 2,一子一女均体健。

家族史：父亲因胃癌去世。母亲有焦虑症，兄弟姐妹体健，否认家族遗传病史。

对问诊的点评：

　　本病例病史资料较为全面，抢救措施及时，迅速稳定患者生命体征后，再进一步判断意识丧失的原因。

【思考题 2】根据上述摘要，在体格检查时应重点关注哪些体征？

思维引导：

　　患者在院内突发意识丧失的原因被迅速判定为呼吸、心搏骤停导致的循环障碍，且患者心搏骤停多次，循环极不稳定，需考虑临床可能引起心搏骤停的病因。除心脏本身的病变外，休克、缺氧、严重水电解质平衡和代谢紊乱、中毒、呼吸系统和中枢神经系统疾病等均可导致心脏停搏。

　　临床可按"6H5T"的提示分析停搏原因。"6H"包括低血容量（Hypovolemia）、低氧血症（Hypoxia）、酸中毒（Hydrogen ion acidosis）、高钾 / 低钾血症（Hyper/Hypokalemia）、高血糖 / 低血糖（Hyper/hypoglycemia）、低体温（Hypothermia）；"5T"包括中毒（Toxins）、心脏压塞（cardiac Tamponade）、张力性气胸（Tension pneumothorax）、冠状动脉血栓形成或肺动脉栓塞（Thrombosis of the coronary/pulmonary vasculature）、创伤（Trauma）。根据患者病史，可首先排除低血容量、中毒、创伤、张力性气胸等条目。

（二）体格检查

　　T 37.3℃，P 151 次 /min，R 18 次 /min，BP 102/53mmHg。

　　患者神清，精神萎靡，有指令动作。气管插管接呼吸机辅助呼吸，双肺呼吸音粗，未闻及啰音。心率 151 次 /min，律不齐。腹部膨隆，下肢无水肿，未见杵状指。全身皮肤呈花斑样，四肢末端湿冷。神经系统检查同前。

（三）治疗措施和病情演变

　　患者转入 ICU 后立即行右侧肱动脉穿刺持续监测血压，右侧颈内静脉穿刺监测 CVP，初次测定 CVP 为 22mmHg，之后逐渐升高至 28mmHg。送检动脉血气分析、血糖、血乳酸、凝血功能及 D- 二聚体等，急诊行床边胸片、床边心电图；补液，予肾上腺素及去甲肾上腺素维持血压；机械通气（FiO_2 100%）。

　　14：10 患者心率骤降至 32 次 /min，血压降至 32/15mmHg，SPO_2 降至 50%。立即胸外按压，约按压 3min 后心率恢复至 160~175 次 /min，血压 85/52mmHg。后心搏骤停反复出现 4 次，胸外按压后自主循环能恢复，但不能维持，循环极度不稳定。

【思考题 3】为明确诊断并评估病情，可安排哪些辅助检查？

（四）辅助检查

– 血常规：WBC $11.9×10^9$/L，中性粒细胞百分比 48.4%，淋巴细胞百分比 45.6%，Hb 128g/L，PLT $114×10^9$/L。

– B 型尿钠肽前体：87pg/ml（0~80pg/ml）。

– 心肌酶谱：CK-MB 46IU/L（2~25IU/L），CK 247IU/L（26~140IU/L），LDH 441IU/L（109~245IU/L），GOT 84IU/L（8~40IU/L）

– 肌钙蛋白 I：TnI 0.010ng/ml。

– CRP：3.9mg/L。

– 血气分析：pH 7.28，$PaCO_2$ 43mmHg，PO_2 344mmHg，BE–6.2mmol/l，HCO_3^- 20.2mmol/l，K^+ 3.6mmol/l，Lac 9.3mmol/l，呼气末 CO_2 分压与动脉血 CO_2 分压差值 63mmHg。

– 心电图：窦性心律，右束支传导阻滞，Ⅱ、Ⅲ、AVF 和胸前导联 T 波倒置，$S_IQ_{III}T_{III}$（图 9-13-18）。

– 床边胸片：右肺下野见片状高密度影，边缘模糊，左肺野清晰。两肺门未见明显异常肿块，两膈面光整，肋膈角锐利。考虑右肺感染（图 9-13-19）。

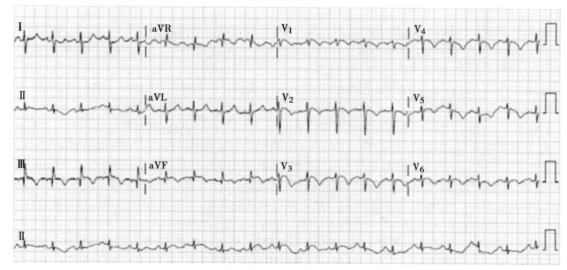

图 9-13-18　床边心电图

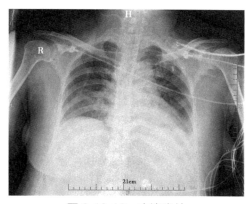

图 9-13-19　床边胸片

【思考题 4】本患者最可能的诊断及其鉴别诊断是什么？

思维引导：

根据患者病史资料、问诊与体格检查、辅助检查、治疗与病情变化等资料，运用逻辑学思维综合分析，归纳总结病例特点，找出诊断的主线索。这里需要注意区分疾病的现象与本质、主要表现与次要表现、共性与个性、局部与整体、典型与不典型等特征，根据一元论优先原则，提出最可能的诊断，并在此基础上把握鉴别要点进一步排查。

（五）病例特点

1. 老年女性，下肢乏力 1 年余。

2. 住院期间反复出现意识丧失，伴呼吸循环障碍。

3. 多次心跳呼吸骤停，反复经心肺复苏后恢复自主循环，需大剂量血管活性药物维持血压，循环仍不稳定，CVP 高，氧合差，有休克表现。

4. 心电图表现为 $S_IQ_{III}T_{III}$。

诊断主线索：

老年女性，下肢乏力病史，肺栓塞表现。

ER-13-4-1　知识链接：肺栓塞的典型心电图表现

诊断思维提示：

围绕诊断主线索，寻找切入点，全面考虑可能的疾病。通过目前患者症状、体征和辅助检查，目前停搏原因的"6H5T"中，考虑肺栓塞可能性大，但仍需进一步鉴别。

（六）鉴别诊断

1. 大面积脑梗死或脑出血 患者可能出现反复意识丧失发作，头痛，恶心、呕吐，失语，感觉减退，全身性抽搐，局灶性癫痫，肢体偏瘫。体格检查可见神经系统定位体征，颅脑 CT、MRI 可帮助诊断。本患者神经系统症状、体征与之不符，故排除。

2. 主动脉夹层 患者可出现晕厥、猝死，同时可伴有严重撕裂样胸痛和／或腹痛，体格检查结果可能包括低血压或高血压、双上肢血压不一致、神经系统症状、新发心脏杂音、左侧呼吸音减弱和心脏压塞的症状。心脏超声和主动脉 CTA 有助于诊断。本患者无剧烈腹痛后晕厥、猝死等症状，目前辅助检查结果暂不支持本诊断。

3. 急性冠脉综合征 病理解剖发现，81% 心脏性猝死的主要病因是冠心病，常见的病理改变为广泛多支冠状动脉粥样硬化。患者可表现胸骨后压榨性疼痛，可放射至心前区或左上肢；部分可出现胸部及颈部紧缩感，可伴有背部及左上肢疼痛不适或胸闷；部分可出现上腹痛，伴有恶心呕吐；少部分出现牙痛，伴有头痛和胸闷气促，甚至晕厥。心电图、心肌酶谱以及肌钙蛋白有动态变化，冠状动脉造影可明确诊断。本患者心电图有下壁心肌梗死表现（Ⅲ、aVF），但心肌酶无明显异常改变，暂不支持本诊断。

4. 恶性心律失常 应详细了解患者晕厥病史，仔细体检，同时行静息 12 导联心电图检查。建议判定病因，并评估患者短期和长期风险。心动过缓或心动过速引起晕厥的患者，或结构性心脏病患者，建议依据现行指南规定的管理和方案治疗进一步行动态心电图和心脏超声，必要时行心内电生理检查。结合本患者病史及心电图表现基本可以排除。

5. 肺栓塞 Wells 评分简化版 ≥ 1 分，原始版 ≥ 1.5 分，临床表现多样，可表现为呼吸困难、咯血、胸痛、晕厥等。D- 二聚体升高。心电图可见 V_1~V_4 的 T 波改变和 ST 段异常；部分病例可出现 $S_IQ_{III}T_{III}$ 征（即 Ⅰ 导 S 波加深，Ⅲ 导出现 Q/q 波及 T 波倒置）；其他心电图改变包括完全或不完全右束支传导阻滞；肺型 P 波；电轴右偏，顺钟向转位等。超声心动图检查有急性肺高压和右心室功能障碍的证据，肺动脉造影可明确诊断。本患者出现突发意识丧失，心电图出现典型 $S_IQ_{III}T_{III}$ 征，高度提示肺栓塞，需要进行超声心动图、肺动脉造影等辅助检查以证实诊断。

（七）进一步检查

– 床边心脏彩色多普勒超声：右心室扩大，室间隔左移并运动异常。下腔静脉扩张，随呼吸的变异度减小。左右肺动脉分叉处见一低回声团及絮状低回声。静息状态下各切面未见室壁节段性运动异常。左室舒张功能减退，二三尖瓣轻度反流。LVEF：53%。

– 双下肢血管超声：右侧胫后静脉内见低回声团。右侧胫后静脉、腘静脉血栓形成。

（八）初步诊断

心搏骤停

急性肺栓塞（高危）

右下肢深静脉血栓

运动神经元病

主要诊断依据：

1. 患者为绝经后女性，有长期下肢深静脉血栓症状。

2. 患者出现反复意识丧失、血压降低、休克等严重血流动力学障碍表现。

3. CVP 增高。

4. 血清 D- 二聚体升高提示高凝状态。

5. 心电图出现典型肺栓塞表现。

6. 超声检查示下肢深静脉血栓、肺动脉主干栓塞表现（直接征象）；右心室扩大，室间隔左移并运动异常。下腔静脉扩张，随呼吸的变异度减小（间接征象）。

ER-13-4-2 知识链接：肺动脉栓塞的治疗要点

【思考题 5】此时最适合患者的治疗措施是什么？

（九）治疗及病情变化

14：28 予阿替普酶 50mg，专用溶媒稀释到 50ml 后，10mg 静脉注射，余 40mg 微泵维持 2h。溶栓开始后 50min 患者血压逐渐回升，氧合改善。

18：05 血管活性药物开始逐渐减量，后完全撤离，血压维持 110/75mmHg，心率逐渐下降至 85 次/min，窦性节律，患者意识转清。此时实验室结果回报：血 D- 二聚体 68 122μg/L。

次日外出行肺动脉 CTA：左、右肺动脉及分支走行正常，左右肺动脉、右下肺动脉主干及部分分支、左下肺动脉及部分分支腔内见不全性充盈缺损影。两侧胸腔弧形液性密度影（图 9-13-20）。

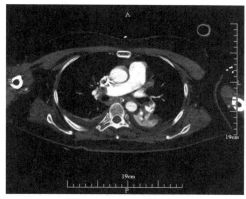

图 9-13-20　肺动脉 CTA

（十）治疗后续

3 月 6 日请血管外科会诊后至放射导管室在局麻下行下腔静脉滤器置入术，术后华法林抗凝桥接低分子肝素抗凝治疗，维持 INR 2~3。

3 月 7 日拔除气管插管，3 月 13 日转回原病房，3 月 22 日好转出院。

【小结】

1. 本案例从患者以"双下肢乏力 1 年余"入院，发生院内心搏骤停，到最终明确心搏骤停原因为：右下肢深静脉血栓脱落后导致的急性肺栓塞。

2. 在诊断过程中，须逻辑清楚，思路清晰，首先稳定患者的生命体征，根据患者突发意识丧失、反复心肺复苏仍有血流动力学不稳定等表现，结合心电图、心脏超声等辅助检查，综合分析，可排除急性冠脉综合征、恶性心律失常等疾病，而做出肺栓塞的诊断，从而迅速祛除病因。

ER-13-4-3　知识链接：急性肺动脉栓塞的诊治原则

五、发热、呼吸困难、咯血

住院患者，男，66 岁。

主诉：发热 6d，呼吸困难 4d，加重伴咯血 3d。

【思考题 1】本例患者的问诊要点是什么？

思维引导：

患者急性起病，以发热、呼吸困难、咯血为主要症状。针对以上主诉，应全面系统地思考，有针对性、有逻辑地询问病史资料及体格检查。发热的问诊要点：诱因、起病情况、热型（体温程度、持续时间）、有无伴随症状（如畏寒、寒战、大汗、盗汗等）；另外对于急性发热的患者，问诊时须注意询问有无疫区接触史或近期用药史。呼吸困难问诊要点：呼吸频率、节律的改变，有无胸闷、胸痛，有无夜间阵发性呼吸困难及端坐呼吸等，加重及缓解因素；咯血问诊要点：诱因、程度、咯血量、性状（鲜血、血丝、血块、痰中带血）、加重缓解因素等。

（一）病史资料

现病史：患者 6d 前无明显诱因出现发热，伴头痛及四肢酸痛，无咽痛，无咳嗽咳痰，无恶心呕吐，自服感冒药及退热药（具体不详）。病情无好转，乏力明显。4d 前就诊于当地医院发热门诊，CT 提示"肺炎"，予"头孢曲松（2g，q.d.）"抗感染，患者拒绝住院治疗。回家后仍发热，伴寒战、呼吸困难，家属急呼 120 送回至该医院急诊，测体温 39.5℃，血压下降至 60/38mmHg，予补液、去甲肾上腺素升压、面罩吸氧、甲强龙针抗炎抗休克治疗。3d 前入住该院 ICU，予亚胺培南西司他丁钠（1g，q.6h.）联合阿奇霉素（0.5g，q.d.）抗细菌、磷酸奥司他韦（75mg，b.i.d.）抗病毒治疗。患者呼吸困难持续加重伴少量咯血，颜色较淡，每次约 5ml，1d 前予气管插管机械通气，氧合情况仍未改善，现为进一步治疗转入我院 ICU。

既往史：体健，无殊。

311

个人史:出生于安徽宿州市,农民,饮酒 40 年,白酒 250ml/d,未戒酒。

家族史:无殊。

对问诊的点评:

本病例对发病前的诱因询问不够仔细,未详细描述呼吸频率和节律的改变,及呼吸困难的程度;另外对既往史和家族史询问过于简略。

【思考题 2】对该患者进行体格检查时,需要特别关注的情况有哪些?

思维引导:

对于发热、呼吸困难伴咯血的患者,在全面体格检查的基础上,应重点关注呼吸系统,包括呼吸频率、胸廓是否有畸形、胸廓起伏情况、胸膜摩擦音、呼吸音性质、是否响亮、是否有啰音、双肺叩诊情况等。另外,须关注心血管系统体格检查,有无心前区异常搏动,有无心律不齐、病理性杂音、心包摩擦音等,按照视触叩听的顺序分别检查。

(二)体格检查

T 36.5℃,P 92 次 /min,R 20 次 /min,BP 96/72mmHg。

药物镇静状态(RASS 0~2),偶有躁动,气管插管接呼吸机辅助通气(PC 模式,FiO₂ 100%,PC 30cmH₂O,PEEP 10cmH₂O),SPO₂ 83%,PaO₂/FiO₂ 55mmHg,两肺呼吸音粗,可闻及少量湿啰音,腹平坦,触诊软,全腹无压痛、反跳痛、肌紧张,墨菲征(Murphy sign)(−),肝脾肋下未及。移动性浊音(−),肠鸣音 4 次 /min。双下肢无水肿。

ER-13-5-1 知识链接:机械通气

对体格检查的点评:

本例患者体格检查不够完善,呼吸系统体格检查不全面,此外心脏体格检查缺失。

【思考题 3】为明确诊断并评估病情,计划安排哪些辅助检查?

思维引导:

患者不明原因的发热、呼吸困难伴咯血,根据两肺呼吸音粗,可闻及少量湿啰音,考虑肺部感染可能性大,另外从氧合指数可知患者出现急性呼吸衰竭。同时根据病史,在外院已使用多种高级别抗生素,效果均不佳,需要考虑一些非典型、少见的病原体,同时还需要排除自身免疫性疾病,故下一步应完善血常规、血气分析、CRP、PCT、结核相关指标、痰培养 / 肺泡灌洗液、病原学基因检测、免疫相关指标、心脏超声、胸部影像学等辅助检查。

(三)辅助检查

– 血常规:WBC 16.0×10⁹/L,Hb 75g/L,PLT 35×10⁹/L。

– C 反应蛋白:73.17mg/L。

– 肝肾功能、电解质:ALB 28.5g/L,ALT 43IU/L,AST 28IU/L,TBil 21μmol/L,DBil 10μmol/L,IBil 11μmol/L。

– CRE 81μmol/L,BUN 12.11mmol/L,K⁺ 4.25mmol/L,Na⁺ 142mmol/L,Cl⁻ 108mmol/L。

– 凝血功能:PT 12.5s,APTT 39.7s,FIB 3.43g/L,D-DIMER 3 859μg/L。

– 血气分析:pH 7.37,PaCO₂ 45mmHg,PaO₂ 65mmHg,HCO₃⁻ 26mmol/L,BE 0.6mmol/L。

– 肺部 CT(入院前 3d,外院)提示:两肺炎症考虑,右肺为主(图 9-13-21)。

– 肺部 CT(入院前 1d,外院)提示:两肺炎症进展,弥漫性渗出考虑(图 9-13-22)。

– 床旁胸片:入科后急诊床旁胸片提示横膈位置低平,两肺渗出,以肺门为中心。肋膈角存在(图 9-13-23)。

– 细菌学培养:痰培养、肺泡灌洗液培养、血培养、尿培养、粪便培养均为阴性。

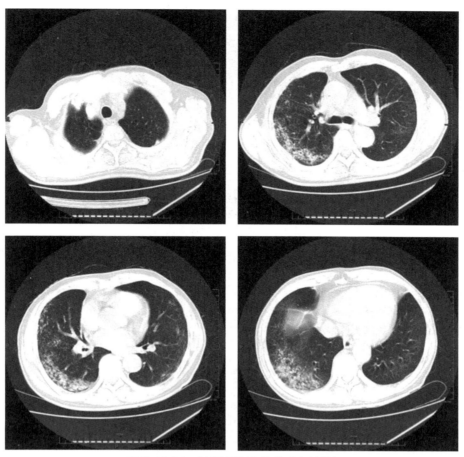

图 9-13-21　肺部 CT（入院前 3d，外院）

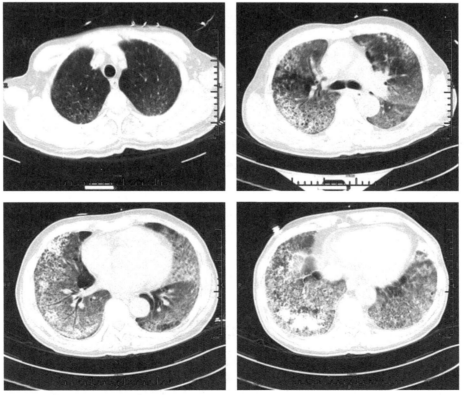

图 9-13-22　肺部 CT（入院前 1d，外院）

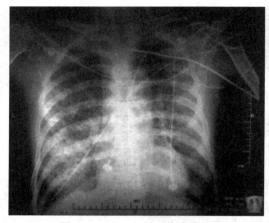

图 9-13-23　入科后床旁胸片

【思考题 4】本患者最可能的诊断及鉴别诊断?

思维引导:

总结病史、体格检查、影像学、实验室、功能学检查五大表型资料,综合分析各表型资料特点,运用逻辑学思维,归纳总结病例特点,整理出诊断主线索。

(四)病例特点

1. 老年男性,急性起病。

2. 发热 6d,咳嗽伴咯血 3d。

3. 两肺呼吸音粗,少量湿啰音。

4. 实验室检查提示感染征象,急性呼吸窘迫表现。

5. CT 示两肺弥漫渗出性炎症表现。

6. 高级别广谱抗感染治疗效果不佳。

在总结病例特点基础上,找到诊断主线索:

肺炎,高级别广谱抗感染治疗效果不佳。

思维引导:

围绕诊断主线索,运用系统思维,考虑到相关的多种呼吸系统疾病以及有相关表现的其他系统疾病。

发热疾病可分为感染性和非感染性两大类。非感染性常见于肿瘤、免疫性疾病、风湿性疾病、血液系统疾病,该患者既往体健,否认相关病史,故暂不考虑;急性呼吸窘迫,故考虑重症肺炎,应尽快寻找病原体以提供用药证据。而此时对于不明确原因合并急性呼吸衰竭的肺炎,需要考虑一些特殊的病原体。因此,该患者应进一步行病原学的筛查,包括血液、痰液、肺泡灌洗液、胸腔积液的留取,培养及镜检、荧光染色、细胞计数、病理学检查等,必要时也可采用基因检测等技术手段。

(五)初步诊断

重症肺炎

　　急性呼吸窘迫综合征

感染性休克

诊断依据:

1. 咳嗽、咳痰、咯血及发热症状。

2. 两肺呼吸音粗,可闻及啰音。

3. 实验室检查示炎症指标(白细胞、CRP)升高,氧合指数 55mmHg。

4. 影像学检查提示两肺感染,弥漫性渗出。

(六)鉴别诊断

1. 肺癌　多有咳嗽、咳痰,痰中带血,该患者肺部 CT 未见明显占位病变,肿瘤标志物正常,不首先考虑。

2. 肺炎　近期有发热、呼吸困难、咯血病史,炎症指标升高,影像学有明显炎症渗出改变。

(1)病毒性肺炎:常伴有有头痛、乏力、发热、咳嗽,无黏痰或咳少量痰,一般不伴有咯血等症状。体征往往缺如。白细胞总数可正常、减少或略增加。病程一般为1~2周。严重者可发生呼吸窘迫综合征。体检可有湿啰音。该患者起病急,伴咯血,不符合典型病毒性肺炎症状,且目前常见病毒筛查为阴性,故本诊断可能性较小。

(2)细菌性肺炎:细菌性肺炎的症状变化较大,可轻可重,决定于病原体和宿主的状态。常见症状为咳嗽、咳痰,或原有呼吸道症状加重,并出现脓性痰或血痰,伴或不伴胸痛。常伴白细胞、CRP 等指标的升高,痰培养阳性。该患者起病较急,炎症指标升高,CT 提示两肺感染性病变,细菌性肺炎可能性较大,但患者高级广谱抗感染治疗效果不佳,且痰培养、肺泡灌洗液培养均为阴性,可能为非常见细菌感染。

(3)真菌性肺炎:真菌感染常有免疫力下降、高龄等危险因素,起病较缓慢,体温一般不超过 39℃,该患者的临床表现与相关检查不符合。

本例患者表现与重症肺炎相符,但需进一步检查以明确肺炎病原体。

【思考题 5】如何制订患者下一步的检查与治疗方案?

思维引导:

结合该患者的症状、体征和辅助检查结果,首先考虑重症肺炎导致的急性呼吸衰竭,患者已发生感染性休克,须在支持对症治疗、纠正休克的同时,进一步完善相关病原学检查,明确肺炎病因,这也是最为关键的措施。

(七)进一步治疗

1. 支持对症治疗　血流动力学监测及呼吸循环功能支持。

2. 补液纠正休克,输注红细胞纠正贫血

3. 做好气道管理,维持气道通畅　常规机械通气策略维持氧合效果不佳,可考虑使用不同的通气模式或 ECMO 维持氧合。

4. 治疗中的其他脏器功能维持　患者休克明显,常并发急性肾损伤,必要时给予 CRRT 支持治疗。

5. 针对病因　病原体不明确时需经验性用药覆盖可能的病原体,比如细菌,病毒,真菌及非典型病原体。同时行痰培养、纤支镜下肺泡灌洗及基因检测等予以筛查。

(八)病情演变

1. 入院当晚镇静镇痛的条件下氧合差,予呼吸机改用 APRV 模式,FiO_2 75%,P high $30cmH_2O$,P low $0cmH_2O$,T high 5s,T low 0.5s 条件下,PaO_2/FiO_2 从 55 上升到 110。去甲肾上腺素 0.1μg/(kg·min)维持下血压 104/71mmHg,气道内大量血性液体吸出,两肺听诊呼吸音低。

2. 入院第 2d,患者再次突发氧饱和度下降,氧浓度增加到 100% 仍不能改善,SPO_2 76%,PaO_2/FiO_2<50,充分和家属沟通后予 V-V ECMO(B 超引导下置管,转速:2 985 转/min,氧气流量:3L/min,氧浓度:80%,肝素抗凝方案,控制 ACT 160s 左右)支持,患者氧合迅速改善,循环稳定,予撤除去甲肾上腺素。

3. **并发症的发现**　入院第 6d,在 ECMO 支持下转运行肺部 CT 扫描(图 9-13-24),发现患者存在两下肺渗出,右侧气胸(压缩 40%),考虑到患者处于抗凝状态,且氧合稳定,予下调机械通气的支持力度,维持 VT 350ml,MV 3.5L/min 左右,未予胸腔闭式引流。

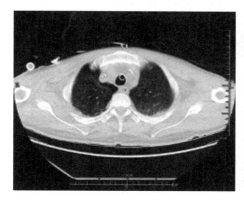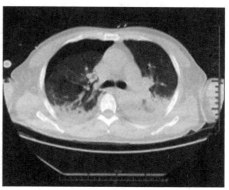

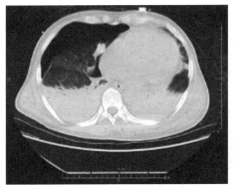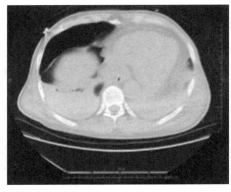

ER-13-5-2 知识
链接：体外生命支持

图 9-13-24 入院第 6d 肺部 CT

（九）病原体的诊断

1. 肺炎常见的病原体包括细菌、病毒、真菌、非典型病原体及寄生虫等。给予多次痰涂片革兰氏染色、培养及肺泡灌洗液一般细菌培养、真菌培养均未发现明确病原体。入院第 4d 行纤支镜，发现小气道弥漫性出血，肺泡灌洗液送病理检查排除了含铁血黄素沉积。

ER-13-5-3 知识
链接：赫氏反应

2. 入院第 5d，再次追问病史，发现该患者原籍安徽宿州，刚从老家到杭州照顾孙子孙女，且原居住环境恶劣，有鼠类接触史，安徽当地曾有钩端螺旋体感染报道，疫源性疾病不能排除。且患者有黄疸、血小板下降，予尿液镜检，并送血液到浙江省疾控中心行凝溶试验。结果发现钩端螺旋体抗体阳性；同时本院实验室报告电子显微镜下发现尿液中钩端螺旋体病原体，故明确诊断。

ER-13-5-4 知识
链接：钩端螺旋体病

3. 院外予头孢曲松抗感染后患者出现高热、寒战、休克、病情加重，考虑是钩端螺旋体被抗菌药物作用后释放大量异体蛋白而诱发的"赫氏反应"。

（十）修正诊断

钩端螺旋体病

    弥漫性肺泡出血

    急性呼吸功能衰竭

    急性肾功能不全

    急性肝功能不全

    感染性休克

    血小板减少

    贫血

气胸

（十一）诊疗后续

明确病原体后予调整治疗方案，给予青霉素 G 抗感染治疗，患者病情好转。入院第 8d（上 ECMO 机 7d 后）撤除 ECMO，入院第 10d 撤除机械通气，入院第 13d 转至感染科病房治疗，入院第 20d 复查肺部 CT（图 9-13-25），示右侧气胸吸收，两肺渗出明显吸收。入院 28d 后痊愈出院。

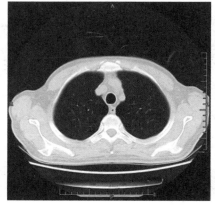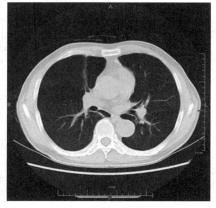

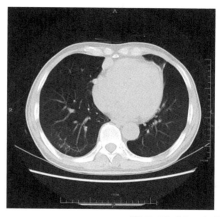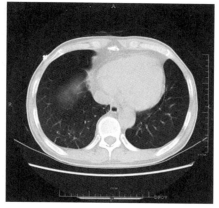

图 9-13-25　入院第 20d 肺部 CT

【小结】

1. 患者发热、呼吸困难、咯血起病,迅速进展至急性呼吸功能衰竭,经验性用药与生命支持治疗的同时,须迅速明确病原体,以针对性祛除致病因素。

2. 经验性用药效果不佳时,须考虑非典型病原体的可能。

3. 详细的病史询问至关重要,应了解患者生活环境、职业暴露及当地流行病学资料。

六、发热、咳嗽、休克

患者,男,15 岁。

主诉:咽痛 5d,咳嗽、畏寒发热 2d,加重伴腹泻 1d。

【思考题 1】咳嗽伴畏寒发热者,应该怎样进行病史采集?

病史资料收集与思维引导:

针对以上主诉,患者在病程中出现 3 组症状,分别为"咽痛""咳嗽伴畏寒发热"和"腹泻",并逐渐加重。应该运用"分析与综合"和"局部与整体"的思维,分别仔细询问主要症状的特点及演变过程、诊疗经过,而后综合已有信息进行分析。

患者青少年男性,主要症状为咽痛、咳嗽,在问诊中需要进一步询问上呼吸道症状出现的诱因,当地流行病学的资料,治疗后的反应等。咽痛的问诊要点包括有无诱因,有无声音嘶哑、吞咽困难等伴随症状。咳嗽的问诊要点包括诱因、性质、节律、持续时间、音色、是否受体位影响、变化规律(间断性、持续性、有无进行性加重)、伴随症状(是否伴胸痛、咯血等)。后续出现发热,应主要询问热型,即发热高峰、持续时间、有无规律,有无寒战以及是否使用降温退热措施等。还需询问腹泻的相关表现,包括起病的缓急、粪便的性状、量、频次等。另外需要了解患者的基础疾病及其精神状态。

(一)病史资料

现病史:患者 5d 前无明显诱因出现咽痛,未予重视。3d 前患者出现咳嗽,无咳痰,无恶心、呕吐,无流涕,无畏寒发热。就诊当地医院,查血常规示:WBC 4.9×10^9/L,中性粒细胞百分比 60.1%,Hb 161g/L,PLT 208×10^9/L,CRP 0.89mg/L,予"阿洛西林"及止咳等治疗,患者咳嗽稍减轻。2d 前患者出现畏寒发热,体温 38.2℃,就诊同一医院,予口服药(具体不详)。1d 前患者出现稀便 3 次,伴口干明显,无恶心呕吐,再次就诊该院,测体温 40.5℃,查乙型流感病毒抗原呈弱阳性,心肌酶谱 + 肾功能示:AST 226IU/L,CK 1 539IU/L,CKMB 65IU/L,Cr 274μmol/L,血常规示:WBC 12.8×10^9/L,中性粒细胞百分比 97.2%,Hb 158g/L,PLT 118×10^9/L,CRP 116.54mg/L,予"奥司他韦"及补液等治疗。

输液过程中患者出现血压测不出,氧合下降,心率加快,急诊收住入该院。查肺部 CT 示:右肺下叶炎症,右侧少量胸腔积液,血气分析(吸氧)示:pH 7.38,PO_2 158mmHg,PCO_2 19.9mmHg,HCO_3^- 13.2mmol/L,BE-9mmol/L,乳酸 3.9mmol/L,凝血功能:PT 20s,APTT 58.8s,PCT >200ng/ml,予去甲肾上腺素[0.46μg/(kg·min)]升压,"亚胺培南 / 西司他汀(0.5g iv.gtt. q.6h.)、利奈唑胺(0.6g iv.gtt. q.12h.)、奥司他韦(75mg p.o.q.12h.)"抗感染及补液等治疗,血压恢复并维持在 100~110/45~50mmHg,面罩吸氧下氧合可。为进一步治疗转来本院 ICU。

既往史:无殊。

个人史:生活规律,无不良生活习惯。

婚育史:未婚未育。

家族史:父母体健,否认遗传性疾病家族史。

对问诊的点评:

本病例病史资料收集较完整,不足之处在于未询问咳嗽的性质、频率等。

【思考题 2】对该患者进行体格检查时,需要特别关注的情况有哪些?

思维引导:

首先需要关注患者生命体征,评估患者容量状态,如血压、心率、皮肤黏膜是否存在发绀、四肢末端是否湿冷等,以及时发现病情变化并给予相应处理;患者呼吸系统症状起病,应重点关注肺部体格检查,听诊时注意呼吸音及肺部啰音等。

(二)体格检查

T 38.5℃,P 150 次 /min,R 29 次 /min,BP 72/36mmHg［去甲肾上腺素 0.46μg/(kg·min)］。

入 ICU 时意识清,精神弱,平车推入,SPO2 98%(文丘里面罩 50% 吸氧),全身皮肤发红,躯干明显,无皮疹,皮肤巩膜无黄染,浅表淋巴未及明显肿大。听诊两肺呼吸音粗,右侧呼吸音低,未闻及干湿啰音。心率 150 次 /min,律齐,未闻及杂音。腹平坦,全腹无明显压痛及反跳痛,肝脾肋下未及,移动性浊音阴性,肠鸣音 4 次 /min。双下肢无水肿。神经系统体格检查阴性。

对体格检查的点评:

本病例体格检查未描述患者四肢皮肤温度、是否有花斑样改变、有无发绀等,不利于医生判断休克的类型和分期;患者咽痛起病,未查扁桃体是否有肿大或化脓性改变;未描述淋巴结是否有肿大。

【思考题 3】根据以上病史和体格检查资料,为明确诊断并评估病情,计划安排哪些辅助检查?

(三)辅助检查

– 血常规:WBC 2.1×10^9/L,中性粒细胞百分比 82.5%,Hb 141g/L,PLT 51×10^9/L。

– 血气分析:pH 7.28,pO_2 107.0mmHg,pCO_2 24.0mmHg,乳酸 7.4mmol/L。

– 电解质:钾离子 3.16mmol/L,钠离子 139mmol/L,总钙 1.20mmol/L。

– 超敏 C 反应蛋白:164.20mg/L。

– 凝血功能:INR 2.73,PT 31.5s,APTT 126.3s,D- 二聚体 55 479μg/L。

– 肌钙蛋白 I:0.282ng/ml。

– 心肌酶谱:AST 144IU/L,LDH 981IU/L,HBDH 690IU/L,CK 5 164IU/L,CK-MB 538IU/L。

– 血生化:ALT 76IU/L,AST 139IU/L,TP 39.5g/L,ALB 29.8g/L,Cr 90μmol/L

– 床旁胸片:右肺透亮度减低,见图 9-13-26。

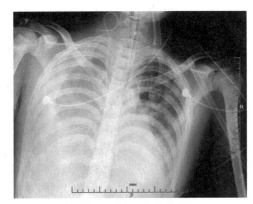

图 9-13-26 床旁胸片

【思考题 4】本患者最可能的初步诊断是什么？

思维引导：

结合病史、体格检查、影像学、实验室检查等资料归纳总结病例特点。患者咽痛、咳嗽起病，考虑为上呼吸道感染，随后出现畏寒发热、休克、血乳酸升高。入科时休克加重，出现多器官功能不全，从抗休克及器官功能维护角度，此时须及时进行液体复苏及支持性治疗，同时完善相关检查以进一步明确休克的类型，进而明确原发病的诊断。

休克是指机体在严重失血、失液、感染、创伤等强烈致病因子的作用下，有效循环血量急剧减少，组织血液灌流量严重不足，引起细胞缺血、缺氧，以致重要生命器官的功能、代谢障碍或结构损害的全身性危重病理过程。根据血流动力学的特点可分为低血容量性休克、血管源性休克（又称低阻力性休克或分布性休克）、心源性休克（包括心肌源性休克和非心肌源性休克，后者又称阻塞性休克）。任何类型的休克都会存在血容量绝对或相对不足，导致外周器官灌注不足。体格检查、CVP、床旁胸片、超声检查及脉搏指示连续心排血量（PiCCO）监测在判断休克类型及指导补液方面有重要意义。

ER-13-6-1　知识链接：脉搏轮廓分析心输出量测定

（四）病例特点

1. 青少年男性，急性起病。

2. 咳嗽、发热起病，加重伴腹泻、休克。

3. 实验室检查示肝肾功能损伤、酸中毒及凝血功能紊乱。

4. 外院实验室检查示乙型流感病毒抗原弱阳性。

5. 外院影像学 CT 提示右侧肺炎。

在总结病例特点基础上，找到诊断主线索：

上呼吸道感染（乙型流感？）；肺炎；休克。

（五）初步诊断

上呼吸道感染

　　乙型流感？

重症肺炎

感染性休克

多器官功能不全

急性呼吸功能不全

急性肾损伤

代谢性酸中毒

白细胞减少

血小板减少

凝血功能紊乱

主要疾病的诊断依据：

1. 根据患者的病史、体格检查和实验室检查结果，上呼吸道感染明确。但是否能够确诊乙流需进一步询问当时当地流行病学及有无流感患者接触史，进一步复查咽拭子进行常见病毒的筛查。

2. 咽痛、咳嗽、发热、畏寒；突发血压下降；休克体征；实验室检查示多器官功能损伤；影像学提示肺炎。

【思考题 5】患者下一步的处理方案？

思维引导：

患者上呼吸道感染起病，CRP、PCT 大幅上升，需要考虑在上呼吸道感染的基础上并发细菌性感染，并引起重症肺炎，引起感染性休克，须在扩容、血管活性药物等抗休克基础上留取血培养及痰标本，积极寻找病原菌；后针对乙型流感病毒给予奥司他韦抗病毒治疗，针对未知病原菌给予经验性抗感染治疗，患者存在危及生命的严重休克，可选择碳青霉烯类抗生应用，如考虑存在 MRSA 的可能性则可联合万古霉素、利奈唑胺等抗 MRSA 的药物。

另外要强调液体复苏的重要性,对于需要大剂量去甲肾上腺素维持血压的难治性休克患者,须在血流动力学监测(如 PiCCO 的指导)下进行充分的液体复苏。

(六)治疗方案与进一步检查

1. 重症监护,告病危,积极完善相关检查(如血常规、凝血功能、血气分析、CRP、PCT、心肌酶谱、肌钙蛋白、肝肾功能电解质、血培养、呼吸道病原体筛查、心电图、床旁胸片、超声等)。

2. 在 PiCCO 监测下补液扩容;纠正酸中毒及电解质紊乱;去甲肾上腺素维持血压。

3. 文丘里面罩吸氧,必要时机械通气;气道管理,防止误吸,并给予氨溴索化痰。

4. 亚胺培南/西司他丁钠针 0.5g iv.gtt. q.6h.,利奈唑胺针 0.6g iv.gtt. q.12h. 覆盖阴性菌、厌氧菌、阳性菌抗细菌治疗;奥司他韦片 75mg p.o.q.12h. 抗病毒治疗。

5. 泮托拉唑护胃;改善胃肠动力、通便等对症治疗。

(七)病情演变

1. 入院当晚,因休克进展,予行 PiCCO 监测,结果显示患者为分布异常性休克(表 9-13-1)。初始 PiCCO 监测结果提示患者 CI 正常范围,外周血管阻力降低,有效容量不足。在扩容和大剂量的去甲肾上腺素维持下,4h 后复测指标提示患者的前负荷逐渐接近正常范围而外周血管阻力仍进行性下降,CI 虽有升高,休克却持续进展。继续补液,并针对周围血管扩张导致的低血压,予加大去甲肾上腺素的剂量,维持 MBP 65mmHg 以上。在补液过程中患者呼吸困难加重,予气管插管机械通气,但患者血管张力进一步下降。去甲肾上腺素剂量加到 30μg/(kg·min)仍不能维持目标血压,予联用肾上腺素。在血流动力学的监测下,12h 的补液量达11 000ml。因血小板计数迅速下降到 32×10⁹/L,抗生素方案调整为亚胺培南/西司他汀(0.5g iv.gtt. q.6h.)+万古霉素(1.0g/250ml q.12h. 静滴 2h)。考虑患者存在感染性休克,对液体复苏及大剂量去甲肾上腺素反应差,予加用甲强龙 500mg q.d.×3d,改善机体对儿茶酚胺药物的敏感性,并予静脉注射人丙种球蛋白(IVIG)25g iv.gtt. q.d.×5d,增强体液免疫。并因患者少尿 4h 予行床旁 CRRT。

表 9-13-1 入院当天的 PiCCO 监测指标变化

时间	CI/(L·min⁻¹·m²)	SVRI/(DSm²·cm⁻⁵)	ELWI/(ml·kg⁻¹)	ITBI/(ml·m⁻²)	GEDI/(ml·m⁻²)
19:30	4.22	1 230	9.5	516	413
23:30	5.13	951	9.1	1 029	431

注:PiCCO. 脉搏指示连续心排血量;CI. 心脏指数;SVRI. 外周血管阻力指数;ELWI. 肺毛细血管通透性指数;ITBI. 胸腔内血容积指数;GEDI. 全心舒张末期容积指数。监测结果显示患者 CI 增高、SVRI 降低,提示患者处于高心排量、低血管阻力的状态,符合感染性休克的特点。同时,患者 GEDI 降低、ELWI 降低提示患者前负荷即容量负荷不足。依据 PiCCO 诊断治疗树,此时应给予增加容量治疗,并且使用血管活性药物改善血管阻力。

思维引导:

结合本病例的 PiCCO 监测结果,我们可以看到患者 CI 增高、SVRI 降低,提示患者处于高心排量、低血管阻力的状态,符合感染性休克的特点。同时,患者 GEDI 降低、ELWI 降低提示患者前负荷即容量负荷不足。依据 PiCCO 诊断治疗树,此时应给予增加容量治疗,并且使用血管活性药物改善血管阻力。

2. 入院第 2d,患者接受床旁纤维支气管镜检查及肺泡灌洗,并行超声引导下的胸腔穿刺。灌洗液和胸水分送常规、生化、培养及其他病原体检查。检查结果:

– 胸腔积液常规。外观:棕色,清晰度:浑浊,李凡他试验:弱阳性,红细胞:39 000 个/μL,有核细胞:27 600 个/μL,中性粒细胞:78%,淋巴细胞:22%。

– 流感病毒筛查:流感病毒 B 型 RNA 测定:阳性。

– 痰细菌培养:金黄色葡萄球菌阳性(MRSA)。

– 胸腔积液细菌培养:金黄色葡萄球菌阳性(MRSA)。

– 肺泡灌洗液细菌培养:金黄色葡萄球菌阳性(MRSA)。

3. 入院第 4d 患者循环稳定,转运呼吸机支持下外出行肺部 CT 检查,结果显示两肺炎,胸腔积液,右侧胸腔包裹性积液(图 9-13-27)。

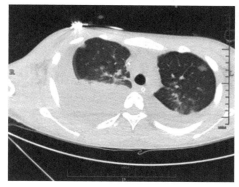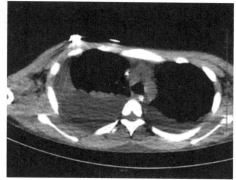

图 9-13-27　入院第 4d 肺部 CT

（八）修正诊断

乙型流行性感冒

重症肺炎（MRSA）

　　急性呼吸衰竭

　　包裹性胸腔积液

金葡菌中毒休克综合征

　　急性肾损伤

　　代谢性酸中毒

　　电解质紊乱

　　弥散性血管内凝血

　　急性肝功能损伤

　　急性心肌损伤

　　粒细胞减少

　　血小板减少

【思考题 6】该患者的治疗原则是什么？

思维引导：

　　中毒休克综合征（toxic shock syndrome，TSS）患者存在发热、低血压、渗漏综合征、多器官系统受累，典型的可有弥漫性肌痛及肌无力，通常伴肌酶升高，胃肠道症状也很常见，尤其是剧烈腹泻。患者可发生肾前性和肾性肾衰竭，且通常伴随其他电解质的异常，包括低钠血症、低白蛋白血症、低钙血症和低磷血症。体格检查可见全身皮肤发红、肿胀。实验室检查异常可反映休克和器官衰竭。白细胞可以不增多，但中性粒细胞的总数通常超过 90%，且未成熟中性粒细胞占 25%~50%。初期存在血小板减少和贫血，常伴有凝血酶原时间和部分凝血活酶时间延长。其他还包括血尿素氮、肌酐、转氨酶、胆红素以及肌酶的升高。

　　此外，根据中华医学会血液学分会血栓与止血学组在《中华血液学杂志》发表的《弥散性血管内凝血（DIC）诊断中国专家共识（2017 年版）》中的评分标准，该患者存在血小板下降、D- 二聚体升高、PT 延长、纤维蛋白原水平降低，可以诊断 DIC。DIC 不是一个独立的疾病，而是众多疾病复杂病理过程中的中间环节，是一个临床综合征，严重感染是其主要基础疾病或诱因。鉴别诊断包括血栓性血小板减少性紫癜（TTP）、溶血性尿毒症综合征（HUS）、原发性纤溶亢进、严重肝病、原发性抗磷脂综合征（APS）等。积极治疗或祛除引起DIC 的原发疾病是首要治疗措施。

　　因此，该患者的治疗方面应该着眼于病因和发病机制，祛除致病因素，并针对发病机制相关环节进行干预。在病情进展迅速的情况下，脏器功能支持十分重要。抗休克的原则中最重要的是扩容、纠正酸中毒及电解质紊乱、合理使用血管活性药物来改善微循环，采用 CRRT 可减轻炎症反应，另外也可使用细胞保护药物。在本例 TSS 中，主要治疗手段是支持性的。由于存在顽固性休克和弥漫性毛细血管漏，所以患者需要大量补液（10~20L/d）以维持灌注，仅用液体治疗可能不足以使血压状况改善，仍需要使用血管加压药（去甲肾上腺素和 / 或多巴胺）。

ER-13-6-2　知识链接：弥散性血管内凝血

另一方面,液体复苏、纠正休克的同时,不能忽略感染源的祛除和病原菌的寻找。及时发现并祛除病因才是最重要的治疗措施。

（九）进一步治疗与病情演变

1. 抗感染药物的选择 克林霉素是治疗 MRSA 的一线用药。在我国克林霉素耐药严重,故本例患者初始治疗选用利奈唑胺进行抗葡萄球菌治疗。因患者出现了严重的血小板下降而改用万古霉素,并监测万古霉素的谷浓度(目标:15~20μg/ml),3 个剂量后患者谷浓度 6.7μg/ml,将万古霉素剂量由 1.0g q.12h. 加量到 q.8h.,其谷浓度仍不能达标,5d 后改万古霉素联用利奈唑胺抗葡萄球菌治疗。

ER-13-6-3 知识链接:金黄色葡萄球菌 TSS 的诊断与鉴别诊断

2. 连续 3d 给予患者 IVIG,剂量为 0.4g/(kg·D^{-1})。

3. 患者 5d 后生命体征稳定但仍有发热,氧合好转,进行呼吸锻炼,于入院第 7d 拔除气管插管,改面罩吸氧。尿量及肾功能好转,停 CRRT。

4. 入院 2 周后转呼吸科继续治疗。

ER-13-6-4 知识链接:MRSA 的用药指导

【小结】

1. 该患者为青少年男性,急性起病。因咽痛、咳嗽、发热在当地医院予抗细菌、抗病毒治疗后病情仍迅速进展,转入 ICU 时发展为难治性休克。纵观全程,其院外的诊断与治疗过程中缺乏对流感后金葡菌肺炎导致中毒感染综合征的认识。

2. 该案例患者的诊治过程中应用了多种重症监测及脏器功能支持技术,在 PiCCO 指导下进行充分液体复苏及大剂量血管活性药物应用、机械通气、CRRT、碳青霉烯类抗生素联合抗 MRSA 的抗生素、激素、丙球应用下病情逐渐稳定。虽然存在 DIC、呼吸功能衰竭及急性肾损伤,在积极对症支持治疗的基础上及时进行纤支镜、肺 CT、胸腔闭式引流等检查和操作,对原发灶进行了引流并迅速找到了病原菌进行了目标性的治疗。

3. 处理危重病相关的临床问题时也需要分清主次,在脏器功能支持的基础上尽快明确诊断并给予针对性治疗。

（方 强）

七、突发剧烈上腹痛

急诊住院患者,男,49 岁。

主诉:突发剧烈右上腹痛 24h。

【思考题 1】针对这一主诉,应该怎样进行病史采集,需要获得哪些临床信息?

病史资料收集与思维引导:

针对以上主诉,可知患者在病程中出现一个主要症状,为"右上腹痛",应该运用逻辑学中分析与综合的思想和系统医学中局部与整体的思想,分别仔细询主要症状的特点及演变过程、诊疗经过。

腹痛的问诊要点:部位与范围、性质、程度、持续时间、节律性、加重缓解因素、有无放射痛 7 大要点。腹痛的部位对于病变脏器定位有重要作用,但要注意放射痛、转移痛部位可能与脏器体表投影部位不一致。

疼痛的性质、程度、节律和加重缓解因素对于病变脏器有提示作用:如实质脏器的疼痛多为隐痛、钝痛或刀割样痛,疼痛多呈持续性;空腔脏器的疼痛多为绞痛(阵发性)或胀痛,与进食、排气排便相关;疼痛有无明显的诱因,如油腻食物可引起慢性胆囊炎疼痛不适;另外疼痛有无伴随全身状况的变化,如畏寒、发热;以及消化道症状如恶心、呕吐、腹泻、黄疸(身目黄染)等。

（一）病史资料

现病史:患者 24h 前因进食炸猪排后出现右上腹部疼痛,疼痛逐渐转向中上腹及左上腹,并向左侧腰背部放射,疼痛持续且剧烈,伴有恶心并呕吐一次,呕吐物为胃内容物,呕吐后疼痛无缓解。发病以来,患者小便颜色稍深,大便正常。

既往史:既往体健。无心前区疼痛病史,有反复发作饱餐后右上腹胀痛不适病史 1 年余,均能在几个小时内自行缓解。否认慢性病及传染病史,否认重大外伤、手术、输血史,有先锋类抗生素过敏史。

个人史:无吸烟饮酒嗜好。

婚育史:已婚,育一子,体健。

家族史:否认家族中有类似疾病史,否认家族遗传病史。

对问诊的点评:

本例病史询问过程中存在以下不足:在腹痛方面未询问腹痛的性质(胀痛、刀割样、绞痛等)、节律性、与体位及进食的关系,加重或缓解的因素,相关伴随症状,如发热、腹胀、腹泻等;同时还应详细追问1年来反复腹痛有无就诊、检查、治疗和用药,以及用药后的疗效等情况;患者出现呕吐,未询问呕吐物的颜色及量。

【思考题2】对该患者进行体格检查时,需要特别关注的情况有哪些?

思维引导:

在全面体格检查的基础上,因患者有反复右上腹痛病史及本次发病初期表现为右上腹痛,应重点关注肝胆疾病的体征,包括意识情况(记忆力、定向力、计算力)、有无慢性肝病面容、巩膜黄染的颜色(浅黄色、金黄色或棕黄色)、皮肤黄染的颜色(浅黄色、深黄色或黄绿色)、蜘蛛痣、肝掌、皮肤出血点、腹壁静脉曲张、腹部压痛、墨菲征(Murphy sign)、肝脾大、肝区叩击痛、移动性浊音、神经系统体征(扑翼样震颤等)、下肢水肿等;病程中出现左上腹部剧痛,应注意消化性溃疡穿孔的体征,包括急性腹膜炎的体征(压痛、反跳痛、肌紧张,尤其是有无消化道穿孔典型的板状腹),以及穿孔引起腹腔游离气体,导致肝浊音界消失。

(二)体格检查

T 36.4℃,P 90次/min,R 18次/min,BP 120/87mmHg。

意识清楚,精神可,全身皮肤及黏膜无发绀、黄染、苍白,全身浅表淋巴结未触及肿大。巩膜轻度黄染。腹部平坦,未见胃肠型及蠕动波,未见腹壁静脉曲张;上腹部压痛,以脐上方及其稍左侧为著,无明显反跳痛,有轻度肌紧张,未触及腹部肿块,肝脾肋下未触及;肝及双肾区无明显叩击痛,腹部叩诊呈鼓音,移动性浊音阴性;肠鸣音4次/min,未闻及气过水音及血管杂音。

对体格检查的点评:

该患者的体格检查基本覆盖要点,但没有检查肝浊音界有无消失。

【思考题3】为明确诊断并评估病情,需要安排哪些辅助检查?

思维引导:

门诊或急诊遇到此类患者,根据患者吃油炸食物后出现右上腹痛,并有黄疸体征,应考虑胆道系统疾病,故下一步应完善肝功能检查,以及胆道系统的影像学检查;另患者腹痛转至左侧中、上腹,且疼痛剧烈,还应考虑胰腺疾病及消化道穿孔的可能,所以,还应完善血清淀粉酶、脂肪酶的检查,以及上腹部X线平片了解有无腹腔游离气体;最后,还要警惕有些患者心肌梗死也会引起上腹部疼痛的类似症状,故心电图的检查也是需要的。

(三)辅助检查

– 血常规:WBC 11.9×10^9/L,中性粒细胞百分比80%,Hb 124g/L,PLT 215×10^9/L。

– 生化:ALT 36IU/L,AST 40IU/L,TBil 45.6μmol/L,DBil 31.1μmol/L,ALP 102IU/L,GGT 45IU/L,ALB 37g/L,余未见异常。

– 凝血功能:PT 12.1s,INR 1.04,APTT 32.6s,TT 16.8s,Fbg 2.59g/L。

– 胰酶:血清淀粉酶 301IU/L,血清脂肪酶 1 959IU/L。

– 胸片:双肺未见异常。

– 腹部平片:未见腹腔游离气体,肠道积气,未见明显气液平。

– 上腹部 CT:胆囊多发结石,胆囊壁厚 3mm,肝内胆管无明显扩张,胆总管直径 9mm,胆总管下段可见一直径约 5mm 结石。

– 心电图:窦性心律,心率 89 次/min。

对辅助检查的点评:

对于急性腹痛的患者,考虑到有外科疾病的可能,就应该为有可能的急诊外科手术做好必要的术前检查(血常规、生化、出凝血、胸片、心电图,如有条件,建议完善肝炎、梅毒、HIV 等术前筛查),同时血常规可初步判断有无炎症,心电图可以排除某些表现为上腹部疼痛的心肌梗死;根据本患者的病史和体检结果,针对上腹部相应的器官(肝、胆、胰腺、消化道)做了相关的辅助检查(肝功能、血清淀粉酶、脂肪酶、腹部平片及上腹部 CT),虽然对于上腹部肝胆胰等器官的影像学检查,超声检查经济且无伤,但超声对胆总管下段结石的漏诊率相对较高,应该说,以上辅助检查在首诊时已很完善,并且也不过度。

【思考题 4】该患者最可能的诊断及鉴别诊断有哪些?

思维引导:

根据病史、体格检查、影像学、实验室、功能学检查 5 大表型资料,归纳总结病例特点,整理出诊断主线索。把握诊断原则中的"一元论原则""常见病、多发病优先原则""器质性疾病优先原则",首先考虑主线索可能涉及的诊断,并在此基础上进行鉴别诊断。

(四)病例特点

1. 中年男性,急性起病。

2. 右上腹痛转中、左上腹持续性疼痛 24h。

3. 巩膜黄染,中上腹及左上腹局部腹膜刺激征。

4. 实验室检查提示梗阻性黄疸、胰腺炎。

5. 影像学检查提示胆囊结石、胆总管结石、胆总管扩张。

诊断主线索:

急性上腹痛伴腹膜刺激征。

思维引导:

患者以急性上腹部疼痛伴腹膜刺激征为主线索,接诊时要考虑到哪些疾病会引起上腹部疼痛,如消化性溃疡急性穿孔、急性肠梗阻、心肌梗死、急性胰腺炎等。根据疾病的病例特点,可以对以上疑诊疾病逐一排除,或进行针对性的进一步检查;如果遗漏了某些需要鉴别的疾病,有可能会导致漏诊或误诊。在进行鉴别诊断时,应将可能性较小的疾病放在前面,不能排除的或可能性较大的疾病放在后面。

(五)鉴别诊断

1. 消化性溃疡急性穿孔 有较典型的溃疡病史,腹痛突然加剧,腹肌紧张,肝浊音消失,X 线透视见膈下有游离气体等,可资鉴别,本例患者上腹部平片未见腹腔游离气体,不支持该诊断。

思维引导:

询问病史时应注意了解有无消化性溃疡的规律性上腹痛病史、溃疡穿孔时突发上腹部刀割样剧痛的病史;体格检查时应注意有无典型的"板样腹"和肝浊音界消失腹部体征;以上结果即使阴性,也应记录于病历中,作为鉴别诊断的重要依据。不能根据病史和体检结果明确时,进一步的腹部平片检查就可提供重要的参考。其余鉴别诊断同理。

2. 急性肠梗阻 腹痛为阵发性,伴腹胀、呕吐、肠鸣音亢进,有气过水声,无排气,可见肠型,腹部 X 线可见液气平面。本例患者无明显腹胀,也无停止排气排便,腹部平片也未见液气平,故不支持该诊断。

3. 心肌梗死　有冠心病史,突然发病,有时疼痛限于上腹部,心电图显示心肌梗死图像,血清心肌酶升高,血尿淀粉酶正常。本例患者心电图未见异常,血淀粉酶显著升高,不支持该诊断。

4. 急性胆囊炎　其典型临床特征为右上腹阵发性绞痛,伴有明显的触痛和腹肌紧张,多数患者合并有胆囊结石。本例患者符合右上腹疼痛病史,且影像学检查胆囊内有结石,支持该诊断,但本例患者右上腹的腹膜刺激征阴性,影像学检查虽然胆囊壁稍厚,但没有明显双边征,应考虑为慢性胆囊炎引起。

5. 急性胆管炎　常伴有胆道梗阻,临床上常表现为腹痛、寒战、高热、黄疸,严重者可有感染性休克和神经精神症状。本例患者虽然有腹痛、黄疸及影像学胆道梗阻表现,且血常规检查白细胞和中性粒细胞偏高,支持该诊断,虽然患者没有寒战、高热等表现,暂不能完全排除该诊断。

6. 急性胰腺炎　急性胰腺炎主要症状为腹痛、恶心、呕吐、发热,严重者可出现休克、高热、黄疸、腹胀以至肠麻痹,以及皮下出现瘀斑等,腹痛位于上腹正中或偏左,疼痛为持续性、刀割样,并向背部、胁部放射;实验室检查有血、尿淀粉酶增高。本例患者有剧烈的左、中上腹疼痛,并有背部放射痛,实验室检查血清淀粉酶、脂肪酶升高 3 倍以上,支持急性胰腺炎诊断,本例患者存在胆道梗阻表现,符合胆源性急性胰腺炎的特征。

ER-13-7-1　知识链接:急性胰腺炎的常见病因

（六）初步诊断

急性胰腺炎（胆源性、轻症）

　胆总管结石

　胆囊结石

主要疾病诊断依据:

1. 中上腹痛伴背部放射痛（符合急性胰腺炎的腹痛症状）。

2. 血清淀粉酶升高（高于正常值上限 3 倍）。

3. 影像学及实验室检查有胆总管远端结石和胆道梗阻的证据（符合胆源性胰腺炎的病因学特点）。

思维引导:

1. 急性胰腺炎诊断标准。临床上符合以下 3 项特征中的 2 项,即可诊断急性胰腺炎:①与急性胰腺炎相符合的腹痛;②血清淀粉酶和／或脂肪酶活性至少高于正常上限值 3 倍;③腹部影像学检查符合急性胰腺炎影像学改变。

2. 在临床上,对于完整的急性胰腺炎的诊断,除了疾病诊断,还应该包括病因诊断、分级诊断、并发症诊断。例如:急性胰腺炎（酒精性、重症、胰周脓肿）。

(1) 病因诊断:该患者主要的临床表现为右上腹痛转移至中上腹及左上腹的疼痛,综合患者有右上腹痛、黄疸,影像学检查有胆囊多发结石,胆总管下段结石,胆总管末端结石可阻塞胰管引起急性胰腺炎。因此,考虑胆源性胰腺炎可能性最大。

(2) 分级诊断:患者没有发生器官功能障碍,暂时未发现有局部或者全身并发症,所以考虑为轻型胰腺炎。

(3) 并发症诊断:急性胰腺炎常见的局部和全身并发症包括急性胰周液体积聚、胰腺假性囊肿、急性坏死物积聚、包裹性坏死、全身炎症反应综合征（SIRS）、脓毒症以及多器官功能障碍综合征（MODS）等。患者目前暂无发现有局部和全身并发症。

ER-13-7-2　知识链接:常用急性胰腺炎实验室检查指标:淀粉酶和脂肪酶

(4) 多个诊断的排序:虽然本例患者的发病机理最有可能是胆囊结石掉入胆总管致胆总管结石,胆总管结石阻塞胰管引起急性胰腺炎,原发病是胆囊结石,胆囊结石理应是第一诊断,但是,鉴于急性胰腺炎、胆总管结石可以作为独立的疾病,而且,本例患者急性胰腺炎、胆总管结石的危险程度高于胆囊结石。因此,在本次住院的诊断顺序应为:①急性胰腺炎（胆源性、轻型）;②胆总管结石;③胆囊结石。

【思考题 5】如何制订患者下一步的治疗方案?

（七）治疗

根据急性胰腺炎的分型、分期和病因选择恰当的治疗方法。

1. 非手术治疗

(1) 禁食、胃肠减压（持续胃肠减压可防止呕吐、减轻腹胀、降低腹内压）。

(2)镇痛解痉：山莨菪碱、阿托品，或者弱阿片类中枢镇痛药物、非甾体类镇痛药（患者诊断明确，给予止痛药物可缓解患者腹痛症状，且不会延误诊断影响治疗，止痛效果不明显时可使用吗啡，吗啡虽可引起奥迪括约肌（Oddi sphincter）张力增高，但对预后并无不良影响）。

(3)奥美拉唑40mg，静脉点滴，b.i.d.（质子泵抑制剂可间接抑制胰腺分泌，同时可以抑制胃酸分泌，保护胃黏膜）。

(4)生长抑素醋酸盐6mg，加入5%葡萄糖，以250mg/h的速度静脉持续泵入或静脉点滴（生长抑素有抑制胰腺分泌的作用）。

(5)静脉补液2 500~3 000ml（患者体重60kg，禁食期营养支持主要靠完全肠外营养，同时需要维持水电解质平衡）。

(6)抗感染：该例患者不需要使用抗生素（患者为轻症胰腺炎，感染发生率及病死率均较低，因此没有必要预防性使用抗生素）。

(7)健康教育：如清淡饮食等。

2. 手术治疗 胆源性胰腺炎的手术治疗：目的是解除梗阻，畅通引流，依据是否有胆囊结石及胆管结石处理方法不同。仅有胆囊结石，且症状轻者，可在初次住院期间行胆囊切除。胰腺病情严重需要等待病情稳定择期行胆囊切除。胆管结石合并胆道梗阻，且病情较严重或一般情况差，无法耐受手术者宜急诊或早期内镜下奥迪括约肌切开、取石及鼻胆管引流术。

治疗思维要点：
　　针对病因的治疗是治疗学思维中最根本、最重要的治疗。只有找到病因、祛除病因，才有可能真正逆转或者治愈疾病。该患者致病因素明确，为胆石症，胆囊多发结石，有小结石自胆囊掉入胆总管堵塞胰管导致急性胰腺炎，因此首要的目的是解除梗阻，畅通引流，同时或下一步再根据病情处理胆囊结石。同时，患者为轻症胰腺炎，不需要重要器官的支持，但在行手术或内镜逆行胰胆管造影（ERCP）操作之前或之后一段时间，一些非手术治疗的原则仍适用于这类患者。

（八）手术治疗和诊疗后续
　　患者于入院第2d行内镜下奥迪括约肌切开、取石及鼻胆管引流术，入院第3d复查血清淀粉酶降至正常，入院第4d行腹腔镜胆囊切除术，入院第5d出院。
　　胆源性胰腺炎的管理流程可参考图9-13-28。

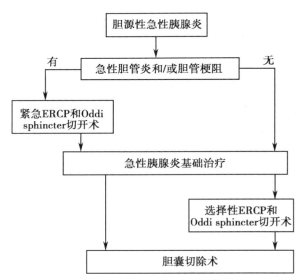

图9-13-28 胆源性胰腺炎的管理流程
ERCP.内镜逆行胰胆管造影；Oddi sphincter.奥迪括约肌。

【小结】

1. 持续上腹痛是临床常见的主诉,接诊时应进行详细问诊和体格检查,对于既往有胆石症病史,化验提示梗阻性黄疸,体格检查提示急性腹膜刺激征,应优先想到胆源性急性胰腺炎可能,及时查胰酶及腹部影像学检查以明确诊断及评估病情严重程度。

2. 在临床上,对于完整的急性胰腺炎的诊断,除了疾病诊断,还应该包括病因诊断、分级诊断、并发症诊断。

3. 明确诊断后,根据轻症急性胰腺炎及胆源性急性胰腺炎的治疗原则,在适当的非手术治疗的支持下,行 ERCP 及内镜下鼻胆管引流术(ENBD)处理胆总管结石及梗阻,腹腔镜胆囊切除祛除根本病因。

(匡 铭)

推荐阅读

［1］中华医学会呼吸病学分会肺栓塞与肺血管病学组.中国医师协会呼吸医师分会肺栓塞与肺血管病工作委员会.全国肺栓塞与肺血管病防治协作组.肺血栓栓塞症诊治与预防指南.中华医学杂志,2018 (1):1060-1087.

［2］中华医学会血液学分会血栓与止血学组.弥散性血管内凝血诊断中国专家共识 (2017 年版).中华血液学杂志,2017, 38 (5):361-363.

［3］GOTTLIEB M, LONG B, KOYFMAN A. The evaluation and management of toxic shock syndrome in the emergency department: a review of the literature. J Emerg Med, 2018, 54 (6):807-814.

［4］ECC COMMITTEE, SUBCOMMITTEES AND TASK FORCES OF THE AMERICAN HEART ASSOCIATION. 2005 American Heart Association guidelines for cardiopulmonary resuscitation and emergency cardiovascular care. Circulation, 2005, 112 (24 Suppl):IV 1-203.

［5］梅耶尔斯.ECMO:危重病体外心肺支持.3 版.李欣,译.北京:中国环境科学出版社,2011: 335-353.

［6］GILBERT D, CHAMBERS H, ELIOPOULOS G, et al. 桑福德抗微生物治疗指南.新译 46 版.范洪伟,译.北京:中国协和医科大学出版社,2016: 72.

［7］LITTON E, MORGAN M. The PiCCO monitor: a review. Anaesthesia and Intensive Care, 2012, 40 (3):393-408.

［8］Neil R. MACINTYRE. Advances in Mechanical Ventilation. Clinics in Chest Medicine, 2016, 37 (4):595-788.

［9］Pulsion. PiCCO Technology Brochure. (2019-03-01) [2019-06-26]. https://www. getinge. com/siteassets/products-a-z/picco/PiCCO-Technology-Brochure. pdf.

［10］SQUIZZATO A, HUNT B, KINASEWITZ G, et al. Supportive management strategies for disseminated intravascular coagulation. Thrombosis and Haemostasis, 2015, 115 (5):896-904.

［11］TSAI M, YANG C, LEE N, et al. Jarisch-Herxheimer reaction among HIV-positive patients with early syphilis: azithromycin versus benzathine penicillin G therapy. J Int AIDS Soc, 2014: 17.

第十四节 误诊误治案例

一、发热伴胸闷、乏力

住院患者,男,54 岁。

主诉:间断发热伴胸闷、乏力 1 月余。

【思考题 1】针对这一主诉,应该怎样进行病史采集,需要获得哪些临床信息?

病史资料收集与思维引导:

患者中老年男性,主要症状为发热、胸闷及乏力,在问诊过程中须注意问诊要点。

发热的问诊须包括诱因、起病情况、程度(热度高低)、热型、病程、伴随症状(如畏寒、寒战、大汗、盗汗,咳嗽、咳痰、胸痛等呼吸系统症状,消化系统症状,尿路刺激征,淋巴结肿大等)、加重或缓解因素、传染病及疫区接触史、用药史:药物种类、剂量及疗程、职业史。

胸闷的问诊须包括诱因、起病急缓、与活动及体位的关系、伴随症状(如胸痛、咯血、呼吸困难、发热、咳嗽、咳痰等)、既往有无肺部疾病史或心脏病史。

（一）病史资料

现病史：患者 1 月余前无明显诱因出现发热,体温最高 38.5℃,发热前有畏寒,服用退热药后体温可降至正常,伴胸闷、乏力,活动后上述症状加重,夜间可平卧入睡,偶有干咳,无咳痰、咯血、胸痛、盗汗,无腹痛、呕吐、腹泻、黑便,无尿频、尿急、腰痛,无头晕、头痛、关节疼痛等不适,遂至当地医院行抗感染治疗 1 周(具体用药不详),住院期间症状无明显缓解。3 周前转到另一家医院诊治,住院期间最高体温 39.0℃,该院诊断考虑"慢性阻塞性肺疾病、肺部感染、甲亢",予以激素、平喘、抗感染及甲亢相关治疗 12d 后,体温恢复正常,胸闷及乏力较前稍好转,遂要求出院。出院第 2d 患者再次发热,体温最高 39℃,于当地医院门诊输液治疗(具体用药不详),仍然间断发热,体温最高 38.3℃,伴活动后胸闷、气短及乏力。2d 前至当地医院再次住院治疗,胸部 CT 提示:双肺病变。予以抗感染、止咳化痰等治疗,症状无明显改善。门诊以"发热待查"收入院。起病以来,精神、饮食、睡眠欠佳,大小便正常,体力下降,体重无明显变化。

既往史：有甲亢病史 10 年(具体治疗不详)。否认高血压病、糖尿病、冠心病等病史,否认肝炎、结核等病史,否认手术、外伤、输血史,否认药物、食物过敏史。

个人史：否认吸烟、饮酒嗜好,否认疫区居住史。

家族史：父母已故,父亲因车祸死亡,母亲死因不详。否认家族遗传病史。

对问诊的点评：

针对发热症状未问及有无寒战,未描述热型,个人史中未问及有无粉尘等职业暴露史。

【思考题 2】对该患者进行体格检查时,需要特别关注的情况有哪些?

思维引导：

对于发热伴胸闷、乏力的患者,应重点关注呼吸系统及心血管系统体征,如口唇皮肤发绀、呼吸动度、胸部叩诊音、有无干湿啰音、胸膜摩擦音、心脏杂音等。应详细地描述胸部和心脏的视触叩听结果。

（二）体格检查

T 36.5℃,P 86 次/min,R 22 次/min,BP 100/65mmHg。

意识清楚,精神可。全身皮肤巩膜无黄染,浅表淋巴结无明显肿大。指间关节、掌指关节、肘关节、膝关节伸面可见紫红色斑丘疹,上覆细小鳞屑。颈静脉无充盈,胸廓对称,两肺呼吸音粗,双下肺可闻及 velcro 啰音。心界不大,心律齐,各心脏瓣膜听诊区未闻及病理性杂音。腹平坦,无压痛及反跳痛,肝脾肋下未触及,双肾区无叩击痛,双下肢无水肿。

对体格检查的点评：

未描述口唇皮肤是否发绀、呼吸动度、胸膜摩擦音和心率。

【思考题 3】为明确诊断及评估病情,计划安排哪些辅助检查?

思维引导：

门诊遇到此类患者,根据患者发热、胸闷、乏力,双肺 velcro 啰音,应首先考虑呼吸系统疾病,故选择血常规、C 反应蛋白(CRP)、降钙素原(PCT)、胸部影像学检查等。

（三）辅助检查

- 血常规：WBC 5.32×10^9/L,中性粒细胞百分比 65.4%,Hb 125g/L,PLT 175×10^9/L。
- CRP 76.1mg/L(>10mg/L 提示存在感染或炎症可能)
- PCT 0.18ng/ml(0.02~0.05ng/ml)
- 肺功能：限制性通气功能障碍,中度弥散功能障碍。
- 动脉血气结果：pH 7.38,PCO_2 40.4mmHg,PO_2 62mmHg,BE-1mmol/L,HCO_3^- 24.6mmol/L,SO_2 91%。

– 胸部 CT（图 9-14-1）显示双肺斑片条索影，提示间质性改变。

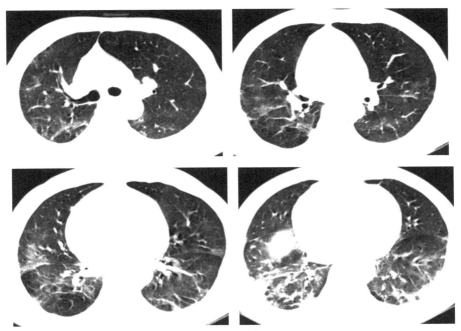

图 9-14-1 胸部 CT

【思考题 4】本患者最可能的诊断及鉴别诊断是什么？

思维引导：

患者在外院被诊断为"慢性阻塞型肺疾病、肺部感染、甲亢"，但治疗效果不佳。我们需要根据问诊、体格检查、辅助检查及患者对治疗的反应，深入分析，归纳总结病例特点，找出诊断的主线索，不能为外院的诊断结论所干扰。

（四）病例特点

1. 中年男性，急性起病。

2. 间断发热伴胸闷、乏力 1 月余。

3. 多关节伸面皮损，双肺呼吸音粗，velcro 啰音。

4. 胸部 CT 提示双肺间质性病变。

5. 抗感染治疗效果不佳。

诊断主线索：

发热伴双肺间质性病变。

思维引导：

胸部 CT 提示双肺间质性病变。影像学表现为肺部间质性病变的疾病有：

1. 肺部感染性疾病 如病毒性肺炎、肺孢子菌肺炎等。

2. 已知原因的间质性肺病 ①职业相关的间质性肺病，多有有机粉尘或石棉等无机粉尘暴露史；②药物或治疗相关的间质性肺病：有甲氨蝶呤、博来霉素等药物或放疗、高浓度氧治疗史；③结缔组织疾病或血管炎相关的间质性肺病，如类风湿关节炎、系统性硬皮病、皮肌炎、SLE、ANCA 相关小血管炎等。

3. 特发性间质性肺病。

4. 肉芽肿性间质性肺病 结节病。

5. 罕见间质性肺病 如肺小淋巴管平滑肌瘤病、肺朗格汉斯细胞组织细胞增生症等。

根据患者发热并短期内出现双肺间质性改变，且无特殊用药史及职业暴露史，需要鉴别诊断的疾病范围缩小。我们需要考虑的疾病主要包括：①感染性疾病。病毒性肺炎、肺孢子菌肺炎、肺外感染导致的急性呼吸窘迫综合征（ARDS）等。②非感染性疾病。皮肌炎 / 多发性肌炎、血管炎、系统性红斑狼疮等。

（五）鉴别诊断

1. 病毒性肺炎　急性起病,可表现为发热、头痛、全身酸痛、倦怠等肺外症状,另外可伴有咳嗽、少痰或白色黏痰、咽痛等呼吸系统症状。常见的病原体为甲、乙型流感病毒、腺病毒、副流感病毒等。老年患者易发生重症肺炎,发生重症肺炎时,表现为呼吸困难、发绀、精神萎靡,甚至呼吸衰竭、心力衰竭和休克等。胸部影像学表现为肺纹理增多,片状浸润或磨玻璃影改变。该患者间断发热有 1 月余,病毒性肺炎往往起病更急,进展更快,同时伴有感染中毒的临床表现。需进一步完善病毒核酸检测以明确。

2. 肺孢子菌肺炎　常发生于免疫功能低下的患者,如肿瘤放化疗后、HIV 感染或器官移植后的患者。该病主要症状包括发热、干咳和进行性呼吸困难。肺部听诊通常无异常发现。典型的影像学表现为双肺弥漫性的磨玻璃影。但该患者否认既往免疫低下病史,无免疫低下的其他证据,需进一步完善患者 HIV 筛查和肺孢子菌病原学相关检查。

3. 肺外感染导致的急性呼吸窘迫综合征（ARDS）　通常有肺外感染的临床表现,如泌尿系统、胆道系统等腹腔感染症状等,且感染中毒症状较重,往往伴有脓毒症,炎症指标如白细胞计数、CRP、PCT 等明显升高。但患者并没有肺外感染的相关症状和体征。需进一步完善感染相关检查。

4. 系统性红斑狼疮（SLE）　临床表现主要包括发热、皮肤病变、浆膜炎、肌肉骨骼症状、肾脏损伤、心血管症状、肺部症状、神经系统症状及血液系统受累表现等。该患者除了发热及肺部症状外,并无其他系统损伤的表现,且考虑到患者年龄性别,诊断依据不足。必要时进一步行自身免疫抗体检测等以除外。

5. 血管炎　主要包括坏死性肉芽肿血管炎、显微镜下多血管炎和变应性肉芽肿血管炎。主要症状包括发热、乏力、关节痛、皮肤损害、咳嗽、咯血及胃肠道、心脏、肾脏和神经系统损害症状等。该患者除了发热和乏力之外,并无上述各脏器损伤证据。尚需进一步完善 ANCA 及相关器官病变的检查,必要时需要行皮损或肺组织活检。

6. 皮肌炎/多发性肌炎（DM/PM）　常有关节肿痛、乏力和发热等表现,骨骼肌病变主要包括对称性四肢近端肌无力,可伴肌痛或肌压痛。DM 的皮肤病变包括上眼睑或眶周水肿性紫红色斑、Gottron 征（关节伸面的紫红色斑丘疹）、甲周病变、技工手、雷诺现象等。DM/PM 可伴有间质性肺疾病,最常见的症状是进行性呼吸困难伴或不伴咳嗽,胸部影像学提示间质性肺疾病。患者症状和体征与 DM 相符,但须完善相关自身抗体、肌酶谱、肌电图及相关组织病理学的检测以明确诊断。

（六）初步诊断

结缔组织病相关性间质性肺疾病

皮肌炎？

诊断依据：

1. 中年男性,急性起病。

2. 有发热伴胸闷、乏力等表现。

3. 体格检查发现多关节伸面皮损,双肺 velcro 啰音。

4. 胸部 CT 提示双肺间质性病变。

（七）进一步检查

– 风湿全套：抗核抗体 1∶100,抗 Ro-52 抗体阳性,抗 Jo-1 抗体阳性。

– 肌酸激酶（CK）：1 170IU/L（正常值 ≤ 170U/L）。

– 双下肢肌电图提示肌源性损害。

（八）最后诊断

皮肌炎

　结缔组织病相关性间质性肺疾病

【思考题 5】如何制订患者下一步的治疗方案？

（九）治疗

治疗原则：全面评估病情,早期、规范、个体化治疗。

1. 通过肺功能、胸部高分辨率 CT、动脉血气和风湿疾病活动性等综合评估患者病情。

2. 心电监护,吸氧,必要时予以呼吸机辅助通气。

3. 糖皮质激素治疗,泼尼松 1mg/（kg·d）,直至肌酸激酶（CK）恢复正常后开始减量,约 6 个月时间减至维持剂量 5~10mg/d。

4. 免疫抑制剂治疗,环磷酰胺 0.5~1.0g/m^2,每 4 周一次。

5. 抗感染治疗,头孢哌酮舒巴坦 3g q.8h.(患者发热,且 CRP 和 PCT 均升高,不能排除感染性病变,故需要使用抗生素治疗)。

(十) 诊疗后续

经过上述治疗后,患者体温恢复正常,胸闷、乏力症状改善。

(十一) 误诊误治思维分析

在诊断方面,首先,体格检查不仔细,患者皮肤病变十分明显,仔细观察即可看到患者指掌关节、肘关节、膝关节等伸面可见多处皮肤破损,周围有暗红色红晕,破损已结痂,并且患者双肺可闻及 velcro 啰音。这些体征对于患者的诊断十分重要,是提供诊断思路的重要线索,同时也要求医师可以将特征性皮肤表现和皮肌炎联系起来,并可以分辨出患者的肺部啰音为 velcro 啰音,这要求医师具有较为全面的临床知识。

其次,识别患者肺部影像学的能力欠佳,依赖于胸片或胸部 CT 的报告,没有学会自己独立阅片,需要慢慢提高阅片能力,不能完全依赖于放射科报告。该患者肺部表现为间质性病变,而在最初的 1 个月内一再被诊断为肺部感染,这个是需要引起我们反思的。

再次,思考问题不全面,诊治该患者的医师没有对发热进行全面分析,没有考虑到发热的非感染性病因,不能仅仅因为肺部影像学提示肺部阴影就将发热的原因简单的诊断为肺部感染,这是十分武断的。在鉴别感染性发热和非感染性发热的过程中,白细胞计数、CRP 和 PCT 起到了很大的作用,我们需要重视这些指标的变化。而结合这名患者短期内出现的肺部间质性改变,并且在之前多次抗感染治疗效果不佳的情况下,医生还需要考虑到很多其他非感染性疾病,这样才能尽可能避免漏诊和误诊。

【小结】

1. 本案例患者以"间断发热伴胸闷、乏力 1 月余"为主诉入院,患者外院就诊时,对患者的体格检查不够仔细,导致其特征性皮疹和肺部 velcro 啰音等线索性特征未予重视。

2. 对于发热的诊断不仅需要考虑感染因素,同时还需要想到非感染因素,以肺部影像学改变为诊断切入点,进行相关实验室检查,并结合体格检查考虑患者为"皮肌炎相关间质性肺疾病"。

3. 皮肌炎的治疗首先需要全面评估病情,并针对该患者的病情进行个体化治疗,主要的治疗药物包括糖皮质激素和免疫抑制剂等。

(赵建平)

二、活动时胸痛

住院患者,女,37 岁。

主诉:活动时胸痛 3 个月,加重 2 周。

【思考题 1】针对这一主诉,应该怎样进行病史采集,需要获得哪些临床信息?

病史资料收集与思维引导:

针对以上主诉,可知患者主要症状为"胸痛"。应该仔细询问胸痛的特点。胸痛的病史采集要点可概括为 LMNOPQRST 几个字母。L 即 location,指胸痛的部位,可以是胸骨后、心前区或侧胸部疼痛;M 即 medical history,指有无基础疾病、用药史、家族史等;N 即 new,指是否存在既往类似发作史;O 即 other symptoms,指是否存在其他伴随症状,诸如面色苍白、血压下降、咯血、发热、呼吸困难、吞咽困难等;P 即 provoking/palliative,指胸痛的加重 / 缓解因素,如典型的心绞痛多为活动或情绪激动诱发,休息或含服硝酸甘油缓解;Q 即 Quality,指胸痛的性质,如心绞痛多呈压榨样痛;R 即 Radiation,指是否存在放射痛,如心绞痛时,胸痛可以放射到颈部、下颌、左臂等部位;S 即 severity,指疼痛的严重程度;T 即 timing,指胸痛持续时间,心绞痛通常持续数分钟,一般不超过 30min,如果超过 30min 或持续数小时,需要警惕心肌梗死或者其他疾病。

(一) 病史资料

现病史:患者于 3 个月前出现快速行走或爬楼时胸痛,为胸骨后压榨样疼痛,向左背部及左上肢放射,疼痛数字评分(NRS)4~5分,停止活动2~3min后可缓解,无大汗、濒死感,无咳嗽、喘憋、咯血等。就诊外院,行平板运动试验(+),冠状动脉造影示左主干近段80%狭窄,考虑"冠心病",于左主干近段植入支架1枚。术后症状缓解,规律服用阿司匹林0.1g q.d.、氯吡格雷75mg q.d.及他汀类药物治疗。2周前患者症状再发,轻微活动即出现胸痛,偶有安静状态下胸痛发作,程度加重,持续时间延长。发病以来乏力、食欲缺乏,二便如常,自觉消瘦、体重未测。

既往史:2年前诊为肺结核,予4联→3联抗结核治疗,总疗程12个月,病情缓解;否认高血压病、糖尿病、高脂血症等慢性病史;否认重大外伤及输血史;否认药物、食物过敏史。

个人、月经、婚育史:个体商户,无烟酒嗜好,月经规律,未婚未育。

家族史:否认早发冠心病或其他心脏疾病家族史。

【思考题2】根据上述摘要,在体格检查时应重点关注哪些体征?

(二)体格检查

T 37.3℃,P 100次/min,左上肢血压90/45mmHg,右上肢血压105/60mmHg,左下肢血压110/60mmHg,右下肢血压120/60mmHg,体重指数21.1kg/m²。

左上肢脉搏弱,皮温略低于右侧。心、肺、腹、神经系统体格检查未见明显异常。双下肢无水肿。

【思考题3】根据以上病史和体格检查资料,为明确诊断并评估病情,计划安排哪些辅助检查?

(三)辅助检查

- 全血细胞分析、肝肾功未见异常。
- 血脂四项:总胆固醇3.3mmol/L,甘油三酯1.43mmol/L,高密度脂蛋白胆固醇0.8mmol/L,低密度脂蛋白胆固醇1.99mmol/L。
- 糖化血红蛋白4.5%。
- 心电图:Ⅰ、Ⅱ、aVL、aVF、V_2~V_6导联ST段下斜型压低0.1~0.4mV,aVR导联ST段抬高0.2~0.3mV(图9-14-2)。
- NTproBNP 3 172pg/ml。
- 心肌酶:肌酸激酶84IU/L,肌酸激酶同工酶0.8μg/L,肌钙蛋白I 0.121μg/L(正常值0~0.056μg/L)。
- 超声心动图:左心室收缩功能正常低限,室壁运动普遍轻度减低,左心室射血分数53%。
- 冠脉CTA:左主干开口支架内再狭窄,右冠状动脉未见异常。

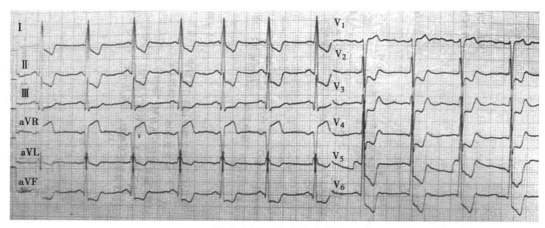

图9-14-2　患者心电图

【思考题4】本患者最可能的诊断是什么?

(四)病例特点

1. 青年女性,亚急性病程。

2. 典型心绞痛,冠状动脉造影示左主干狭窄,介入治疗后再狭窄,出现非ST段抬高型心肌梗死(NSTEMI),无冠心病危险因素。

3. 双上肢SBP差值>10mmHg,左侧桡动脉搏动减弱;伴乏力、消瘦、低热等全身症状。

（五）门诊诊断

冠状动脉粥样硬化性心脏病
　　非 ST 段抬高型心肌梗死

思维引导：

患者为青年女性，临床表现为活动时胸痛，心电图广泛导联出现缺血改变，肢体导联和胸前导联 ST 段压低伴 aVR 导联 ST 段抬高，这一表现提示左主干存在狭窄的可能，结合肌钙蛋白 I 升高，考虑 NSTEMI 诊断明确。心肌梗死，要考虑冠状动脉粥样硬化和非动脉粥样硬化病因。无冠心病危险因素的青年患者出现心肌梗死，需要首先考虑非动脉粥样硬化性冠状动脉疾病。非动脉粥样硬化性冠状动脉疾病常见的有先天性冠状动脉畸形、冠状动脉瘤和自发夹层，相对少见的病因还包括心腔内栓子脱落导致冠状动脉栓塞(如感染性心内膜炎赘生物脱落)、冠状动脉痉挛、纵隔放疗、滥用可卡因等，本例患者均不符合；该患者存在乏力、消瘦等全身症状，体格检查发现双上肢血压差值增大、左侧桡动脉搏动减弱，考虑存在冠状动脉以外的血管病变，需警惕血管炎的可能性。本例患者门诊诊治过程中未经过仔细的鉴别诊断，诊断冠状动脉粥样硬化性心脏病欠妥当。下一步需进一步完善炎性指标、免疫指标、血管影像学等检查。

（六）进一步诊断经过

检查结果回报：

- 血沉 62mm/h，高敏 C 反应蛋白 51.65mg/L。
- 免疫球蛋白、补体、类风湿因子、抗链 O 均正常。
- 结核及梅毒感染指标均为阴性。
- 抗核抗体 19 项、抗可提取的核抗原抗体、抗中性粒细胞胞浆抗体、抗磷脂抗体谱、狼疮抗凝物均为阴性。
- 主动脉 CTA：升主动脉、主动脉弓及部分分支管壁增厚，左侧锁骨下动脉远心段管腔重度狭窄。
- PET-CT：上述病变血管壁弥漫摄取 18F-FDG 增高。

（七）最终诊断

大动脉炎

冠状动脉受累

主要诊断疾病诊断依据：

患者青年女性，出现典型冠脉缺血症状，双上肢 SBP 差值 >10mmHg，影像学检查提示大中动脉多发性炎症与狭窄，PET-CT 提示全身性动脉内膜炎；符合 1990 年美国风湿病学会的诊断标准，最终明确诊断为大动脉炎、冠状动脉受累。

【思考题 5】如何制订患者下一步的治疗方案？

（八）治疗

1. 原发病治疗　静脉滴注甲强龙 500mg q.d. 共 3d，序贯甲强龙 40mg q.d. 共 7d，序贯口服甲泼尼龙 40mg q.d.；联合口服环磷酰胺 0.1g q.o.d.。

2. 急性冠脉综合征治疗　卧床、短期低分子肝素抗凝，拜阿司匹林、氯吡格雷抗血小板，阿托伐他汀、美托洛尔、氯沙坦、单硝酸异山梨酯等。

（九）误诊误治思维分析

本案例患者以典型的心绞痛发病，外院冠状动脉造影发现冠脉狭窄，诊断为"冠心病"，并未考虑到冠脉狭窄病变还有其他原因。这种惯性思维是造成误诊误治的直接原因。且该患者为青年女性，无冠心病高危因素，诊断"冠心病"应非常谨慎，一定需要考虑其他病因的可能。根据诊断思维的基本原则，发现冠脉病变的时，根据"常见病、多发病优先原则"，首先从常见病出发，冠脉病变以冠状动脉粥样硬化最为常见，但当患者没有冠状动脉粥样硬化的危险因素时，根据逻辑学的充足理由律，"有果必有其因"，应考虑是否有其他病因的可能，不遗漏少见病，最终考虑诊断为"大动脉炎、冠脉受累"。

【小结】

1. 本病例为青年女性，典型心绞痛症状，冠状动脉造影示左主干狭窄，介入治疗后再狭窄，出现 NSTEMI。无冠心病危险因素的青年出现心肌梗死，需仔细鉴别诊断，重点考虑非动脉粥样硬化性冠状动脉疾病。

2. 结合患者乏力、消瘦等全身症状,体格检查双上肢血压差值增大、左侧桡动脉搏动减弱,考虑存在冠状动脉以外的血管病变,需警惕血管炎,因此需完善炎性指标、免疫指标、血管影像学等检查,最终得到诊断:大动脉炎、冠状动脉受累。

3. 大动脉炎的治疗以糖皮质激素和免疫抑制剂控制病情活动为主,还需针对循环障碍进行抗凝、扩血管等改善循环治疗,高血压者应积极控制高血压。

(张抒扬)

推 荐 阅 读

吴东,李骥.内科住院医师手册.北京:人民卫生出版社,2012:33-40.

三、腹部不适伴黄疸

住院患者,男,45岁。

主诉:腹部不适2月余,尿黄、皮肤巩膜黄染9d。

【思考题1】针对这一主诉,应该怎样进行病史采集,需要获得哪些临床信息?

> **病史资料收集与思维引导:**
>
> 患者以腹部不适和尿黄、皮肤巩膜黄染为主诉入院,如化验总胆红素升高,则可确定存在黄疸。引起腹部不适的疾病非常多,较难鉴别,而以黄疸为主线索进行鉴别诊断思路更为清晰。
>
> 黄疸问诊要点:起病缓急、病史及诱因、严重程度、持续时间、发展过程以及伴随症状。黄疸的伴随症状往往对诊断有重要的鉴别意义,如伴有乏力、头晕、气短等贫血表现需要考虑溶血性贫血;伴发热、乏力、食欲缺乏、恶心、呕吐可见于急性肝炎;伴腹痛、发热则胆石症的可能性较大;无痛性进行性黄疸需要警惕壶腹部肿瘤的可能。
>
> 患者的年龄、性别、既往史、个人史和家族史对诊断亦有帮助,如有无慢性肝炎、胆结石、长期胆红素升高的病史,有无饮酒史,有无疫区疫水接触史等。怀疑药物性肝损害时,需要详细询问患者的用药史,包括所有西药、中成药、草药、保健品、补品、食疗、染发剂、洗剂、外用涂抹药、化妆品、药酒等。有些职业会接触有毒物质,需要询问患者职业。

(一)病史资料

现病史:患者2月余前出现左上腹不适,与饮食及体位无关,无反酸、胃灼热、发热、腹泻等。于当地医院化验肝肾功正常。胃镜检查示慢性浅表性胃炎,幽门螺杆菌(Hp)(++)。口服抗Hp治疗2周(阿莫西林、左氧氟沙星、复方铝酸铋、泮托拉唑),此后间断口服复方铝酸铋颗粒,以及某种自国外购买的保健品(具体不详)。11d前行^{13}C呼气试验检测Hp为阴性,仍感腹部不适,就诊于中医门诊,考虑慢性胃炎,予中药(干姜、炙甘草、焦山楂、黄连、香橼、醋香附、焦麦芽、焦神曲、姜厚朴、党参、木香、玫瑰花、炙元胡、砂仁、炒苍术、陈皮)煎服2d,化验ALT 971IU/L,AST 273IU/L,TBil 30.28μmol/L,DBil 14.48μmol/L,GGT 1 442IU/L,ALP 405IU/L。9d前发现尿黄、皮肤黄,伴腹胀、呃逆,无恶心、呕吐、腹泻,无发热、皮疹,无陶土样便。3d前开始静滴还原型谷胱甘肽及异甘草酸镁等治疗。1d前化验ALT 766IU/L,AST 354IU/L,TBil 94.08μmol/L,DBil 58.80μmol/L。腹部超声示肝内钙化灶,余肝胆胰脾未见异常。半年体重下降10kg左右。

既往史:2型糖尿病病史5年,间断口服二甲双胍,偶尔监测空腹血糖约7mmol/L,否认高血压病及心、脑血管病史。

个人史:无疫区接触史,吸烟史20年,20支/d,偶饮酒,量不多。

家族史:父母体健。否认家族性遗传病史。

对问诊的点评：

本例病史询问存在以下不足：未具体问诊腹部不适的范围、持续时间、节律性、诱发、缓解因素；患者半年来体重下降较明显，与进食量或糖尿病的控制不良有无关系？有无刻意的节食、运动量改变或睡眠不佳？针对黄疸方面未询问是否伴有瘙痒等症状，尿黄及皮肤黄染的程度，黄疸发展规律；患者从事何种职业，是否接触有毒物质。

【思考题2】对该患者进行体格检查时，需要特别关注的情况有哪些？

思维引导：

对于黄疸的患者，在全面体格检查的基础上，需重点关注肝胆疾病的体征，包括意识情况（包括记忆力、定向力、计算力等情况）、有无慢性肝病面容、黄疸的颜色和程度、蜘蛛痣、肝掌、皮肤出血点、腹壁静脉曲张、腹部压痛、墨菲征（Murphy sign）、肝脾胆囊肿大、肝区叩击痛、移动性浊音、神经系统体征、下肢水肿等。

（二）体格检查

T 36.6℃，P 104 次/min，R 20 次/min，BP 111/76mmHg。

皮肤黄染，无皮疹及皮下出血。全身浅表淋巴结无肿大。巩膜黄染，心率104 次/min，余心肺体格检查无明显异常。腹平，无腹壁静脉曲张，无压痛、反跳痛、肌紧张，墨菲征阴性，未触及包块，肝脾未触及。无移动性浊音，肾区无叩击痛。肠鸣音正常，4 次/min。双下肢无水肿。

对体格检查的点评：

本例体格检查未注意到患者的意识情况，未描述有无慢性肝病面容、皮肤巩膜黄染的程度、腹部触诊能否触及肿大胆囊、有无神经系统体征如扑翼样震颤等。

【思考题3】为明确诊断并评估病情，计划安排哪些辅助检查？

思维引导：

根据黄疸的发病机制，可以将黄疸分为4类：肝细胞性黄疸、胆汁淤积性黄疸、溶血性黄疸、先天性非溶血性黄疸。根据胆红素增高的性质，可以将黄疸分为以间接胆红素升高为主的黄疸，和以直接胆红素升高为主的黄疸，这种分类方法有助于我们厘清思路，逐个排除。但当胆红素数值比较低时，此分类不太准确。仔细分析肝功化验的各项指标，对诊断有较大的提示作用。肝细胞酶显著升高时提示存在肝细胞炎症或坏死；胆道酶升高明显提示可能存在胆道破坏或胆道梗阻。

本患者肝细胞酶、胆道酶、胆红素均明显升高。其直接胆红素占总胆红素的65%，超过30%，即为直接胆红素升高为主的黄疸。此类疾病包括肝细胞性、胆汁淤积性和某些遗传性肝病。患者为中年，起病较急，遗传性疾病可能性很小。患者肝功化验中，不仅肝细胞酶明显升高，胆道酶亦明显升高，直接胆红素所占比例较高，更倾向于胆汁淤积性黄疸。进一步完善病毒性肝炎及嗜肝病毒标志物检测、肿瘤标记物、自身抗体、免疫球蛋白、腹部影像学以及肝穿刺活检排查相应病因。

（三）化验及辅助检查

- 血常规、粪便常规、心肌梗死四项正常。
- 凝血功能正常。
- 肿瘤标记物：血清 CA19-9 101.80IU/ml（<27IU/ml），CEA、AFP 正常。尿常规：尿 GLU 56.00mmol/L，尿胆红素 34.0μmol/L。
- 甲、乙、丙、戊型肝炎病毒标志物阴性。
- 抗核抗体、自身免疫性肝病抗体谱阴性。IgG、IgM、IgA 正常。

- 腹部超声:肝实质回声增强欠均匀;肝内钙化灶;胆囊增大。胆总管内径正常高限。
- 腹盆 CT 平扫(图 9-14-3,入院后 5d):肝右叶钙化灶,必要时 MRI 进一步检查。

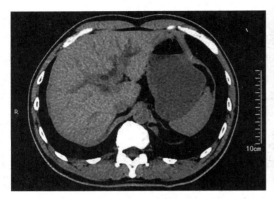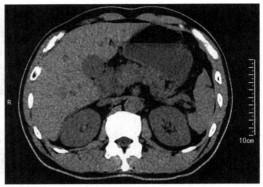

图 9-14-3 腹部 CT 平扫

- 巨细胞病毒抗体:IgG 74.80IU/ml,EB 病毒抗体 IgG 181.18RU/ml,IgM 阴性。
- (肝脏)肝脏穿刺组织病理回报:肝细胞浊肿,轻度肝细胞淤胆,碎屑状肝坏死,汇管区慢性炎细胞浸润,界面炎,胆小管增生,结合病史,符合药物性肝炎。免疫组化结果:CK7(胆管 +),CK19(胆管 +),CD34(部分 +),MUM1(个别 +),HBcAg(±),HBsAg(−);特殊染色结果:网织 +Masson(+),D-PAS(−)。

【思考题 4】本患者最可能的诊断是什么?

(四) 病例特点

1. 中年男性患者,病程 2 个月,既往 2 型糖尿病病史。

2. 腹部不适 2 个月,发现黄疸 9d。

3. 黄疸发病前曾应用抗 Hp 药物、中草药及保健品。

4. 体格检查皮肤巩膜黄染。

5. 肝功化验示胆红素进行性升高,以直接胆红素为主,肝细胞酶及胆道酶均明显升高。

6. 腹部影像学提示肝内钙化灶、胆囊增大、胆总管内径正常高限。

7. 肝穿刺病理结论:符合药物性肝损害。

思维引导:

胆汁淤积性黄疸包括肝内胆汁淤积和梗阻性黄疸。门诊接诊黄疸患者,首先应鉴别是否为梗阻性黄疸,简单有效的办法就是行腹部超声或 CT,如检查提示存在肝内外胆管扩张,则判断为梗阻性黄疸,否则梗阻性黄疸的可能性较小,但应注意,当肝内外胆管扩张较轻时,超声或 CT 容易漏诊。该患者门诊腹部超声未发现胆管扩张,不支持梗阻性黄疸,初步考虑为肝内胆汁淤积。

引起肝内胆汁淤积的原因很多,常见原因如各种嗜肝病毒感染、酒精、药物、原发性胆汁性胆管炎(PBC)等,需要进行逐项排查。患者已行各型肝炎标志物检测,以及 CMV、EBV 等病毒检测,均无感染证据;自身抗体及免疫球蛋白均无异常,不支持 PBC 或自身免疫性肝炎;饮酒量不多,近期无饮酒,不支持酒精性肝病的诊断。

药物性肝病可以引起肝细胞性或胆汁淤积性黄疸。诊断需要依据明确的用药史,且呈现明确的时间关系(先用药后发病),停药后肝损害减轻。若完善其他检查后仍不能明确病因,必要时可行肝活检。

(五) 最可能的诊断

胆汁淤积性黄疸:药物性肝损害?

1. 诊断依据

(1)在出现肝功能异常前有明确的用药史,用药种类较多,包括中药、西药及从国外自行购买的保健品(具体不详)。

（2）病史、化验及辅助检查不支持病毒性、自身免疫、酒精性肝病和胆道梗阻性疾病。

（3）肝脏穿刺活检考虑为药物性肝损伤。

2. 不支持之处或疑点

（1）患者虽然用药较多，但仔细分析所用药物的成分，并不包括常见引起药物性肝损伤的药物。

（2）患者服药的时间及肝损伤出现的时间较短，无法解释2个月来的腹部不适，和半年来的体重下降。

（3）入院后B超提示：胆总管内径正常高限，需要进一步检查排除梗阻性黄疸的可能。

【思考题5】如何制订患者下一步的诊疗方案？

（六）进一步诊治经过

入院后停用以往所有用药，予保肝支持治疗，肝细胞酶ALT、AST略有好转，胆道酶ALP、GGT变化不大，但黄疸逐渐增高（见表9-14-1）。肝穿刺活检结果回报为药物性肝损害之后，开始静滴注射用甲泼尼龙琥珀酸钠40mg q.d.，2d后复查肝细胞酶下降，但胆红素进一步升高，这些表现不符合药物性肝损害的特点。药物性肝损害往往在停用药物之后，病情会逐渐减轻，部分患者肝损害可能会继续加重，但一般对于糖皮质激素的治疗反应较好。该患者在治疗中黄疸进行性加重，需要再次考虑疾病的诊断。

全科疑难病例讨论，科室专家详细阅腹部CT平扫，发现肝内胆管轻度扩张，建议尽快完善腹部增强CT及MRCP检查，以除外梗阻性黄疸。

– 腹部增强CT（图9-14-4，距CT平扫13d后）结果回报：胆总管中段壁增厚伴肝内胆管扩张（箭头），胆囊稍大，胆汁淤积。

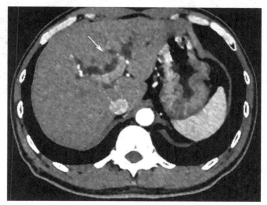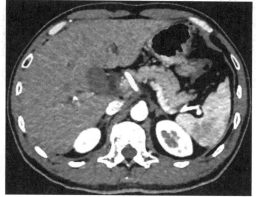

图9-14-4　腹部CT增强

– MRCP（图9-14-5）结果回报：肝内外胆管多发狭窄及囊样扩张，胆总管囊肿可能。

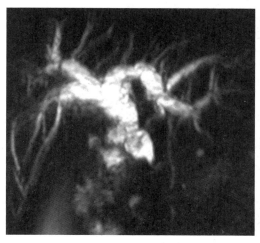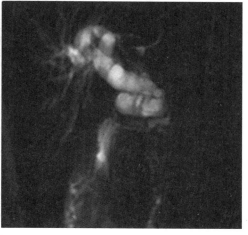

图9-14-5　MRCP

　　至此,梗阻性黄疸诊断明确,但梗阻的原因是什么? 结合 CT 和 MRCP,需要考虑的疾病有胆管癌、原发性硬化性胆管炎(PSC)、先天性胆总管囊性扩张症。另外,该患者是否同时存在药物性肝损害?

　　请肝病病理经验丰富的病理专家会诊,意见:结合患者病史及肝细胞浊肿,轻度肝细胞性淤胆,碎屑状肝坏死,可诊断药物性肝炎,但汇管区可见胆管上皮细胞增生及胆管边缘增生,考虑存在胆管梗阻。

　　虽然患者同时存在梗阻性黄疸和药物性肝损害的证据,但患者入院前腹部超声胆管未见异常,入院后腹部超声提示胆总管内径正常高限,腹部 CT 平扫胆管扩张情况尚不明显,间隔 13d 后腹部 CT 增强及 MRCP 所见的胆管扩张情况明显加重,提示梗阻因素在逐渐加重,是影响患者病情的主要因素。而药物性肝损害并非引起黄疸的主要原因,且针对药物性肝损害的治疗无效,糖皮质激素可能影响梗阻性黄疸及其病因的治疗,故停用糖皮质激素。针对梗阻性黄疸进一步检查和治疗。

　　– 超声内镜(图 9-14-6):十二指肠乳头区未见异常,胆总管中段管壁增厚(箭头),回声偏低,管腔狭窄,上段胆总管扩张,直径约 1.0cm。胰腺回声不均,胰管不扩张,胰腺未见明显占位。诊断:胆总管中段占位。

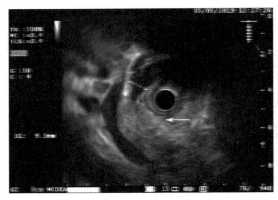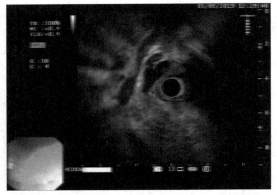

图 9-14-6　超声内镜

　　– 经内镜逆行性胰胆管造影术(ERCP)+十二指肠乳头括约肌切开+胆管支架、胰管支架置入(图 9-14-7,入院后 23d),术中抽出深黄色胆汁约 4ml 送检。注射碘佛醇,肝内胆管扩张,左右肝管交通,胆总管中段狭窄、长度约 2.0cm(箭头)。利用细胞刷于胆总管狭窄段刷检。诊断:胆总管狭窄性质待定。

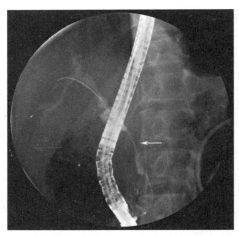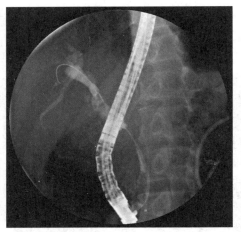

图 9-14-7　经内镜逆行性胰胆管造影术

　　–(胆管刷检)查见核异质细胞,(胆汁)查见核异质细胞,KRAS 基因检测到外显子 2 上的突变。

　　ERCP 之后复查胆红素即有明显下降,提示针对梗阻性黄疸的减黄治疗有效。建议患者至肝胆外科进行手术。术前再次超声内镜发现胆管肿物已侵犯门静脉,最终患者未行手术治疗。

表 9-14-1　入院前后肝功化验指标的变化情况

日期	ALT/(IU·L⁻¹)	AST/(IU·L⁻¹)	TBil/(µmol·L⁻¹)	DBil/(µmol·L⁻¹)	GGT/(IU·L⁻¹)	ALP/(IU·L⁻¹)
入院前						
70d	38	30	15.3	4.21	147	56
11d	971	273	30.28	14.48	1 442	405
1d	766	354	94.08	58.8	—	—
入院后						
7d	862	264	132.81	89.35	1 325	503
10d	907	260	137.35	94.06	1 184	510
13d	792	214	139.1	94.34	1 145	486
16d	620	194	158.22	102.87	1 193	468
18d	683	194	160.36	106.69	1 399	443
24d	562	142	94.05	67.84	1 172	385
26d	385	92	40.75	27.21	903	271

注:ALT. 丙氨酸氨基转移酶;AST. 天冬氨酸氨基转移酶;TBil. 总胆红素;DBil. 直接胆红素;GGT. 谷氨酰转肽酶;ALP. 碱性磷酸酶。

(七) 最终诊断

梗阻性黄疸

胆管癌可能性大

药物性肝损害

(八) 误诊原因分析

1. 患者的梗阻性黄疸是进行性加重的,门诊及入院最初的超声及 CT 均未报告胆管扩张,随着病情进展,胆管扩张逐渐明显,故早期诊断较为困难。但当治疗效果不佳时,重新阅片,发现在腹部 CT 平扫上已经能够看到胆管轻度扩张,这一点 CT 报告的医生和临床医生均未能够发现。临床医生应该注意,不要只相信检查的结果,要亲自阅片,掌握第一手的资料。肝病的病理诊断相对较难,对于难度较大的病例,需要有经验的病理医生会诊,并密切结合临床,综合分析,做出诊断。

2. 在抓住诊断主线索时,对于其他伴随的症状也不能忽视,患者半年来的消瘦和 2 个月来的腹部不适均有可能是胆管肿瘤引起,虽然这些症状特异性不强,但提示患者病程可能已有半年,需要考虑慢性疾病,而不是十余天的急性病程。

3. 对于诊治过程中的一些细节,注意不要遗漏,如入院后腹部超声报告提示胆囊增大、胆总管正常高限,需要引起临床医生的警觉,应继续完善相关检查,排除胆管梗阻的因素。

【小结】

该患者主要表现为左上腹不适 2 个月、发现黄疸 9d,半年来体重下降。2 个月前肝功正常,服用较多药物后复查肝细胞酶、胆道酶均明显升高,胆红素进行性升高。腹部超声肝胆胰未见明显异常。停用所用药物、保肝治疗,效果不佳,入院后胆红素仍持续上升,腹部超声提示胆囊增大、胆总管正常高限。腹部 CT 未见明显异常。肝穿刺活检提示有药物性肝炎,之后开始应用糖皮质激素治疗数天,效果不佳,胆红素仍持续上升。仔细阅 CT 片发现肝内胆管有轻微扩张,遂行腹部增强 CT,提示胆总管中段壁增厚、MRCP 示胆管狭窄及扩张。超声内镜考虑胆总管中段占位,ERCP 见胆总管中段狭窄。胆管刷检及胆汁均查到核异质细胞。该患者黄疸最初较轻,胆管扩张不明显,加上 CT 阅片不够仔细,漏诊了梗阻性黄疸,随着病情逐渐加重,重新阅片发现胆管扩张的迹象,经过一系列检查,最后确诊为胆管中段占位引起的梗阻性黄疸。漏诊原因有病情发展的自然规律,也有需要总结的一些教训。

(李艳梅)

四、双下肢水肿

住院患者,男,58 岁。

主诉:双下肢水肿 1 个月。

【思考题 1】针对这一主诉,应该怎样进行病史采集,需要获得哪些临床信息?

病史资料收集与思维引导:

针对以上主诉,应仔细询问水肿的特点及诊疗经过。

水肿的问诊要点包括:①发生时间、诱因、前驱症状;②首发部位、发展顺序,是否受体位影响,颜面、下肢和腰骶部等部位是否有水肿表现,是否对称,是否呈可凹性;③发展速度;④感染过敏征象;⑤有无特殊用药史,如肾上腺皮质激素、睾酮、雌激素等;⑥与月经、天气、昼夜关系等;⑦局部,如皮肤颜色、温度、压痛、皮疹、厚度等;⑧全身其他器官系统表现。

(一) 病史资料

现病史:2 个月前患者无诱因出现颜面部、双下肢水肿,对称性,与体位无关,逐渐加重,蔓延至腰骶部水肿。无呼吸困难,可以平卧入睡,尿量减少,未测量,尿色加深,口服利尿剂效果不佳。15d 前于当地医院就诊,查血常规 WBC 7 200/μl,Hb138g/L,PLT 21 万 /μl,尿蛋白 3+,红细胞 3~5/HP,尿糖 3+,酮体 –,血糖 10.5mmol/L。当地医院考虑诊断为"糖尿病肾病",给予缬沙坦口服。患者水肿逐渐加重,遂来我院就诊。发病以来,精神、睡眠稍差,尿量减少,大便两天一次,较发病前无变化,体重增加 10kg。

既往史:高血压病史 5 年,2 型糖尿病病史 5 年,服用二甲双胍,血糖控制可。1 年前体检尿常规正常。否认乙肝、丙肝、结核等慢性传染性疾病史及外伤、手术、食物药物过敏史。否认特殊用药史及毒物接触史。

个人史:否认疫区、疫水接触史。办公室职员。无烟酒嗜好。

婚姻史:已婚,妻子及 1 个儿子体健。

家族史:父亲及哥哥患有高血压病,均为 50 岁以后出现。否认糖尿病及肾脏病家族史。

对问诊点评:

1. 应描述水肿是否为可凹性、水肿部位皮肤温度、颜色有无异常,有无皮疹。
2. 应追问利尿剂名称、剂量。
3. 高血压应描述血压最高值,用药种类及剂量,平时血压控制水平。
4. 2 型糖尿病应描述用药剂量,空腹及餐后血糖控制水平。

【思考题 2】对该患者进行体格检查时,需要特别关注的情况有哪些?

(二) 体格检查

T 36.5℃,R 16 次 /min,P 72 次 /min,BP 140/70mmHg,BMI 25.6kg/ ㎡。

意识清楚,皮肤、巩膜无黄染,未见皮肤色素沉着、肝掌、蜘蛛痣、皮疹。舌体肥大,浅表淋巴结无肿大。甲状腺未及肿大。两肺叩诊清音,呼吸音略低,未闻及干湿啰音。腹平坦,全腹无压痛、反跳痛、肌紧张,墨菲征(Murphy sign)(–),肝、脾肋下未及,移动性浊音(–)。双下肢及腰骶部可凹性水肿。神经系统体格检查无异常体征。

对体格检查的点评:

在全面体格检查的基础上,还需重点关注血压、有无舌体肥大、淋巴结肿大、皮疹、心界、心音、呼吸音、胸腔积液体征、移动性浊音、水肿部位程度及是否可凹等。该患者的体格检查基本覆盖了这些要点。

【思考题3】为明确诊断并评估病情，计划安排哪些辅助检查?

（三）辅助检查

– 24h尿蛋白定量4.5g。

– 肝功能正常，血白蛋白28g/L，肌酐90μmol/L，尿素氮5.6mmol/L，甘油三酯2.7mmol/L，总胆固醇7.3mmol/L，BNP 100pg/ml（正常参考值<100pg/ml）。

– 血免疫固定电泳、尿免疫固定电泳均可见到单克隆λ。

– 乙肝五项及丙肝抗体（–）。

– 肿瘤标志物筛查未见明显异常。

– 抗磷脂酶A$_2$受体抗体10RU/ml（正常参考值<20RU/ml）。

– 便潜血（–）。

– 凝血功能：PT 13.7s（11~14s），APTT 37.2s（32~40s），D-Dimer 0.6mg/L（<0.5mg/L），FIB 3.1g/L（2~4g/L）。

– 甲状腺功能正常。

– 眼底检查无糖尿病视网膜病变。

– 胸片无明显异常。

– 超声：肝脏、胆囊、脾脏、胰腺未见异常。左肾11.2cm×5.2cm×3.1cm，实质厚1.6cm，右肾12.0cm×5.6cm×3.7cm，实质厚1.6cm，回声清晰。

【思考题4】本患者最可能的诊断及鉴别诊断是什么?

思维引导：

第一步，根据患者水肿特点（眼睑为著）、体格检查（可凹性水肿）、辅助检查（大量蛋白尿），可以确认为肾源性水肿。

第二步，根据水肿、大量蛋白尿、低白蛋白血症、高脂血症，诊断肾病综合征明确。

第三步，结合病史（糖尿病病史，但短期之内出现显著水肿）、体格检查（水肿以外无显著阳性体征）、实验室检查特点（大量蛋白尿、少量血尿、低白蛋白血症、肾功能正常），提出合理的进一步辅助检查计划，以进行合理的鉴别诊断，查找继发性肾病综合征的可能性。

（四）病例特点

1. 中年男性，慢性病程。

2. 双下肢及腰骶部可凹性水肿，舌体肥大，既往糖尿病、高血压病史。

3. 实验室检查提示肾病综合征表现，有继发性肾病证据：单克隆λ。

诊断主线索：

肾病综合征。

思维引导：

1. 该患者主要的临床表现为水肿、大量蛋白尿、低白蛋白血症、高脂血症，属于肾病综合征。接下来需要鉴别肾病综合征是原发性还是继发性。

2. 由于存在糖尿病病史，患者在院外被诊断为糖尿病肾病，需要认真分析糖尿病肾病的支持点与不支持点，并提出进一步的辅助检查计划，而不急于下结论，也要避免没有针对性的过度检查。

3. 如果没有明确继发性肾病综合征证据，则考虑原发性肾病综合征可能性大。然后根据患者年龄特点、起病特点、辅助检查提示，推测最可能的原发性肾病综合征的病理类型。

4. 如无肾活检禁忌证，则考虑行肾活检，结合临床资料作出最终诊断。

（五）鉴别诊断

1. **淀粉样变**　该患者舌体肥大，血和尿免疫固定电泳可见单克隆λ，高度怀疑肾淀粉样变。需进一步完善骨穿、淋巴结超声，查找单克隆免疫球蛋白来源。

2. **实体肿瘤**　患者没有实体肿瘤相关临床表现，如消瘦、贫血、慢性咳嗽、黑便等，辅助检查也没有实体肿瘤证据。目前基本可以排除。

3. **系统性红斑狼疮或紫癜性肾炎**　系统性红斑狼疮多见于育龄期女性，ANA阳性，合并其他免疫学指标阳性,有其他多系统受累表现;紫癜性肾炎多见于青少年患者,有皮肤紫癜。所以结合患者年龄性别特点及辅助检查可排除。

4. 糖尿病肾病　该患者糖尿病病史5年,1年前体检没有蛋白尿,目前没有糖尿病视网膜病变,不符合典型糖尿病肾病的发展过程,需要警惕非糖尿病肾病的可能性。

综上所述,肾病综合征合并单克隆免疫球蛋白,需要警惕继发性肾病综合征-肾淀粉样变。

ER-14-4-1　知识链接:相关鉴别诊断

(六)初步诊断

肾病综合征

　　肾淀粉样变

2型糖尿病

高血压病

思维引导:

按照肾病综合征的主线索,先排查继发性肾病综合征。因为对于继发性肾炎来说,治疗的关键在于纠正继发因素。但在排查继发性肾病综合征时,不能先入为主。例如本病例,因为患者有糖尿病病史,入院检查时发现血糖升高,尿糖阳性,就诊断为糖尿病肾病,忽视了糖尿病肾病的临床特点。如果按照糖尿病肾病来进行诊治,就会导致方向性的治疗错误,贻误治疗时机。

诊断依据:

1. 中年男性,肾病综合征。

2. 体格检查:舌体肥大。

3. 实验室检查提示单克隆免疫球蛋白血症。

(七)进一步检查

1. 骨穿及淋巴结超声:均为阴性结果,无骨髓瘤、淋巴瘤或者其他淋巴增殖性疾病证据。

2. 肾活检证实为轻链型淀粉样变。

(八)最后诊断

肾病综合征

　　轻链型肾淀粉样变

2型糖尿病

高血压病

【思考题5】如何制订患者下一步的治疗方案?

(九)治疗

治疗原则:饮食调整,适当利尿消肿,与血液科医生共同评估制订干细胞移植或者化疗方案。

1. 对症治疗　饮食调整:每日盐摄入量<6g,每日蛋白质摄入0.8~1g/kg,充足热量和纤维素摄入。

2. 适当利尿消肿,每日体重下降不超过0.5~1kg。

(十)对因治疗

1. 根据患者年龄、心脏受累情况、肾功能情况、受累脏器数量等因素评估患者是否适合进行干细胞移植。

2. 如不符合干细胞移植条件,可给予MD(美法仑/地塞米松)或者CyBorD(环磷酰胺、硼替佐米加地塞米松)方案。

治疗思维要点:

1. 饮食因素对肾脏病的进展及其并发症具有一定影响,适当的饮食干预可能会对CKD人群的临床结局有一定作用。盐和蛋白的控制是饮食调整的核心。

2. 对于较为明显的水肿可给予利尿消肿对症治疗,但不宜过度利尿,以避免利尿剂以及体重快速下降带来的副作用。

3. 肾淀粉样变是血液系统疾病累及肾脏的继发性肾脏病,需转诊或与血液科医生共同评估制订下一步针对性的治疗方案。

（十一）诊疗后续

经评估，患者适合并已成功进行干细胞移植。目前正在随访过程中，病情稳定。

（十二）误诊误治思维分析

糖尿病患者发生蛋白尿，容易根据思维定式诊断为糖尿病肾病，但是仔细分析该患者临床特点（无糖尿病眼底病变、有舌体肥大），完善辅助检查（有单克隆免疫球蛋白血症），会想到继发性肾脏病。经过进一步的肾穿、骨穿等检查可以明确淀粉样变诊断。

【小结】

1. 患者以"双下肢水肿1个月"为主诉入院，我们应围绕"水肿"的问诊要点，系统全面地收集病史资料，并结合体格检查和辅助检查等表型资料，综合分析，归纳为"肾源性水肿"，进而围绕"肾病综合征"这一主线索展开鉴别诊断。

2. 患者于外院被诊断为糖尿病肾病，入院后经过针对患者继发性肾病的仔细排查，排除糖尿病肾病，最终诊断为"肾淀粉样变"。因此，糖尿病患者合并肾脏损害，不一定都是糖尿病肾病，避免思维定式。

3. 治疗上，经认真评估，充分准备，成功进行了干细胞移植，充分体现了治疗学思维。

（赵明辉）

五、反复发作性行为异常

住院患者，女性，58岁。

主诉：发作性行为异常4年。

【思考题1】针对这一主诉，应该怎样进行病史采集，需要获得哪些临床信息？

病史资料收集与思维引导：

针对主诉，可知患者在病程中主要的症状为反复发作的行为异常，在下一步的问诊过程中应仔细询问该症状发生的诱因、发作特点、演变过程、持续时间、缓解因素及以往的诊疗经过。

（一）病史资料

现病史：患者4年前无明显诱因清晨出现行为异常，表现为言语错乱，无定向力障碍，于当地诊所静脉注射葡萄糖液体（具体不详）后渐清醒，未查血糖。此后每2~3d发作类似症状，多于清晨或傍晚空腹时发作，每次持续数十分钟至数小时，到诊所输液或家人喂大量糖水或牛奶后意识可逐渐转清，发作间期意识清楚。2年前起于多家医院就诊，查脑电图：癫痫样异常放电；颅脑CT及MRI提示"脑萎缩，脑内散在斑点状缺血性脱髓鞘改变"；诊为"癫痫"，先后使用卡马西平、丙戊酸钠等药物，患者症状无缓解，反而呈进行性加重，近1年每日均有发作，发作时间最长可达24h，发作时伴大小便失禁，并逐渐出现记忆力下降、反应迟钝。2个月前症状发作时外院查血糖0.8mmol/L，予静脉补充葡萄糖后意识可清醒。此后定时加餐，无类似症状发作。为进一步明确低血糖症病因入院。

自发病以来无脸变圆红及手足增大，无头痛、视力下降、视野缺损；无骨痛、血尿、尿中排石；无阵发性心悸、头痛、大汗；无腹泻、面色潮红。近期精神、食欲可，大小便正常。否认降糖药物及含巯基类药物应用史。近2月因加餐体重逐渐增加约6kg。

既往史：20岁时行阑尾切除术。否认肝炎、结核病史。否认高血压病、糖尿病、高脂血症、冠心病病史。否认输血史及重大外伤史，否认食物、药物过敏史。

个人史：生长于当地，农民，否认毒物或放射线接触史。不嗜烟酒。

月经婚育史：既往月经规律，49岁绝经，否认绝经后阴道流血。适龄结婚，孕6产4，人工流产2次，爱人及子女体健。

家族史：父亲于70余岁患食管癌，母及兄弟姐妹体健，否认家族类似病史及遗传病史。

对问诊的点评：

患者发作时有无强烈的饥饿感、心慌出汗和四肢颤抖等低血糖常见表现，有无肢体抽搐、咬舌等癫痫发作常见表现。

【思考题2】根据上述摘要,在体格检查时应重点关注哪些体征?

(1)针对患者诊治经过进行思考,为何患者既往被误诊为癫痫?

(2)为什么考虑低血糖症?低血糖症患者有哪些主要临床表现?

ER-14-5-1　知识
链接:低血糖的定义与临床表现

思维引导:

在全面体格检查的基础上,需重点关注患者意识、反应力、定向力、记忆力、计算力情况。

(二)体格检查

T 36.7℃,P 60次/min,RR 20次/min,BP 120/80mmHg,体重46kg,身高150cm,BMI 20.4kg/m²。

意识清楚,反应略迟钝。皮肤、黏膜未见黄染、发绀。心肺体格检查无明显异常。腹平坦,无压痛、反跳痛、肌紧张。未触及包块,肝、脾肋下未触及,墨菲征(Murphy sign)(–),腹部叩诊鼓音,移动性浊音(–),肝区叩痛(–),肠鸣音正常,未闻及血管杂音,肾区叩痛(–),脊柱无畸形,关节无红肿,活动正常,棘突无压痛,肌力5级,肌张力正常,双下肢无水肿,四肢末梢皮肤浅感觉对称无减退,生理反射存在,病理反射未引出。定向力正常,记忆力、计算力减退。

对体格检查的点评:

在低血糖症发作间期,除记忆力、反应可能下降外,患者往往无特殊临床表现,但若在低血糖症发作期,应关注患者有无交感兴奋症状,如心率增快、皮肤潮湿多汗、手抖等,同时是否出现中枢神经系统异常表现,如意识模糊甚至意识障碍等。住院患者应该在住院期间密切观察是否发生以上表现。

ER-14-5-2　知识
链接:血糖调节与低血糖症的分类

【思考题3】为明确诊断并评估病情,计划安排哪些辅助检查?

思维引导:

根据患者病情发作时精神、行为异常等低血糖表现,发作时查血糖降低,进食或输注含糖液体后症状可缓解,符合Whipple三联征,考虑低血糖症诊断明确。患者非严重疾病状态,进一步排除药物性及蓄意低血糖后,应该重点考虑激素异常引起,除常规检查外,就低血糖原因进行血浆胰岛素、胰高血糖素、胰岛素释放指数、C肽及胰岛素原等检查明确是非胰岛素源性还是胰岛素源性(内源性还是外源性),若内源性可行相关影像学检查如胰腺灌注CT进行定位。

(三)辅助检查

– 血尿常规、粪便常规/潜血、凝血功能均未见异常。

– 肝肾功能、血脂未见异常。

– 住院期间3次空腹指血糖降低时完善静脉血检测,结果如表9-14-2:

表9-14-2　3次空腹指血糖降低时静脉血检测结果

次数	静脉血糖/(mmol·L⁻¹)	胰岛素/(μIU·ml⁻¹)	C肽/(ng·ml⁻¹)	胰岛素原/(pmmol·L⁻¹)
1次	1.5	16.19	1.3	13.5
2次	1.3	8.92	1.1	5.2
3次	1.9	15.69	1.7	10.4

– 抗胰岛素抗体(IAA)(–)。

– 垂体前叶功能均正常:

胰岛素样生长因子1(IGF-1)204ng/ml。

LH 44.58mIU/ml,促卵泡生成素(FSH)79.9mIU/ml,E2 0.2pg/ml(<40pg/ml),T(睾酮)18.8ng/dl(10.0~75.0ng/dl)催乳素(PRL)4.68ng/ml(<30ng/ml)。

ACTH 22.0pg/ml;24h UFC 19.5μg。

ER-14-5-3　知识
链接:胰岛素瘤

– 甲状腺功能正常。

– PTH 23.7pg/ml，游离钙 1.13mmol/L；血 Ca 2.29mmol/l，P 1.39mmol/L，ALP 87IU/L。

– 24h 尿儿茶酚胺正常。

– 胰腺灌注 CT：胰尾部明显强化结节影，结合临床考虑胰岛素瘤可能。

【思考题 4】本患者最可能的诊断及鉴别诊断是什么？

思维引导：

患者有计算力、定向力等脑功能障碍的表现，合并血糖明显减低同时胰岛素、C 肽、胰岛素原增高等内源性胰岛素增多表现，影像学提示胰腺占位。根据病史、体格检查、影像学、实验室、功能学检查特点，归纳总结病例特点，整理出诊断主线索。

（四）病例特点

1. 中年女性，慢性病程。

2. 临床上表现为精神意识障碍，发作时查血糖低，进食或输注含糖液体后症状缓解等低血糖症的特点。

3. 实验室检查提示内源性胰岛素增多（血糖明显减低同时胰岛素、C 肽、胰岛素原增高）；胰腺灌注 CT 提示胰腺占位性病变有定位意义。

诊断主线索：

内源性高胰岛素性低血糖症。

思维引导：

患者脑功能障碍表现是低血糖的表现之一，不排除神经精神系统疾病，但是患者同时伴低血糖，进食或补充含糖液体后缓解，符合低血糖症发作表现，定性诊断低血糖症。下一步需要检测低血糖发作时胰岛素水平，进一步将病因区分为高胰岛素性和非高胰岛素性低血糖症。本患者在血糖降低同时胰岛素水平升高，无明确垂体前叶功能或肾上腺皮质功能受损证据、肝功正常，因此上述非高胰岛素性低血糖症不考虑。

（五）鉴别诊断

1. **药物性低血糖**　患者无糖尿病病史，病程中无服用各种降糖药或应用胰岛素史，故不考虑。

2. **功能性低血糖**　多为餐后低血糖，见于胃肠道手术后"倾倒综合征"引起的低血糖，糖尿病早期胰岛素分泌延迟引起的低血糖，本患者为空腹发作的低血糖，故不考虑功能性低血糖。

3. **胰岛素自身免疫综合征**　具有低、高血糖交替出现，胰岛素抗体阳性的特点。部分患者有服用甲巯咪唑等含巯基药物的病史，因机体产生胰岛素抗体，当抗体与胰岛素结合时，胰岛素不能发挥降糖作用，即出现高血糖，当与抗体结合的胰岛素突然与抗体大量解离，游离的胰岛素迅速发挥降糖作用而出现低血糖的各种表现。本患者低血糖主要发作于空腹时，无低、高血糖交替，没有甲亢及服用甲巯咪唑的病史，入院后查 IAA 不高，因此无明确胰岛素自身免疫综合征证据。

4. **胰岛 β 细胞增生**　多见于先天性高胰岛素血症或胃旁路术后患者，该患者成年起病，无胃旁路手术病史，胰腺 CT 可见占位性病变，因此该病可能性比较小。

5. **胰岛素瘤**　临床上符合惠普尔三联征（Whipple triad），即血糖低于 2.8mmol/L，同时出现低血糖相关症状，血糖升高后症状缓解时，实验室检查提示内源性高胰岛素引起的低血糖，影像学检查有定位的作用。该患者有以上表现，且胰腺灌注 CT 发现胰尾部占位，因此考虑胰岛素瘤诊断。

（六）最可能的诊断

胰岛素瘤

诊断依据：

1. 发作性空腹低血糖症。

2. 血糖降低同时胰岛素、C 肽及胰岛素原水平升高。

3. 影像学提示胰腺占位性病变。

4. 无胰岛素自身免疫综合征证据。

诊断思维要点：

1. 结合病例特点和病历资料，综合权衡与鉴别诊断的疾病相符及不相符的表现，利用排除诊断法，依次排除可能性小的疾病。

2. 应用形式逻辑中的必要条件假言判断,根据诊断步骤逐步明确诊断。

3. 在临床实践中应注意运用循证医学理念。循证临床指南是临床决策的重要参考资料,是针对多数情况或典型情况提供的具有普遍性的指导原则。在做出临床决策时应综合临床指南、患者的临床情况和治疗意愿、医生的个人经验。

【思考题5】如何制订患者下一步的治疗方案?

（七）治疗

治疗原则:祛除病因,避免严重低血糖发生。

1. 手术前治疗　定时加餐,避免严重低血糖发生。

2. 针对病因治疗　首选胰腺占位手术治疗。

（八）诊疗后续

患者低血糖症定性、定位明确后转入胰腺外科行腹腔镜下胰腺占位切除术,术后病理支持胰岛素瘤诊断。术后血糖恢复正常,半年后随访,患者血糖仍保持正常,未再出现行为异常表现。

（九）误诊误治分析:

病史询问不够详细全面,在问诊中忽略了低血糖时交感神经功能亢进表现,且没有关注进食与发病的关系及背后的意义,过分依赖脑电图、颅脑 CT 及 MRI 等对癫痫无特异性诊断价值的辅助检查资料。

低血糖症主要临床表现为交感兴奋症状及中枢神经系统抑制症状,因此当患者反复出现行为异常表现时,需警惕低血糖可能。在现病史问诊中忽略了低血糖发作初期自主神经兴奋的典型表现(如心慌、出汗、饥饿感、颤抖、面色苍白、软弱无力等),是导致误诊的主要原因。

患者有中枢神经系统障碍表现,可考虑神经精神系统疾病可能。但是患者无肢体抽搐等癫痫发作的典型表现,患者进食后可缓解不能解释,且给予抗"癫痫药物"无效,应该考虑到诊断的不合理性。从一元论的角度去分析,癫痫无法解释患者以上所有临床表现,而低血糖症符合。

【小结】

1. **误诊主要原因**　病史询问不够详细全面,现病史没有关注低血糖自主神经兴奋的表现;过分依赖脑电图、头颅 CT 及 MRI 等辅助检查资料,在没有癫痫典型临床表现的情况下给予抗癫痫治疗是违背综合诊断法的原则的。

2. 入院后注意到患者典型的有低血糖症的临床表现,并进一步探究抗癫痫治疗无效的背后的原因,考虑到低血糖症,并结合实验室检查内源性胰岛素增高的表现及影像学发现胰腺占位,得出了胰岛素瘤的正确诊断。

3. 反复长期的低血糖患者临床上可只有神经系统障碍,其他症状不明显。以后临床上遇到此类患者应该想到低血糖症。

4. 治疗上,目前外科手术切除胰岛素瘤病灶为首要选择。术后随访及复查证明该患者的治疗正确有效。

（朱惠娟）

六、青年起病的震颤

门诊患者,男,33 岁。

主诉:手部抖动 4 年,言语费力 3 年,行走姿势异常 1 年。

【思考题1】针对这一主诉,应该怎样进行病史采集,需要获得哪些临床信息?

病史资料收集与思维引导:

患者青年男性,主要症状为肢体抖动、言语不利和行走姿势异常。抖动的问诊须包括:①部位与发展,抖动从一侧肢体开始还是从两侧肢体同时开始,有无下颌或头部抖动。②抖动的特点,包括静止性、姿势性、动作性震颤。③抖动的幅度,是否影响日常生活。④加重或缓解因素,情绪激动是否加重,饮酒后是否好转。⑤抖动伴随的症状,有无运动迟缓、肢体僵硬、步态姿势异常。言语不利的问诊需注意是构音障碍还是不全性失语表现。步态姿势异常的问诊需注意是共济失调步态还是帕金森样步态。另外,患者是慢性病程,有运动障碍疾病的表现,需要询问一些非运动症状,如嗅觉、情绪、睡眠障碍、自主神经功能、认知功能、精神症状。需询问是否有相关的治疗,效果如何。同时患者青年起病,要考虑遗传代谢病可能,需要注意询问生长发育史、家族中有无类似疾病患者。

（一）病史资料

现病史：患者 4 年前出现左手不自主抖动，表现为运动时出现、紧张时加重、静止时消失，不伴有头部抖动。3 年前出现右手不自主抖动，伴紧张时双下肢抖动，并出现言语费力、讲话变慢。1 年前出现走路姿势异常，躯干前倾，左右摇摆，步基增宽，无跌倒及摔伤。无便秘、小便失禁、嗅觉减退、抑郁情绪，否认睡眠中肢体乱动及大喊大叫等异常行为，无记忆力减退、幻觉等精神症状，无饮水呛咳、吞咽困难，无头晕、听力下降等。未服用相关治疗药物。

既往史：30 年前左前臂骨折，已愈。乙型肝炎病史 20 年，自述已愈。

个人史：否认吸烟饮酒史。

家族史：家族中无类似疾病患者。

【思考题 2】根据上述摘要，在体格检查时应重点关注哪些体征？

（二）体格检查

卧位血压 125/75mmHg（右臂），心率 72 次 /min，立位血压 128/80mmHg（右臂），心率 75 次 /min。

心肺腹体格检查未见异常。神经系统体格检查：意识清楚，轻度构音障碍，高级皮质功能粗测正常。脑神经体格检查未见异常。四肢肌容积正常，四肢肌力 4 级，四肢肌张力正常。双侧指鼻、跟膝胫试验欠稳准，轮替试验缓慢，Romberg 征阴性，直线行走不能。四肢可见姿势性震颤。行走时躯干前倾，步基增宽，后拉试验阴性。四肢腱反射对称减弱。双侧深浅感觉检查正常。双侧掌颌反射、霍夫曼征（Hoffmann sign）阴性，双侧病理征阴性。颈无强直，脑膜刺激征阴性。

【思考题 3】根据以上病史和体格检查资料，为明确诊断并评估病情，计划安排哪些辅助检查？

（三）辅助检查

颅脑 MRI：脑室系统扩大，脑干及小脑萎缩（图 9-14-8）。

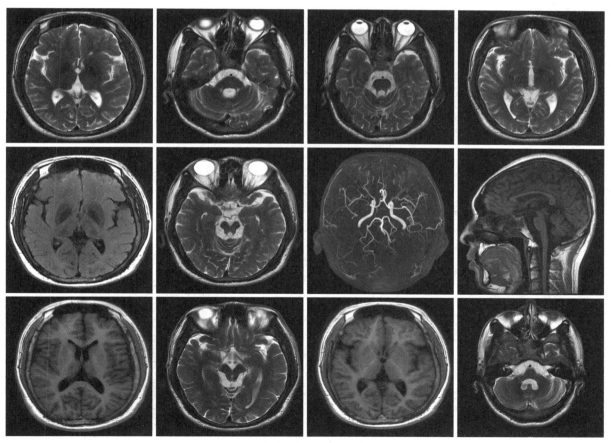

图 9-14-8 颅脑 MRI

脑室系统扩大，脑裂沟增宽加深，以小脑和脑干为著，桥前池增宽。脑实质内未见异常信号影，中线结构居中，头皮软组织无肿胀。右侧大脑中动脉纤细。

【思考题 4】本患者最可能的诊断是什么？

（四）病例特点

1. 青年男性，隐匿起病，慢性进展性病程。

2. 以手部抖动、言语费力、步态不稳为主要表现。

3. 体格检查示轻度构音障碍、四肢姿势性震颤、小脑性共济失调。

4. 头 MRI 示脑干、小脑萎缩。

诊断主线索：

青年起病的震颤、构音障碍以及共济失调步态。

思维引导：

运用运动障碍疾病的诊断思路，根据患者的症状、体征和影像学表现，患者具备震颤、小脑性共济失调和小脑性语言，考虑以小脑萎缩为主要临床表现。结合患者的起病年龄，需要考虑遗传性和非遗传性小脑共济失调的疾病谱。

（五）初步诊断

多系统萎缩 - 小脑型

定位诊断：

1. 锥体外系 患者临床表现为双手不自主抖动，步态姿势异常，体格检查可见姿势性震颤，行走时身体前倾，结合患者四肢肌力正常，考虑上述症状和体征符合锥体外系受累表现，故定位于锥体外系。

2. 小脑及其联络纤维 患者走路步基增宽，体格检查可见双侧指鼻、跟膝胫试验欠稳准，轮替试验缓慢，直线行走不能，头 MRI 显示小脑萎缩，故定位于小脑及其联络纤维。

定性诊断：

多系统萎缩 - 小脑型

思维引导：

本例患者临床表现为青年起病的锥体外系综合征和小脑性共济失调，以震颤为主要表现，隐匿起病，缓慢进展，逐渐出现步态不稳、构音障碍等小脑体征。青年起病的锥体外系综合征需要考虑的疾病有很多，就患者目前的震颤、共济失调症状和影像学提示小脑脑干萎缩方面，需要考虑脊髓小脑性共济失调、良性特发性震颤、青年起病的遗传性帕金森综合征、肝豆状核变性等。

门诊根据头核磁的结果诊断多系统萎缩 - 小脑型，但证据是不充分的。多系统萎缩的头核磁改变可出现小脑、脑干萎缩，但脑干萎缩主要为脑桥萎缩，并不会存在明显的中脑和延髓萎缩，另外脑桥萎缩的同时可以出现脑桥的"十字征"（即磁共振 T_2 加权像上脑桥的十字形异常高信号影）；而这名患者脑干全程萎缩，并不仅是脑桥萎缩，同时也没有十字征，故影像学上不支持。其次多系统萎缩诊断的核心条件是自主神经功能的明显受累，而该患者病史中无体位性头晕的症状表现，无尿频、尿急、尿失禁的表现，体格检查无直立性低血压，目前诊断多系统萎缩证据不够充分。患者无帕金森综合征家族史，故下一步需重点与肝豆状核变性进行鉴别，需要进一步完善血常规、血生化、甲状腺功能、眼科 K-F 环检查、血清铜蓝蛋白、腹部超声等检查。

（六）进一步检查

– 血常规：WBC 2.37×10^9/L（4.0×10^9/L~10.0×10^9/L）、PLT 54×10^9/L（100×10^9/L~300×10^9/L）（追问病史，患者 3 年前体检即发现血小板低，未诊治。）

– 生化：ALT 29.9IU/L（0~40IU/L）、AST 17.9IU/L（0~40IU/L）、GGT 78.5IU/L（10~60IU/L），IBIL 12.4μmol/L（0.1~12.0μmol/L），K 3.4mmol/L（3.5~5.5mmol/L）

– 血清铜蓝蛋白：0.040g/L（0.2~0.6g/L）

– 甲状腺功能、甲状腺抗体无异常。

– 眼科体检和眼科会诊可见明确的 K-F 环（图 9-14-9）

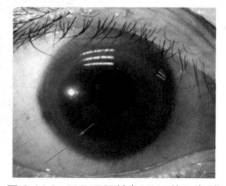

图 9-14-9 K-F 环阳性（K-F 环位于角膜与巩膜的交界处，图中两个红色箭头之间）。

腹部B超：肝脏弥漫性病变，肝多发实性占位，建议增强影像进一步检查。门静脉增宽，脾大，腹腔少量积液（图9-14-10）。腹部超声造影：肝多发实性结节，考虑肝硬化增生结节（图9-14-11）。

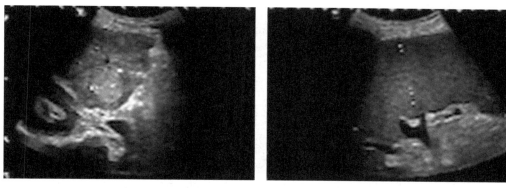

图9-14-10　腹部B超：肝脏弥漫性病变，肝多发实性占位

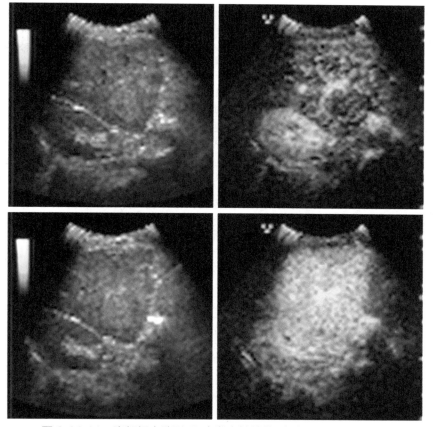

图9-14-11　腹部超声造影：肝多发实性结节，考虑肝硬化增生结节

结合患者的症状、体征和进一步的检查，根据2008年中国肝豆状核变性的诊断和治疗指南，最终明确诊断为肝豆状核变性。

（七）最后诊断

肝豆状核变性

肝硬化

白细胞减少

血小板减少

【思考题 5】如何制订患者下一步的治疗方案？

（八）治疗

1. 饮食调整，低铜饮食。

2. 口服青霉胺、硫酸锌驱铜治疗。

3. 建议消化内科就诊，进一步诊治肝弥漫性病变和肝硬化。

4. 定期复查 24h 尿铜，指导青霉胺剂量调整，定期复查血常规、肝肾功能。

（九）误诊误治思维分析

首先，诊断上思维固化，过度依赖颅脑核磁影像学结果，认为锥体外系症状 + 小脑共济失调症状 + 颅脑 MRI 显示小脑脑干萎缩 = 多系统萎缩，没有掌握多系统萎缩的精确影像学表现和诊断标准。其次，门诊并没有详细的体格检查，漏了 K-F 环，同时门诊也没有进行除头核磁以外的血常规、生化等常见的辅助检查。

此外，患者为青年患者，这个年龄并不是多系统萎缩的好发年龄，且青年起病的锥体外系综合征更多应该考虑遗传性疾病。该患者首发症状为震颤，这方面需要考虑青年起病的遗传性帕金森病、良性特发性震颤、肝豆状核变性、心因性震颤等，同时本例患者合并有小脑性共济失调，需要考虑脊髓小脑性共济失调等。

这个病例告诉我们，需要重视运动障碍性疾病患者的体格检查，同时需要重视全面而有侧重的辅助检查，不要因为患者的一般状况好而想当然地认为患者实验室检查无任何问题，基础的实验室检查一定需要完善。另外，对于多系统萎缩疾病的诊断标准需要熟练掌握，不能仅凭核磁影像学的表现来诊断多系统萎缩，自主神经功能的严重损害是诊断的核心条件之一。门诊接诊运动障碍疾病青年患者时需要关注的疾病谱比中老年患者更广，需要想到遗传性疾病。如果对于诊断没有把握的话建议转诊至上级医师进行诊治，以免发生误诊误治对患者造成无法挽回的伤害。

【小结】

本案例的患者为青年男性，病史 4 年，以手部抖动起病，逐渐出现构音障碍和共济失调步态。结合患者的临床表现、体格检查和影像学表现，患者主要集中表现为锥体外系症状和共济失调症状，结合患者的起病年龄和实验室检查，诊断肝豆状核变性明确。肝豆状核变性在门诊的误诊率较高，主要原因在于一方面肝豆状核变性临床表现的多样性，另一方面该疾病较为少见，很多临床医生对此疾病认知度不够。该患者门诊误诊的主要原因在于门诊医生并没有很详细的体格检查观察 K-F 环，也没有对常规的实验室检查如血常规、生化引起重视。这个病例给我们的提示一方面需要加强运动障碍疾病体格检查的基本功训练，另一方面需要加强青年锥体外系疾病谱的识别，提高疾病理论知识水平，同时加强理论联系实际的水平。

（王拥军）

推 荐 阅 读

［1］中华医学会神经病学分会帕金森病及运动障碍学组，中华医学会神经病学分会神经遗传病学组. 肝豆状核变性的诊断与治疗指南. 中华神经科杂志，2008, 41 (8)：566-569.

［2］GILMAN S, WENNING GK, LOW PA, et al. Second consensus statement on the diagnosis of multiple system atrophy. Neurology, 2008, 71 (9)：670-676.

七、发热伴皮疹

住院患者，男，27 岁。

主诉：发热 20 余天。

【思考题 1】针对这一主诉，应该怎样进行病史采集，需要获得哪些临床信息？

病史资料收集与思维引导：

针对以上主诉，应全面系统地思考，有逻辑性地询问病史和体格检查。

发热的问诊要点：起病诱因、发热的热型（体温、持续时间、变化规律）、伴随症状（分为定位症状和定性症状，这些症状对诊断及鉴别诊断意义重大，定位症状包括皮肤黏膜改变、关节或骨骼肌肉疼痛、神经系统表现、咳嗽咳痰胸痛、腹痛腹泻、黄疸、肝脾大、尿频尿急尿痛和心悸、气促等);定性症状包括畏寒、寒战、大汗等),诊治经过及疗效、一般情况。此外,职业、旅居、户外活动、与动物及昆虫的接触史、家族史在问诊中也不可缺少。针对各器官和系统症状进行详细的询问对发热的诊断十分重要,在大部分情况下全面的病史采集、体格检查可以得到初步诊断。

（一）病史资料

现病史:患者20余天前无明显诱因出现发热,体温最高39.0℃,伴畏寒、寒战、咽痛,无关节痛、皮疹、肌肉痛,无咳嗽咳痰、腹痛腹泻、尿频尿急尿痛等,就诊于某医院,体格检查咽充血、水肿,双侧扁桃体Ⅰ度肿大,双侧扁桃体表面可见脓点。查血常规 WBC12.7×10⁹/L,中性粒细胞百分比 85.6%,Hb151g/L,PLT 196×10⁹/L;大小便常规阴性;CRP 17.59mg/L,ESR 正常,PCT 0.13ng/ml,ALT 183U/L,AST 67U/L;血培养阴性;病毒全套:EBV/呼吸道合胞病毒 IgG 阳性;胸片未见异常。考虑"急性化脓性扁桃体炎",予阿莫西林抗感染治疗。2d 后患者出现全身肌肉痛、乏力及胸背部红色皮疹,无瘙痒,体温升高时皮疹明显,体温正常时皮疹颜色变浅,改用左氧氟沙星和阿昔洛韦抗感染治疗 3d 后患者仍有发热,体温波动在 39~39.5℃,复查血常规 WBC 9.9×10⁹/L,中性粒细胞百分比 79.6%,Hb 135g/L,PLT 184×10⁹/L,CRP 58.68mg/L,PCT 0.357ng/ml。

5d 后转入上级医院诊治,继续予以左氧氟沙星抗感染,同时完善辅助检查,血常规 WBC 16.2×10⁹/L,中性粒细胞百分比 80.7%,Hb 102g/L,PLT 234×10⁹/L,CRP 135.3mg/L,ESR 53mm/H,ALT 133IU/L,AST 81IU/L,LDH 713IU/L;TB-SPOT-*TB* 阴性;病毒全套:EBV IgG 抗体阳性;肺部 CT:双肺野未见明显异常,纵隔内可见多个肿大淋巴结影,较大者短径约 12mm。颅脑 MRI 平扫 + 增强:阴性。腹部超声:脂肪肝。心脏超声:左房大小正常高值,未见赘生物。2 次血培养阴性;骨髓培养阴性。骨髓细胞学:骨髓增生活跃,粒红比例升高,中性粒细胞可见中毒颗粒。皮肤活检示:(前胸左锁骨下)表皮轻度增生伴轻度角化不全,见个别角化不良细胞,真皮层小血管增生扩张,内皮细胞肿胀,小血管周围淋巴细胞及极少许嗜酸性粒细胞浸润。

经左氧氟沙星抗感染治疗 5d 后患者体温无明显下降,最高体温达 40℃,改用替考拉宁、美罗培南抗感染治疗,5d 后体温仍无明显下降,考虑"成人 Still 病可能性大",停用抗生素,使用甲泼尼龙 40mg q.12h.,患者仍持续发热,最高体温 40℃,并出现咳嗽咳痰,将甲泼尼龙加量至 80mg q.12h.,加用环磷酰胺治疗 1 次(剂量不详),体温无下降趋势,体温波动在 39.5℃左右,最高体温仍可达 40℃,咳嗽咳痰加重,出现呼吸困难转诊,急诊以"发热皮疹查因"收入院。患者起病以来,精神食欲明显下降,睡眠欠佳,大小便正常,体重下降约 8kg。

既往史:体健,否认乙肝、丙肝、结核等慢性传染病史,否认外伤和手术史,否认食物、药物过敏史。

个人史:从事挖土机销售,否认外地旅居史,否认动物及昆虫接触史,否认毒物、药物接触史,否认冶游史。

婚育史:已婚,育有 1 子 1 女,儿女及配偶体健。

家族史:无特殊。

对问诊点评:

本例病史询问,缺少发热的热型。此外,未询问痰的性质及量。

【思考题 2】结合病史采集,需要对该患者进行哪些体格检查?

思维引导:

发热、皮疹患者体格检查,在检查心肺腹的基础上,还应重点关注:皮疹的特点(分布、形态、性质)、浅表淋巴结、肌肉骨骼关节、鼻咽部和神经系统。

（二）体格检查

T 38.5℃,P 132 次 /min,R 20 次 /min,BP 96/50mmHg。

意识清楚,自主体位。急性面容,头面部、胸背部、双上肢片状红色皮疹,突出皮面,压之可褪色。右滑车上可触及约 1.5cm×1cm 淋巴结,质韧,双侧腹股沟可扪及数个黄豆大小淋巴结,质韧,活动度可,无压痛。双侧扁桃体Ⅰ度肿大,可见散在脓点。双肺呼吸音粗,双下肺可闻及少许细湿啰音,未闻及干啰音。心率 132 次 /min,

律齐,各瓣膜区未闻及杂音。腹部(-)。四肢关节无肿胀及压痛。四肢肌肉无压痛,四肢肌力5级。胸骨无压痛。颈无强直,双侧克氏征、布鲁津斯基征阴性。

> 对体格检查点评:
>
> 发热查因患者体格检查应全面细致,该患者的体格检查包括心肺腹、肌肉骨骼关节、神经系统、淋巴结、皮肤,但是对于发热的患者必要时还需补充耳部、鼻部、鼻旁窦等的检查。

【思考题3】患者多家医院就诊,已完善很多检查,该如何梳理这些临床资料? 下一步还需要完善哪些辅助检查?

思维引导:

患者辗转多家医院,辅助检查资料繁多,多个不同方案治疗效果不佳。既不能受既往诊断的影响,也不能线性思维,先入为主。应重新详细询问病史、仔细体格检查、复查相关指标,梳理临床资料,深入分析异常结果,运用逻辑学思维和分层理论归纳病例特点,提出问题,用动态的思维分析病情的发展变化。

(三) 辅助检查

- 血常规:WBC $17.2 \times 10^9/l$,中性粒细胞百分比 81.1%,Hb 139g/L,PLT $141 \times 10^9/L$。
- 尿常规 + 镜检(-),粪便常规 + 隐血(-)。
- 肝肾功能:ALT 77.0IU/L,AST 50.9IU/L,余项正常范围。
- 心肌酶:LDH 876IU/L,余项正常范围。
- 血沉:26mm/h,PCT 0.3ng/ml,CRP 17.1mg/L。
- HIV、TP、HCV 抗体(-),HBsAg(-)。
- 肥达试验、寄生虫全套:阴性。
- 血液(1,3)-β-D 葡聚糖检测(G 试验)阴性,血液半乳甘露聚糖检测(GM 试验)阴性。
- TB-SPOT-*TB* test、PPD 皮试、痰涂片找抗酸杆菌:阴性。
- 肺炎支原体抗体:阴性。
- 病毒全套 EBV-IgG:阳性。
- 抗核抗体和抗核抗体谱均为阴性。
- RF(-),抗 O 正常范围,补体 C_3、C_4 及免疫球蛋白正常范围。
- 全身浅表淋巴结超声:双侧颈部、腋窝、滑车上、腹股沟可见多发肿大淋巴结,最大 19mm × 8mm。
- 心脏超声:二尖瓣、三尖瓣轻度反流。
- 腹部超声:未见明显异常。
- 肺部 CT:左肺上叶尖后段、舌段及双肺下叶可见多发斑片状模糊影,以双肺下叶为著,纵隔内可见多个肿大淋巴结影,较大者短径约 8mm。
- 血培养(需氧 + 厌氧):阴性。
- 咽拭子革兰氏染色示霉菌孢子偶见。

【思考题4】患者就诊经过复杂,检查资料繁多,该如何总结病例特点,找到诊断突破点?

思维引导:

患者入院完善上述检查后发现:① EBV-IgG 阳性;②肺部病灶,咽拭子发现霉菌孢子。需要考虑 EB 病毒感染和肺部感染可能,围绕这两个方面进一步完善检查:

- EBV-DNA:1.97×10^4 IU/ml。
- EBV 相关抗体检测:EB 病毒衣壳抗原(EBVCA) IgG(+),EBVCA IgM(-),EBVCA IgA(+),EB 病毒早期抗原(EBVEA) IgG(+),EB 核抗原(EBNA) IgG(+)。
- 支气管镜检查:右中叶、左下叶开口局限性白色坏死物附着,考虑真菌感染?
- 支气管镜灌洗液培养示:铜绿假单胞菌(左氧氟沙星敏感)、白色念珠菌(氟康唑敏感)。

考虑到患者病程长、病史复杂,在总结病例特点之前,总结病情演变过程如图9-14-12:

第一阶段病情	第二阶段病情	第三阶段病情
1. 发热,伴畏寒、寒战 2. 皮疹 3. 咽痛,咽充血,双侧扁桃体Ⅰ度肿大,表面可见脓点 4. 白细胞、CRP升高 5. 肝功能异常 6. EBV-IgG阳性 7. 胸片(-)	1. 发热,伴畏寒、寒战 2. 皮疹 3. 咽痛,咽充血,双侧扁桃体Ⅰ度肿大,表面可见脓点 4. 白细胞、CRP升高 5. 肝功能异常 6. EBV-IgG阳性 7. 肺部CT双肺野未见明显异常,纵隔内可见多个肿大淋巴结影	1. 发热,伴畏寒、寒战 2. 皮疹 3. 咽痛,咽充血,双侧扁桃体Ⅰ度肿大,表面可见脓点 4. 咳嗽咳痰、呼吸困难 5. 白细胞、CRP升高 6. 肝功能异常 7. EBV-DNA1.97×10^4IU/ml,EBVCA IgG(+),EBVCA IgM(-),EBVCA IgA(+),EBVEA IgG(+),EBNA IgG(+) 8. 肺部CT左肺上叶尖后段、舌段及双肺下叶可见多发斑片状模糊影,以双下肺为著,纵隔内可见多个肿大淋巴结影,较大者短径约8mm。
治疗:阿昔洛韦、阿莫西林、左氧氟沙星抗感染	治疗:左氧氟沙星、替考拉宁、美罗培南抗感染无效改用甲泼尼龙40mg q.12h.+环磷酰胺免疫抑制剂	

图9-14-12　病情演变图

CRP.C反应蛋白;EBV.EB病毒;EBVCA.EB病毒衣壳抗原;EBVEA.EB病毒早期抗原;EBNA.EB核抗原。

(四) 病例特点

1. 青年男性,发热伴皮疹20余天。

2. 体格检查示扁桃体化脓性改变,引流淋巴结肿大。

3. 辅助检查示血常规持续升高,抗细菌及病毒治疗无效。

4. 在没有确切感染灶证据的情况下,应用激素及免疫抑制剂治疗后出现咳嗽、咳痰、呼吸困难等呼吸道症状。

5. 辅助检查提示肺部感染(铜绿假单胞菌、白色念珠菌)和血流感染(EBV)。

诊断主线索:

发热、存在肺部感染(细菌＋真菌)及EB病毒感染。

思维引导:

患者发热病程超过3周,经过全面的住院检查未能明确发热原因,属于不明原因发热(FUO)。该患者诊治过程复杂,检查资料繁多,病程受到治疗干扰,诊断难度较大。按照分层理论,将诊治经过分为3个阶段(图9-14-12),对比分析后能明确:①肺部感染(普通细菌＋真菌);②EB病毒感染。患者第一阶段有发热、咽痛,无咳嗽咳痰、肺部病灶,第二阶段使用糖皮质激素及环磷酰胺治疗后出现咳嗽咳痰、呼吸困难及肺部病灶,高热时间延长,肺部感染(真菌＋细菌)需要考虑免疫抑制治疗后继发感染可能性大。患者第一阶段和第二阶段均未深入分析EBV-IgG阳性,第三阶段才重视这个异常结果,进一步查EBV-DNA1.97×10^4IU/ml,EBVCA IgG(+),EBVCA IgM(-),EBVCA IgA(+),EBVEA IgG(+),EBNA IgG(+),提示EB病毒感染可能。围绕诊断主线索:发热,存在肺部感染(细菌＋真菌)及EB病毒感染。给予左氧氟沙星及氟康唑抗感染后,患者一般情况好转,咳嗽咳痰气促明显好转,复查肺部CT双肺病灶较前明显吸收。体温较前下降,但是仍波动在37.1~38.1℃。患者的发热不能用继发的肺部感染(细菌＋真菌)完全解释,需要考虑存在其他原发病:EB病毒感染相关性疾病(包括传染性单核细胞增多症、慢性活动性EB病毒感染、淋巴瘤、其他血液系统疾病等)。

进一步完善检查:

－淋巴结活检:淋巴结太小,无法穿刺或活检。

－骨穿:粒细胞系占80.5%,原粒细胞、早幼粒细胞比例升高,可见空泡,嗜酸性粒细胞占2.5%。红细胞系占1%。偶见幼稚淋巴细胞。巨核细胞101个,分布增加,分类25个(幼稚巨核细胞2个,颗粒型巨核细胞23个),成熟受阻。浆细胞占3.5%,部分浆细胞个体较小、核畸形。可见吞噬细胞。

－骨髓流式细胞术:未见异常浆细胞及淋巴细胞,未见单克隆轻链表达。

－骨髓活检:病理未见异常。

【思考题 5】该患者最可能的诊断及鉴别诊断是什么？

（五）鉴别诊断

1. **成人 Still 病** 该患者以发热、皮疹起病，伴有咽痛，且皮疹跟发热存在相关性，实验室检查示白细胞升高、肝功能损害，多次血培养及骨髓培养阴性，需要考虑成人 Still 病，但是成人 Still 病的诊断是排除性诊断，该患者存在慢性活动性 EB 病毒感染的证据，且慢性活动性 EB 病毒感染（CAEBV）可以解释患者所有的临床表现，故不考虑成人 Still 病。

2. **传染性单核细胞增多症** 该患者发热、咽痛、肝功能损害、淋巴结肿大，有外周血 EBV-DNA 的升高，需要考虑传染性单核细胞增多症可能，但是传染性单核细胞增多症为 EBV 的原发性感染，一般好发于儿童和青少年，EBV 的相关抗体为 EBVCA IgG（+），EBVCA IgM（+），EBEA IgG（+），EBNA IgG（−）；该患者为青年男性，EBV 相关抗体为 EBVCA IgG（+），EBVCA IgM（−），EBVCA IgA（+），EBVEA IgG（+），EBNA IgG（+）。所以，不考虑传染性单核细胞增多症。

3. **淋巴瘤** 该患者发热、皮疹、浅表淋巴结及纵隔淋巴结肿大，需要考虑淋巴瘤，约 16% 的 CAEBV 患者可能发展为恶性淋巴瘤，该患者浅表淋巴结太小无法行活检，不能排除淋巴瘤，继续随访，警惕淋巴瘤。

4. **慢性活动性 EB 病毒感染（CAEBV）** 该患者发热、咽痛、肝功能损害、淋巴结肿大，有外周血 EBV-DNA 的升高，需要考虑慢性活动性 EB 病毒感染，进一步完善 EB 病毒相关抗体为 EBVCA IgG（+），EBVCA IgM（−），EBVCA IgA（+），EBVEA IgG（+），EBNA IgG（+）。故诊断考虑慢性活动性 EB 病毒感染可能性大。

（六）初步诊断

慢性活动性 EB 病毒感染

肺部感染（铜绿假单胞菌＋白色念珠菌）

诊断依据：本例患者为青年男性，按照 2005 年慢性活动性 EB 病毒感染的诊断标准：①传单样症状。发热、淋巴肿大。②EBV 感染的证据。外周血 EBV-DNA 1.97×10^4 IU/ml，EBV 相关抗体检测：EBVCA IgG（+），EBVCA IgM（−），EBVCA IgA（+），EBVEA IgG（+），EBNA IgG（+）。③排除自身免疫性疾病、肿瘤性疾病及免疫缺陷所致的上述临床表现，诊断慢性活动性 EB 病毒感染。根据患者发热、咳嗽咳痰、肺部 CT 及支气管镜灌洗液培养结果可明确继发肺部感染（细菌＋真菌）的诊断。

思维引导：

EB 病毒（EBV）是一种嗜人淋巴细胞的疱疹病毒，人群感染率 90% 以上，大部分原发感染无临床症状，部分青少年表现为急性传染性单核细胞增多症。CAEBV 通常继发于原发性 EBV 感染后，出现发热（可呈现低热、中等度热及高热）、肝功能异常、脾大、淋巴结肿大等传单样症状，实验室检查发现高拷贝数 EBV — DNA 和/或异常的 EBV 相关抗体，多数患者无明确的免疫缺陷。该患者以发热、咽痛起病，存在肝功能异常、淋巴结肿大，结合高拷贝数的 EBV-DNA 和异常的 EBV 相关抗体，需要考虑 CAEBV 可能性大。

【思考题 6】如何制订患者下一步的治疗方案？

（七）治疗及随访

该患者经过左氧氟沙星及氟康唑控制继发感染后，病情好转，继续给予对症支持治疗，观察体温变化，体温波动在 37.1~38.1℃，精神食欲较好，一般情况明显好转，予出院未带药，建议监测体温变化；出院 2 周内体温仍波动在 38.0℃ 左右，4 周内体温逐渐恢复正常，未再出现发热。随访 3 年，一般情况良好，无不适。

诊断思维提示：

对发热查因患者进行随访十分重要，有时甚至需要根据随访情况对患者的诊断进行修正。

（八）误诊误治思维分析

首先，诊断上未对异常结果进行仔细、深入地分析。第一阶段发现 EBV-IgG 的阳性，考虑病毒感染，给予阿昔洛韦抗病毒治疗，但是没有深入学习 EBV 感染的相关知识以及对这一结果进一步分析，造成诊断失误，治疗无效。第二阶段复查 EBV-IgG 阳性，认为此前抗病毒治疗无效，先入为主地认为 EBV-IgG 阳性为既往感染，忽视这个异常结果，做出成人 Still 病的错误诊断，违背成人 Still 病诊断的基本原则——排除性诊断。

其次，治疗上第二个阶段使用糖皮质激素治疗，大部分病原体感染时，使用糖皮质激素都可能导致感染加重。因此,在未完全排除感染性疾病前使用糖皮质激素需慎重分析利弊。该患者虽然血培养、骨髓培养、肺部 CT、腹部超声、心脏超声等检查均未发现细菌感染的依据,但患者急性起病,病程不长,仍不能完全排除感染性疾病,尤其是病毒及特殊病原体感染。糖皮质激素不仅可能导致感染加重,还可能干扰热型,影响病情观察,干扰诊断,弊大于利。该患者使用糖皮质激素及免疫抑制剂治疗后,高热时间延长,此时没有全面分析发热加重的原因,及时发现继发感染,而是拘泥于线性思维,认为糖皮质激素剂量不够,继续加大糖皮质激素剂量并同时加用环磷酰胺,导致患者继发的肺部感染进一步加重,病情变得更加复杂。

误诊误治不仅增加患者的痛苦,甚至带来不良的结局。因此,面对复杂病例,临床医生一定要思维清晰、全面,避免经验主义、先入为主而忽视重要的异常发现。

【小结】

1. 本案例患者以"发热 20 余天"为主诉入院,此前已就诊于多家医院,检查资料繁多,诊治经过复杂。根据发热查因的重复原则,重新详细询问病史和仔细体格检查,按照分层理论梳理临床资料,归纳总结病例特点,避免经验主义、先入为主。

2. 在全面详细的病史采集、体格检查及复查相关实验室检查的基础上,找到 EBV 感染这一诊断突破口展开诊断和鉴别诊断,初步诊断考虑"慢性活动性 EB 病毒感染"。

3. 经过 3 年的随访,该患者未出现淋巴瘤等疾病表现,最后诊断"慢性活动性 EB 病毒感染"。

ER-14-7-1　知识链接:慢性活动性 EB 病毒感染相关知识

（左晓霞）

八、间断发热伴血小板下降

住院患者,男,60 岁,退休职员。

就诊日期:2017 年 5 月 5 日。

主诉:间断发热 3 月余。

【思考题 1】针对这一主诉,应该怎样进行病史采集,需要获得哪些临床信息?

病史资料收集与思维引导:

患者老年男性,主要症状为发热,在问诊中须注意问诊要点。

发热的问诊要点:诱因、起病时间、起病情况(缓急)、病程、程度(热度高度)、频度(间歇性或持续性)、体温变化及伴随症状。发热的伴随症状对病因诊断很有意义,包括有无畏、寒战、大汗或盗汗;是否伴有咳嗽、咳痰、咯血、胸痛;有无腹痛、恶心、呕吐、腹泻;有无尿频、尿急、尿痛;有无皮疹、出血、头痛、肌肉关节痛;有无皮疹、瘀斑;有无肝、脾、淋巴结肿大;有无意识障碍等。同时应询问诊治过程(药物、剂量及疗效),及传染病接触史、疫情接触史、手术史及服药史、职业特点等。

(一)病史资料

现病史:患者 3 月余前无明显诱因出现发热,体温最高 39.3℃,常于午后发热,体温可自行下降,无畏寒、寒战,无盗汗,无咳嗽、咳痰,无心悸、胸痛,无腹痛、腹泻,先后在多家医院就诊,因查血常规提示血小板减少(3 月 2 日 44.4×10^9/L)遂住院治疗(3 月 2 日—3 月 17 日)。住院期间查血常规示 WBC 及分类无明显异常,降钙素原正常,肺炎支原体、结核 r- 干扰素释放试验阴性,自身免疫性抗体均阴性,CEA 稍高,铁蛋白稍高,PET-CT 无肿瘤证据,骨髓穿刺检查考虑感染性骨髓象,诊断"细菌感染",给予左氧氟沙星抗感染治疗 3 天后体温恢复正常,病情好转出院。1 月余前(3 月 29 日)再次出现发热,最高体温 39.5℃,无畏寒、寒战、多汗,再次住院治疗,查 EBV-DNA 3.27×10^3 copies/ml,诊断为 EB 病毒感染,给予更昔洛韦抗病毒治疗,病情好转,4 月 8 日出院。5d 前再次出现发热、血小板减少(PLT 26.4×10^9/L),EB 病毒核酸复查仍阳性,今再次收入院进一步诊治。患者自发病来,精神、食欲、睡眠可,二便正常,无明显骨关节疼痛,体重未见明显减轻。

既往史:既往体健,否认高血压病、冠心病、糖尿病病史,预防接种史不详。否认食物、药物过敏史,否认手术外伤史。

个人史:近期无外出旅游史,否认发热患者接触史,否认牛羊及禽类接触史,否认毒物和放射性物质接触史,否认烟酒嗜好。

家族史:父母已故,死因不详。否认家族遗传病史。

【思考题 2】根据上述摘要,在体格检查时应重点关注哪些体征?

(二)体格检查

T 37.8℃,P 80 次 /min,R 20 次 /min,BP 117/80mmHg。

意识清楚,急性病容,体格检查合作,全身浅表淋巴结无肿大,皮肤黏膜无皮疹、瘀点及瘀斑。双肺呼吸音清,未闻及干湿啰音及胸膜摩擦音。心界不大,心 80 次 /min,心律齐,各瓣膜听诊区未闻及病理性杂音。腹部平坦,全腹无压痛、反跳痛、肌紧张,腹部未触及包块,肝、脾肋下未触及,墨菲征阴性,麦氏点无压痛,双侧输尿管无压痛,肝区叩痛阴性。移动性浊音阴性。四肢、关节未见异常,活动无受限,双下肢无水肿,四肢肌力、肌张力正常,腹壁反射正常引出,双侧肱二、三头肌腱反射、膝腱反射、跟腱反射正常引出,双侧巴宾斯基征(Babinski sign)阴性,踝阵挛阴性,扑翼样震颤阴性,克尼格征(Kernig sign)阴性,布鲁津斯基征(Brudzinski sign)阴性。

【思考题 3】根据以上病史和体格检查资料,为明确诊断并评估病情,计划安排哪些辅助检查?

(三)辅助检查

- 血常规:WBC 3.89×10^9/L,中性粒细胞百分比 56.62%,RBC 3.83×10^{12}/L,Hb 115g/L,PLT 26.4 × 10^9/L。
- 异型淋巴细胞百分比:2%。
- CRP、降钙素原(PCT):均正常。
- 血沉:21mm/h。
- 免疫球蛋白无异常。
- ANA、ENA 谱:均阴性。
- 电解质 + 肾功 + 血糖:正常。
- 肝功能:ALT 10.3IU/L,AST 18.4IU/L,TBil 16.6μmol/L,DBil 6.9μmol/L,ALB 38.1g/L。
- 凝血功能正常。
- 结核抗体阴性。r - 干扰素释放试验阴性。
- 肺炎支原体抗体:1:40。
- 真菌 D 葡聚糖实验:32pg/ml。
- EBV、CMV 抗体及 CMV-DNA 阴性;EBV-DNA 8.21×10^3 copies/ml。
- 甲丁戊肝系列阴性;HBsAg 阴性;丙肝病毒抗体阴性。
- CD4+T 淋巴细胞计数:467/μl;CD8+T 淋巴细胞计数:650/μl;
- 粪便常规 + 潜血:绿色稀便,OB 阴性反应。
- 尿常规未见异常。
- PET-CT:胃壁弥漫性代谢增强,考虑炎性或生理性摄取可能性大;左肾术后?请结合临床;胸部 PET-CT 显像未见明确异常高代谢显像。
- 胸片未见明显异常。
- 胸部 CT 平扫:两肺下叶边缘轻度间质改变。
- 腹部 B 超:肝多发囊肿,胆囊双边,脾大,右肾增大,考虑代偿性改变,右肾囊肿;左肾缺如,考虑先天性。
- 超声心动图检查:室壁、瓣膜未见异常。
- 布病虎红平板凝集试验:阴性。

【思考题 4】本患者最可能的诊断及鉴别诊断是什么?

(四)病例特点

1. 老年男性,间断发热 3 个月。

2. 午后高热,体温可自行下降,体格检查无明显阳性体征。

3. 血小板显著减少,病原学检查提示 EB 病毒感染。无典型细菌感染、肿瘤、自身免疫病证据。

4. 左氧氟沙星、更昔洛韦治疗可能有效。

诊断主线索：

不明原因发热：EBV 感染？

思维引导：

患者发热 3 月余，午后发热，体温可自行下降，无明显寒战、盗汗，无骨关节疼痛，无牛羊接触等流行病学史，无其他明显伴随症状和阳性体征，就诊于门诊查血 WBC 正常，PLT 进行性下降，降钙素原正常，肺炎支原体阴性，r- 干扰素释放试验阴性，虽然 EBV-DNA 阳性，但 EBV-IgM，CMV-IgM 均阴性，另外自身免疫性抗体系列均阴性，CEA 稍高，铁蛋白稍高，虽然抗感染及抗病毒治疗有一定疗效，但病情仍反复发作，发热原因仍不清，故考虑为不明原因发热。对于不明原因发热，仍需重点考虑各种原因感染、自身免疫病、肿瘤可能。

（五）鉴别诊断

1. 自身免疫性疾病 多表现为多器官功能受损表现，自身抗体阳性。该患者自身免疫性疾病相关抗体均阴性，除发热、血小板减少外，无其他器官受累表现，暂不支持，必要时行 ANCA、动脉活检排除血管炎可能。

2. 淋巴瘤和血液系统疾病 血液肿瘤患者可以出现发热，但低热多见，不伴寒战、畏寒，体温多不能自行缓解，同时伴血细胞改变及恶病质表现。该患者表现为高热，体温可自行缓解，但血小板呈进行性降低，脾大，血液系统疾病如淋巴瘤仍不能除外，需进一步完善骨髓穿刺活检和淋巴结等检查。

3. 特殊细菌感染 长期发热，要考虑结核、伤寒、感染性心内膜炎可能，但目前无结核中毒症状，肝功能无异常，γ 长干扰素释放试验阴性，结核可能性不大，但需行肥大、外斐反应明确有无伤寒可能；患者无心悸、胸痛表现，既往无心瓣膜病史，心脏听诊无病理性杂音，超声心动图提示心脏瓣膜无赘生物，室壁结构和运动无异常，故考虑感染性内膜炎可能性不大。

4. 病毒性感染 某些慢性病毒感染可导致间断发热，如 EB 病毒等。该患者发热超过 3 周，虽然 EBV-IgM、CMV-IgM 均阴性，仍不能除外病毒感染可能，而且 PLT 下降，多次复查 EBV-DNA 阳性，骨髓检查提示感染性骨髓象，需考虑是否为病毒感染所致的嗜血细胞综合征。

（六）初步诊断

不明原因发热：EBV 感染？

进一步分析：

综合上述分析，患者无普通细菌感染及结核、伤寒、感染性心内膜炎等特殊细菌感染证据，无自身免疫性疾病、淋巴瘤和血液系统疾病证据，骨髓穿刺检查提示感染性骨髓象。虽然第一次住院予左氧氟沙星治疗似乎有效，出院后 12d 体温再次升高，再次住院，给予左氧氟沙星治疗，因 EBV-DNA 阳性，虽然 EBV-IgM、IgG 均阴性，仍联合更昔洛韦治疗，体温恢复正常，血小板恢复正常出院。第二次出院后 28d 出现体温再次升高，血小板再度下降。结合前两次住院给予左氧氟沙星治疗有效，以及 EBV 无特异性抗病毒治疗药物，而且 EBV 相关抗体阴性，虽然核酸阳性，但考虑 EB 病毒定植可能性大，故继续予抗病毒治疗。虽然之前化验检查无常见细菌感染证据，但仍需警惕特殊病原体感染，继续行血培养，必要时复查超声心动、骨髓穿刺检查。

（七）进一步检查

第三次住院后第 5d，复查血培养为布鲁氏菌阳性，布鲁氏菌凝集试验阳性（1：200）。追问病史，发病前 7d 购买一次牛肉，在家自行加工、烹饪。

（八）最后诊断

布鲁氏菌病

【思考题 5】如何制订患者下一步的治疗方案？

（九）治疗

1. 一般治疗 注意休息，补充营养，高热量、多维生素、易消化饮食，维持水及电解质平衡。高热者可用物理方法降温，持续不退者可用退热剂等对症治疗

2. 抗菌治疗 抗菌治疗为针对病因治疗，其原则是早期、联合、足量、足疗程用药；必要时延长疗程，以防止复发及慢性化。该病例予多西环素（0.1g，一日两次）、利福平（每次 0.6g，一日一次），治疗 1 周后体温正常，化验血小板恢复正常，维持治疗共 8 周。

（十）误诊误治思维分析

布鲁氏菌病是布鲁菌引起的急性或慢性传染病，以长期发热、多汗、关节痛、脾大，易反复发作转为慢性为临床特征。布鲁氏菌病的首次误诊率可高达 54.5%。误诊原因一方面是布鲁菌病临床表现多样化，如发热、乏力、盗汗、食欲缺乏、骨关节疼痛等，虽然波状热为其相对特征性热型，但仅有 30% 病例出现，其他临床表现也缺乏特异性，而且布鲁氏菌的并发症可涉及任何器官，如骨关节、呼吸系统、生殖系统、肝胆系统、胃肠道、泌尿系统、心血管系统及神经系统等，其中以骨关节炎最为常见。另一方面是临床医生对布鲁氏菌病的认识不足，对流行病学史询问不够详细，即使关注了牛羊接触史，但对日常生活购买或加工牛羊肉的接触史不够重视。此外，是临床医生对布氏杆菌检测方法认识不够深入，不清楚布鲁氏菌血清学检测的灵敏度有限，如虎红平板凝集试验（RBT）的灵敏度不高（可低至 37.4%），试管凝集试验（SAT）的灵敏度也不高（48.1%），而且临床上不常规开展。而布鲁氏菌的分离培养生物安全要求高，而且费时，培养时间往往需要 5d 以上，且阳性率低，文献报告不足 20%。

该患者没有明确的牛羊接触史，临床表现没有布鲁氏菌病常见的热型（波状热）、多汗、骨关节疼痛，而且第一次布病虎红平板凝集试验阴性，故没有考虑布鲁氏菌病。实际上，第一次、第二次住院用左氧氟沙星治疗有效，提示可能为细菌感染，但由于血清 WBC、PCT、CRP 不高，也没有明确感染灶，此时常见细菌感染不能解释，在用"一元论"原则，常见病、多发病诊断原则不能解释时，应该想到诊断原则中"其他疾病可能"，所以应想到特殊细菌感可能。但是 3 次 EBV-DNA 阳性，虽然 EBV 抗体阴性，外周血异常淋巴细胞计数不高，但由于 EBV 感染除常见的传染性单核细胞增多症外，尚可引起血液系统损害，严重时导致嗜血细胞综合征，给临床诊断造成误导，在病因不清的情况下，不能除外 EBV 感染。

该患者发热伴有血小板明显降低，需与特发性血小板减少（ITP）和药物诱发的免疫性血小板减少（DITP）相鉴别。但临床没有相应证据支持，临床转归更符合特殊细菌感染。导致血小板减少的感染原因中，病毒感染性疾病中，EBV、巨细胞病毒（CMV）、HIV、汉坦病毒、新型布尼亚、登革热等病毒常见，但该患者除 EBV-DNA 阳性外，无其他病毒感染证据。严重细菌感染所致的脓毒症、DIC 可引起血小板减少，但该患者无 DIC 相应证据。少见细菌感染中的布鲁氏菌、志贺菌也可引起血小板减少。复习文献发现，布鲁氏菌感染除发热、出汗、骨关节疼痛、乏力等常见症状外，也可引起急性血液系统损害，以血小板下降多见，可达 10%~15%，此外还可引起全血细胞减少，严重时引起嗜血细胞综合征。但布鲁氏菌、志贺菌临床上培养阳性率较低，尤其是使用抗菌药物之后。结合诊疗过程，左氧氟沙星治疗一度有效，反复进行血培养，最终依靠血培养结果确诊为布鲁氏菌病。

因此，为做到对布鲁氏菌病的早期诊断，要对易发生暴露的职业人群（如屠宰工人、养殖户、皮毛加工人员、兽医、实验室人员等）重点关注，对临床上表现为发热、血小板减少的患者，除了对常见引起血小板下降的病因进行鉴别诊断外，要警惕布鲁氏菌感染的可能。

治疗上，患者已有 3 个月病程，曾考虑细菌感染，应用左氧氟沙星治疗后，症状曾有一度缓解，后再次发作，虽然症状有所缓解，但并未解决根本问题。此时需要思考左氧氟沙星是否为敏感抗生素，疗程是否足够，由于前期未发现病原学证据，因此前期仅是从经验性抗感染。后发现病因就是布氏杆菌，规律应用多西环素、利福平针对病因抗感染治疗 8 周，患者痊愈，未再复发。这从侧面反映了针对病因治疗的重要性。

【小结】

综述上述分析，该误诊误治病例可以给我们 3 点启示：第一，在没有明确病因的情况下，即使经验性治疗有效，也不能停止继续寻找病因，只有找到病因、祛除病因，才有可能真正逆转或者治愈疾病；第二，当常见病、多发病原则不能诊断时，应想到其他疾病可能；第三，对于辅助检查结果，应该结合临床实际情况理性看待，不能一味全盘接受，需警惕假阳性或假阴性结果，对于个别检查可能需要重复进行才能发现问题所在。

误诊误治不仅会给患者带来更大的疾病痛苦，可能引发医患纠纷，还会增加医疗支出，加重家庭与社会负担。因此临床医生一定要在努力学习临床知识的同时，还需注意遇到问题需查阅相关文献，结合循证医学证据，锻炼自己的临床思维能力，养成良好的思考习惯，仔细询问病史，全面掌握患者信息。

（杨志云）

九、间断接触性阴道出血

门诊患者,女性,45 岁。

就诊日期:2018 年 4 月 1 日。

主诉:反复间断接触性阴道出血 1 年,阴道持续出血半月。

【思考题 1】针对这一主诉,应该怎样进行病史采集,需要获得哪些临床信息?

病史资料收集与思维引导:

接触性出血的最常见病因包括宫颈病变,如宫颈炎症、CIN、宫颈生理性柱状上皮异位等所致。问诊应注意询问患者年龄、有无停经史、阴道出血有无时间规律及其与月经周期的关系、出血持续时间、出血量、有无腹痛腹胀等伴随症状、有无体重下降及贫血等消耗症状(对恶性肿瘤的诊断具有提示作用)。

子宫颈癌患者的阴道出血与月经周期多无明显时序关系,初期可能多出现在性生活后,晚期可表现为淋漓不净的阴道出血,当肿瘤侵及大血管时可发生大量出血甚至失血性休克。妊娠相关出血多有停经史,并伴有血、尿 hCG 升高;月经失调相关出血则多与月经周期相关,可无明显诱因。

患者为中年女性,有接触性出血症状及 10 年前宫颈物理性治疗,应考虑到宫颈病变的可能,故应重视其既往史、家族史、婚育史的询问,如近年内有无进行宫颈细胞学筛查、人乳头状瘤病毒(HPV)检查、阴道镜检查等,结果有无异常;是否来源于宫颈癌高发地区;有无宫颈癌家族史等。

【思考题 2】育龄期女性接触性出血常见的原因有哪些?

(一)病史资料

现病史:患者平素月经规则,13 岁初潮,月经周期 28d,经期 3~4d,末次月经:2018 年 3 月 12 日。1 年前出现性接触后阴道少量出血,鲜红色,少于月经量,伴白带量多,偶有血性白带,无腹痛腹胀等不适。半年前就诊于当地医院,行液基薄层细胞检测(TCT)检查无异常,HPV 提示 HPV33 阳性,阴道镜下未见明显异常,常规 3、6、9、12 活检提示慢性宫颈炎,抗 HPV 及针对阴道炎治疗后自诉接触性阴道出血好转。近半个月患者再次出现阴道出血,淋漓不尽。发病以来精神饮食睡眠无明显变化,大小便正常,近半年体重下降 2kg。

既往史:10 年前曾因"宫颈糜烂"行物理治疗,无其他器官系统病史。

个人史:否认冶游史及不洁性生活史。

婚育史:19 岁结婚,孕 5 生 2,人流 3 次。

家族史:父母均健在,无肿瘤性疾病及遗传性疾病家族史。

对问诊的点评:

病例信息基本完整,应补充询问初次性生活的时间、是否来自高发地区等更详细信息。

【思考题 3】体格检查时需重点关注哪些体征?

思维引导:

对于宫颈病变的患者,除了常规体检,还要针对妇科专科进行详细的体检,重视双合诊和三合诊的检查。

(二)体格检查

T 37.0℃,P 85 次/min,R 18 次/min,BP 116/75mmHg。

心肺腹(−)。

妇科检查:外阴皮肤未见明显异常;阴道穹窿分泌物量稍多,白色,阴道黏膜无明显充血、水肿,穹窿无异常;宫颈增粗,表面光滑,物理治疗后改变,无明显鳞柱交界,宫颈管内似可见赘生物,赘生物接触性出血(+),取宫颈脱落细胞及分泌物做相应检查后行双合诊检查示宫颈肥大,无明显举痛,子宫正常大小,水平位,无压痛;双附件未及异常,无压痛。三合诊:宫旁软,无增厚,双附件区未触及肿块,无压痛;直肠前壁光滑。

> 对体格检查的点评:
>
> 体格检查规范,无须补充。

【思考题 4 】为进一步明确诊断,需要进行哪些检查?

思维引导:

经过询问病史和妇科检查,需行逐步深入的辅助检查:①宫颈脱落细胞学检查;② HPV 检测;③阴道镜检查;④宫颈及宫颈管活组织检查;⑤诊断性宫颈锥切术。

(三)辅助检查

- 超声提示:宫颈部增粗,可检出血流信号。
- 宫颈细胞学检查:高度鳞状上皮内病变(HSIL)。
- HPV 检测结果为高危型 16 阳性。
- 病理结果等待回报。

【思考题 4 】本患者最可能的诊断及鉴别诊断是什么?

思维引导:

根据问诊、体格检查等,运用逻辑学思维综合分析,归纳总结病例特点,找出诊断的主线索。注意不要过分依赖检验、检查结果等资料。

(四)病例特点

1. 中年女性,慢性病程。
2. 间断反复接触性阴道出血 1 年,阴道持续出血半个月。
3. 宫颈呈现慢性炎症改变,宫颈管内见赘生物,接触性出血(+)。
4. 宫颈细胞学检查示 HSIL,HPV 检测示高危型 16 阳性。

诊断主线索:

接触性阴道出血。

思维引导:

患者的临床表现为反复间断接触性阴道出血 1 年,近半个月阴道持续出血,体格检查提示宫颈管赘生物伴接触性出血,超声提示宫颈部有血流信号,加上 TCT 及 HPV 的结果。总结出主线索为阴道出血,宫颈管赘生物伴接触性出血,根据此需要考虑的疾病包括宫颈肿瘤、宫颈上皮内瘤变、宫颈息肉等。

(五)鉴别诊断

1. **宫颈良性病变**　宫颈柱状上皮异位、宫颈息肉、宫颈子宫内膜异位症和宫颈结核性溃疡等。
2. **宫颈良性肿瘤**　宫颈黏膜下肌瘤、宫颈管肌瘤、宫颈乳头瘤等。
3. **宫颈恶性肿瘤**　宫颈癌、原发性恶性黑色素瘤、肉瘤及淋巴瘤、转移性癌等。

以上均需要子宫颈活组织病理检查进行鉴别。

(六)初步诊断

宫颈病变(恶性不除外)。

诊断依据:

1. 间断反复接触性阴道出血 1 年,阴道持续出血半月。
2. 宫颈呈现慢性炎症改变,宫颈管内见赘生物,接触性出血(+)。
3. 宫颈细胞学检查结果为 HSIL,HPV 检测结果为高危型 16 阳性。

(七)进一步检查

病理回报结果:子宫颈活检病理示 3、6、9、12 点不能排除 HSIL 的非典型鳞状细胞;颈管诊刮(ECC)为宫颈浸润性鳞状细胞癌。

需行磁共振检查以便进一步确认病变范围(分期)决定手术方式。磁共振结果:宫颈增粗,可见等 T_1 长 T_2 信号肿块,大小约 5.4cm×4.9cm×4.1cm,增强不均匀强化(图 9-14-13)。

手术前还需完善胸部 X 线摄片、CT(PET-CT)等影像学检查。胸片回报未见异常,盆腔增强 CT 回报宫颈增粗,恶性改变(内生型),未见盆腔淋巴结明显增大。

(八)最后诊断

宫颈鳞状细胞癌 IB_2 期(内生型?)

(九)治疗

根据检查结果决定手术方案,根据术后病理决定是否采取放化疗等后续治疗。

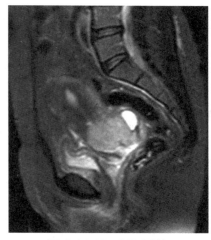

图 9-14-13 MR 图片

(十)诊疗后续

结合患者病理及检查情况,诊断为宫颈鳞状细胞癌 IB_2 期,行经腹广泛性子宫全切术 + 盆腔淋巴结清扫术,术后病理提示:宫颈鳞状细胞癌(中分化),浸润肌层 <1/2,分泌期子宫内膜,阴道断端及宫旁组织未见特殊,各组淋巴结反应性增生(左侧盆腔 0/12,右侧盆腔 0/11)。

(十一)误诊误治思维分析

该病例在本次就诊过程中无明显误诊或耽误病情之处,但需要注意的是病史中提示患者于半年前曾就诊当地医院,当时 TCT 结果未见异常,但仔细研读患者带来的报告,提示细胞数 <5 000,可见其标本本身是不合格的,说明可信度不高;HPV 阳性加上接触性出血的症状,医生建议阴道镜检查是完全正确的,但是阴道镜的医生没有注意到患者既往史中曾做过宫颈的物理治疗,原始鳞柱交界已经内移,甚至到达宫颈口之内,不能完全暴露,导致镜检不充分,单纯的宫颈活检漏掉了子宫颈管内病变。从宫颈癌发生发展的一般病程来看,半年前患者应存在宫颈的癌前 / 癌变,因缺乏详细的分析和处理,导致了之前的漏诊,而患者抗炎治疗有效后,也未能坚持按时随访,失去了最佳的诊治时机。

患者 45 岁,属于宫颈癌高危年龄,也是多种疾病的高危群体。对于育龄期女性的妇科检查,应引起足够的重视,做到全方位的筛查和诊断,有病情变化的,随访时间可以适当缩短,反复与患者及家属确认和强调,对做到早发现早诊断早治疗,具有极大的意义。

误诊漏诊不仅会给患者带来更大的疾病痛苦,甚至危及健康和生命;还会增加医患纠纷,增加医疗支出,增加家庭与社会负担。

【小结】

造成误诊漏诊的可能原因如下:

1. **分析能力与综合能力不足** 目前存在的误区是,很多医生有很好的分析能力,却缺乏综合能力。当辅助资料放在面前时,能分析实验室的某个指标深入到分子机制;但是面对内容繁多的临床资料,往往不能综合推理出这些临床资料的意义。该病例中,如果首次就诊时医生的综合分析能力足够的话,就会联系患者的既往宫颈物理治疗史可能导致的体征改变,而做出更好的诊治决策。

2. **线性思维和系统思维** 常见的误区是,很多医生善于线性思维,而缺乏系统思维。人体是一个复杂的、对外开放的整体(系统),这个系统有多个子系统组成,包括呼吸系统、循环系统、消化系统等。每个系统由多个器官组成,器官再由组织组成,组织由细胞组成。在复杂的层级、交互的关系中,诊断时就必须用建立在系统论、信息论和控制论基础上的系统医学观点去对待患者、认识疾病。该病例中,首次就诊过程医生只关注了引起阴道流血的可能原因之一(宫颈或阴道病变),而忽略了可能存在子宫内膜病变的可能,而未能行超声检查,虽然患者最终诊断确实是宫颈病变,但是如果能在首次就诊时做了超声检查,不除外可以早期发现宫颈病灶的可能性。另外,医生未充分强调短期内随诊的重要性,而患者可能更多关注了症状的好转而未能按时随诊,从而导致不良后果。

3. **过分依赖辅助检查资料** 任何一个学科,专业基本功都至关重要。基本功过硬的医生,通过深入问诊和全面体格检查就能得到一个基本的诊断,并找到进一步检查的方向。有些医生过分依赖高精尖的设备检查,而忽略了详细地询问病史和系统准确的体格检查。该患者首次就诊时,门诊医生未能注意到 TCT 标本的不可靠性,只简单地看到了 TCT 的正常结果,而阴道镜医生也没有关注患者的宫颈物理治疗病史,只是依据 TCT 和 HPV 的结果进行了简单的处理,因此培养缜密的临床思维能力非常重要。

4. 临床思维和基础知识割裂　多数医学生在学习基础课时,满足于通过了课程考试;进入临床学习后,主要关注了每个疾病的临床表现、实验室等辅助检查、诊断与鉴别诊断和治疗等内容,而不关注病因、发病机制、病理等基础医学内容;年轻医生在临床诊治工作中,主要根据临床诊治指南指导临床工作,而不能结合基础知识多角度的去深刻认识疾病。就该病例而言,患者年龄接近围绝经期、性生活开始比较早、多次妊娠史,属于宫颈癌的高危人群,详细询问病史及更为仔细地检查和遵医嘱的随访诊治是十分必要的。

ER-14-9-1　知识链接:宫颈癌

综上,临床医生一定要在努力学习基础与临床知识的同时融会贯通,养成良好的临床思维习惯,避免"线性思维",锻炼自己的综合分析能力,提升临床岗位胜任力。

(杨　清)

十、反复咳嗽喘息

住院患儿,女,1 岁 4 个月。

主诉:反复咳嗽喘息 10 个月。

【思考题 1】针对这一主诉,应该怎样进行病史采集,需要获得哪些临床信息?

病史资料收集与思维引导:

喘息的发生是由各种原因引起气道狭窄后,气流通过狭窄部位产生涡流,振动气道壁产生哮鸣音,临床表现为通气不畅、呼吸困难、呼吸机辅助参与呼吸活动等喘息症状。

喘息的病因大致可以分为 3 类:气道内堵塞,如过多的分泌物、异物等;气道外压迫,如肿大的淋巴结、新生物等;气道本身的狭窄,如支气管痉挛、黏膜炎症水肿、气道重构等。明确喘息原因是治疗的关键,然而不同原因引起的喘息临床表现类似,详细询问病史、完善体格检查、有针对性的辅助检查十分必要。

对于一个反复咳喘的婴幼儿应注意 3 个方面的疾病:呼吸系统疾病、心血管系统疾病和消化疾病。呼吸系统疾病中包括感染性疾病,如毛细支气管炎、肺炎、肺结核等;非感染性疾病中包括婴幼儿哮喘、支气管异物、支气管肺发育不良等。心血管系统疾病包括先天性心脏病、心血管畸形等。消化系统疾病包括胃食管反流、气管食管瘘等。询问病史应围绕以下内容:是否伴有发热,如果是发热伴咳喘,应注意呼吸系统感染性疾病;咳喘的表现是一直持续存在,还是间断发生,发作时有无时间特征(如晨起明显还是夜间明显);既往是否治疗过,何种治疗措施有效;是否有湿疹史或者其他过敏史,有无哮喘及特应性体质家族史;是否有异物吸入史;是否有重症肺炎、毛细支气管炎病史;是否有结核接触史,是否接种卡介苗;有无早产低出生体重史,新生儿期有无应用机械通气史等;生后是否反复出现呛奶及吐奶史;是否有发绀或活动后青紫史。

(一) 病史资料

现病史:10 个月前(生后 6 个月)无明显诱因出现流涕、咳嗽,伴轻度喘息,不伴发热,于当地诊所抗感染治疗(具体用药不详)两周后症状缓解,未做进一步检查。

入院前 9 个月至 4 个月中,每间隔 20d 左右,出现咳嗽、喘息发作,无明显发热,每次症状均持续 1 周以上,夜间入睡后及进食、哭闹时加重,可听到喉中喘鸣,患儿可平卧,无憋气、发绀、呛咳等。当地诊所反复给予中药、抗生素及物理治疗,症状可部分缓解。

3 个月前,进食葵花子后咳嗽、喘息再次加重,但无明显呛咳及憋气,于当地医院就诊,查血常规及 CRP 显示:WBC 10.3×10^9/L,中性粒细胞百分比 56.0%,淋巴细胞百分比 38.0%,RBC、Hb、PLT 均正常,CRP<8mg/L。先后给予氨苄西林舒巴坦、利福平、地塞米松、泼尼松、胸腺素、氨茶碱等药物治疗 40d,症状好转后出院。出院后间断咳嗽,无明显喘息或呼吸困难。

2 周前受凉后咳嗽加重,喉部痰鸣音明显增多,同时伴有发热,体温最高达 40.2℃,查血常规提示:WBC 15.3×10^9/L,中性粒细胞百分比 67.0%,淋巴细胞百分比 28.0%,RBC、Hb、PLT 正常,CRP 18mg/L。给予头孢呋辛及中成药(具体不详)静脉注射 3d,患儿体温降至正常,但咳喘等呼吸道症状无缓解,遂来门诊就诊,以"咳喘待查"收入院。

自发病来,患儿体重无明显减轻,大小便正常。

既往史:有湿疹史;无重症肺炎史;否认外伤及手术史,否认异物吸入史,否认毒物接触史。

个人史:足月顺产,生后无窒息,无吐奶及呛奶史,新生儿期健康。按时接种疫苗,否认结核及其他传染病接触史。

家族史:无哮喘及过敏体质家族史;否认遗传性疾病家族史。

对问诊的点评:

本次询问病史,对患儿早期出现咳喘时环境因素(如周围是否有吸烟者,是否家中有宠物等)未做详细询问,年幼儿咳痰能力差,可能无法咳出或出现痰的吞咽,需耐心询问咳嗽时有无痰以及痰的性状。另外,由于受医疗条件限制,未做相关检查检验,早期的治疗药物不详。但是对于一个婴儿期起病、反复咳喘且抗感染治疗效果不好的患儿,需要考虑呼吸系统感染以外的可能。

【思考题2】对该患者进行体格检查时,需要特别关注的情况有哪些?

思维引导:

针对本患儿,一方面需要关注呼吸系统的疾病,另一方面需要注意心血管系统、消化系统等其他疾病可能引起的反复咳喘。本患儿早期病程中不伴发热,但病情反复发作并逐渐加重。入院前3个月曾住院治疗,先后给予抗生素、激素、平喘药物等,40d才见缓解出院,不符合常见的呼吸道感染或者其他原因引起的婴幼儿喘息,应该高度重视呼吸系统以外疾病引起的反复咳喘。入院前2周患儿出现发热,伴有血WBC、CRP升高,当地医院给予抗生素及对症治疗可部分缓解患儿症状,故考虑感染可能加重了病情,但需警惕患儿是否同时有先天性心脏病、免疫功能缺陷等基础疾病。

(二)体格检查

T 36.7℃,R 25/min,P 110次/min,BP 85/65mmHg,体重10kg。

营养发育略差,神志清,反应可,呼吸平稳。全身皮肤黏膜未见异常,左上臂可见卡疤1枚。面色、口唇红润,无口周发青、发绀。咽轻度充血,可见多量黏稠分泌物。气管居中,无三凹征。胸廓对称,双侧呼吸运动一致;双肺叩诊清音,呼吸音粗,胸骨旁可闻及喘鸣音,余部位未闻及湿啰音及哮鸣音。心前区未见隆起或异常搏动,心界不大;心音有力,律齐,各瓣膜区未闻及病理性杂音。腹部、四肢、神经系统体格检查未见异常,无杵状指/趾。

对体格检查的点评:

该体格检查较为全面,注意到了缺氧体征,并全面评估了呼吸、循环及消化系统。

【思考题3】为明确诊断并评估病情,需完善哪些辅助检查?

思维引导:

患儿以咳喘起病,但本次入院体格检查胸骨旁可闻及喘鸣,余部位未闻及湿啰音及哮鸣音,与一般呼吸道感染或者婴幼儿期常见的喘息性疾病(毛细支气管炎、婴幼儿哮喘等)不符;患儿反复出现咳喘,虽然院外经过多次抗感染治疗及平喘治疗,仍有反复发作,且较频繁,需要高度重视合并呼吸道感染以外疾病的可能。患儿心脏听诊无病理性杂音,既往无发绀史,无杵状指/趾,故先天性心脏病可能性不大;患儿无反复呛咳呛奶史,故气管食管瘘可能性不大;患儿无异物吸入史,体格检查患儿气管居中,胸廓对称,呼吸音对称,无哮鸣音等,支气管异物的可能性不大。因此,辅助检查方面,除了血常规、血生化、血气分析、过敏原检测、胸片等以外,还需完善心脏超声、腹部超声等检查。

(三)辅助检查

– 血常规及CRP:WBC 10.6×10^9/L,中性粒细胞百分比57.0%,淋巴细胞百分比41.0%,RBC、Hb、PLT

正常,CRP<8mg/L。

- 动脉血气分析:pH:7.40,PaCO₂ 42mmHg,PaO₂ 105mmHg,BE−1.5mmol/L,SaO₂ 98%。
- 血生化:ALT 35IU/L,AST 26IU/L,TBil 11.7μmol/L,DBil 2.0μmol/L,Cr 30μmol/L,BUN 2.8mmol/L,GLU 6.0mmol/L,K⁺ 4.1mmol/L,LDH 230mmol/L(轻度升高)。
- 过敏原检测:阴性。
- 胸片(图9-14-14):两肺纹理增多模糊,未见明确片状阴影,心影大小正常。但上纵隔右侧有突入肺野的阴影,密度稍高。
- 腹部超声:肝、胆、肾、脾脏、胰腺等腹腔脏器未见异常。
- 心脏彩超:心脏结构及功能正常。

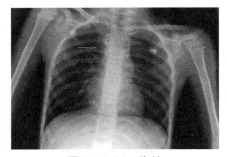

图9-14-14　胸片

思维提示:
　　根据病史、体格检查、实验室及影像学检查资料,归纳总结病例特点,整理出诊断主线索。该患儿反复咳喘,经抗感染及平喘治疗,症状仍有反复发作,故不能单用常见的呼吸道感染解释,也跟一般的支气管哮喘不符。入院后的一般检查,心脏超声、腹部超声等未见异常,胸片未见明显感染灶,但是在上纵隔发现突入肺野的高密度影。需要进一步完善相关检查(图9-14-15~图9-14-18)。

- 增强胸部CT加气道血管重建发现:患儿存在双主动脉弓,压迫主气管。

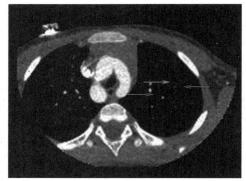

图9-14-15　胸部CT
增强CT动脉期。蓝色箭头指示为动脉环;红色箭头指示为受压的气管。

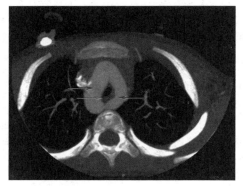

图9-14-16　胸部CT
增强CT静脉期。蓝色箭头指示为动脉环;红色箭头指示为受压的气管。

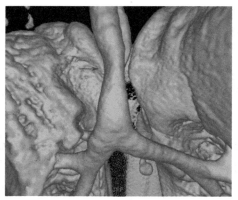

图9-14-17　胸部CT气管重建
蓝色箭头示受压的气管。

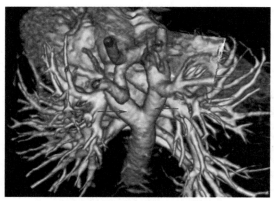

图9-14-18　胸部CT血管重建
蓝色箭头示双主动脉弓。

【思考题 4】本患者最可能的诊断是什么?

(四) 病例特点

1. 婴儿期起病,慢性病程。

2. 反复咳喘,抗感染及平喘治疗不能完全缓解。

3. 入院体格检查胸骨旁可闻及喘鸣音,余部位未闻及湿啰音及哮鸣音。

4. 血常规、生化及过敏原检查未见异常。

5. 影像学提示双主动脉弓畸形。

诊断主线索:

婴儿期出现的反复发作的咳喘,抗感染及平喘治疗不能完全缓解。

思维引导:

　　患儿反复咳喘,经过抗感染及平喘治疗不能完全控制症状,急性支气管炎、哮喘等常见多发病无法解释,体格检查胸骨旁可闻及喘鸣音,因此需要考虑大气道受压。我们在诊断中应该秉承“一元论原则”“常见病、多发病优先原则”“器质性疾病优先原则”,但当常见多发病无法解释时,需要考虑少见病的可能。

(五) 诊断

先天性双主动脉弓畸形

气管支气管炎

【思考题 5】如何制订患者下一步的治疗方案?

(六) 治疗建议

1. 监测生命体征,维持内环境稳定。

2. 因患儿病程较长,且院外反复应用抗生素等,需要警惕继发呼吸道感染,必要时通过痰培养及药敏试验等寻找病原并给予针对性治疗。

3. 请心脏外科会诊,协助下一步诊疗。

(七) 诊疗后续

　　该患儿经对症处理后,咳喘减轻,无发热。经心脏外科会诊,建议目前保守观察,如果出现气道明显狭窄等情况,可评估后进行手术治疗。

误诊分析:

　　反复咳喘是幼儿的常见症状,支气管肺炎、哮喘等是引起婴幼儿咳喘的常见原因,但是在临床工作中,应在有发热、血常规白细胞计数增高、咳脓痰等细菌感染证据时,合理运用抗生素,不能在无证据时应用抗生素,这属于抗生素的不合理使用。在诊治过程中,患儿应用抗生素 40d,当抗生素治疗无效时,应及时寻找病原学证据,换用敏感的抗生素,而不应该长疗程用药。糖皮质激素的应用同样需要指征,若无指征时应用,则会掩盖病情,减低免疫力。

　　对于年龄小,反复发作,抗感染及平喘治疗效果不佳的婴儿应警惕有无先天性发育的异常,早期发现。双主动脉弓畸形的临床表现取决于血管环对气管、食管的压迫程度,部分患儿症状较轻或者无症状。当婴幼儿出现不能用感染或者哮喘等解释的反复咳喘时,需要注意此病的可能。

　　该患儿在当地反复抗感染治疗,而不去深入的寻找咳喘的病因诱因,属于线性思维,惯性思维,会造成误诊误治,延误病情。

ER-14-10-1　知识链接:双主动脉弓畸形

(申昆玲)

十一、突发胸痛、胸闷

住院患者,男,70 岁。

主诉:胸痛、胸闷 12h。

【思考题1】该患者的问诊要点有哪些?

病史资料收集与思维引导:

针对以上主诉,可知患者在病程中出现两个相对独立的主要症状,分别为"胸痛"和"胸闷",应该分别仔细询问两个主要症状的特点及演变过程、诊疗经过。

胸痛主要由胸部疾病引起,少数由其他部位的病变所致。因痛阈的个体差异大,故胸痛的程度与原发疾病的病情轻重并不完全一致。其问诊要点:发病年龄、职业、起病缓急、诱因,胸痛的部位、范围大小、性质、程度、持续时间、放射部位、加重与缓解方式(如咳嗽、深呼吸的影响等),与活动、进餐、情绪的关系,以及是否伴有吞咽困难、咽下痛与反酸,有无发热、咳嗽、咳痰、咯血、呼吸困难及其程度。

胸闷,是一种主观感觉,即呼吸费力或气不够用,重者似被石头压住胸腔,甚至发生呼吸困难。胸闷的问诊要点包括起病缓急(突发性或渐进性)、原因和诱因,是否伴有发热、胸痛、咳嗽、咳痰、发绀、咯血,咯血量及性状等,有无药物、毒物接触史(药物/毒物的种类、名称、用量、用法及接触时间)和导致免疫功能低下的各种情况。若病情进展,患者发生呼吸困难,客观表现为呼吸运动用力,重者鼻翼扇动、张口耸肩,呼吸辅助肌也参与活动,或伴有呼吸频率、深度与节律的异常,则需询问是吸气性、呼气性还是混合性,与活动、体位的关系,是否有昼夜差别等。

(一) 病史资料

现病史:患者12h前(凌晨1:00)睡眠中突发胸部疼痛,无明显放射,伴大汗淋漓,胸闷气短,端坐呼吸,且有恶心呕吐,呕吐物为胃内容物,伴双侧腰部酸胀,胸痛持续约1h后缓解,无晕厥,无咳嗽、咳痰,无发热寒战,无言语及肢体活动障碍,无腹痛。急至当地医院就诊,查血常规:白细胞计数22.4×10⁹/L,中性粒细胞百分比87.5%,血红蛋白170g/L,血小板计数185×10⁹/L。肌钙蛋白I 1.52ng/mL,肌酸激酶同工酶28IU/L,乳酸脱氢酶997IU/L。血气分析:pH 7.29,氧分压57.3mmHg,二氧化碳分压38.6mmHg,乳酸4.16mmol/L。肺部CT提示:两肺中上部水肿,两下肺实变,考虑炎性病变,附见左肾上腺区团块状异常密度灶,给予"头孢米诺2.0g静脉抗感染及解痉平喘治疗"后转至我院急诊科。

至我院急诊时患者仍有胸闷气短,指氧饱和度降低,急查血常规:白细胞计数26.1×10⁹/L,中性粒细胞百分比95.7%,血红蛋白201g/L,血小板计数171×10⁹/L,肌酐211μmol/L,磷酸肌酸激酶663IU/L,肌酸激酶同工酶74IU/L,超敏C反应蛋白36.50mg/L,肌钙蛋白I 10.769ng/ml,心电图:窦性心动过速,未见明显ST段抬高;床边超声心动图:左室壁节段性运动异常(以室间隔中段及心尖部为著),左室收缩功能减低(射血分数:34%)。给予吗啡5mg、呋塞米20mg静推、单硝酸异山梨酯20mg静脉泵入及无创辅助通气支持。现因病情危重转入ICU。

患者发病以来意识清,精神、睡眠、食欲差,大便未解,小便量较前明显减少,近期体重无明显变化。

既往史:脑出血病史5年,诊治经过家属叙述不详。否认高血压病史、糖尿病史、心脏病史、肾病史;否认肺结核史、病毒性肝炎史、其他传染病史;否认食物、药物过敏史;无手术、外伤史;无输血史;无特殊用药史。

个人史:饮酒30年,白酒200ml/d。吸烟40余年,4~5支/d。无毒物及放射性物质接触史。

对问诊的点评:

本例病史收集不完整。患者以急性胸痛、胸闷起病,但未详细描述胸痛的部位(心前区? 胸骨后?)、范围、性质(压榨性? 绞痛? 钝痛? 针刺样痛?)及程度等,且未询问有无心血管病或猝死家族史。

【思考题2】对该患者进行体格检查时,需要特别关注的情况有哪些?

思维引导:

患者以胸痛、胸闷起病,发现肌钙蛋白升高、低氧血症、乳酸升高、肾功能受损,累及多个脏器。通过病史资料初步判断患者可能的病因,体格检查时应重点关注相应系统的表现。

（二）体格检查

T 37.7℃,P 117 次 /min,R 24 次 /min,BP 126/76mmHg。

意识清,精神极差。双侧瞳孔等大等圆,对光反射灵敏,四肢末梢湿冷。两肺呼吸音粗,双下肺闻及湿性啰音。听诊心律齐,心率 117次 /min,未闻及杂音。腹部平软,肠鸣音弱。双下肢无水肿,神经系统检查阴性。

> 对体格检查的点评:
>
> 本例体格检查过于简单。病史中有低氧血症表述,而未描述患者是否有缺氧体征(如甲下、口唇发绀等)。另外,超声心动图提示左室射血分数低,而未描述听诊是否有心音弱、病理性杂音等。

【思考题 3】根据以上病史和体格检查资料,为明确诊断并评估病情,计划安排哪些辅助检查?

（三）辅助检查

- 血常规(外院):白细胞计数 22.4×10⁹/L,中性粒细胞百分比 87.5%,血红蛋白 170g/L,血小板计数 185×10⁹/L;心肌酶:肌钙蛋白 I 1.52ng/ml,肌酸激酶同工酶 28IU/L,乳酸脱氢酶 997IU/L。
- 血气分析(外院):pH 7.29,氧分压 57.3mmHg,二氧化碳分压 38.6mmHg,乳酸 4.16mmol/L。
- 肺部 CT(外院):两肺水肿,两下肺实变,考虑炎性病变,附见左肾上腺区团块状异常密度灶。
- 血常规(我院):白细胞计数 26.1×10⁹/L,中性粒细胞百分比 95.7%,血红蛋白 201g/L,血小板计数 171×10⁹/L。
- 肾功能:肌酐 211μmol/L。
- 超敏 C 反应蛋白(CRP):36.50mg/L。
- 肌钙蛋白 I:10.769ng/mL。
- B 型尿纳肽(前体)定量:>9 000pg/ml。
- 磷酸肌酸激酶 663IU/L,肌酸激酶同工酶 74IU/L。
- 凝血功能:INR 0.94,PT 11.3s,APTT 23.4s,D- 二聚体 6 961μg/L。
- 心电图:窦性心动过速,Ⅰ、aVL、V₄~V₆导联 ST 段稍压低,未见明显 ST 段抬高(图 9-14-19)。
- 床旁胸片:两肺见大片致密阴影,边缘模糊。两肺门未见明显异常肿块。(图 9-14-20)。
- 床边超声心动图:左室壁节段性运动异常(以室间隔中段及心尖部为著),左室收缩功能减低(射血分数:34%)。

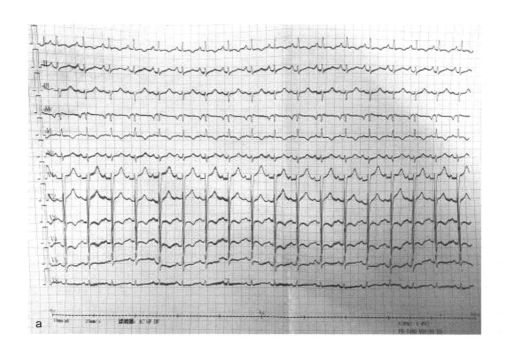

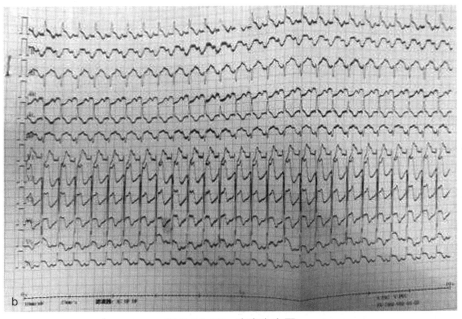

图 9-14-19 床旁心电图

a. 入院当天心电图；b. 次日心电图提示窦性心动过速，下壁和前侧壁导联 ST 段抬高。

【思考题 4】本患者最可能的诊断及鉴别诊断是什么？

（四）病例特点

1. 老年男性，长期吸烟饮酒史，急性起病。
2. 临床表现为胸痛、胸闷、气短、呼吸困难，端坐呼吸。
3. 实验室检查示炎症指标升高，心肌酶动态升高。
4. 肺部 CT 示肺炎，心电图示心肌急性缺血。

诊断主线索：

急性冠脉综合征。

（五）初步诊断

冠状动脉粥样硬化心脏病
　急性非 ST 段抬高型心肌梗死
　心源性休克
　急性肾功能损害
左侧肾上腺占位
陈旧脑出血

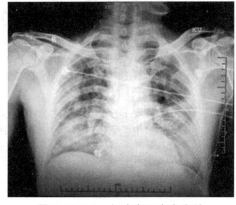

图 9-14-20 入院当天床旁胸片

思维引导：

患者在夜间睡眠状态下突发胸痛，伴有明显胸闷、呼吸困难，并有端坐呼吸，结合心肌酶谱指标动态增高，肌钙蛋白增高和心脏超声提示左室壁节段性运动异常的情况，因此诊断首先考虑心肌梗死后引起的心源性呼吸困难。

当发生急性左心衰竭时，常出现阵发性呼吸困难，多在夜间熟睡中发生，称夜间阵发性呼吸困难。原因可能在于：①睡眠时迷走神经兴奋性增高，致冠状动脉收缩，心肌供血减少，心功能降低；小支气管收缩，肺泡通气进一步减少；②仰卧位时肺活量减少，静脉回心血量增多，致原有肺淤血加重；③夜间呼吸中枢敏感性降低，对肺淤血所引起的轻度缺氧反应迟钝，当淤血程度加重缺氧明显时，才"唤醒"呼吸中枢作出应答反应。发作时，患者常于熟睡中突感胸闷憋气惊醒，被迫坐起，惊恐不安，伴有咳嗽，轻者数分钟至数十分钟后症状逐渐减轻、缓解；重者，高度气喘、颜面青紫、大汗，呼吸有哮鸣声，甚至咳大量浆液性血性痰，或粉红色泡沫样痰，听诊两肺底有较多湿啰音，心率增快，有奔马律。老年人的发病原因多为高心病、冠心病；青少年则多考虑风心病、心肌炎、心肌病、先天性心脏病。

（六）鉴别诊断

患者胸闷入院,急性起病,有端坐呼吸,心肌酶谱升高,TNI 升高,心电图提示心肌缺血,床旁胸片提示肺水肿,心脏超声提示左室壁节段性运动异常,因此主管医生认为急性心肌梗死诊断明确,无须鉴别。必要时可行冠状动脉造影以明确。

（七）病情演变

1. 患者入住 ICU 后,予阿司匹林、氯吡格雷抗血小板,低分子肝素抗凝,阿托伐他汀稳定斑块,硝酸异山梨酯扩冠,左西孟旦强心,呋塞米利尿等对症支持治疗,文丘里面罩 40% 浓度吸氧,SPO₂ 95% 左右,但患者仍感胸闷,呼吸费力,伴大汗,遂予无创辅助通气,乳酸水平从入科 9.3mmol/L 逐渐下降至 2.4mmol/L。

2. 患者从凌晨开始出现明显胸闷气急,体温升高,最高 39.1℃,血压波动明显,收缩压高至 200mmHg,低至 50mmHg。心电图见下壁和前侧壁导联 ST 段抬高（图 9-14-19）,急请心内科会诊,判断有急诊冠状动脉造影指征,遂急行冠状动脉造影。造影结果提示 3 支冠脉无明显病变（图 9-14-21）,予去甲肾上腺素升压。至此冠心病诊断被推翻。

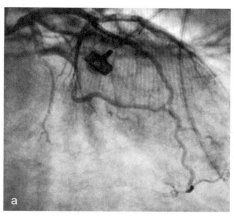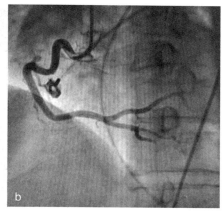

图 9-14-21 冠状动脉造影
a. 左冠;b. 右冠。

3. 患者肌钙蛋白进一步升高至 19ng/ml,复查心脏超声见室壁运动减弱,室间隔前壁、侧壁、下后壁中间段及心尖部为著,估测 LVEF:30%,左心室中部及心尖呈球囊样改变明显。

4. 联系患者行肺部 CT 时看到有左肾上腺区占位,调来外院片子详看,考虑嗜铬细胞瘤。进一步追问病史,患者起病前无明确心绞痛病史,无高血压病史,无头痛、心悸及多汗症状。因患者循环极度不稳定,高血压、低血压交替出现,于次日行气管插管机械通气。予积极补液处理,去甲肾上腺素维持血压,查血去甲肾上腺素浓度 >10 000pg/ml（19~121pg/ml）, 肾 上 腺 素 6 356.17pg/ml（14~90pg/ml）,肾上腺 CT 平扫＋增强提示:左侧肾上腺可见一巨大肿大影,最大横截面积约 9.6cm×8.3cm,与周围组织分界清,局部胃组织受压推移,病灶内密度不均,增强扫描呈不均匀明显强化,并可见分隔样改变。结论:左侧肾上腺巨大占位,嗜铬细胞瘤考虑,请结合临床（图 9-14-22）。

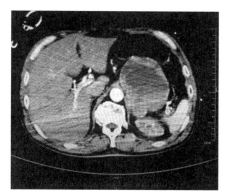

图 9-14-22 肾上腺增强 CT

（八）修正诊断

肾上腺嗜铬细胞瘤（左侧）

　嗜铬细胞瘤危象

　儿茶酚胺性心肌病（Takotsubo 心肌病）

　　心源性休克

　　急性肾功能损害

陈旧脑出血

【思考题5】如何制订患者下一步的治疗方案？

思维引导：

患者嗜铬细胞瘤危象，儿茶酚胺性心肌病、左室收缩功能明显下降（初期阶段性心肌运动改变及心电图改变与常见的冠心病导致急性心梗的表现相似），导致急性左心衰、肺水肿，氧合下降，初期的利尿剂和无创辅助通气相对有效，但随着血容量的进一步浓缩、儿茶酚胺阵发性的释放，血管强烈收缩，出现血压大幅度波动，休克不能缓解。此时应该予以有创动脉血压的监测，适当补液，在高血压时使用 α 受体拮抗剂，并联系外科尽早手术治疗，祛除病因。

ER-14-11-1　知识链接：嗜铬细胞瘤与嗜铬细胞瘤危象

（九）诊疗后续

由于患者肾功能损害严重，予 CRRT 支持。患者于入院第 5d 开始血压波动减小，心功能开始好转，高血压发作时予乌拉地尔降压，低血压时快速补液处理，加用特拉唑嗪片，循环相对稳定，肾功能好转，于第 10d 拔除气管插管。转内分泌科继续术前准备。患者于发病第 26d 行手术治疗，术后恢复良好。

（十）误诊误治思维分析

经验判断是人们用来识别和归类事物的一种快速的非逻辑的简洁思考方式。经验诊断法是根据临床经验做出诊断，经常在简单疾病诊断中应用的直觉思维、模式识别。虽然该患者的诊断很快被修正，但最初"冠心病急性心肌梗死"的诊断过于简单、绝对，缺少与其他疾病的鉴别，因而忽略了一些无法解释的现象，特别是外院 CT 影像的异常提示。

ER-14-11-2　知识链接：儿茶酚胺性心肌病与 Takotsubo 心肌病

该患者最初血压相对正常，无明显高血压，但有心电图和心肌酶谱的动态变化，因此考虑为急性心肌梗死。心肌梗死最常见的病因是冠脉动脉粥样硬化，偶为冠脉栓塞、炎症、先天性畸形、痉挛和冠状动脉口阻塞等。当患者出现肺水肿、休克时临床医生误将嗜铬细胞瘤危象识别为心肌梗死后的心源性休克，忽略了肾上腺占位的重要信息。

为了明确急性冠脉综合征，冠状动脉造影仍是必须的，在何时做冠状动脉造影是个问题。该病例在急诊室时曾请心内科会诊，但当时心内科医生考虑心电图无 ST 段抬高，心率血压尚平稳，认为无急诊冠状动脉造影的指征。转至 ICU 后患者心电图出现新的 ST 段抬高后再进行冠状动脉造影和介入治疗也可以理解。

我们需要多一些鉴别诊断的思路，对自认为铁板钉钉的诊断多些质疑，让证据收集再充分些，并且要在治疗过程中不断收集新的证据来修正原有的诊断。

【小结】

年轻医生一定要慎用经验诊断法这一思维模式，因为代表性经验往往忽视了以下原则：常见疾病的不典型表现与少见病的典型表现相比，前者诊断的可能性更大；临床医生更习惯于相信支持诊断的信息，而不容易相信那些排除诊断的信息；临床医生潜意识里对阳性检查结果诊断意义的重视程度高于阴性结果。实际上这些也是造成误诊漏诊的常见原因。

（方　强）

推 荐 阅 读

［1］CHIANG YL, CHEN PC, LEE CC, et al. Adrenal pheochromocytoma presenting with Takotsubo-pattern cardiomyopathy and acute heart failure: a case report and literature review. Medicine (Baltimore), 2016, 95 (36): e4846.

［2］COUPEZ E, ESCHALIER R, PEREIRA B, et al. A single pathophysiological pathway in takotsubo cardiomyopathy: catecholaminergic stress. Arch Cardiovasc Dis, 2014, 107: 245-252.

［3］LOSALZO J, ROY N, SHAH RV, et al. Case 8-2018: A 55-year-old woman with shock and labile blood pressure. N Engl J Med, 2018, 378 (11): 1043-1053.

［4］LYON AR, BOSSONE E, SCHNEIDER B, et al. Current state of knowledge on Takotsubo syndrome: a position statement from the Taskforce on Takotsubo Syndrome of the Heart Failure Association of the European Society of Cardiology. Eur J Heart Fail, 2016, 18: 8-27.

［5］RONA G. Catecholamine cardiotoxicity. J Mol Cell Cardiol, 1985, 17: 291-306.

［6］Y-HASSAN S. Clinical features and outcome of pheochromocytoma-induced takotsubo syndrome: analysis of 80 published cases. Am J Cardiol, 2016, 117: 1836-1844.

第十章　临床思维中的医学人文

近年来,各行各业均可见到一些人心浮躁、急功近利的现象,其本质是人文素质的缺失,许多人忘记了自己的责任与使命。当谈到医学人文(medical humanities),大家自然会想到医患关系,尤其是医患沟通技巧。但医学人文远远不限于医患关系。作为一名医生该如何培养自己的人文素养? 我们首先要以"5W1H"(why、who、what、how、when and where)发出追问:为什么呼唤医学人文? 医学人文的主体到底是谁? 什么是医学人文? 如何培养医学人文素质? 何时何地可以实践医学人文?

医学的本质是人文精神和科学精神的交融。合格的医生不仅要将医学知识和技能融会贯通,更要具备医学人文知识和人文素养,这也是医学教育的目标。本文将从临床医生成长的环境、责任和使命、人文知识与素质的内涵、医学人文素质的培养四个方面进行论述,旨在使临床医生重新认识医学人文的重要性,注重日常工作中人文素质的培养,从而成为一名医德高尚,医术高超的优秀医生。

第一节　临床医生成长的环境

要培养临床医生的人文素养,必须了解当代临床医生成长的环境。传统的医学教育重视科学知识,忽视人文知识;重视疾病的诊治,忽视预防和保健;重视知识的积累,忽视知识的融会贯通。这造成了临床医生的人文素养存在不同程度的缺失。

临床医生成长的环境与医学模式密不可分。医生的天职不仅仅是治病救人,更要维护国民健康。以疾病为主导、以患者为中心、以医院为基础的主体模式已经跟不上时代要求,我们倡导以健康为主导,以家庭、社区、群体为中心,以社会为基础的主体医学模式。以生理医学为主导临床医学模式应该转变为"生物—心理—社会医学模式",将人类的自然生物学属性与社会心理学属性、生命整体与生态环境结合起来,通过精神与躯体、心理与生理、心与身、社会与个体的相互关系来研究人类的健康与疾病。所以临床医生在从业过程中,不仅要关注疾病,也要关注患者的心理状况和社会适应能力,将患者作为"人"的整体来看待。

第二节　临床医生的责任和使命

临床医生的职业定位,是生命和健康的守护神。世界卫生组织提出,作为临床医生需要履行三方面的职能,即做好"三星级医生":第一是健康照护的提供者,即为患者、家庭及社区提供优质有效的医疗、预防、保健和康复等各方面的服务;第二是诊疗方案的决策者,应在诸多诊疗技术中选择最科学、最合理、患者接受并可负担的最佳方案;第三是健康教育者,能够开出两个处方,一个是药物或治疗处方,另一个是健康教育处方,告知患者病因或高危因素,并通过行为干预,祛除病因(纠正不良生活方式),即对因治疗,而不只是对症治疗。更理想、更受欢迎的医生是"五星级",除完成以上三个职能外,还能做社区健康倡导者,满足个体和社区的卫生需求,在社区倡导健康促进活动;做健康资源管理者,利用卫生资源,在卫生系统内外与个体或组织一起工作,满足患者和社区的需求。

唐代孙思邈在《备急千金要方》中对医生的责任和使命做出了很好的诠释,他写道:"上医医国,中医医人,下医医病。"最高水平的"医生"是用文明来教化人心,即医国之上医。次而求之,把人看作一个整体,并注重人与自然关系,全面维护其健康的是中等水平的医生。那些"只见树木,不见森林",只看到疾病而不思考病因,只看到病灶而不考虑全身状况,只看到结构的变化而忽视功能和代谢的异常,只能沦为"头痛医头、脚痛医脚"的末流医生。孙思邈在《备急千金要方》序言中讲的"大医精诚"就是好医生的标准:第一是"精",

医者要有精湛的医术,认为医道是"至精至微之事",习医之人必须"博极医源,精勤不倦";第二是"诚",医者要有高尚的品德修养,"见彼苦恼,若己有之""先发大慈恻隐之心""誓愿普救含灵之苦"。

在正常的社会文化中,医生应该是有尊严、崇高的职业,处于社会精英阶层,对社会责任有所担当,即"上医医国"。作为一名临床医生,不仅要明确自己上述的职业定位,还要有社会定位,作为社会精英,要有仕子之心及家国情怀。所谓仕子之心,即知识分子的志向与良知。晋代陆机在《五等论》中说:"企及进取,仕子之常志;修己安民,良仕所希及也。"宋代理学家张载留下四句志存高远的名言"为天地立心,为生民立命,为往圣继绝学,为万世开太平",被历代仕子奉为经典;而《大学》中倡导的内圣(格物、致知、诚意、正心)外王(修身、齐家、治国、平天下),则为"达则兼济天下"的家国情怀。

第三节　人文知识与素质的内涵

"文化"这个词最早出现于《易经》:"观乎天文,以察时变;观乎人文,以化成天下"。百科全书对文化的定义是人类在社会历史发展过程中创造的物质财富和精神财富的总和。精神财富,主要包括道德文化和科学文化,"文化"的英文"culture"最基本的意思是培育、培养,也有耕种的意思。因此,文化的本质就是:以文,化人;用文明,教化人。文化是整个社会的精神基础,也是一个民族生存和发展的土壤。所以文化素质的构成是否完整,关系一个人的心理人格健康,决定其生存和发展的潜能。文化的核心主要是三观:如何权衡轻重取舍的价值观,如何安身立命的人生观,如何看待人与自然的世界观。作家梁晓声说:"文化是植根于内心的修养;无须提醒的自觉;以约束为前提的自由;为别人着想的善良。"最后一句话也提醒医生应该和患者进行换位思考。

知识分成两大类:人文和科学。人文知识是相对于科学知识而言,主要包括文学、哲学、历史和艺术四大学科门类,而哲学又包括伦理学、逻辑学、宗教学等一级学科。医学人文包括四方面的知识,第一是医学哲学,哲学是研究世界观和方法论的学问,是指导科学研究的原则,医学哲学是基于健康与疾病的一些理论方法,包括人与人、人与社会、人与自然的关系;第二是医学伦理学,运用一般伦理学原则解决医疗实践中的医学伦理道德问题;第三是医学心理学;第四是医学法学。

临床医生的职业素养也蕴含了人文素质。第一是仁慈,"医者仁心""医乃仁术",即孔子的"仁者爱人",以仁慈之心对待我们的医疗对象;第二是细心,细节决定成败,疑难杂症能否正确诊断,关键在于医生是否关注了细节;第三是科学的态度,即求真、务实、严谨,其中逻辑思维在医学中应用最多,关键在于"澄清概念,分清层次;厘清矛盾,作出判断;揭示预设,严格推理"。

人生最高境界是"真、善、美",科学技术追求真,宗教和伦理(哲学范畴)追求善,艺术追求美。这些都是医学人文素质应具备的内涵。

第四节　医学人文素质的培养

好医生必须具备三大要素——高尚的医德,精湛的技术,高超的艺术。而医学人文素质着重强调的是高尚的医德和高超的艺术。

培养医学人文素质,对于临床医生明确自身定位和履行责任使命具有重要的意义。医学人文素质实际上就是把医学人文知识内化与升华,形成个人的心理品质和下意识的行为习惯,体现在医疗实践的一言一行中,其核心是医学职业的使命感和责任感。

医学目的是揭示生命的本质与规律,维护与促进人类健康;临床医学目的是研究人类疾病的诊断与治疗,并提供全生命过程的健康照护;医学研究的对象是人,人是有思维有情感的高级动物,当我们强调"human"的时候,应该想到"humanity"(人道,人文)。因此人文知识与素质是临床医生的必备条件。同时,医学是具有局限性的,正如特鲁多墓志铭上的话,"有时去治愈,常常去缓解,总是去安慰"。中国有一句古话:"医生治得了病,治不了命。""命"是什么? "命"就是个体遗传基因所决定的对某种疾病或某些疾病的遗传易感性,这是难以改变的。要认识医学,就要认识到医生能做什么、做得到什么、做不到什么、不能做什么。作为医生要做到尽力而为,尽职尽责。面对患者,除了提高医术,更应反思健康教育是否到位,是否只关注了患者躯体方面的疾病,而忽视了心理、社会因素的影响,是否关注患者既往不良的生活方式。对于某些疾病我们不应仅仅注重治疗,而应该更多关注预防、保健,尤其要改变患者不良的生活方式,祛除致病因素。

此外,作为医生要熟知医学伦理学(medical ethics)中的权利和义务,即医患之间、个体与医疗团体之间以及个体与社会在健康道德范围的权利和义务,它是建立在医患双方共同的目标——保护人类身心健康基础上的,两者不可分割。患者或受试者的权利包括以下内容:

1. 人格和尊严得到尊重的权利。

2. 享有必要的和相适应的医疗与护理的权利。

3. 对疾病认知的权利,即获得个人病情信息的权利:①患者对自己所患病的性质、严重程度、治疗情况及预后有知悉或了解的权利;②医生在不损害患者利益和不影响治疗效果的前提下,应提供有关疾病的信息;③如果由于医疗原因而不能告诉患者本人,则应告诉患者的代理人。

4. 对诊疗及人体实验知情同意的权利。

如何看待患者?认识到患者的几重身份,有助于医者端正心态。首先患者是有血有肉、有情感、有思想的人,要平等对待;其二,患者是遭受病痛而前来求助的弱者,医生应慈悲为怀,如孙思邈在《备急千金要方·序二·大医精诚》里所说:"若有疾厄来求救者,不得问其贵贱贫富,长幼妍媸,怨亲善友,华夷愚智,普同一等,皆如至亲之想……一心赴救,无作功夫形迹之心。"其三,患者是医者之师,是临床经验之源泉,医生得到的临床经验,除了师承自学,更多的是来自无数经治的患者。漫漫行医路,医生在努力提高自己的能力和水平的同时,不能认为患者有求而来,而生怠慢之心;其四,在世俗层面上,患者也是医生的衣食父母,更要心存感激,不要带着先天的优越感,失去了对患者的尊重。

谈到医患关系,医生与患者应该是一种相互依存的关系,是同一战壕中共同抵御疾病的战友,而永远不能是兵刃相见、势如水火的敌人。医患双方共同的目标就是维护健康、战胜疾病,任何一方的不配合,都会令理想的疗效大打折扣。

中国传统文化自始至终都重视人文素质的培养,如"贵人、尊生、爱人"等。"贵人",即"天覆地载,万物悉备,莫贵于人"(《黄帝内经》);"尊生",即"人命至重,有贵千金"(孙思邈);"爱人",即"老吾老以及人之老,幼吾幼以及人之幼"(孟子)。名医之所以为名医,不仅要有精湛的医术,还要有高尚的医德。"学不贯今古,识不通天人,才不近仙,心不近佛者,宁耕田织布取衣食耳,断不可做医以误世。医固神圣之业,非后世读书未成,生计未就,择术而居之具也。是必慧有夙因,念有专习,穷致天人之理,精思竭虑于古今之书,而后可言医。"《言医选评·序》中这段名言对医者之人文素质的要求可谓至诚、至善。

医学人文素质的关键是敬畏生命、关爱生命、感悟生命真谛。所以希望临床医生在培训过程中,全面掌握并运用医学人文知识,内化为自身的医学人文素质,做一个医德高尚、医术高超的优秀医生。期望未来无论何时何地,医学人文精神都能够充分体现在每一个医生的临床思维及医疗实践中。

(姚树坤)

推 荐 阅 读

[1] 纪超凡. 医学人文属性与医学生人文教育. 中国医学人文杂志, 2017(3):11-14.
[2] 孙思邈. 备急千金要方. 北京:中国医药科技出版社, 2011.
[3] 袁正校. 逻辑学基础教程. 北京:高等教育出版社, 2007.

缩略词表

缩略	英文全称	中文
18F-FDG	18F-fluorodeoxyglucose	18F-氟代脱氧葡萄糖
AC	atopic cough	变应性咳嗽
ACEI	angiotensin-converting enzyme inhibitor	血管紧张素转化酶抑制剂
ACG	American College of Gastroenterology	美国消化病学会
ACR	albumin creatinine ratio	白蛋白肌酐比
ACS	acute coronary syndrome	急性冠脉综合征
ACT	activated clotting time of whole blood	激活全血凝固时间
ACTH	adrenocorticotropic hormone	促肾上腺皮质激素
ADA	adenosine deaminase	腺苷脱氨酶
ADC	apparent diffusion coefficient	表观弥散系数
AFP	alpha fetal protein	甲胎蛋白
AHA	the American Heart Association	美国心脏协会
AIHA	autoimmune hemolytic anemia	自身免疫性溶血性贫血
ALB	albumin	白蛋白
ALK	anaplastic lymphoma kinase	间变性淋巴瘤激酶
ALP	alkaline phosphatase	碱性磷酸酶
ALT	alanine aminotransferase	丙氨酸氨基转移酶
ANA	antinuclear antibody	抗核抗体
ANCA	antineutrophil cytoplasmic antibody	抗中性粒细胞胞质抗体
APTT	activated partial thromboplastin time	活化部分凝血活酶时间
AST	aspartate aminotransferase	天冬氨酸氨基转移酶
BE	base excess	碱剩余
BIL	bilirubin	胆红素
BLD	blood	隐血
BMI	body mass index	体重指数
BNP	brain natriuretic peptide	脑钠肽
BUN	blood urea nitrogen	血尿素氮
CA	cancer antigen	肿瘤抗原
CABG	coronary artery bypass grafting	冠脉搭桥术
CCP	cyclic citrulline polypeptide	环瓜氨酸多肽
CEA	carcinoembryonic antigen	癌胚抗原
CHO	cholesterol	胆固醇
CK	creatine kinase	肌酸激酶

缩略	英文全称	中文
CML	chronic myelogenous leukemia	慢性髓细胞性白血病
CMR	cardiac magnetic resonance	心脏磁共振
CMV	cytomegalovirus	巨细胞病毒
Cr	creatinine	肌酐
CRP	C-reactive protein	C 反应蛋白
CRRT	continuous renal replacement therapy	连续性肾脏替代治疗
CTA	computed tomography angiography	计算机体层血管成像
CTE	computed tomography enterography	小肠计算机断层扫描成像
cTn	cardiac troponin	心肌肌钙蛋白
CVA	cough variant asthma	咳嗽变异型哮喘
DBil	direct bilirubin	直接胆红素
DIC	disseminated intravascular coagulation	弥散性血管内凝血
DSA	digital subtraction angiography	数字减影血管造影
dsDNA	double-stranded DNA	双链 DNA
DWI	diffusion weighted imaging	弥散加权成像
EB	eosinophilic bronchitis	嗜酸性粒细胞性支气管炎
EBNA	EB nuclear antigen	EB 核抗原
EBV	EB virus	EB 病毒
EBVCA	EB virus capsid antigen	EB 病毒衣壳抗原
EBVEA	EB virus early antigen	EB 病毒早期抗原
EGPA	eosinophilic granulomatosis with polyangiitis	嗜酸性肉芽肿性多血管炎
ERCP	endoscopic retrograde cholangiopancreatography	内镜逆行胰胆管造影
ESR	erythrocyte sedimentation rate	红细胞沉降率
Fbg	fibrinogen	纤维蛋白原
FDP	fibrinogen degradation product, fibrin degradation product	纤维蛋白原降解产物
FFA	free fatty acid	游离脂肪酸
FLAIR	fluid attenuated inversion recovery	液体衰减反转回复序列
FT_3	free thyroxine 3	游离甲状腺素 3
FT_4	free thyroxine 4	游离甲状腺素 4
GBM	glomerular basement membrane	肾小球基底膜
GCS	Glasgow coma scale	格拉斯哥昏迷量表
GFR	glomerular filtration rate	肾小球滤过率
GGT	γ-glutamyl transpeptadase	谷氨酰转肽酶
GLU	glucose	葡萄糖
HBsAg	hepatitis B surface antigen	乙型肝炎表面抗原
HCV	hepatitis C virus	丙型肝炎病毒
HDL-C	high density lipoprotein cholesterol	高密度脂蛋白胆固醇
HE	hypereosinophilia	高嗜酸粒细胞增多症
HFrEF	heart failure with reduced EF	射血分数下降型心力衰竭
HIV	human immunodeficiency virus	人类免疫缺陷病毒

续表

缩略	英文全称	中文
HLA	human leukocyte antigen	人类白细胞抗原
Hp	helicobacter pylori	幽门螺杆菌
HPF	high power field	高倍镜视野
HPV	human papillomavirus	人乳头状瘤病毒
IA-2	islet cell antigen 2	胰岛细胞抗原 2
INR	international normalized ratio	国际标准化比值
ITP	immune thrombocytopenia	免疫性血小板减少性紫癜
LAD	left anterior descending artery	左前降支
LDH	lactate dehydrogenase	乳酸脱氢酶
LDL-C	low density lipoproteincholesterol	低密度脂蛋白胆固醇
LVEF	left ventricular ejection fraction	左室射血分数
MCA	middle cerebral artery	大脑中动脉
MCH	mean corpuscular hemoglobin	平均红细胞血红蛋白量
MCV	mean corpuscular volume	红细胞平均体积
MDS	myelodysplastic syndrome	骨髓增生异常综合征
MPP	mycoplasma pneumoniae pneumonia	肺炎支原体肺炎
MRCP	magnetic resonance cholangiopancreatography	磁共振胰胆管成像
NSTEMI	non-ST segment elevation myocardial infarction	非 ST 段抬高型心肌梗死
p-ANCA	perinuclear-anti-neutrophil cytoplasmic antibodies	核周型抗中性粒细胞胞浆抗体
PCI	percutaneous coronary intervention	经皮冠状动脉介入治疗
PCT	procalcitonin	降钙素原
PLA$_2$R	phospholipase A$_2$receptor	磷脂酶 A$_2$ 受体
PSA	prostate specific antigen	前列腺特异性抗原
PT	prothrombin time	凝血酶原时间
PTA	prothrombin time activity	凝血酶原活动度
PTH	parathyroid hormone	甲状旁腺素
PV	polycythemia vera	真性红细胞增多症
RCA	right coronary artery	右冠状动脉
RF	rheumatoid factor	类风湿因子
RPR	rapid plasma reagin	快速血浆反应素环状卡片试验
SAH	subarachnoid hemorrhage	蛛网膜下腔出血
SLE	systemic lupus erythematosus	系统性红斑狼疮
TBil	total bilirubin	总胆红素
TC	total cholesterol	总胆固醇
TCT	thinprep cytology test	液基薄层细胞检测
TPPA	treponema pallidum particle assay	梅毒螺旋体颗粒凝集试验
TPSA	total prostate specific antigen	总前列腺特异性抗原
TRAb	thyrotropin receptor antibody	促甲状腺激素受体抗体
TSH	thyroid stimulating hormone	促甲状腺激素
TT	thrombin time	凝血酶时间
UA	uric acid	尿酸
UFC	urinary free cortisol	尿游离皮质醇

索 引

08检